흥미있는
심장병 치료의 역사

| 생명의 불꽃 |

흥미있는

심장병 치료의 역사

| 생명의 불꽃 |

김원곤 저

고려의학

머리말

'생명의 불꽃' 이란 이름으로 심장병 치료의 역사에 관한 책을 선보인지 어느덧 16년이 지났습니다. 그 동안 많은 분들이 분에 넘치는 호평과 함께 새로운 개정판에 대한 꾸준한 요청을 해 주셨습니다. 그러나 역사의 재정리라는 것이 그렇게 단시간에 또 다시 필요로 하지 않으리라는 것이 개인적인 생각이었습니다. 그러던 중 이러한 생각을 바꾸는 몇 가지 변화가 생겼습니다.

무엇보다도 근래에 등장한 인터넷의 영향이 컸습니다. 정보의 바다라는 표현에 걸맞게 과거에는 쉽게 얻기 어려웠던 많은 자료들과 추가정보들을 구할 수 있었습니다. 그리고 이 책의 내용 중 심장수술에 관한 부분은 상대적으로 매우 짧은 그 역사 때문에 이 책의 첫판에서는 많은 개척자들이 실제 생존하고 있었습니다. 그러나 지난 16년간의 세월 동안에 이들 중 많은 사람들이 세상을 떠났습니다. 말하자면 어떤 의미에서든 역사의 재조명이 필요한 시점이 되었다는 뜻이기도 합니다.

초판의 머리말에도 강조하였지만, 무릇 역사를 되돌아보는 큰 의미 중의 하나는 과거의 경험을 바탕으로 보다 낳은 미래를 설계하는데에 있을 것입니다. 아무쪼록 이 책이 심장병 치료에 관련되거나 관심있는 모든 사람들에게 과거에 대한 보다 나은 이해와 함께 미래에 대한 보다 의미 있는 새로운 발걸음을 만드는데 일조하였으면 하는 것이 지은이로서의 작은 소망입니다.

다만 아쉬운 것은 이번에도 여전히 우리나라의 이야기들을 제대로 소개드리지 못한 점입니다. 경제성장에 따른 모든 의학 분야의 발전과 함께 심장병 치료 분야에서도 우리나라는 이미 세계적인 수준을 자랑하고 있습니다. 그러나 역사의 정리는 아직 미진한 부분이 많습니다, 아마 언제일지는 모르지만 이 책의 다음 판이 나올 쯤이면 이 또한 가능하리라 확신합니다.

이 책이 나오기까지에는 많은 분들의 도움이 있었습니다만 가장 큰 감사는 역시 초판에 이어 아내에게 돌리고 싶습니다. 그리고 마지막으로 이 책이 개정판으로 다시 태어나도록 큰 격려와 자극들을 주신 초판의 열렬한(?) 독자분들에게도 당연히 깊은 고마움을 전합니다.

2008년 3월

서울대학교 의과대학 흉부외과학 교실

교수 김 원 곤

책을 펴내면서 (초판 머리말)

주먹만 한 크기로 일생 동안 수십억 번을 묵묵히 박동해가면서 우리의 생명을 유지시켜 주는 장기인 심장은 고대로부터 생명력의 상징으로 신비와 경원의 대상이었습니다. 그러나 이러한 심장 역시 신의 섭리에서던 아니면 피조물의 자연적 한계에서던 간에 수많은 질병의 재앙을 모면 할 수는 없었습니다. 사람들은 인체의 다른 장기에서와 마찬가지로 심장의 병들을 치료하는 방법들을 구하기 위하여 때로는 미미하게 또 때로는 놀랄만한 성과들을 거두어 가면서 꾸준한 노력을 계속해 왔습니다. 그러나 생명력의 중심으로서의 심장의 중요성의 인식은 오히려 역설적으로 이에 관한 적극적인 도전을 주저하게 만드는 역논리를 낳기도 하였습니다. 1800년대 후반 위대한 외과의사였던 빌로트가 "심장의 상처를 봉합하려고 시도하는 의사는 동료들의 신망을 잃은 것이다." 라고 이야기한 것이나 영국의 뛰어난 외과의사 파제트가 "심장에 관한 수술은 아마 외과수술에 관한 자연의 한계에 도달한 것 같다." 라는 언급 등이 한때의 이러한 상황들을 적나라하게 나타내주고 있습니다. 그러나 많은 용기있는 의학자들은 불가능한 것처럼 보이는 도전에도 좌절하지 않고 마치 폭포를 거슬러 올라가는 연어와 끈기있게, 그리고 고대 중국의 재사 제갈량과 같이 지혜롭게 산적한 문제점들을 하나하나 헤쳐 나갔습니다. 이러한 노력의 결과 이들은 마침내 오늘날 우리들이 보는 것과 같은 첨단의 심장병 치료법들의 모습을 그려냈습니다. 이 책의 이야기는 바로 이러한 의학적 영웅호걸(?)들과 재사현자들의 이야기이며 그들에 얽힌 일화들의 모음집입니다.

무릇 의학자나 또는 보다 포괄적으로 과학사를 되돌아보는 큰 의미 중의 하나는 과거의 시행착오들을 음미하는 동시에 어건 결과를 도출하는 데에 이르는 과정을 차분히 되새김으로써 보다 나은 미래를 설계하는 데에 있을 것입니다. 심장병치료의 역사도 마찬가지입니다. 여기에는 수많은 시행착오의 기록도 있고, 어떤 결과를 낳기까지 쏟은 관련 의학자들의 땀과 인내의 숨은 이야기들도 있습니다. 한 송이 화사한 꽃의 이야기도 있고, 꽃을 피우기 위한 물과 비료의 이야기들도 있습니다. 이 책을 위해 저자 나름대로 정성껏 준비한 이야기 묶음들과 관련 그림들이 독자 여러분들에게 심장병과 심장병의 치료, 그리고 우리들이 그 이름을 친숙하게 들어온 많은 의학자들을 학문적, 인간적으로 이해하는 데에 조그마한 도움이 된다면 더한 바람이 없겠습니다. 이 책의 내용은 의사신문에 2년 가까이 연재하였던 내용을 바탕으로 상당 부분을 증량 보완하였습니다. 또 신문 연재 시 지면의 한계로 다 실을 수 없었던 갖가지 도해들을 대폭 수록하였습니다. 독자들의 이해에 도운이 되리라 믿습니다.

1992년 10월

김 원 곤

CONTENTS

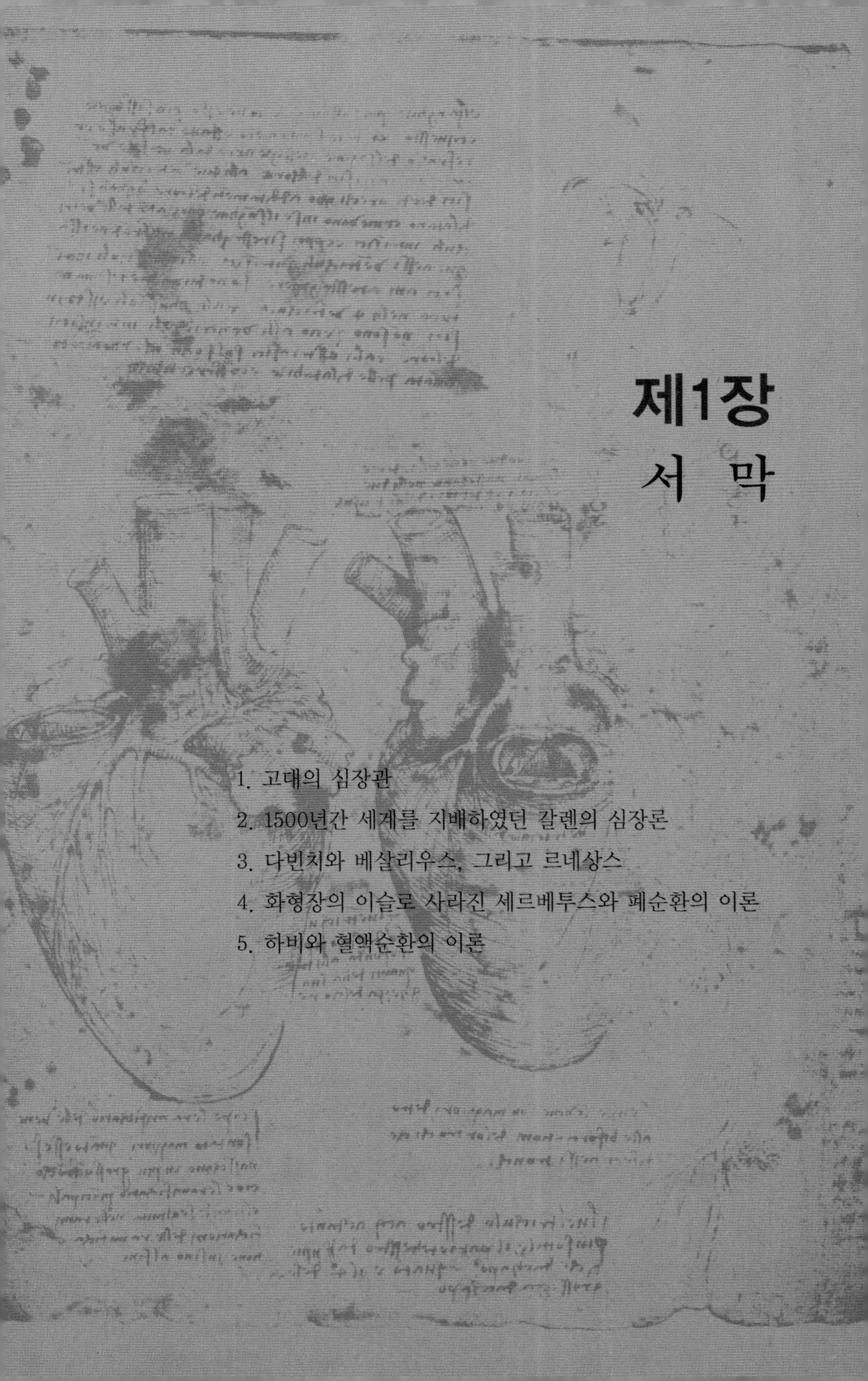

제1장
서 막

1. 고대의 심장관

원시사회의 심장에 대한 생각

하나님이 아담과 이브를 만들고 그들의 자손들이 이 지구상에서 대를 이어 번성하여 나갈 때, 생명의 존재란 시와 노래의 소재였고 찬미의 대상이었다.

그러나 시간이 흐름에 따라 사람들은 생명의 신비를 더 이상 낭만이라는 추상적인 상자 속에 가둬 놓고 즐기지만은 않았다. 그들의 후손들은 보다 실제적으로 생명이란 과연 무엇이며 또한 이의 유지에 필요한 것은 어떤 것인가를 캐묻기 시작했고, 나아가서는 심장이나 폐 또는 뇌 등의 장기들의 기능과 구조에 관해 구체적인 관심을 갖기 시작하였다.

인체의 장기 중 심장에 대한 기록으로 전해 내려오는 것으로 인류 역사상 가장 오래된 것은 아마도 머나먼 옛날 동굴에서 거주하였던 인류의 원시조상들이 그린 벽화중의 하나가 아닌가 생각된다(그림 1-1). 북부 스페인의 한 동굴에서 발견된 이 벽화는 먼 옛날 생존하였던 거대한 동물인 맘모스를 그린 것으로 가슴 부위에는 심장 모양이 명백하게 묘사 되어있는 것을 알 수 있다. 지금으로부터 약 25,000년 전에 그려졌을 것으로 추정되는 이 벽화는 아마도 당시 원시 조상들이 사냥할 때 어디를 목표로 공격할 것인가를 서로 간에 알려주기 위한 그림 같기도 하고, 또는 단순히 어떤 생명력의 상징으로서 심장을 묘사했을 지도 모른다는 추정이 되기도 한다. 그림의 배경에 어떤 이유가 있었던 간에 이 벽화는 지금까지 인류에게 남아오는 가장 오래된 심장의 해부학적 도해로 간주되고 있다.

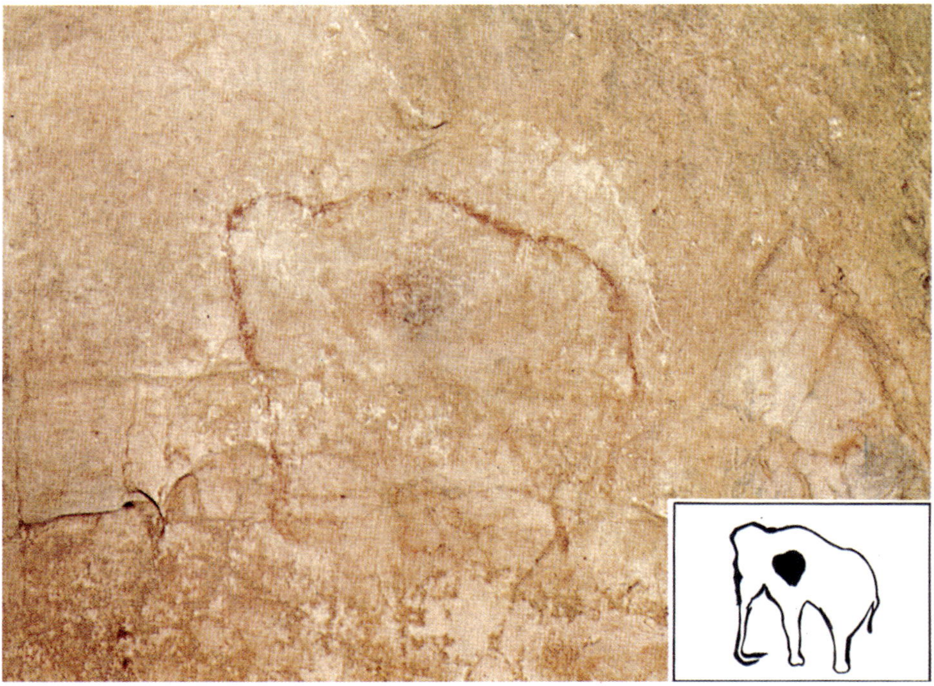

그림 1-1. 스페인의 한 동굴에서 발견된 석기시대의 벽화. 맘모스의 중앙에 심장으로 생각되는 윤곽이 보인다. 우측 아래의 작은 그림은 벽화의 모식도이다.

유사 이전의 인류가 생명의 유지에 관한 심장의 중요성을 인식했던 또 다른 흔적으로는 남부 아르헨티나에 위치한 파타고니아(Patagonia)라는 지역에 남아 오는 유물에서이다. 이 유물은 화살촉이 사람의 가슴뼈를 관통하고 있는 것을 그린 그림으로 이는 당시에도 심장의 외상은 치명적이라는 점을 인식하고 있었다는 것을 보여주고 있는 그림으로 추정된다.

또 일부 원시사회에서는 한 생명체의 삶과 죽음에 대한 심장의 결정적인 역할을 보고 심장을 영혼의 거주지로 간주하기도 하였다. 그들은 심장이 박동을 멈추어 사람이 죽게 되는 현상은 사람의 몸에 악령이 깃들어 심장으로부터 영혼을 빼앗아가기 때문으로 해석하였다. 이 악령은 사람이 잠들었을 때 몰래 들어와 심장에서 영혼을 훔쳐 간다고 생각하였고, 때로는 마법사들의 주술로 훔쳐간 영혼을 심장으로 다시 되돌려 놓을 수도 있다고 믿었다.

고대 중국의 심장에 대한 생각과 진맥

인류문명의 발상지 중의 하나인 고대 중국에서도 당연히 심장에 관한 여러 가지 기록이 전해내려 왔다. 먼저 고래로부터 전해 내려오는 중국 신화 상의 인물에 황제(黃帝)라는 왕이 있었다. 그의 이름을 따서 오늘날 가장 오래된 중국의 의학서로 전해내려 오는 〈황제내경(黃帝內經)〉은 황제와 그의 신하이자 천하의 명의였던 기백(岐伯)과의 의술에 관한 토론을 기록한 것으로 이야기되고 있으나, 사실은 뒷날 진한시대에 와서 황제의 이름을 가탁하여 저작된 것으로 추정되고 있다. 어찌되었던 이 책에 의하면 일찍이 황제는 "심장은 생명의 근원이다." 라고 갈파하였다고 한다. 그는 또한 맥박에 관해서도 언급하면서, "건강한 심장의 맥박은 마치 홍옥으로 만든 끈과 같이 연결되어 흐른다." 라고 기술하기도 하였다.

진맥(診脈)이란 병을 진찰하기 위하여 손목의 맥을 짚어 보는 일로 한의학의 중추를 이루고 있는 진단법이다. 그러나 옛 중국에서의 진맥은 요즈음과는 달리 상당한 시간이 소요되는 긴 과정이었을 것으로 추정되고 있다(그림 1-2). 중국의 한 옛 의학서에서는 의원들은 모름지기 환자의 손목과 팔과 손의 여섯 장소에서 진맥을 하여야 한다고 가르치고 있다. 그리고 각각의 장소에서는 강, 중, 약의 압력으로 세 번씩 맥박을 측정하는데 한번 진맥에 10분간을 측정하여야 한다고 하였다. 또 필요에 따라 10군데의 다른 신체 부위의 맥박을 측정하기도 하였다. 그리고 이런 모든 진맥 결과는 의원들 자신의 맥박과 비교하여 분석하였다. 진맥의 결과 음양의 부조화로 병이 있다고 판단되면 한약과 침술 그리고 뜸 등으로 치료를 하였다. 의원들은 종종 환자들에게 병을 치료하기 위해서 그들의 사고방식이나 행동양식을 바꿀 것을 권유하기도 하였다. 당시의 의원들은 환자들에게 나쁜 생각을 하게 되면 폐질환의 원인이 되고, 만약 이 나쁜 생각을 실천에 옮기게 되면 심장의 손상을 초래한다고 설명하곤 하였던 것이다.

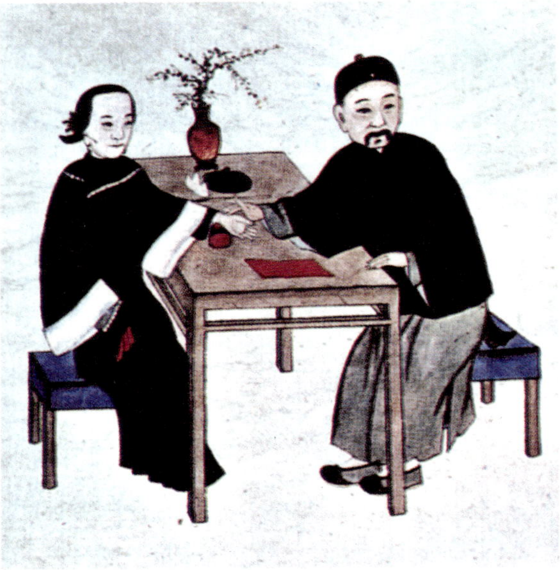

그림 1-2. 옛 중국에서의 진맥 모습. 옛 중국의 의원들은 병을 진단하기 위해 머리에서 발끝까지의 맥박들을 진찰하였으며, 특히 심장의 상태를 알기 위해서는 그림에서와 같이 왼쪽 손목을 진맥하였다.

고대 이집트의 심장에 대한 생각과 맥박

고대 이집트인들도 고대 중국인과 마찬가지로 심장을 생명의 근원으로서 뿐만 아니라 지혜와 감정의 장소로 간주 하였다(그림 1-3). 그들은 심장으로부터 긴 관들이 나와서 몸의 각 부위에 연결된다고 생각하였고, 이 관들을 통해 혈액과 공기 그리고 대·소변이나 정액, 심지어 눈물까지 운반된다고 생각하였다. 그리고 이 모든 물질들은 모두 심장에서 유래된다고 믿었다.

고대 이집트인들 역시 심장과 관련하여 맥박의 중요성을 인식한 것으로 알려져 있다. 약 3,700년 전에 쓰여 진 것으로 추정되는 한 이집트의 파피루스에는 맥박을 통해 심장의 상태를 측정할 수 있다고 기록하고 있다. 한편 고대 이집트의 파라오 시대에 재상을 역임하였던 임호텝(Imhotep)이란 사람은 피라미드를 처음 설계하였다고 알려질 정도로 능력 있는 건축가이면서, 또한 뛰어난 의술로 훗날 의신으로까지 추앙받던 인물이었다. 그는 피라미드 공사장에서 흔히 발생하던 외상 환자들을 치료하면서, 죽어가는 사람들의 맥박은 약하거나 만져지지

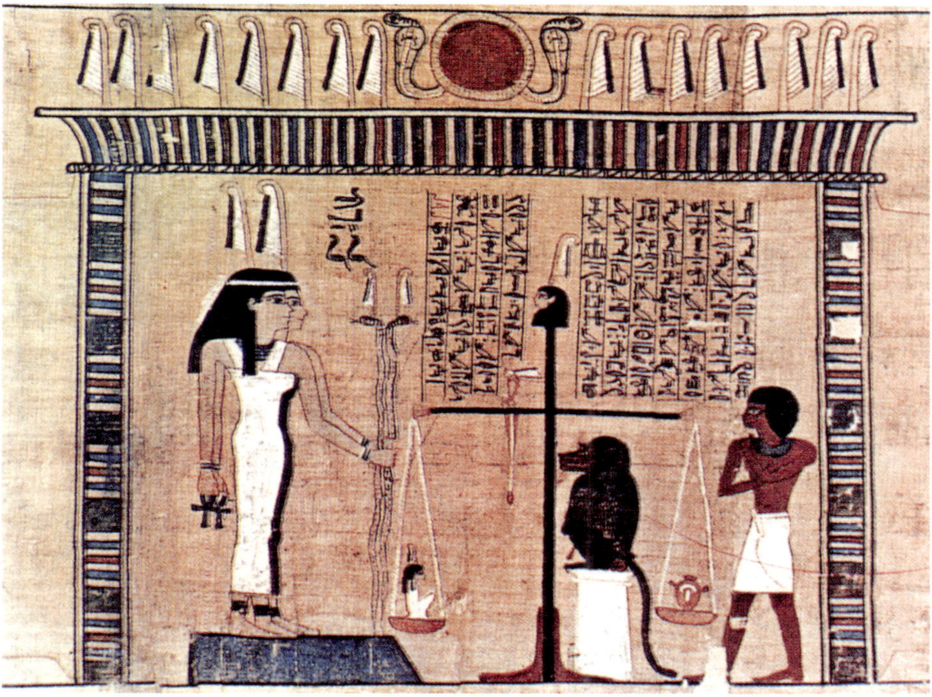

그림 1-3. 비비원숭이(baboon)의 모습을 하고 있는 고대 이집트의 신 토트(Thoth)가 한 죽은 자의 심장을 생전의 진실과 저울질하면서 심판하는 장면

않음을 알고 맥박과 생명과의 밀접한 관계를 정확히 인식한 것으로 기록되고 있다.

그러나 약한 심장이나 약한 맥박이 죽음이 임박했음을 가르친다는 사실 이상의 의학적 지식은 고대 이집트인들에게는 능력 밖의 일이었다. 종교적 이유로 사체 해부가 엄격히 금지되어 있던 당시의 이집트 의사들로서는 사체 해부를 통한 학문적 분석보다는 오히려 사체를 가급적 원래의 상태로 보존하는 기술을 개발해나가는데 집중하여야만 하였다. 그 결과 오늘날에도 여전히 많은 화제의 대상이 되고 있는 미이라(mummy)들이 탄생하게 된다.

바빌로니아의 의사들과 심장질환

오래된 인류문명의 발상지인 메소포타미아 지역에 위치하고 있었던 고대 제국인 바빌로니아의 의사들은 환자가 가슴부위에 예리한 통증을 호소하는 경우에 이는 병을 일으키기 위해 신이 보낸 마귀가 가슴에 침투해 들어와 일으킨 증상으로 간주하였다. 그들은 이 마귀를 쫓아내기 위해 주술을 시행하기도 하고, 또는 동물의 간을 꺼내서 이의 모양과 상태를 해석하여 치료법을 구한다는 목적으로 수많은 동물들을 희생시키기도 하였다(그림 1-4). 인체의 해부학적 지식이 거의 없었던 당시의 바빌로니아 의사들로서는 더 이상의 좋은 생각이 떠오를 수가 없었던 것이다.

현존하는 가장 오래된 법전으로 알려진 고대 바빌로니아의 유명한 함무라비 법전에는 "만일 환자가 수술의 결과로 사망하면 담당의사는 그의 오른손을 절단당하는 형벌을 받는다." 라고 명시되어 있었다. 이로 미루어보아 아마도 당시의 의사들은 그러한 무시무시한 분위기 속에서는 더 이상 인체에 대해서 알려는 의욕조차 없었는지도 모른다. 다만 예외도 있어, 노예의 경우에는 수술로 인해 사망하거나 심각한 장애가 발생한 경우에도 그 노예의 소유주에게 그에 상응하는 대가만을 지불하면 되었다. 비슷한 맥락으로 고대 페르시아에서는 외과의사가

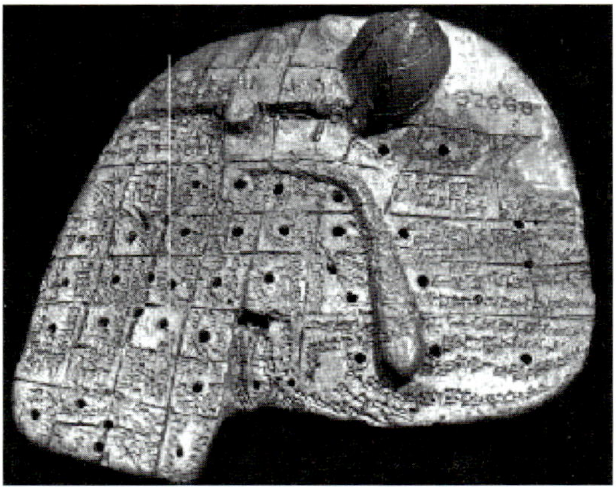

그림 1-4. 기원전 1900~1800년경에 고대 바빌로니아에서 질병의 진단을 위해 사용된 양의 간(sheep liver)의 진흙 모델

먼저 이교도를 대상으로 3례의 수술을 성공한 경우에만 자국민들을 수술할 수 있는 자격을 허용해 주었다. 만일 이에 실패할 경우에는 그 외과의사는 영원히 수술을 시행할 수 없게 공표되었다.

현대의학의 뿌리 그리스에서의 의학과 심장혈관 연구

진정한 의미에서 의학이라는 학문의 태동은 기원전 6세기경 고대 그리스에서 시작되었다고 할 수 있다. 그리고 심장혈관 계통에 대하여 처음으로 눈에 뛰는 연구결과가 나온 것은 고대 그리스의 위대한 종교가 및 철학자이자 수학자였던 피타고라스의 문하생들에 의해서였다.

당시 피타고라스(582?~497? B.C.)의 제자들은 수학뿐만 아니라 생물학도 열심히 연구하고 있었다. 그들은 뛰어난 예술적 능력을 발휘하여 여러 가지 동물들의 모습들을 그림으로 정밀하고 상세하게 묘사하여 나갔다. 당시 제자 중의 한 사람이었던 알크메온은 여기서 한걸음 더 나아가 처음으로 동물들을 과학적으로 해부하기 시작하였다. 그는 이 해부연구의 결과로 동물의 눈은 뇌와 신경으로 연결되어 있다는 것을 기술하는 한편 혈액으로 충만되어 있는 혈관의 존재를 증명하기도 하였다. 그는 또한 동맥과 정맥을 구별하였으며 동물의 심적 능력은 심장이 아니라 뇌에 존재한다는 결론을 내리기도 하였다. 혈관에 관한 추가연구는 피타고라스의 또 다른 제자인 엠페도클레스에 의해 이루어졌다. 그는 혈관 내에 존재하는 히트(heat)라는 물질은 뉴마(pneuma)라는 물질과 함께 마치 바닷물의 조수간만의 움직임과 같은 형태로 심장을 드나든다고 기술하였다.

혈관의 해부학적 구조를 구체적으로 파악하려는 시도는 기원전 약 4세기경 그리스 키니코스학파의 대표적 철학자인 디오게네스(B.C. 400?~B.C. 323)에 의해 이루어졌다. 그는 우리 몸 안의 혈관들은 수직으로 된 큰 줄기(대동맥 또는 대정맥)와 연결되어 있으며 외양상의 차이점으로 보아 다른 기능을 가진 두 종류의 혈관이 존재한다고 생각하였다.

한편 초기의 생물학자들은 혈관을 연구하는 과정에서 방금 죽은 동물의 혈관 중 어떤 것들은 속이 비어있는 것을 발견하였다. 이 현상은 죽어가는 동물의 심장이 마지막으로 몇 차례 수축하면서 혈액을 말초부위로 내보내기 때문에 생기는 현상인데, 그들은 이를 잘못 해석하여 일부 혈관은 살아있는 체내에서도 공기만을 함유하고 있는 것으로 그릇되게 생각하게 되었다. 오늘날 영어로 동맥을 "artery" 라고 부르는 것도 이러한 잘못된 생각의 결과로 동맥을 공기(aer=air)를 함유하고 있는(terein=keep) 혈관으로 간주하면서 이를 뜻하는 그리스어에서 유래된 것이다.

아테네가 고대 그리스 과학의 중심지로 떠 오른 것은 탁월한 이오니아인 과학자 아낙사고라스(Anaxagoras)의 등장과 함께였다. 그는 당시 정치가 페리클레스와 시인 유리피데스와 친교를 맺으면서 곧 아테네의 중요 인물이 되었다. 그는 과학의 중요성을 강조하는 한편, 한사람이 모든 지식을 다 갖출 수는 없기 때문에 각자가 어떤 분야를 전문적으로 연구해야할 필요성을 처음으로 역설하였다 이에 맞추어 아테네에 처음으로 등장한 두 전문학파가 바로 의학과 수학이었다. 두 학파의 수장들은 우연히도 똑같은 이름을 갖고 있었는데 그들이 바로 코스 출신의 의사 히포크라테스와 키오스 출신의 수학자 히포크라테스였다.

이중 흔히 의학의 아버지라고도 불리는 의성 히포크라테스는 기원전 460년경에 태어났다(그림 1-5). 그는 의학이라는 학문의 정립과 발전에 지대한 공헌을 함과 동시에 많은 문하생들에게 영향을 끼쳤다. 그의 학설을 모은 이른바 〈히포크라테스 전집(Corpus Hippocraticum)〉 은 히포크라테스 자신의 학설 이외에도 그들 제자들의 연구 업적들을 집대성한 것이다. 히포크라테스에게 당시 심장이란 알 수없는 장기였다. 그때는 인류가 펌프라는 것을 발명하기 이전이었기 때문에 동맥이 절제되었을 때 혈액이 분출되는 현상이 심장의 펌프 작용 때문이란 것을 알 도리가 없었던 것이다. 그리고 사체에서 발견 되는 비어있는 동맥의 존재는 이 위대한 의학자조차도 혈관은 공기로 차 있다고 믿게 하였다. 다만 히포크라테스의 제자 중의 한 사람에 의해 기록된 글에는 "심장으로부터 동맥이 나

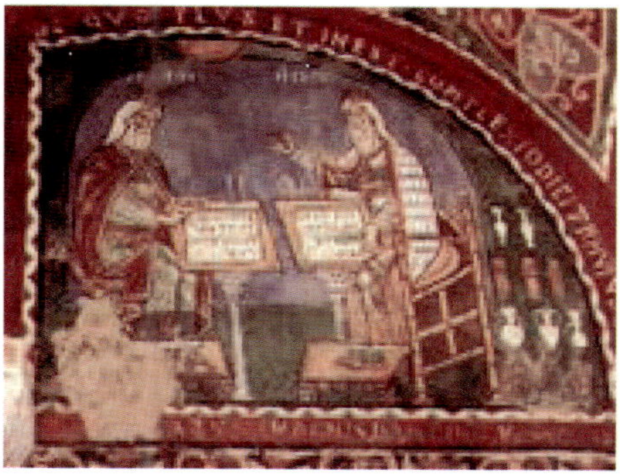

그림 1-5. 이태리의 한 벽화의 모자이크. 12세기에 만들어진 이 그림은 위대한 의학자 히포크라테스와 갈렌이 시공을 초월하여 의학에 관해 토론하고 있는 모습을 묘사하고 있다.

오고 혈관을 통하여 혈액은 온몸으로 옮겨진다." 라고 기술되어 있었다. 그러나 훗날 그 유명한 하비(William Harvey)가 이 기록의 타당성을 그의 혈액순환의 원리로 입증하기까지에는 실로 2,000년이라는 긴 세월이 흘러야만 하였다.

또 하나 히포크라테스 전집에 실려 있는 흥미 있는 한 무명 의학자의 연구는 심장 판막에 관한 것이었다. 히포크라테스의 사망 후 약 100년 뒤에 시행된 것으로 알려진 이 실험에서 그는 포유동물의 심장을 해부하였다. 심장에 붙어있는 두개의 큰 혈관(대동맥과 폐동맥) 안에 숨겨져 있는 얇은 막(판막)을 발견한 그는 큰 혈관 중의 하나(대동맥)에 물을 부으니 판막(대동맥판막)이 닫히면서 물이 심장으로 역류되는 것을 막아주는 것을 관찰하였다(그림 1-6). 그 연구자는 이를 당연한 현상으로 결론지었다. 그러나 이 결론은 그가 정확하게 판막의 역할을 알았기 때문이 아니고, 단지 사람의 지능이 좌측 심장에 위치하고 있는데 판막은 이를 불순물로부터 보호하기 위해 존재한다고 생각하였기 때문이었다. 그러나 사실 이러한 생각은 일찍이 히포크라테스와 플라톤이 사람은 심장이 아니라 뇌로 생각하는 것임을 주장하면서 이미 잘못된 견해로 간주되던 이론이었다. 다만 플라톤은 사람의 몸을 복잡한 발열체(heat generator)로 간주하면서 열정(passion)은 격한 심장에서 유래한다고 추론하기도 하였다.

플라톤의 유명한 제자 아리스토텔레스(Aristoteles; 384BC~322BC)는 많은 동물들의 장기들을 직접 관찰하면서 그들의 구조와 기능에 관한 훌륭한 기록들

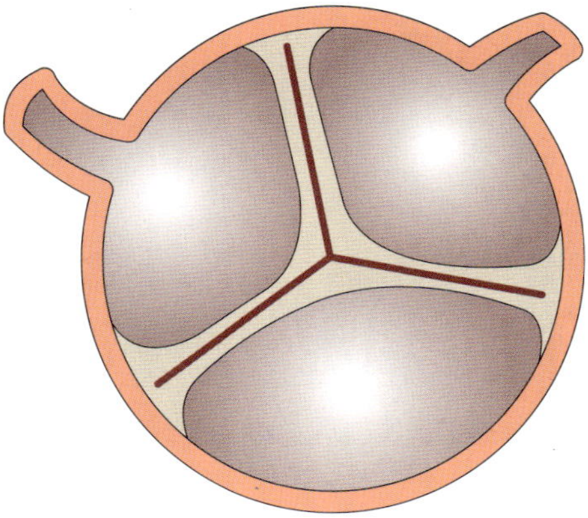

그림 1-6. 대동맥판막의 세 개의 얇은 판막첨(valve leaflet) 들이 이미 통과한 혈액의 역류를 방지하기 위해 완전히 닫혀 있는 장면을 위에서 본 모식도

을 많이 남겼다(그림 1-7). 그러나 당시에는 사람의 사체 해부는 엄격히 금지되어 있었기 때문에 사람에 관해서는 더 이상 깊은 지식을 가질 수가 없었다. 그가 사람의 심장은 세 개의 방으로 이루어져 있다고 잘못 기술한 것도 이런 이유에서였다. 그의 제자인 프락사고라스(Praxagoras)는 기원전 3세기 후반 경 훌륭한 의학교육자로 활동하면서 동맥에서 느껴지는 박동에 관해 상세한 연구기록을 남겼다. 그는 동맥과 정맥은 명백히 구별하였으나, 여전히 동맥은 공기를 함유하고 있고 혈액으로 차 있는 것은 정맥뿐이라는 생각에서 벗어나지 못하고 있었다.

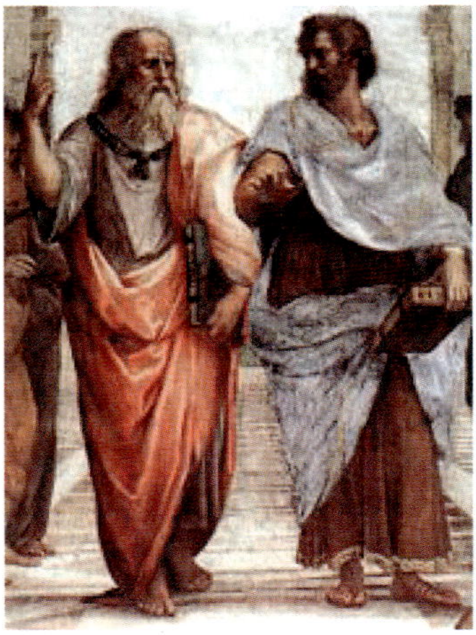

그림 1-7. 르네상스 시대의 유명한 화가 라파엘이 프레스코(fresco) 기법으로 그린 벽화에서의 아리스토텔레스와 플라톤. 그림의 오른쪽에 있는 아리스토텔레스가 학문에 있어서 실험적 관찰과 경험의 중요성을 강조하는 상징으로 땅을 가르키고 있는 반면 왼쪽의 플라톤은 그의 이데아(idea) 논리를 강조하는 뜻에서 손가락으로 하늘을 가르키고 있다.

헬레니즘 문화의 중심지 알렉산드리아의 의학과 심장혈관 연구

한편 아리스토텔레스는 가정교사로서 마케도니아의 한 왕자를 가르치게 되었다. 이 왕자가 바로 훗날 위대한 정복자가 되는 유명한 알렉산더 대왕(Alexander the Great; 356~323 B.C.)이었다. 오리엔트 문화와 그리스 문화가 융합된 새로운 문화 즉 헬레니즘 문화의 창시자가 되는 그는 이집트를 정복하자 나일 삼각주 서쪽에 새로운 도시 알렉산드리아를 세웠다(그림 1-8). 알렉산드리아는 아테네를 대신하여 수세기 동안 서구의 과학 및 의학의 중심지로 번성해 나갔다. 유명한 수학자 유클리드와 아르키메데스도 그때를 빛낸 학자들이었다. 알렉산드리아에서는 그리스에서와는 달리 인체의 해부가 허용 되었다. 이에 따라 해부학의 발전이 급속히 진행되었다. 인체의 해부에 관한 이러한 태도 변화는 당시 알렉산드리아로 이민 온 그리스인들이 그들 고국의 미신과 금기들에서 자유롭게 해방된 상태에서, 사람의 몸이란 영혼이 일시적으로 거주하는 그릇에 지나지 않는다

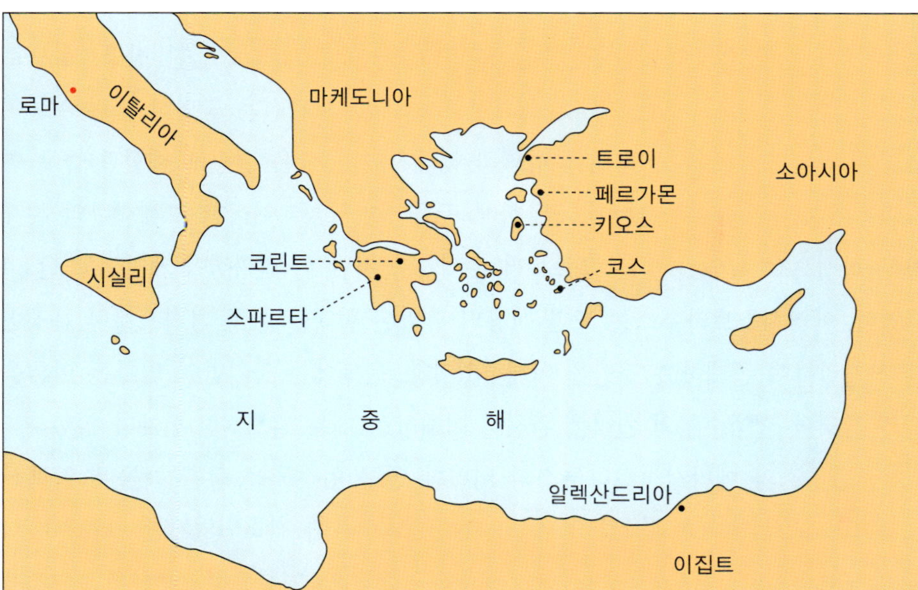

그림 1-8. 고대 지중해 세계에서의 의학과 과학의 발달 중심지들을 표시한 지도.

는 플라톤의 철학을 점차적으로 받아들였기 때문이었다. 이러한 새로운 변화를 최대한 활용했던 사람은 그리스 태생의 두 해부학자 헤로필루스(Herophilus)와 에라시스트라투스(Erasistratus)였다.

기원전 약 3세기경의 사람이었던 헤로필루스는 심장과 혈관의 작용기전에 관해 상당히 진전된 기술을 하였다. 그는 사람의 동맥은 살아있을 때, 공기가 아니라 혈액으로 차 있다고 생각하는 한편 동맥 맥박의 리듬과 속도에 관해서도 상세한 연구를 하였다. 또한 그는 사람의 몸이 공기를 이용하는 과정을 4 단계로 나누어 명백히 기술하였다; 즉 (1) 먼저 선선한 공기를 흡입한 후, (2) 이것이 몸에서 분배되고, (3) 폐로 돌아간 후, (4) 한번 사용된 공기는 대기 중으로 배출된다는 것이었다. 복잡한 호흡의 기전을 그 옛날에 이미 이렇게 명료하게 기술할 수 있었다는 사실이야말로 그의 천재성의 입증이었다.

그러나 그의 조수로 일하던 에라시스트라투스는 불행히도 동맥은 공기만을 함유 하고 있다는 이론을 지지하고 있었다. 그는 동맥이 절제되었을 때 혈액이 분출된다는 사실을 알고 있었음에도 불구하고, 이러한 현상은 동맥이 혈액으로 차있는 정맥과 연결되어 있어 동맥 절제 시에 빠져나가는 공기로 인한 진공현상으로 정맥에 있는 혈액이 분출되는 것으로 해석하였다. 이 가설은 당연히 틀린 이론이었지만 역설적으로 그로 하여금 동맥과 정맥사이는 작은 혈관(모세혈관)들로 연결되어 있다는 올바른 결론에 도달하게 만들었다. 물론 이러한 모세혈관의 존재가 과학적으로 확인된 것은 그로부터 수세기가 지난 뒤 현미경이 개발되고 난 이후였다. 에라시스트라투스는 또한 심장의 판막은 혈액을 한쪽 방향으로만 움직이게 하기위하여 존재하는 것임을 이해하였지만, 동맥에는 공기만이 있다는 이론을 믿은 까닭에 혈액순환의 원리를 완전히 이해하는 데는 결정적인 한계가 있었다.

헤로필루스와 에라시스트라투스의 이러한 연구 업적들을 담은 책들은 알렉산드리아의 도서관을 파괴시킨 알렉산드리아 대화재 때 전소되었지만 그로부터 4세기 후에 대의학자 갈렌에 의해 간접적으로 전해진 기록으로 오늘날 우리에게 전해지고 있다.

2. 1,500년간 세계를 지배하였던 갈렌의 심장론

갈렌의 생애

의학사를 통틀어 갈렌(또는 갈레누스)의 의학이론 만큼 사실의 진위에 관계없이 그토록 오랫동안 의학계에 절대적인 영향력을 미친 경우도 그 예를 찾기 어려울 것이다. 갈렌(Claudius Galenus; 129~199 A.D.)은 서기 2세기경에 당시 세계 문명의 중심지였던 로마를 무대로 일세를 풍미하였던 대의학자였다. 그는 서기 129년 소아시아의 페르가몬이라는 로마의 식민지(현재 터키에 위치함)에서 태어났다(그림 1-8 참조). 그는 당시 의술의 신으로 추앙받던 신화 속의 에스쿨라피우스(또는 아스클레피우스; 아폴로와 요정인 코로니스의 아들)에 영향을 받은 그의 아버지에 의해 의학의 길을 걷게 되었다. 의학 공부를 보다 충실하게 하기 위해 페르가몬을 떠난 갈렌은 코린트(고대 그리스의 도시), 알렉산드리아(나일강 어귀의 항구도시) 등에서 해부학을 포함한 의학 공부를 마치고 훌륭한 외과의사로서의 명성과 함께 고향인 페르가몬에 되돌아 왔다.

페르가몬에 돌아 온 갈렌은 검투사들을 돌보는 전속의사로 일하게 되면서 창상과 해부학에 관한 많은 경험을 쌓게 되었다. 충분한 임상경험과 동물실험을 통해 의사로서의 지식과 기술에 자신감을 갖게 된 그는 31세의 나이인 서기 161년, 당시 세계 문명을 주도하고 있던 대도시 로마로 진출하게 되었다(그림 1-9). 갈렌의 총명함과 의사로서의 뛰어난 실력은 당시 로마인들의 외국 출신에 대한

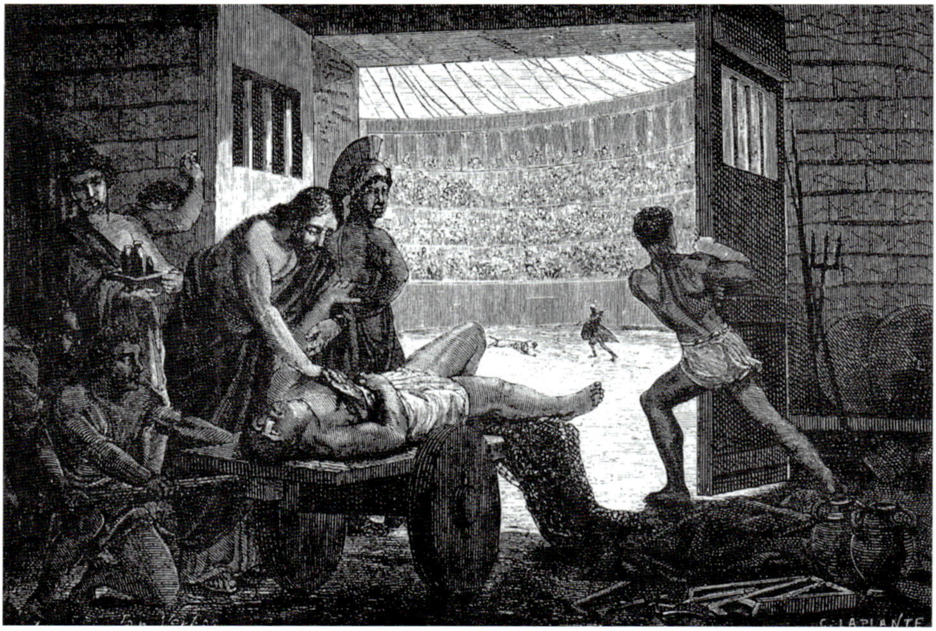
그림 1-9. 고대 로마의 검투장에서 쓰러진 검투사를 돌보고 있는 갈렌

극심한 반감에도 불구하고 그를 인정하지 않을 수 없게 만들었다. 마침내 그는 그때 로마의 황제였던 마르쿠스 아울레리우스의 시의로 임명되기에 이르렀고, 이후 로마황제 세 사람의 주치의가 되었다. 갈렌은 황제들의 재정적 지원에 힘입어 수많은 의학실험을 통해 여러 분야에서 많은 업적을 남기게 되었다. 예를 들어 그때까지는 일부 학자들에 의해 여전히 공기로 차있다고 믿었던 동맥이 실제로는 정맥과 같이 피로 차있다고 명백히 밝혔던 것도 바로 그였다.

심혈관계에 대한 갈렌의 연구와 이론

갈렌에 있어서 생의 목적은 의술을 형이상학적 대상에서 실체가 있는 학문으로 바꾸는 즉 합리적인 학문으로 만드는 것이었다. 이 목적을 이루기 위해 그는 엄청난 양의 연구를 해나갔다. 갈렌이 활동할 당시에는 인체의 해부가 공식적으로 금지되어 있었기 때문에 그의 관찰은 동물실험에 대부분 의존할 수밖에 없었다. 그는 새, 물고기, 뱀, 양, 말, 심지어 사자나 코끼리에 이르기까지 그야말로 구할 수 있는 모든 종류의 동물들을 대상으로 사체 또는 생체 해부를 하였다. 심혈관계에 대한 연구를 할 때는 주로 돼지와 양의 심장을 살아서 박동하는 상태에서 노출하여 사용하였다. 처음에는 심장을 노출시키기 위해 가슴을 여는 과정에서도 많은 동물들을 희생시켰지만 점차 기술과 경험이 축적되면서 부터는 실험을 순조롭게 진행할 수 있게 되었다.

이러한 연구를 통해 갈렌은 심혈관계의 혈액순환에 관한 과정을 다음과 같이 결론지었다(그림 1-10). 먼저 입으로 섭취된 음식은 장에서 젖과 비슷한 유상액(chyle)으로 변한 뒤 문혈관(portal vessel)을 통해 간으로 운반된다. 간에서 유상액은 혈액으로 바뀌면서 이때 혈액 속으로 자연의 영혼(natural spirit)이라는 특수한 물질이 스며든다. 이후 혈액은 정맥을 통해 온몸으로 순환하게 되는데 이중 일부가 대정맥을 경유해 우측 심장으로 들어간다. 우측심장으로 들어간 혈액은 다음과 같은 두 가지의 경로로 좌측 심장으로 들어가게 된다; 즉 (I) 첫 번째 방법은 심실중격(두 심실사이의 벽)에 존재하는 어떤 신비한 구멍들을 통해서이고, (2) 두 번째 방법은 폐정맥을 통해 허파로 부터 직접 들어가는 경로이다. 일단 좌측 심장에 들어온 혈액은 여기서 별도의 경로를 통해 들어온 대기와 접촉하여 이른바 생명의 영혼(vital spirit)이라는 물질을 만들게 된다.

이렇게 영혼이 깃들어진 혈액(spirituous blood)의 대부분은 동맥을 통해 몸으로 퍼지게 되고 일부는 허파에 영양을 공급하기 위해 폐정맥을 통해 다시 허파로 가게 된다. 이때 허파로 가는 혈액은 노폐물을 운반하는 별도의 경로와 동반하게 되는데 이 노폐물들은 허파를 통해 대기 중으로 내보내 진다는 것이다. 그러면서 갈렌은 혈액의 움직임은 훗날 밝혀진 정맥-심장-동맥 그리고 다시 정맥으로 이어지는 한 방향 순환에 의해서가 아니고, 심장이 수축할 때는 혈액을 내보내고 심장이 이완할 때는 다시 보낸 피를 되받아 들인다는 이른바 〈조수간만의 이론(the ebb and flow theory)〉에 근거를 둔다고 주장 하였다.

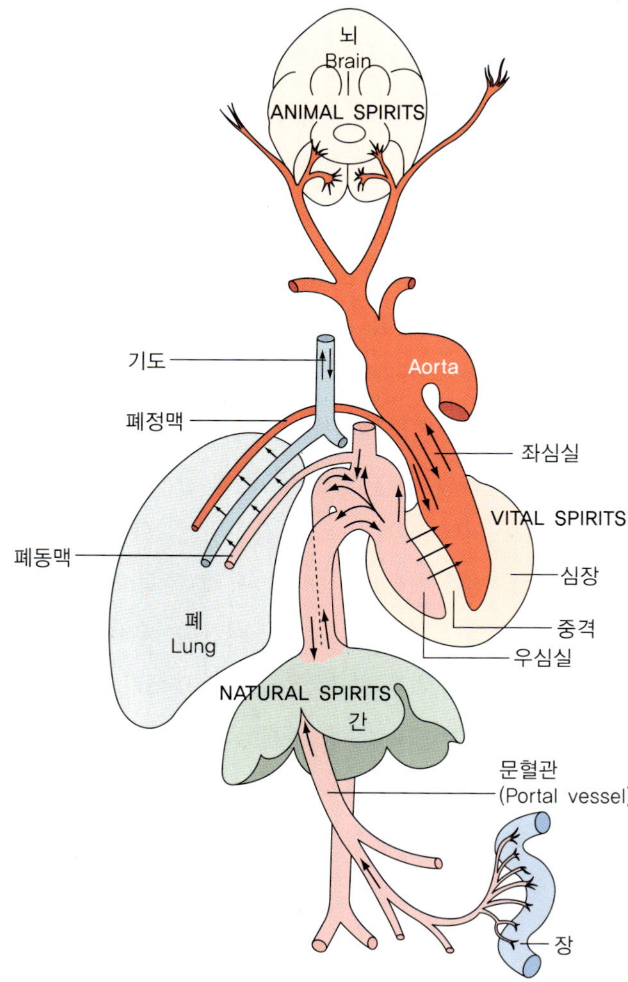

그림 1-10. 갈렌의 혈액순환 이론을 설명해 주는 모식도

이러한 갈렌의 심장혈관계에 대한 연구 결론들은 현대의학의 관점에서는 명백히 틀린 이론들이었지만 당시에는 놀랄만한 발견으로 인정받았다. 갈렌의 연구 중에는 물론 허파에서 공기의 흡입뿐만 아니라 노폐물의 배출까지 일어난다고 하는 등의 정확한 부분이 있는 것은 지금까지도 인정된다. 그러나 그는 몇 가지 점에서 결정적인 오류를 범하였다. 즉 심장의 작용기전에 있어 소위 조수간만의

이론을 주장한 것은 차치 하고서라도, 우선 혈액과 공기의 접촉이 허파에서 일어나는 것이 아니라 좌측 심장에서 일어난다는 잘못된 결론을 내렸던 것이다.

그리고 또 하나의 큰 잘못은 우측 심장의 혈액이 심실중격에 존재하는 어떤 구멍들을 통해 좌측 심장으로 바로 넘어간다는 이론이었다. 오늘날 갈렌이 주장하였던 심실중격의 구멍들에 관한 이론에 대해서는, 그가 시행하였던 하급 동물들의 해부관찰 소견을 사람에게 잘못 유추 해석한 것이라는 설도 있고 아마도 우연히 선천성 심장질환의 소견을 관찰하고 이를 확대 해석한 것이 아니냐는 해석도 있다. 어쨌든 갈렌은 이러한 심장에 관한 견해를 포함한 여러 가지 의학에 관한 자기의 이론들을 특유의 강하면서 다소간 독선적이기까지 한 그의 성격을 바탕으로 확신에 찬 신념을 가지고 주장하였다.

그러나 돌이켜보면 사실 당시에 갈렌이 일으킨 문제 중에서 가장 심각한 문제는 이러한 단순한 몇 가지 학문적인 잘못만은 아니었다. 생각해 보면 기나긴 의학사를 되돌아볼 때 갈렌 이외의 수많은 의학자들도 그에 못지않은 크고 작은 많은 학문상의 잘못을 저질렀다는 것을 부인할 수 없기 때문이다. 진정한 의미에서 갈렌이 야기한 가장 큰 문제는 당시의 사회가 조장하였던 그의 학문에 대한 신성 불가침성의 분위기였다.

갈렌의 의학 이론의 영향

그 당시 의학에 관한한 갈렌의 이론은 바로 성서 그 자체였다. 이 같은 갈렌의 가르침에 대한 절대적인 권위는 그의 생전으로부터 르네상스 시대까지 무려 1,500년간 계속되어 갔다. 여기에는 갈렌 자신의 의사로서의 뛰어난 능력이나 황제의 주치의로서의 그의 배경도 적지 않은 역할을 한 것이 사실이었다. 그러나 무엇보다도 영향이 컸던 것은 당시에 세력이 커지기 시작한 기독교의 종교적인 힘이었다. 당시 기독교는 유일신에 대한 믿음을 근간으로 로마의 다신교에 맞서고 있었다. 갈렌은 비록 로마의 신이긴 하지만 의술의 신 에스쿨라피우스 하나만을 믿는 유일신의 신봉자였다. 기독교인들의 입장에서 갈렌은 엄연한 이교도였음에도 불구하고 유일신을 믿는다는 그자체로 기독교인들은 갈렌에 후한 점수를 주었다.

더구나 우주의 모든 것에는 반드시 그에 합당한 신의 목적이 있다는 갈렌의 믿음과 이를 증명하기 위한 그의 노력은 신의 섭리를 강조하는 기독교인들에게는 더없이 만족스러운 일이었다. 또 갈렌 이후에 기독교의 영향으로 학문의 세계가 극도로 위축되면서, 서기 199년 갈렌의 사망 이후에는 그에게 필적할 만한 대의학자가 제대로 배출되지 못한 것도 갈렌의 이론이 그토록 오랫동안 신봉되어왔던 큰 원인 중의 하나였다.

갈렌의 의학 이론은 앞서 말한 바와 같은 이유로 해서 인근 회교도나 유대교도에게도 큰 호감을 얻게 되고 이에 따라 당시 세계문명의 지배 무대에서 빠른 속도로 확산되어갔다. 이제 의학에 관한 한 갈렌의 가르침에 반하는 이론은 모두가 이단이며 신에 대한 불경으로 간주되게 되었다. 찬란했던 고대 그리스-로마 문명에서 명실 공히 의학의 황태자 역할을 하였던 위대한 의사 갈렌은 이렇게 해서 본의이든 아니던 간에 의학사상 가장 오랫동안 지속된 오류를 만든 장본인이 되었던 것이다.

3. 다빈치와 베살리우스 그리고 르네상스

그리스-로마 문명에서의 의학의 발전은 갈렌의 업적을 끝으로 종지부를 찍은 것이나 다름없었다. 갈렌은 그가 해부학을 연구하는 목적은 한마디로 신이 창조한 그대로의 자연의 형태를 정확하게 기술하는 것이라고 주장하였다. 앞서 말한 대로 이러한 그의 믿음은 당시 기독교인이나 회교도 그리고 유대교도 모두에게 공히 만족감을 주어 그의 연구결과에 대해서는 신의 은총과 함께 종교적 후원을 아끼지 않았다. 이제 갈렌의 생각에 반하는 이론은 감히 상상조차 못하게 되었다. 이러한 분위기는 다른 사람들의 연구 의욕을 철저히 봉쇄하여 이후 오랫동안 중세기의 의학을 학문적 답보 상태에 있게 만든 원인이 되었다.

갈렌의 이론에 대한 최초의 반론

로마제국의 멸망 이후에도 당시 막강한 교회의 힘을 벌어 기독교는 의학의 발전을 저지하는 역할을 하였다. 비록 예수 그리스도는 병든 자를 구하기 위하여 몸소 치료를 시행한 것으로 성경에는 기록되어 있었지만, 당시의 기독교인들은 질병이란 죄에 대한 형벌로 생기는 것으로 간주하였다. 따라서 이들 질병의 치료를 위해서는 기도와 회개를 통한 속죄만이 최상이라고 믿고 있었다. 이러한 종교의 억압적 태도는 비단 의학뿐만 아니라 전반적인 과학 분야에 큰 영향을 미치고 있었다.

이런 암담한 분위기 속에서 13세기 중엽에 갈렌의 권위에 대한 의미있는 도전이 이루어졌다. 바로 알나피스(Ibn al-Nafis ; 1213~1288)라는 한 아랍인 의사에 의해서였다. 당시 아랍은 이미 8세기경부터 세계 문명의 또 하나의 거점으로 부각되기 시작하였다. 1213년 시리아의 다마스커스에서 태어난 알나피스는 매우 뛰어난 학자로서 의학뿐만 아니라 신학, 철학 등 다방면에서 많은 업적을 남겼다. 알나피스는 심실 사이의 벽에 존재하는 구멍들을 통해 혈액이 우심실에서 좌심실로 넘어간 뒤 그 곳에서 공기와 접촉 한다는 갈렌의 주장을 반박하였다. 그 대신 그는 공기와 혈액의 접촉은 폐에서 이루어질 것이라는 폐순환(pulmonary circulation)에 대한 그의 믿음을 피력하였다. 그는 폐순환에 대해 처음 기술한 것 이외에도 관상동맥 순환과 모세혈관의 존재를 처음으로 언급하기도 하였다. 한 글에서 그는 명백히 "심장에 대한 영양 공급은 심장의 벽을 통과하는 작은 혈

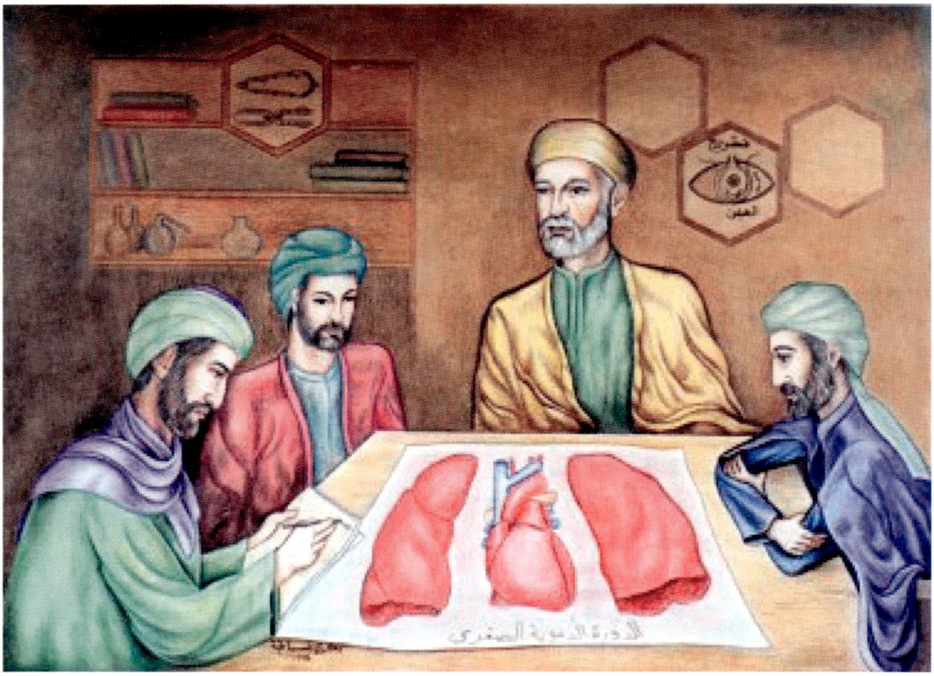

그림 1-11. 제자들과 심장과 폐에 대해 토론하고 있는 알나피스

관을 통해 이루어진다." 라고 기술하고 있다. 이렇게 폐순환, 관상동맥순환, 모세혈관 등에 대한 그의 획기적인 연구 발표로 인해 그는 오늘날 '순환생리학의 아버지'라고 까지 불리고 있다(그림 1-11). 그러나 불행히도 당시에는 이러한 그의 올바른 지적에 관심을 가지는 사람은 많지 않았다. 더구나 그가 활동한 아랍 지역이 그 당시 의학의 발전을 선도하고 있던 유럽에서 지역적으로 멀리 떨어져 있다는 여건 등으로 알나피스의 의견은 제대로 의학계의 반향을 일으키지 못하였던 것이다.

뛰어난 화가이자 다재다능한 연구자였던 다빈치의 심장혈관 연구

그러던 중 14세기경 르네상스 운동이 이태리에서 시작하여 전 유럽에 파급되기 시작하였다. 르네상스란 주지하다시피 중세기의 신 중심의 세계관에서 인간 중심의 세계관으로의 변화를 의미하였다. 의학도 당연히 르네상스의 영향을 받지 않을 수 없었다. 해부학에서의 첫 움직임은 그러나 해부학자가 아니라 예술가들에 의해 이루어졌다. 당시의 화가들은 종전의 비현실적인 그림에서 벗어나 인체를 사실 그대로 묘사하고 싶어 하였다. 그들은 이러한 목적에 합당한 해부학적 지식을 얻기 위해 근육이나 뼈를 위주로 한 인체 해부를 시행하고 있었다. 그러나 그 중의 한 사람은 그러한 정도에 만족하지 않고 인체의 보다 깊은 곳을 알고 싶어 하였다. 그가 바로 유명한 다빈치(Leonardo da Vinci; 1452~1519)였다(그림 1-12).

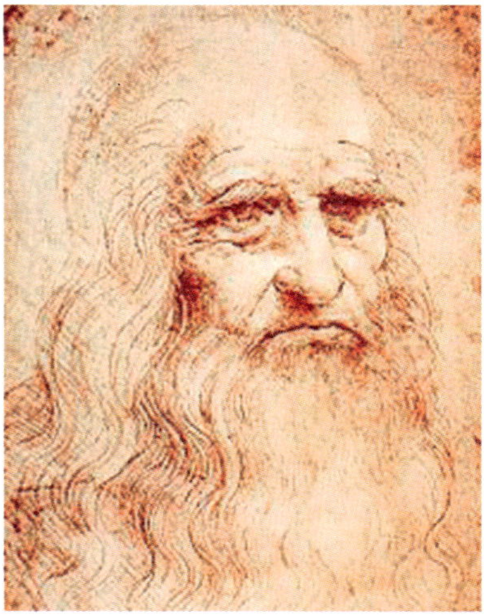

그림 1-12. 레오나르도 다빈치의 자화상. 붉은 분필로 그린 것으로 1512년-1515년 사이의 작품으로 추정되고 있다.

다빈치는 실로 다재다능한 사람이었다. 그는 우선 역사상 가장 뛰어난 화가 중의

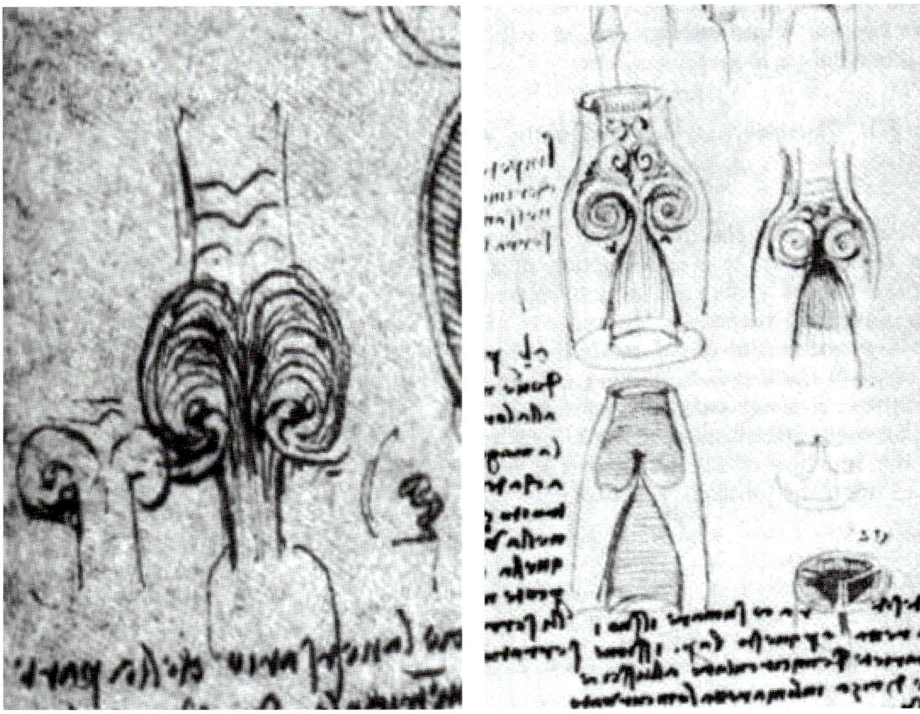

그림 1-13. 대동맥 판막을 통한 혈액의 흐름에 관한 다빈치의 연구 모식도

한 사람이었으며 그밖에도 건축가, 음악가, 기계공학자, 발명가인 동시에 해부학자이기도 하였다.

다빈치는 당시 해부학 공부를 통해 기존의 갈렌의 이론과는 달리 심장의 역할은 일종의 펌프로서 확장기 때 심장으로 들어온 혈액은 수축기 때의 압력으로 내뿜어진다는 것을 깨달았다. 그는 또 심장판막의 작용에 매료되어 이들에 관해 자세히 묘사하였다. 특히 그는 대동맥판막의 작용에 관심을 가지게 되었다. 이의 연구를 위해 그는 대동맥을 통해 심장에 왁스를 부은 다음 이를 이용해 유리로 만든 빈 주형을 만들었다. 그는 이 투명한 심장의 주형을 가지고 대동맥판막의 혈류 역동학적 측면을 연구하였다(그림 1-13).

그 당시 즉 지금으로부터 500년 전의 전반적인 학문적 저변을 생각할 때 이러한 그의 연구 업적은 실로 놀라운 일이 아닐 수 없었다. 그는 또한 사람이 나이가 들면 끊임없는 혈액 흐름의 결과로서 혈관이 두껍고 딱딱하게 변하여 마침내는 혈관을 폐쇄하기까지 한다는 소위 동맥경화증에 관한 이론을 기술하기도 하였다. 그러나 이런 그의 의학에 관한 연구 결과에도 불구하고 다빈치는 근본적으로는 갈렌의 이론을 지지하는 갈렌주의자로 남아 있었다. 원래 낭만주의자였던 다빈치는 해부학에 있어서 충실한 관찰자의 한 사람이긴 하였지만 기존의 이론에 앞장서 의문을 제기하는 성격의 사람은 아니었던 것이었다.

위대한 해부학자 베살리우스의 본격적인 도전

르네상스 시대에 갈렌의 이론에 정식으로 반기를 들고 나선 첫 사람은 해부학자 베살리우스(Andreas Vesalius; 1514~1564)였다(그림 1-14). 그는 당시 화가들에 의해 주도되었던 새로운 해부학의 방향을 이어서 연구해 나갔다. 그리고 그는 이러한 연구와 함께 갈렌의 이론에 맹목적으로 따르지 않고 스스로의 해부학적 관찰 결과를 가르친 최초의 해부학자가 되었다.

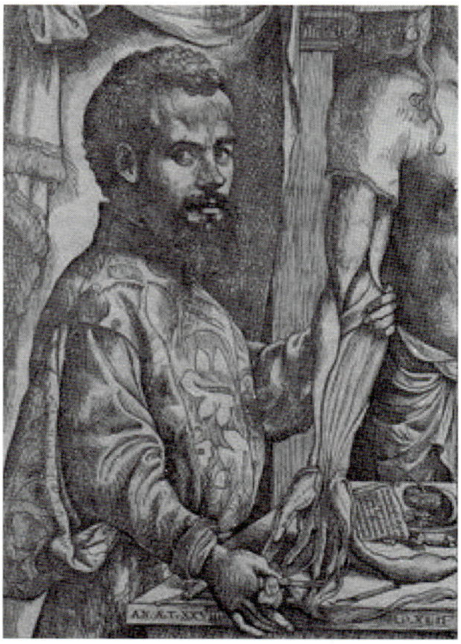
그림 1-14. 해부 연구 중인 베살리우스

베살리우스는 1514년 벨기에의 브뤼셀에서 태어났다. 베살리우스의 집안은 대대로 의술을 업으로 하여 그의 아버지도 역시 유복한 궁정 약제사였다. 호기심으로 충만되어 있던 청년 베살리우스는 처음에는 벨기에의 루뱅에서 나중에는 프랑스의 파리에서 해부학을 공부하였다. 파리에서의 그의 스승은 당시 유명한 해부학자인 실비우스(Jacobus

Sylvius)였다. 그러나 불행히도 실비우스는 철두철미한 갈렌의 신봉자로서 만일 해부학실습 중 갈렌의 가르침에 반하는 소견이 관찰되면 이는 갈렌의 가르침이 잘못된 것이 아니라 갈렌 이후에 사람의 몸이 변했기 때문이라고 주장할 정도였다.

이에 크게 실망한 베살리우스는 그 자신이 직접 인체를 해부하면서 공부하기로 결심을 하였다. 그러나 당시에는 인체 해부가 대학의 정식 교과 과정이 아니었기 때문에 학교 당국의 도움은 기대할 수가 없었다. 어쩔 수 없이 그는 개인적인 위험을 무릅쓰고 밤중에 몰래 공동묘지나 사형 집행장 등에 숨어들어가 시체를 그의 집으로 몰래 빼돌린 뒤 사체 해부를 하였다. 사체를 해부할 때 그는 악취를 막기 위해 사체에 식초를 끼얹어가며 해부를 진행하여 나갔다. 이러한 학문에 관한 그의 열정은 곧 주위로부터 크게 인정을 받게 되어, 그가 학위를 받기 1년 전인 1536년에는 벨기에의 루뱅에서는 처음으로 공개적인 사체 해부를 하는 영광을 얻게 되었다

베살리우스는 1537년 의학 학위를 받자말자 불과 23세의 나이에 이탈리아에 있는 유명한 파도바 대학의 외과 및 해부학 교수로 임명되었다. 당시의 해부학 교수들은 학생들에게 갈렌의 이론을 자세히 설명해 주는 것만으로 그 역할을 충분히 해나갔다. 그러나 베살리우스는 달랐다. 그는 그 자신의 인체해부 경험에 의해 강의를 해 나갔다. 이 과정에서 그는 많은 갈렌주의 학자들과 충돌을 피할 수가 없었다. 그러나 그의 학생들만은 베살리우스를 인정하여 삼삼오오 강의실로 몰려왔다. 1543년 베살리우스는 그의 유명한 저서인 〈인체의 구조(De Humani Corporis Fabrica〉라는 일곱 권의 책을 발간하였다. 이 책에 수록된 수많은 훌륭한 도해들은 훗날 그를 현대 해부학의 아버지로 불리게 한 계기가 되게 하였다(그림 1-15).

이 책에서 베살리우스는 심장에 관해 기술하면서 갈렌이 주장한 심실 사이의 벽에 존재하는 구멍들을 묘사함으로서 처음에는 갈렌의 이론을 대체적으로 인정하는 입장을 보였다. 다만 그는 다음과 같은 글을 통해 자신의 의구심을 조심스럽고도 교묘하게 표현하였다. 즉 "사람이 볼 수 없는 어떤 보이지 않은 구멍

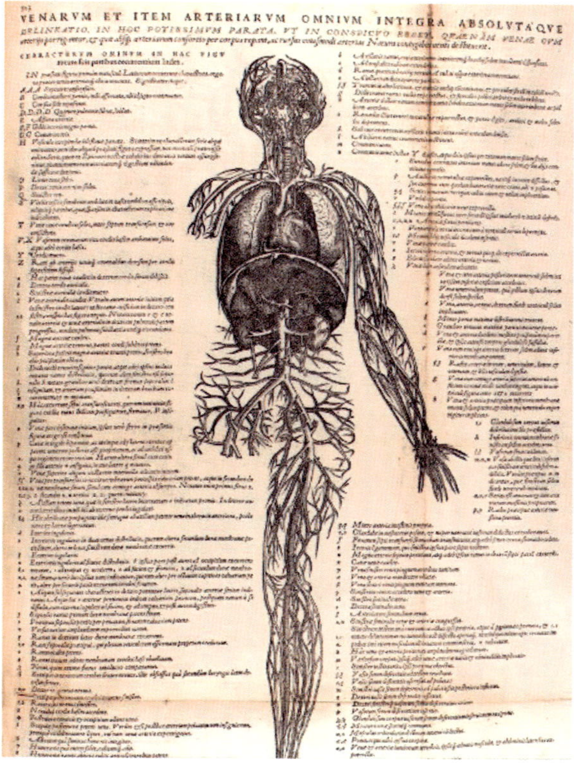

그림 1-15 〈인체의 구조〉에 수록된 심혈관계의 해부도. 베살리우스의 제자들에 의하여 그려진 것으로 당시 관례에 따라 목판화로 만들어졌다.

들을 통해 혈액이 우심실에서 좌심실로 스며들어가게 만든 창조주의 작품에 스스로 경탄을 금치 않을 수 없다"라고 기술하였던 것이다. 그러나 1555년에 발간된 같은 책의 제 2판에서는 베살리우스도 "혈액을 우심실에서 좌심실로 보내게 하는 어떤 통로도 나는 발견할 수가 없다. 예전에는 나도 의학의 황태자인 갈렌의 의견에 감히 손톱만큼도 벗어나려고 하지는 않았다. 그러나 심실중격은 두껍고 치밀하게 만들어져 있다" 라며 보다 직설적으로 갈렌의 이론을 부정하고 나왔다. 이 밖에도 갈렌의 여러 가지 이론의 잘못을 지적한 이 책이 발간되자 베살리우스는 실비우스를 포함한 많은 갈렌주의 학자들의 강력한 비난을 받게 되었다

화도 나고 상심한 베살리우스는 그가 연구하고 있던 원고들을 불살라 버리고

파도바를 떠나 스페인의 마드리드로 가서 당시 스페인 황제였던 찰스 5세의 궁중 의사로서 일을 하게 된다. 그러나 또 다른 설에 의하면 베살리우스는 "여자와 결혼한 자는 과학과 이혼해야한다" 는 그의 개인 철학에 따라 결혼을 한 뒤 부인과 함께 당시 미신과 종교재판의 땅 스페인으로 갔다는 얘기도 있다. 아무튼 스페인으로 간 뒤의 베살리우스의 생활에 관해서는 별로 알려진 것이 많지 않다. 다만 그가 1564년 마드리드를 떠나 예루살렘으로 순례 여행을 떠난 것은 확실하다. 이에 관련하여 전해오는 얘기에 의하면, 어느 날 베살리우스가 사망 판정이 난 한 스페인 귀족을 대상으로 사체 검사를 하려는 순간 사체에서 삶의 징후가 관찰되었다. 당시 스페인 교회는 이런 충격적인 일이 일어나게 된 것은 베살리우스가 그때까지 시행하였던 동물 생체해부 등의 잔인한 범죄에 대한 형벌이라고 간주하였다. 그리고 이 벌은 참회 목적의 성지순례를 하여야만 신께 용서를 받을 수 있다고 주장하였다. 당시는 종교재판으로 상징되는 교회가 막강한 권력을 휘두를 때이므로 베살리우스로서도 이들의 요구에 순응하지 않을 수 없었다. 그러나 애석하게도 베살리우스는 순례여행에서 돌아오던 중 타고오던 배가 지중해의 코린트만 근처에서 난파되면서 1564년 10월, 50세를 일기로 사망하였다.

베살리우스의 해부학자로서의 활동기간은 그렇게 길지 않았지만 해부학에 끼친 그의 영향력은 실로 대단하였다. 그의 시대 이후에는 대부분의 교실에서 갈렌 대신에 베살리우스의 해부학이 가르쳐졌다. 훗날 그 유명한 혈액순환 이론의 창시자 하비(William Harvey)가 파도바에서 배웠던 해부학도 바로 베살리우스의 해부학이었다.

4. 화형장의 이슬로 사라진 세르베투스와 폐순환의 이론

베살리우스가 이탈리아의 파도바 대학을 떠난 뒤 해부학교실의 책임은 그의 조수였던 콜룸부스(Realdus Columbus; 1516~1580)가 맡게 되었다. 콜룸부스는 심장에 관한 연구를 계속하여 나가 마침내 우심실의 혈액은 폐를 거쳐 좌심실로 간다는 결론을 얻었다. 그는 1559년 〈De Re Anatomica〉 라는 그의 저서에서 "이러한 사실은 지금까지는 그 누구도 관찰하거나 기술한 바는 없으나 누구든지 쉽게 발견할 수 있는 사실이다." 라고 주장하였다. 그러나 이러한 콜룸부스의 의학적 결론은 옳았지만 그의 발표가 최초의 것이라는 그의 단정은 맞지 않은 말이었다. 콜룸부스는 불과 6년 전에 스위스의 화형대에서 이슬로 사라진 세르베투스란 사람이 이미 그의 책에서 그와 같은 견해를 기술했던 사실을 몰랐기 때문이었다.

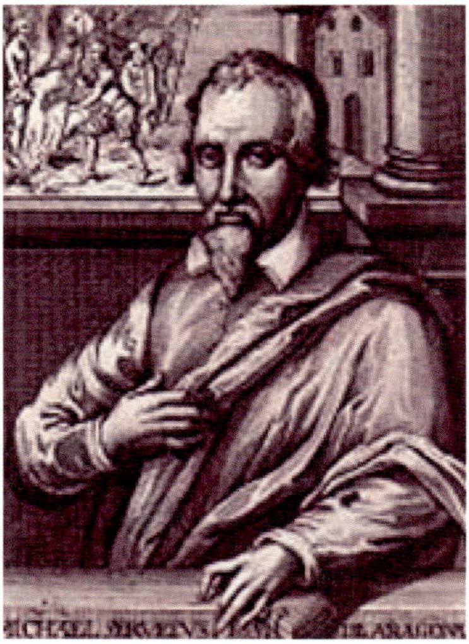

그림 1-16 세르베투스의 초상화. 1607년 홀란드에서 동판화로 만들어진 것이다.

세르베투스(Michael Servetus; 1511~1553)는 스페인 태생으로 독실한 기독교 신자이면서 신학자이었다(그림 1-16). 그가 활동했던 당시의 유럽은 독일의 루터(Martin Luther; 1483~1546)에 의하여 시작된 종교개혁의 열풍이 한창일 때였다. 신앙심이 깊었던 청년 세르베투스는 스위스에서 생활하면서 그리스어와 히브리어로 쓰여진 성경을 열심히 연구하였다. 그 과정에서 그는 당시 성경이론의 근간을 이루고 있던 논리의 하나인 〈삼위일체의 이론〉이 옳지 않다고 생각하게 되었다. 반항적인데다 자기의 견해를 거리낌 없이 말하는 성격의 그는 불과 20세의 나이인 1531년에 이런 자신의 생각을 〈삼위일체론의 오류〉 라는 그의 첫 책을 통해 공개적으로 발표함으로서 기존의 교회의 권위에 정면으로 도전을 시도하였다. 그러나 다가올 엄청난 교회의 보복을 두려워하지 않을 수 없었던 세르베투스는 자기의 이름을 '빌라노바누스' 라는 가명으로 바꾸고 스위스를 떠나 도피생활을 시작하였다. 그러던 중 그는 1536년 프랑스로 가서 파리에서 의학공부를 시작하였다. 공부를 마친 후 세르베투스는 방느(Vinne)라는 프랑스의 작은 마을에서 의사 생활을 시작하였다. 그곳에서 임상의사로서의 정규적인 일 외에도 의학과 신학에 관한 많은 연구를 계속해 나갔다. 비록 이름을 숨긴 채로 평범한 의사 생활을 하고 있는 것처럼 보였으나 그의 주된 관심사는 역시 신학이었다.

숨어사는 생활 중에도 세르베투스는 당시 큰 영향력을 가진 개신교의 종교개혁가 칼빈(John Calvin; 1509~1564)으로부터 그의 혁명적 종교관에 대한 인정을 얻고자 비난을 받을 위험도 무릅쓰고 간간히 접촉을 시도하였다. 칼빈은 프랑스 태생의 종교 개혁가였다. 그는 당시 루터의 영향으로 종교개혁 운동을 벌이다 박해를 받아 프랑스를 떠나 스위스의 제네바에서 활동하고 있었다. 그의 교리의 특정은 예정설(predestination)로 요약되는데 한마디로 어떤 사람의 구제 여부는 현세의 덕행과는 관계없이 이미 신에 의해 결정되어 있다는 논리였다. 세르베투스는 1553년 이름을 숨긴 채 그의 신학관을 집대성한 〈회복된 기독교(Christianismi Restitutio)〉 라는 책을 발간하고 그 중 한 부는 칼빈에게 보냈다. 칼빈은 이 책이 또 다시 삼위일체론을 부정하는 등 혁명적인 주장을 하는데 대해서 대단히 분개하여 책의 저자를 이단자로 규정하였다 그리고 그는 만일 책의 저자가 제네바로 오게 되면 즉시 처형하겠다고 선언하였다. 그러나 세르베투스는 이에 굴하지 않고 프랑스에서 비밀리에 계속 책을 만들어나가 이 책을 천권 가까이나 인쇄를 하기에 이르렀다.

문제의 책 〈회복된 기독교〉는 책 제목이 말해주듯 대부분의 내용이 신학에 관한 것이었지만 생리학에 관한 내용이 일부 포함되어 있었다. 이는 신학과 의학의 두 학문 사이에는 서로 간에 뗄 수 없는 밀접한 관련이 있다는 그의 개인적인 믿음 때문이었다. 우심실의 혈액은 폐에서 공기와의 접촉을 거친 뒤 좌심실로 간다는 역사적인 〈폐순환의 이론〉이 처음으로 명백히 기술된 것도 바로 이 책에서였다. 세르베투스는 정맥의 혈액은 폐에서 공기와 접촉하여 선홍색의 피로 바뀐다는 점을 기술하고 종래에 갈렌이 주장하였던 심실 사이의 통로의 존재에 대하여 불신을 표시하였다.

그러나 불행히도 세르베투스가 이름을 숨기고 발간했던 책의 실제 저자가 바로 그임이 칼빈의 한 친구를 통해 알려지게 되었다. 그는 마침내 체포되었으나 체포 후 간신히 감옥을 탈출하였다. 그러나 수개월 후에 어떤 이유에선지 그는 스위스의 제네바에 다시 나타났다. 그는

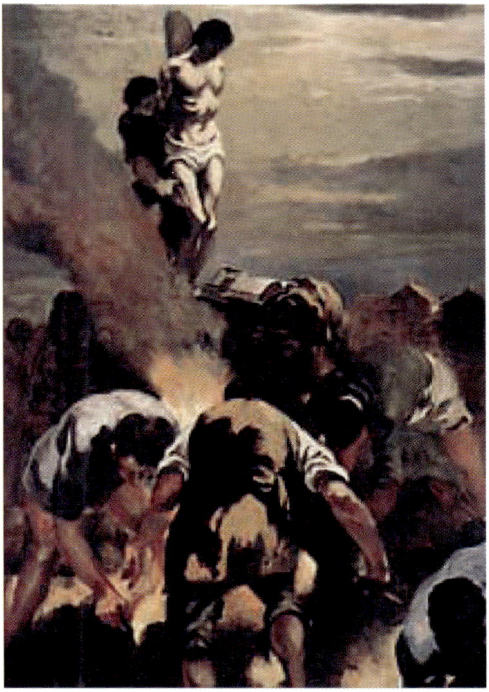

그림 1-17 세르베투스의 화형 장면. 1965년 Calvi de Bergola 라는 화가에 의해 그려진 작품으로 현재 미국 시카고에 있는 국제 외과의사 학회에 걸려있다.

어느 일요일 한 교회의 예배에 참석하였다가 신분이 탄로나면서 다시 체포되어 즉시 재판에 회부되었다. 그리고 1553년 10월 27일 세르베투스는 불건전하고 사악한 생각을 대중에게 전파시키려 했다는 죄목으로 그의 책과 함께 화형장의 이슬로 사라지고 말았다(그림 1-17). 훗날 이 일은 칼빈의 과오였다는 비판이 일어나면서, 1903년 그의 사후 350주년을 맞아 처형지인 제네바 근교에 속죄 기념비가 세워지게 된다.

사실 세르베투스의 유일한 죄라면 전통의 교리와 전통의 의학 이론을 맹목적으로 받아들이지 않은 것뿐이었다. 이 때문에 참혹하게 생명을 잃은 세르베투스가 그의 책의 말미에 쓴 다음 구절은 오늘날 우리들에게 삶과 죽음의 의미를 다시 한번 되새기게 해 준다; "사람이 숨을 쉰다는 것이 어떤 것인가에 대해 진정으로 이해하는 자는 이미 신의 숨길을 느낀 사람이고 따라서 그의 영혼을 구제받은 사람이다."

5. 하비와 혈액순환의 이론

〈동물에서의 혈액의 순환은 다음과 같다. 즉 심장에서 폐순환을 거친 뒤 동맥으로 나간 혈액이, 어떤 통로를 통해 정맥으로 가게 되고 이 혈액은 다시 심장으로 되돌아가 순환운동을 계속한다.〉 이것이 바로 그 유명한 하비의 혈액 순환(circulation〉 원리의 요체이다. 이 이론은 오늘날의 입장에서 보면 너무나 당연한 지식이지만 의학사적 관점에서 보면 기존의 잘못된 이론을 타파하면서 근대 의학의 발전에 결정적인 공헌을 한 실로 대단한 과학적 업적이었다.

이 유명한 이론의 주인공인 하비(William Harvey; 1578~1657)는 1578년 영국의 주 포크스톤이란 마을에서 태어났다(그림 1-18). 캔터베리에 있는 킹즈 학원과 케임브리지의 케이우스 대학에서 공부를 하고 1597년 문학사 학위를 획득한 그는 의학공부를 위해 이태리의 파도바대학에 갔다. 그때 파도바대학은 뛰어난 해부학자였던 베살리우스의 재임 이후로 해부학에 관한 한 당대의 최고의 명성을 얻고 있었다.

당시 파도바대학의 해부학교수는 파브리키우스(Hieronymus Fabricius)였다. 파브리키우스는 학문적인 면에서 하비에게 큰 영향을 미쳤다. 특히 파브리키우스는 당시에 정맥 판막의 존재를 명확히 발견하고 이에 대해 각별히 관심을 가지고 연구를 시행하고 있었다. 파브리키우스는 그러나 정맥 판막이 혈액의 역류를 막아 정맥의 확장을 방지하는 역할을 한다는 것까지는 간파하였으나 한 단계 넘어서 정맥 판막의 존재가 정맥피를 심장 쪽으로 순환 시키는데 기여한다는 데까지는 생각하지 못하고 있었다. 그 대신 그는 오히려 정맥 판막의 존재가 갈렌에

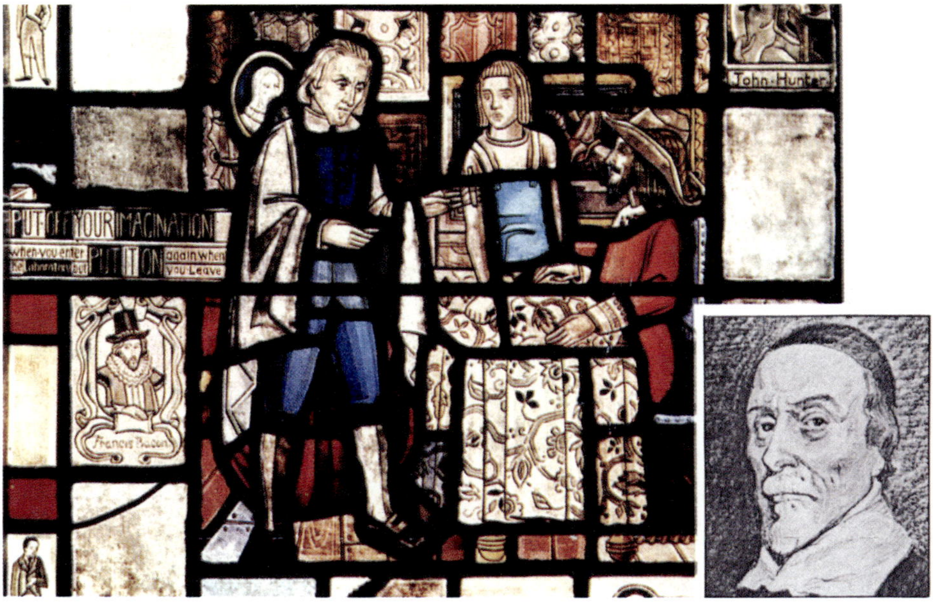
PUT OFF YOUR IMAGINATION
when you enter
PUT IT ON
again when
you Leave
John Hunter

그림 1-18 윌리암 하비(William Harvey). 미국 미네소타 주 로체스타에 있는 메이요 재단 건물의 한 채색 유리에서의 하비

의해 제창된 '혈액은 바닷물의 밀물, 썰물의 움직임과 같은 방식으로 움직인다'는 이른바 조수간만의 이론을 설명하는 데에 기여할 것으로 생각하였다. 그러나 어쨌든 정맥 판막에 대한 파브리키우스의 이러한 관심은 제자인 하비에게 큰 영향을 주게 되었다. 뒷날 하비는 유명한 물리학자 보일(Robert Boyle)에게 당시의 일을 회상하면서 훗날 그가 정맥 판막의 위치와 구조를 다시 연구하고 이로 인해 혈액순환의 개념을 이해하는 데 큰 도움을 받게 된 것도 그가 학생이었을 때 파브리키우스가 정맥 판막에 보인 특별한 관심 때문이었다고 말하였다.

파도바대학에서 우수한 성적으로 5년간의 과정을 마친 하비는 1602년 영국으로 돌아갔다. 공부를 계속하여 케임브리지 대학에서 의학박사 학위를 획득한 그는 1609년 31세의 나이로 런던에 있는 유명한 세인트 바쏠로뮤 병원의 스텝으로 일을 시작하면서 혈액순환의 개념을 정립해나가기 시작하였다. 차츰 명의로서의 명성을 쌓아 간 하비는 이후 1623년에는 영국의 국왕 제임스 I 세의 황실의사를 맡게 되고 이어서 1627년에는 다음 국왕인 찰스 I 세의 황실의사로 임명되었다. 찰스 I 세는 1625년에서 1649년까지 24년간 재임하였는데 왕으로서는 큰 평가를 받지 못했던 인물이었다. 그는 결국 영국혁명의 와중에 의회파를 이끌던 크롬웰에 의해 처형되고 말았지만 재임 시에는 하비의 연구에 많은 관심을 가지고 도와주었다.

하비는 혈액순환의 이론을 정립해 나가는 과정에서 여러 가지 아이디어를 내어가며 동물실험을 해나갔다. 하비가 동물의 생체실험을 통해 심장의 운동을 연구하려 할 때 만났던 난제 중의 하나는 보통 동물에서는 심장이 박동하는 속도가 너무 빨라서 심장의 관찰 자체가 어렵다는 점이었다. 이 문제를 해결하기 위해서 하비는 심장의 박동 속도가 느린 뱀이나 개구리 등 냉혈동물을 많이 사용하였다. 또 때때로 동물에서 심장을 노출시키기 위한 과정 자체가 심장의 운동을 연구하는데 나쁘다고 판단될 때는 몸체가 투명해서 밖에서도 심장을 직접 관찰할 수 있는 새우 같은 동물을 이용하기도 하였다. 그가 뒷날 혈액순환의 이론을 정립하게된 것은 인체의 해부뿐만 아니라 이렇게 여러 각도에서 시행한 무수한 동물실험의 결과로 부터였다.

하비는 당시 혈액순환의 이론을 정립해 나가는 과정에 있어서 기존의 극단적인 갈렌주의 학자들과의 충돌을 피하기 위해 나름대로 교묘한 방법을 사용하였다. 즉 그는 그의 이론을 일시에 발표하지 않고 강의나 실험을 통해서 조금씩 알려 나갔으며, 공개적인 자리에서는 갈렌의 이론을 적극 지지하는 입장을 취하였다. 그럼에도 불구하고 1628년 하비가 혈액순환에 관한 그의 이론을 담은 불후의 저서 〈동물에 있어서의 심장과 혈액의 운동에 관한 해부학적 연구(Exercitatio Anatomica de Motu Cordis et Sanguinis in Animalibus)〉를 발간하자 그는 갈렌주의 학자들의 공격을 면할 수가 없었다. 이 책에서 그는 심장의 수축 시에는 혈액이 분출되고 확장기에는 피동적으로 혈액이 심장으로 들어온다는 점을 분명히 하였다. 또 하비는 풀무에서와 같이 동맥이 팽창하여 음압을 만듬으로써 심장의 혈액을 받아들인다는 기존의 주장을 깨고, 동맥은 심장의 수축과 함께

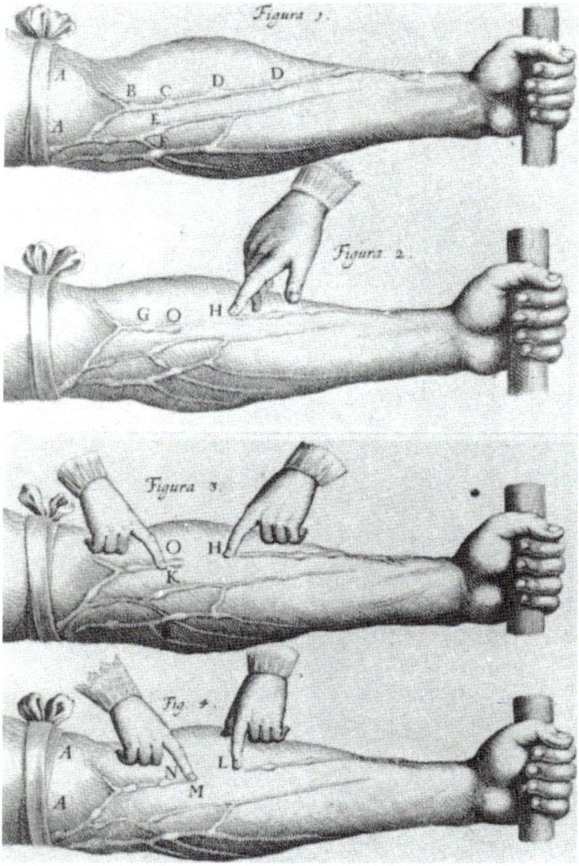

그림 1-19. 정맥에서 혈액이 한 방향으로만 흐른다는 하비의 이론을 증명하고 있는 그림.
1628년에 만들어진 이 목판화 모식도에서 압박띠로 팔을 압박한 뒤 정맥판막의 존재로 인해 정맥피가 한 방향으로만 흐른다는 것을 실험적으로 증명해 보이고 있다.

확장되면서 양압에 의해 채워진다는 것을 밝혔다. 또한 우측 심장과 좌측 심장은 서로 독립적으로 움직인다는 그때까지의 통념을 깨고 양측 심방은 같이 수축하고 이어 양쪽심실의 수축이 동시에 일어난다는 사실을 처음 기술한 것도 바로 하비였다. 그리고 그는 그의 해부결과를 토대로 심실중격 즉 심실 사이의 벽에는 어떤 구멍도 있을 수 없다는 베살리우스의 주장과 우심실의 피는 허파를 거쳐서 좌측심장으로 간다는 소위 폐순환에 대한 콜룸부스의 견해가 옳다는 것을 뒷받침하였다. 당시 하비는 세르베투스가 폐순환에 관한 똑같은 결론에 도달하였었다는 사실은 모르고 있었다. 왜냐하면 세르베투스의 비극적인 화형식 이후 간신히 보존된 3권의 그의 저서는 그 후 70년이 지난 후에야 발견되었기 때문이었다.

그러나 그의 수많은 연구결과 중에서 무엇보다도 가장 중요한 것은 앞서 말한 혈액순환에 대한 그의 이론이었다. 그는 많은 연구를 통해 정맥 판막의 목적은 피를 한 방향으로 보내기 위한 것이라는 점을 깨닫고(그림 1-19), 혈액순환에 관하여 다음과 같이 기술하였다; "심장에서 폐순환을 거친 피는 동맥으로 분출되어 온몸으로 퍼진다 그런 뒤에 근육 속의 어떤 경로들(the pores in the flesh)을 통해 정맥으로 가게 되고, 그런 뒤 작은 정맥에서 큰 정맥으로 마침내 대정맥을 거쳐 우심방으로 가게 된다. 따라서 동물에서 혈액은 끊임 없는 순환운동에 의해 움직이며 심장의 기능은 펌프작용에 의해 이런 순환작용을 유지하는 것으로 결론지을 수 있다. 이것이 심장의 움직임과 박동의 유일한 이유이다." 이 혈액순환의 이론에서 유일하게 완성되지 못한 부분은 동맥에서 정맥으로 피를 보내는 '근육 속의 어떤 경로들' 이 과연 무엇이냐 하는 것이었다. 정답은 당연히 모세혈관이었으나 당시 하비로서는 모세혈관의 존재에 대한 심증은 가지만 이를 확인할 방법은 없었다. 모세혈관의 존재를 확인하기 위해서는 현미경의 도움이 필요하였는데 당시에는 아직 제대로 된 현미경이 개발되지 않을 때였다. 모세혈관의 존재는 뒷날 1660년 이탈리아의 해부생리학자 말피기(Marcello Malpighi; 1628~1694)에 의해 현미경으로 증명되게 되어 하비의 혈액순환이론을 완성하게 된다(그림 1-20).

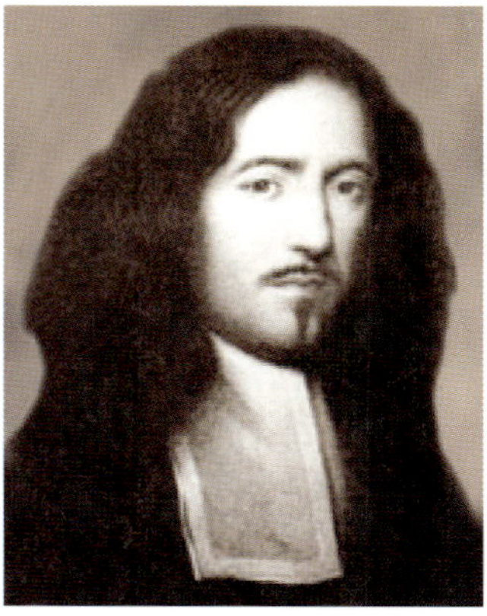
그림 1-20. 말피기 (Marcello Malpighi)

하비는 1628년 발간된 그의 책에서 그의 연구 결과와 상반되지 않는 한 갈렌의 업적을 크게 추겨 세우는 등 신중한 자세를 견지했지만 책이 발간되자마자 갈렌주의 학자들의 큰 공격을 받게 되었다. 그러나 하비는 그 이후로도 영국 황실의 전속의사로서 1633년에는 찰스 1세의 역사적인 스코틀랜드 대관식에 동행하는 등 활동을 계속하였다. 황실의 의사로서 하비는 당시에 간혹 독특한 진료 업무에 관련되기도 하여 오늘날 흥미를 더하여 준다. 마녀로 의심이 되는 여자를 대상으로 정말 마녀인지 아닌지를 의학적으로 감별하여야 했던 것도 그러한 일 중의 하나였다. 또 한 번은 왕의 명령으로 당시 153세의 장수를 누리며 정력적으로 살았던 것으로 유명한 토마스 파(Thomas Parr)란 사람의 장수 원인을 규명하기 위해 부검을 실시하였다. 부검 결과 하버는 토마스 파의 사망 원인은 그가 말년에 생활하였던 대도시 런던의 나쁜 공기로 인해 발생한 폐렴 때문이라고 결론을 내렸다. 따라서 그는 토마스 파가 만약에 시골에서 계속 살면서 소박한 식사를 계속 하였더라면 좀 더 오래 살 수도 있었을 것이라는 의견을 피력하였다(잘 알려진 스카치 위스키의 하나인 올드 파(Old Parr)는 바로 이 토마스 파의 이름에서 유래된 것이다). 하비는 또한 동물의 발생에 관해서도 실험연구를 하여 1651년에는 동물 발생론을 저술하기도 하였다. 그는 이 책에서 〈모든 동물은 알에서 생겨난다.〉 라고 주장하여 중세 이래의 고전 의학에 또 하나의 코페르니쿠스적 전환을 이루었다. 하비는 이후 영국혁명을 맞아 위험한 고비를 맞기도 하는 등의 인생 역정을 거치며 만년을 보내다 1657년 뇌출혈로 80세를 일기로 생을 마감하였다.

제2장

심장병 진단법의 개발

1. 아우엔부르게르와 코르비자르, 그리고 흉부 타진법
2. 라에넥과 청진기
3. 혈압 측정법의 개발
4. 흉부 X-선 촬영법의 개발
5. 심전도와 부정맥
   1) 생체조직내 전기의 존재를 처음 증명한 갈바니
   2) 아인트호벤과 심전도
   3) 심장내 전도조직의 발견
   4) 심블록과 아담스 스톡스 증후군
   5) 맥켄지와 부정맥
6. 포르스만과 심도자법
7. 손스와 관상동맥조영술

1. 아우엔부르게르와 코르비자르, 그리고 흉부 타진법

타진법(percussion, tap)이란 신체의 일부를 짧고 빠르게 두드려서 그로 인해 얻어지는 음향에 따라 그 속에 있는 상황을 진단하는 진찰 방법을 말한다. 보통은 왼손의 가운데 손가락을 환자의 몸에 대고 그 손가락의 끝마디 부분을 오른손의 가운데 손가락을 구부려서 두드리는 손가락 타진법을 일컫는 말이다 (그림 2-1).

흉부 타진법이란 이런 타진법이 흉부질환에 적용되는 경우를 말한다. 흉부 타진법은 그 방법이나 원리가 간단하기 때문에 상당히 오래전부터 사용되어 오고

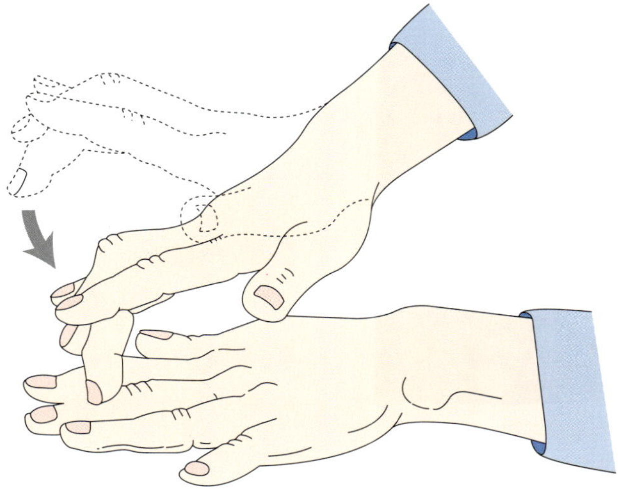

그림 2-1. 타진법에서의 손 모양을 보여주는 모식도

있는 것으로 생각되기 쉬우나 실제 이러한 방법이 개발되어 임상의학에 사용되기 시작한 것은 그렇게 오래되지는 않는다.

술통에서 타진법의 아이디어를 얻은 아우겐부르게르

흉부 타진법을 임상의학에 처음 사용한 사람은 오스트리아 그라츠 태생의 의사 아우엔부르게르(Joseph Leopold Auenbrugger; 1722~1809)였다(그림 2-2). 여인숙 주인의 아들로 태어난 그는 오스트리아 비엔나대학에서 의학을 공부하고 1751년에는 비엔나의 스페인 군병원의 의사로 근무하게 되였다. 그가 가슴 표면의 여러 부위들을 타진하면 그 내부 구조의 차이에 따라서 여러 가지 다른 음들이 발생한다는 점을 처음으로 기술한 것은 1754년이었다. 그러나 실제 아우엔부르게르가 타진법에 대한 근본적인 아이디어를 얻게 된 것은 그의 소년 시절의 경험으로 부터였다. 그는 어린 시절에 동네 어른들이 술통을 두드려 보면서 술통에 포도주가 얼마나 남아 있느냐를 알아내는 모습을 수없이 보아 왔었다. 결국 그가 임상 의사로 일하면서 타진법을 개발해 낸 것도 이때의 경험이 큰 바탕이 되었다. 그의 논문에서 그는 술통이 완전히 비어 있으면 어디를 두드려도 공명성(resonant)의 소리를 내지만 만일 이 통이 술이나 물로 차게 되면 이런 소리가 사라진다는 것을 예로 들기도 하였다.

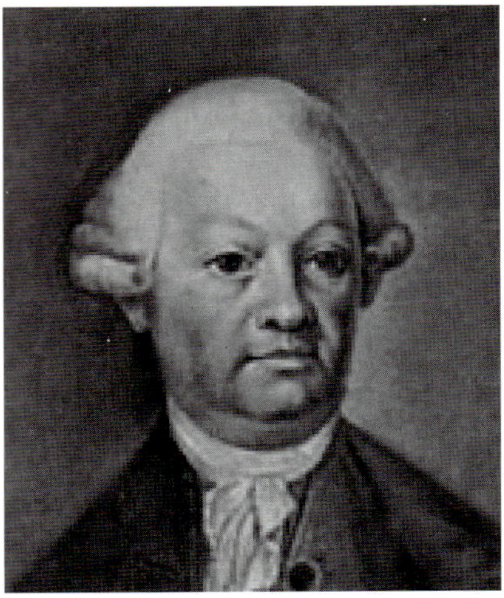
그림 2-2. 아우엔부르게르 (Joseph Leopold Auenbrugger)

사실 어떤 물건을 두드려서 그 물건의 상태를 파악하는 방식은 당시 유럽에서는 이미 오래전부터 많은 사람들에 의해 시행되어져 온 것이었다. 사람들은 술통을 검사하거나 또는 벽속에 어떤 비밀 통로가 있는지를 알아내는 방법으로 이런 방볍을 널리 이용해 오고 있었다. 단지 아우엔부르게르 이전의 의사들은 이러한 방법이 임상의학에 응용될 수 있다는 생각을 하지 못하였던 것뿐이었다. 당시 아우엔부르게르가 딴 사람에 앞서 타진법을 개발하게 된 중요한 이유 중의 또 하나는 그가 음악적 재능을 가지고 있었다는 점이었다. 그는 〈굴뚝 청소부(chimney sweep)〉라는 오페라의 가사를 쓸 정도로 음악에 남다른 재능을 가진 사람이었다. 말하자면 그는 타진법에 있어 중요한 역할을 할 수 밖에 없는 이른바 '음악적 귀' 를 가지고 있었던 것이다.

아무튼 아우엔부르게르는 흉부 타진법을 개발한 후 7년간 이를 직접 임상에 적용해 나갔다. 그 결과 1761년에는 그의 관찰을 집대성한 95페이지의 〈흉곽 내부의 알기 어려운 질환의 진단을 위해 흉부 타진법을 이용하는 새로운 방법〉 이라는 라틴어로 된 긴 제목의 책을 발간하였다. 그가 이 책을 펴낼 당시에는 책의 내용이 동료 의사들에게 큰 도움이 될 것이란 확신으로 출간하였지만 막상 책이 발간되고 나서의 의료계의 반응은 그렇게 긍정적이지는 못하였다. 예나 지금이나 어떤 새로운 발견에 대한 주위의 최초의 반응이란 흔히 의심과 회의 그리고 질시와 부러움 등이 묘하게 어우러져 나타나기 때문이었다.

아우엔부르게르의 타진법은 구체적으로는 펼친 손가락을 이용하여 그 끝으로 흉부를 타진하는 방법을 사용하였다. 그리고 그는 환자 가슴 위에서 옷을 팽팽하게 하거나, 또는 의사의 손을 가죽 장갑으로 싸면 더 나은 타진음을 들을 수 있다고 기술하기도 하였다. 흉부 타진법은 아우엔브루거 시대 이후로 여러 가지 변형을 거치게 된다. 오늘날의 흉부 타진법은 환자의 옷을 벗겨 가슴을 노출시킨 뒤 검사자의 한 손을 환자의 가슴위에 평평하게 놓고 다른 손의 가운데 손가락으로 가슴 위의 손의 가운데 손가락을 두드리는 방법으로 정형화되게 되었다(그림 2-1 참조). 아무튼 당시 아우엔부르게르는 그 자신의 타진법을 사용하여 공기로 차있는 정상 폐의 경계부위를 명확하게 파악할 수 있었다. 또 그는 폐질환 때문에 폐 속에 존재하는 공기가 없어지게 될 때나 또는 혈액으로 차 있는 심장 부위에서는 정상적인 폐 위에서 들리는 특징적인 공명음이 사라진다는 것도 알아내었다. 그리고 그는 폐를 둘러싸고 있는 흉막강(pleural cavity)이나 심장을 둘러싸고 있는 심낭(pericardial cavity) 내에 병 때문에 물이 차게 되면 타진음이 완전히 둔탁한 음으로 바뀐다는 사실도 파악하였다.

그러나 아우엔부르게르는 실용적인 측면에서의 타진법의 한계를 잘 알고 있었다. 예를 들어 환자의 흉벽은 지방이나 근육의 정도에 따라 사람마다 두께가 다르기 때문에 타진으로 발생하는 음에서도 차이가 생기고 이에 따른 타진음의 객관적인 해석에도 어려움이 따랐던 것이다. 게다가 새로운 진단기술로 소개된 타진법에 대한 당시 의학계의 편견도 타진법의 보편화에 큰 장애가 되었다. 심지어 아우엔부르게르를 대단한 존경하고 있던 그의 모교 비엔나대학의 내과교수였던 스비텐(Baron van Swieten)같은 사람도 1764년에 발표한 〈폐결핵에 동반된 흉막액〉에 관한 그의 논문에서 타진법에 대한 언급조차 하지 않았다. 아우엔부르게르는 흉부 타진법에 관한 책을 발간한 다음해인 1762년, 내과 과장의 직책을 끝으로 스페인 군병원에서 제대를 하고 바로 개업을 하였다. 비록 타진법에 관한 그의 책은 당시 제대로 인정을 받지 못하였지만 개업은 번창하였으며 가정적으로도 행복한 생활을 보냈다. 그는 또한 당시 비엔나궁전에서도 크게 인정을 받아 1784년에는 황제 요셉 2세가 수여하는 작위를 받기에 이르렀다.

타진법을 정착시킨 프랑스의 명의 코르비자르

타진법은 다행히도 당시 비엔나에서 가장 권위 있는 내과의사 중의 한 사람이었던 스톨(Maximilian Stoll)에 의해 그 가치를 인정받게 되었다. 스톨은 그가 발표한 몇몇 논문에서 타진의 방법을 기술하기도 하고 1776년부터 1784년까지 그가 담당한 학생들에게 직접 타진법을 가르치기도 하였다. 그러나 역시 타진법을 확실한 임상의학 진단 기술의 한 분야로 자리 잡게 만든 것은 유명한 프랑스의 내과의사 코르비자르(Jean Nicolas Corvisart; 1755~1821)에 의해서였다. 흉부 타진법에 관한 아우엔부르게르의 책은 1770년 프랑스의 로지에르(Roziere of Montpellier)에 의하여 불어로 번역 되었으나 코르비자르 이전에는 프랑스에서도 타진법이 제대로 활용되지 못하고 있었다.

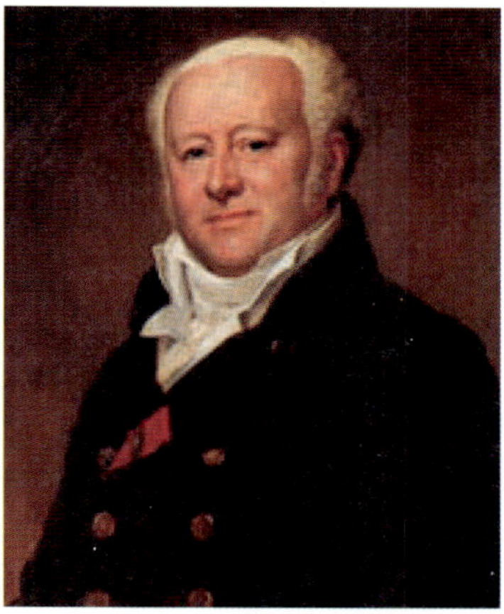

그림 2-3. 코르비자르
(Jean Nicolas Corvisart)

코르비자르는 프랑스의 근대 내과학의 기초를 닦은 사람으로 드리쿠르 라는 작은 프랑스의 마을에서 태어났다(그림 2-3). 어린 나이에 다른 지방에서 교구 목사로 있던 삼촌 밑에서 자라게 된 그는 학문적 소양을 보이기보다는 게으르고 말썽 많은 소년시절을 보냈다. 그러나 일단 학교에 들어간 이후로는 법률가가 되기 위해 열심히 공부를 하였다. 그러다가 그는 여러 가지 이유로 파리의 몇몇 병원들을 방문하게 된 경험이 계기가 되어 가족들의 반대에도 불구하고 법률가보다는 의사가 되기로 결심하였다. 마침내 그는 파리의 유명한 오테르뒤외 병원에서 의학을 배우기 시작하였다. 1788년에 샤리테 병원에서 근무를 시작한 그는 1795년에는 그 병원에 의과대학이 생기자 내과 책임자를 맡기도 하였다. 코르비자르는 이후 1797년에는 프랑스대학의 내과 교수가 되었으며 1799년에는 프랑스 정부의 의사로 일하게 되었다. 당시 코르비자르의 환자이자 친구로는 그 유명한 황제 나폴레옹 1세가 있었다. 코르비자르와 나폴레옹의 친교는 무척이나 돈독하여 1798년에 나폴레옹은 조각이 되어 있는 큰 마호가니 의자를 코르비자르에게 선물하기도 하였다. 이 의자는 아직까지 코르비자르 집안의 큰 자랑거리로 지금까지 보관되어 오고 있다. 코르비자르는 1804년 황제의 주치의로 공식적으로 임명되었다.

코르비자르는 임상의학에 있어서 뿐만 아니라 의학 교육에도 많은 공헌을 하였다. 그는 특히 심장질환에 많은 관심을 가지고 1806년에 발간된 그의 책에서는 이에 관한 많은 기록을 남겼다. 코르비자르는 또 의사가 시대에 뒤떨어지지 않기 위해서는 외국의 연구 업적들을 제대로 알고 있어야 한다고 생각하고 많은 외국 서적들을 프랑스어로 번역하는 작업을 하였다. 이 중에는 앞서 말한 스톨의 책도 들어 있었는데 코르비자르가 타진법에 대해 처음으로 알게 된 것도 로지에르가 번역한 아우엔부르게르의 책이 아니라 바로 스톨의 책으로 부터였다. 코르비자르는 스톨의 책을 읽자마자 타진법의 가치를 인정하고 타진법을 임상의학에 적용하여 나갔다. 그리고 마침내 아우엔부르게르가 사망하기 바로 전해인 1808년에 아우엔부르게르의 책에 대하여 그 자신이 직접 번역판을 내었다.

이 책에서 그는 20년간에 걸친 그의 개인적인 경험을 바탕으로 하여 책의 내용에 그의 주석을 첨가하였다. 코르비자르는 이 책에서 타진법의 개발의 공은 전적으로 아우엔부르게르에게 돌아가야 한다고 주장하였다. 그러나 당시 타진법이 임상 의학에서 보편화되기까지에는 무엇보다도 당시 코르비자르가 의학계에서 차지했던 권위와 영향력이 큰 역할을 하였던 것은 의심의 여지가 없었다. 코르비자르는 나폴레옹의 친구이면서 주치의의 역할을 유명한 워터루 전투 직후까지 충실히 수행하다 갑작스런 뇌졸중에 의한 후유증으로 의료계에서 은퇴하고 말았다. 그 후 코르비자르와 나폴레옹은 1821년 같은 해에 사망하였는데 나폴레옹은 암으로 5월 5일 사망하였고 코르비자르는 그로부터 4개월 뒤인 9월 15일 뇌졸중이 재발되면서 사망하였다.

2. 라에넥과 청진기

라에넥의 생애

앞서 말한 유명한 프랑스의 내과의사 코르비자르의 제자 중에 라에넥이라는 사람이 있었다. 45세의 짧은 생애에도 불구하고 위대한 의학의 스승으로서 그리고 청진기의 발명자로서 의학사에 영원히 기록되는 프랑스의 의학자 라에넥(René Théophile Hyacinthe Laënnec; 1781~1826)이 바로 그 사람이었다(그림 2-4).

라에넥은 프랑스 브레타뉴 지방의 캄페르에서 출생하였다. 그의 어린 시절은 순탄하지 못하였다. 라에넥이 태어난 지 수년 후에 어머니가 결핵으로 사망하자 가난한 변호사였던 그의 아버지는 아이들의 양육을 위해 라에넥과 그의 동생을 엘리앙이란 도시에 살고 있던 삼촌에게로 보냈다. 그러나 교구 목사였던 삼촌이 프랑스 혁명을 피하기 위해 1788년 영국으로 도피하기로 결정하자, 라에넥은 동생과 함께 낭트대학의 내과교수로 있던 또 다른 삼촌인 기용 라에넥에게로 보내졌다. 이 삼촌은 그의 학문적 관심을 바탕으로 그의 조카인 라에넥에게도 폭넓은 교육

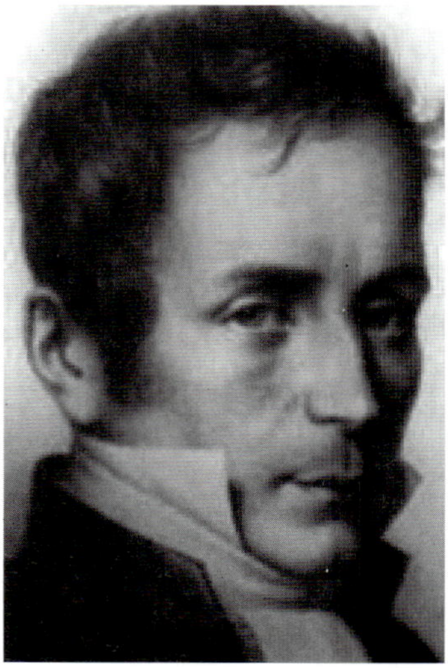

그림 2-4. 라에넥(René Théophile Hyacinthe Laënnec)

을 받도록 여러 가지로 도와주었다. 행복했던 나날 속에서도 프랑스 혁명의 소용돌이는 라에넥의 집안에까지 영향을 미쳐, 한때 그의 삼촌은 정부를 반대한다는 의심 하에 6주 간이나 감옥살이를 하기도 하였다.

1795년 라에넥은 15살의 어린 나이로 낭트에서 의학공부를 시작하였다. 이 병원에서 그의 삼촌은 100병상을 책임지고 있었는데 대부분의 환자는 열대병으로 시달리는 선원들이었다. 라에넥이 의학공부를 시작한지 5년 후에 그의 삼촌은 그를 파리에 보내 샤리테 병원 학교의 학생으로 등록시켰다. 그 곳에서 라에넥은 많은 훌륭한 스승으로부터 지도를 받았는데 그 중 누구보다도 코르비자르의 가르침에 가장 큰 영향을 받았다. 라에넥은 학생 시절부터 뛰어난 학문적 재능을 발휘하기 시작하였다. 1802년에는 심하게 손상된 승모판막의 명확한 부검 관찰 소견을 발표하였으며, 졸업 직전인 1804년에는 그때까지 "pthisis" 로 불리어 왔던 소모성 질환이 사실은 폐결핵이라는 중요한 사실을 발표하기도 하였다. 라에넥은 그로부터 8년 후에는 프랑스 보종 병원의 의사로 임용되었다. 그는 특히 흉부질환에 관심을 가지고 코르비자르에게 배운 흉부 타진법을 임상에 적용해 나갔다. 그러다가 1816 년에는 네케르 병원에서 근무하기 시작하였으며, 바로 이곳에서 근무한지 1년 만에 오늘날 모든 의사들의 상징처럼 되어있는 청진기를 개발해냈던 것이다.

청진법의 유래

라틴어 'auscultatio' 와 프랑스어 'auscultari' 에서 유래된 단어인 'auscultation' 즉 청진이란 단어는 체내에서 심장, 폐, 혈관, 그리고 위장의 운동으로 인해 생기는 소리를 듣는 진단 기법을 말한다. 이미 기원전 400년경에 의성 히포크라테스는 "만약에 폐를 둘러싸고 있는 흉막강 내에 물과 공기가 차게 되면 특징적인 물튀기는 듯한 소리를 들을 수 있다." 라고 기술하였다. 이로 미루어보아 흉벽에 귀를 갖다 대고 폐의 소리를 듣는 일은 오래전 고대 그리스 시대부터 행하여지던 일이었음을 알 수 있다.

반면 심장음의 청진에 관한 기술은 그로부터 먼 훗날인 1616년에 들어서서 그 유명한 혈액순환 이론의 의학자 하비가 심장의 판막음을 암시하는 표현(clack)을 사용한데서 비로서 시작되었다. 그러나 심장음의 청진이 질병의 진단에도 이용될 수 있다는 가능성에 대해서는 1715년 영국 런던의 세인트 바쏠로뮤 병원의 다글라스(James Douglas)에 의해 처음으로 기술되었다. 그는 한 증례 보고를 통해 어떤 환자에서 심장 장애로 인한 심장음이 너무 커서 귀를 흉벽에 갖다 대면 그 소리가 쉽게 들릴 뿐만 아니라 어떤 때는 환자에게서 약간 떨어져서도 심음을 들을 수 있을 정도였다고 기록하였다.

한편 1757년 영국의 헌터(William Hunter)는 동맥과 정맥이 비정상적으로 연결되어 있는 질병인 동정맥루(Arteriovenous fistula) 환자에서 혈액의 비정상적인 흐름에 따른 소리를 듣고 이를 관해 기술하였다. 동정맥루는 동맥과 정맥이 근접해 있는 상황에서 혈관에 손상이 가해졌을 때 생길 수 있는 상태로서, 칼로 인한 외상이 다반사였던 당시의 실정으로는 드물지 않은 병변이었다. 1815년에는 영국의 외과의사 호드그슨(Hodgson)도 한 환자에서 칼로 인한 외상 이후에 대퇴부에 생긴 동정맥루 때문에 생긴 혈류의 잡음을 10cm 정도 떨어져서도 들을 수 있었다고 기술하였다.

그리고 1809년에는 영국의 번스(Allan Burns)가 영어로 된 최초의 심장학 교과서를 발간하면서 심장음의 청진에 관해 언급하였고 1818년에는 스위스 제네바의 외과의사인 메이어(Francois Mayor)가 임신부의 복부에 귀를 갖다 대면 태아의 심음을 들을 수 있다는 사실을 증명해 보였다.

이러한 사실들로 미루어보아 19세기 초에 들어서는 이미 많은 사람들이 귀를 직접 신체에 갖다 대는 직접 청진법을 사용하였으며 이를 질병의 진단 목적으로 사용하려 하였다는 것을 알 수가 있다. 그러나 타진법을 임상의학의 본궤도로 올렸을 뿐 아니라 당대의 가장 권위 있는 심장내과의사의 하나로 인정받던 코르비자르는, 청진법에 있어서만은 환자의 흉벽에 귀를 갖다 대는 것으로는 심장음을 거의 듣기 힘들다고 기술하고, 그 효용성에 관해서 부정적인 태도를 취하였다. 실제 뒷날 라에넥도 회상하기를 코르비자르가 환자의 몸에 귀를 대고 청진하는 장면을 한 번도 본적이 없었다고 술회하였다.

청진기의 발명과 라에넥

코르비자르의 가르침을 받고 있던 라에넥에게 청진법을 소개해준 사람은 코르비자르의 밑에 있던 베일(Guspard-Laurent Bayle)이었다. 그는 코르비자르의 병동에서 라에넥과 함께 환자를 보고 있는 중에 그에게 청진법을 처음으로 직접 보여주었다. 라에넥은 청진법이란 것을 처음 안 순간부터 그 효용성을 확신하였다. 그러나 당시 청진법에 있어 가장 큰 걸림돌은 의사가 환자의 맨몸에 직접 귀를 갖다 대어야 한다는 사실이었다. 이 문제는 의사로서나 환자로서나 여간 거북한 일이 아니었다. 특히 젊은 여자환자의 경우에는 그 당시의 사회 관습으로는 이러한 청진법을 적용하기란 거의 불가능한 일이었다.

그러던 중 앞서 말한대로 네케르 병원에서 근무하기 시작한 1816년에 라에넥은 심장병으로 고생하고 있는 한 젊은 여자환자를 진찰하게 되였다. 환자는 꽤 비만한 체형이었기 때문에 심장병의 진단을 위해 타진을 하거나 또는 손으로 비정상음을 느끼는 촉진법을 시행하기에는 한계가 있었다. 물론 직접 환자의 몸에 귀를 갖다 대는 직접 청진법은 젊은 여자환자임을 감안할 때 시행이 불가능 하였다. 이때 라에넥은 문득 잘 알려진 음향학의 한 원리를 생각해 내였다. 그 원리란 나무토막의 한쪽 끝에 귀를 갖다 대고 다른 쪽 끝을 핀으로 긁으면 그 소리가 원래보다 크게 들리는 현상에서 나온 것이었다. 즉 어떤 음은 고형 물질을 통과하면서 그 소리가 확대된다는 것이었다. 라에넥은 즉시 옆에 있던 종이를 원통형으로 말은 뒤에 한쪽 끝을 환자의 심장 부위에 갖다 대고 다른 한쪽 끝에는 그의 귀를 갖다 대었다. 결과는 크게 만족스러웠다. 심음은 기대하였던 대로 환자의 몸에 직접 귀를 갖다 대었을 때보다 더 명확하고 크게 들렸다. 라에넥은 매우 만족하여 이런 방식의 청진법은 심장뿐 아니라 폐 등 다른 가슴 속 장기의 진단에도 사용될 수 있을 것으로 생각하였다. 라에넥의 이 발견이야 말로 임상의학에서 청진기의 시대를 여는 대서막이였다.

라에넥의 청진기 개발을 가능하게 해준 음향학의 원리는 실제 레오나르도 다빈치 시대 이후로 부터 널리 알려져 온 것이었다. 다빈치는 물속에 들어가 있는 노의 한쪽 끝에 귀를 갖다 대면 멀리 떨어져있는 배의 소리도 들을 수 있다는 사실을 기술하였던 것이다. 그러나 이러한 다빈치의 언급을 라에넥이 당시 알고 있었던 것으로는 보이지는 않는다. 어쨌든 라에넥은 원통형으로 말아 만든 종이로 심음을 쉽게 들을 수 있다는 사실을 확인한 후에 곧 나무 원통으로 만든 청진기를 개발하였다(그림 2-5). 마침 라에넥의 당시 취미중의 하나가 목재 공예였기 때문에 그로서는 그러한 목적의 나무 원통을 쉽게 만들 수가 있었다. 그는 나무 원통의 한쪽 끝은 직경 약 8cm 가량의 구멍을 원통 가운데 까지 팠으며, 다른 쪽 끝에서는 깔때기 모양으로 홈을 내었다. 이 기구는 처음에는 단순히 "원통(cylinder)" 이라고 불렀으나 곧 가슴(chest)이란 뜻의 'stethos' 라는 그리스어에서 유래된 "청진기(stethoscope)" 로 불리게 되었다.

라에넥은 그가 개발한 청진기를 3년간 임상에 직접 적용하면서, 환자가 살아 있을 때 들은 청진음을 사망 후의 부검관찰 소견과 비교 분석하는 방법으로 연구를 하여 나갔다. 이러한 방법으로 많은 연구 결과를 모은 그는 이를 집대성하여 1819년 책으로 출간하였다. 당시 라에넥의 일차적인 관심은 폐질환에 있었기 때문에 그는 특히 이에 대하여 많은 언급을 하였다. 그러나 심장질환에 있어서도 승

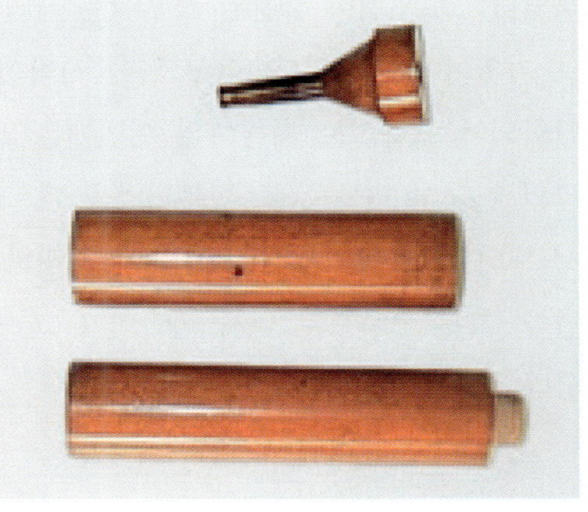

그림 2-5. 라에넥이 개발한 나무원통 청진기

모판막 협착증에서의 심잡음 등 여러 가지 가치 있는 연구업적을 남겨 그의 스승이었던 코르비자르의 연구 결과에 상당한 추가를 할 수가 있었다.

그러나 당시 라에넥은 〈심장의 제 1심음은 심실의 수축에 의한 것이고 제 2심음은 심방의 수축에 의한 것〉 으로 근본적으로 잘못 생각하고 있었기 때문에 그의 심장음에 관한 기술은 그렇게 성공적이지는 못하였다. 사실 그때만 해도 이미 심방의 수축이 심실의 수축에 선행한다는 하비(William Harvey)의 주장이 의료계에 널리 받아들여지고 있었을 때였기 때문에 그의 이러한 잘못은 지금으로서도 선뜻 이해되기는 어렵다.

어쨌든 청진기의 사용에 관한 라에넥의 책이 출간되자 프랑스의 의사들은 처음에는 다소간 무관심한 반응을 나타내기도 하였으나 곧 책의 초판인 3,500부가 매진될 정도로 큰 관심을 보였다. 유럽 각지에서도 많은 의사들이 라에넥을 만나기 위하여 네케르 병원으로 몰려들었다. 마침내 라에넥의 업적은 크게 인정을 받게 되어 그는 1822년에는 프랑스대학의 내과교수로 임용 받게 되고, 동시에 프랑스학술원의 회원이 되었다. 그리고 그로부터 2년 후에는 작위를 받게 된다.

그러나 불행히도 라에넥은 당시에 그가 학문적으로 많은 업적을 남긴 분야이기도한 폐결핵에 감염되어 힘든 투병을 하고 있었다. 그가 청진기에 관한 책을 쓰고 있던 때에도 이미 건강이 많이 나빠져 고통을 참아가며 집필을 하여야만 하였다. 그는 책이 출간된 직후에는 잠시 동안 요양을 위해 그의 고향 브레타뉴로 가있어야만 하였다. 다시 일을 시작한 그는 그러나 일 년 만에 다시 건강이 악화되어 고향으로 되돌아와 이번에는 2년간이나 그곳에서 머물러야만 하였다. 그의 건강이 어느 정도 회복되었을 때 그는 파리로 되돌아와 개업을 다시 하면서 책의 개정 작업에 착수하였다. 그러나 1826년 그의 건강은 다시 극도로 나빠졌다. 그는 고향으로 다시 되돌아가 그 곳에서 8월 13일 45세의 나이로 사망하였다.

라에넥 이후의 청진기의 발전

청진기는 라에넥이 살아 있을 때도 이미 의료계에 큰 선풍을 일으켰지만 그의 사후에도 급속도로 전 세계로 전파되었다. 시간이 흐름에 따라 라에넥의 원래의 청진기 디자인에도 약간씩의 개선이 가해졌다. 프랑스의 피오리(Pierre-Adolphe Piorry)는 라에넥의 청진기의 직경을 손가락 크기 만큼으로 줄여서 보다 간편하게 만들었으며, 가슴에 갖다 대는 부분은 트럼펫 모양으로 바꾸고 귀에 부착되는 부분도 변형시켰다. 그의 모델은 그 후 80년 동안 프랑스에서 사용되었다.

당시 단단한 형태의 청진기는 소나무나 전나무 등의 제재목을 필두로 흑단이나 금속 심지어 유리에 이르기까지 다양한 재질을 사용하여 제작되었다. 청진기의 길이 또한 천차만별이어서 어떤 의사들은 환자의 몸에서 당시에 만연하던 벼룩이 점프해 올 수 없을만한 거리를 기준으로 삼아 거기에 맞는 긴 청진기를 사용하기도 하였다. 따라서 당시 청진기의 중요한 개선점은 유연하면서 부드러운 재질의 튜브로 구성된 적정한 길이를 가진 청진기를 만드는 것이었다. 유연한 청진기의 재질로는 처음에는 생고무(unvulcanized rubber)가 사용되었다. 당시 이러한 부드러운 청진기는 환자의 가슴 위에서 의사가 지나치게 머리를 구부릴 필요가 없고 길이를 쉽게 연장할 수 있기 때문에, 전염병 환자의 경우 지나친 접촉을 피할 수 있는데다, 높은 지위에 있는 환자들에게는 보다 품격있는(?) 분위기속에서 진단할 수 있다는 점에서 크게 선호되었다. 그러던 중 1844년 굿이어(Charles Goodyear)에 의해 개발된 가황고무(vulcanized rubber; 유황의 존재 하에서 생고무에 열과 고증기압을 가해 원하는 강도의

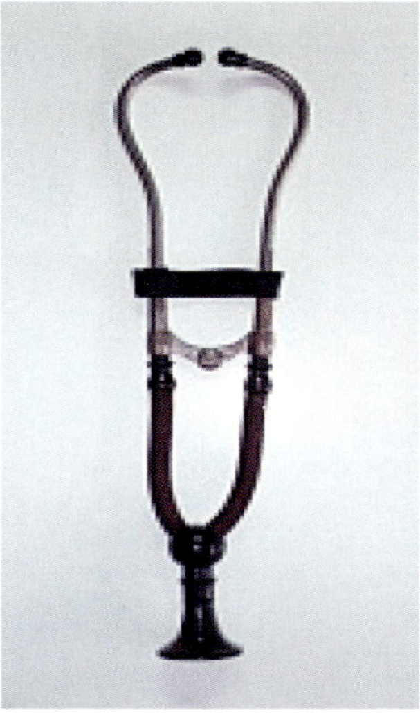

그림 2-6. 캄만이 개발한 두 귀를 사용하는 청진기

고무를 만들어내는 것)의 도입은 유연한 청진기의 질적 향상에 크게 기여를 하게 되었다.

한편 청진기는 상당히 오랜 기간 동안 한 쪽 귀로 듣는 형태의 구조로 되어 있었다. 오늘날 보편적으로 사용되고 있는 것처럼 양쪽 귀로 듣는 형태의 청진기는 1852년 미국의 캄만(George P. Cammann)에 의해서 비로소 소개되었다(그림 2-6). 이 청진기는 곧 유럽으로 건너가 영국에서도 보편적으로 사용되게 된다. 그러나 실제 청진기가 탄생한 나라인 프랑스에서는 당시 여전히 보수적인 분위기가 지배하고 있었다. 심지어는 20세기 초반에 이르기까지 여전히 일부 의사들은 환자의 가슴위에 얇은 손수건을 깔고 귀를 직접 갖다 대는 청진 방법을 사용하고 있을 정도였다. 양쪽 귀를 사용하는 근대적 개념의 청진기(binaural stethoscope)가 프랑스에 소개되기 시작한 것은 겨우 1910년에 이르러서였다.

오늘날 심장병의 진단에는 복잡하고 정밀한 여러 가지 방법들이 사용되고 있으나, 청진기는 여전히 간단하고도 편리하게 이용할 수 있는 일차적인 진단 방법으로 중요한 위치를 차지하고 있다. 그리고 이러한 청진기에 관한 우리의 지식은 결코 하루아침에 쉽게 얻어진 것이 아니라 라에넥을 필두로 많은 의학자들의 꾸준한 연구 결과가 뒷받침이 된 결과라 하겠다.

3. 혈압 측정법의 개발

성직자 헤일즈가 말에서 시행한 최초의 혈압측정

혈관이 잘라졌을 때 혈액이 뿜어 나오듯이 출혈되는 현상은 오랜 고대로 부터 사람들이 관찰하여온 현상이었다. 그러나 이러한 분출형 출혈은 단지 동맥이 절제되었을 때만 생기는 현상이고, 정맥의 경우에는 느린 속도로 약하게 출혈된다는 사실이 파악된 것은 17세기 초반에 들어서 그 유명한 하비(William Harvey)에 의해서였다. 그리고 이러한 관찰 소견은 하비로 하여금 혈액순환의 이론을 정립하는데 큰 도움을 주었다. 이렇게 혈액의 분출을 일으키는 동맥의 압력 즉 혈압을 구체적으로 측정해보려는 노력은 심혈관계의 연구 발전 과정에 있어 또 하나의 중요한 단계였다. 그리고 이 측정 방법은 하비가 사망한지 75년 후에 뜻밖에도 헤일즈(Stephen Hales; 1677~1761)라는 영국의 한 교회목사에 의해 이루어졌다(그림 2-7).

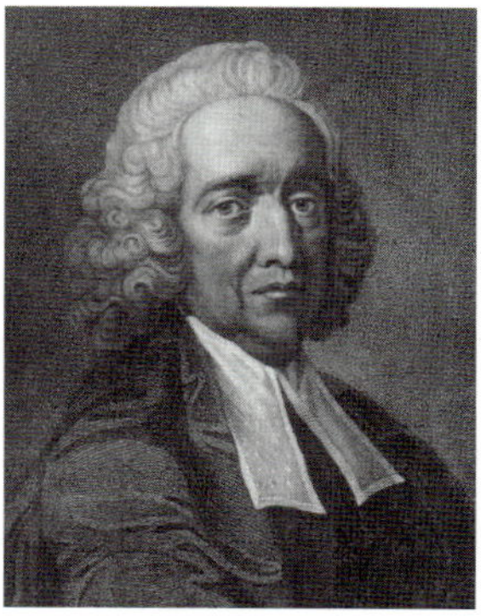
그림 2-7. 헤일즈 (Stephen Hales)

헤일즈는 실로 다재다능한 사람이었다. 그는 영국의 켄트에서 태어나 1696년 케임브리지 대학을 졸업하였다. 그는 그 후 수년간의 신앙 수업과정을 마치고 케임브리지를 떠나 미들섹스 교구의 테딩톤이라는 도시의 한 교회에 부목사로 부임하였다. 이미 케임브리지 시절 때부터 여러 가지 자연과학 분야에 관심을 가지고 적극적으로 연구 활동을 해왔던 그는 테딩톤에서도 목회 활동과 더불어 과학적 탐구생활을 계속하여 나갔다. 점차 이러한 그의 연구 활동과 관련 논문들이 주위의 인정을 받게 되면서 그는 1718년에는 영국 학술원의 회원이 되게 된다. 특히 〈나무의 즙(sap)을 끌어올리는 데 미치는 태양의 영향〉 이라는 그의 연구 논문은 당시 학술원장이였던 유명한 뉴튼(Issac Newton)에게도 큰 인정을 받기도 하였다.

이에 고무된 헤일즈는 연구를 계속하여 뒷날인 1727년에는 〈식물 정역학(vegetable statiks)〉 이라는 단행본을 내기에 이르렀다. 이 책은 오늘날 식물생리학의 선구적 업적으로 높이 평가되고 있다. 헤일즈는 이 책에서 나무즙이 나무줄기를 올라가는 힘을 측정하는 방법을 포함하여 식물의 기능에 관한 여러 가지 정량적인 측정 방법에 관하여 언급하였다. 실제 헤일즈로 하여금 그의 연구의 다음 단계로 동맥의 혈압을 측정해 보기로 자극한 것도 바로 나무즙의 압력을 측정해 본 그의 경험에서 부터였다.

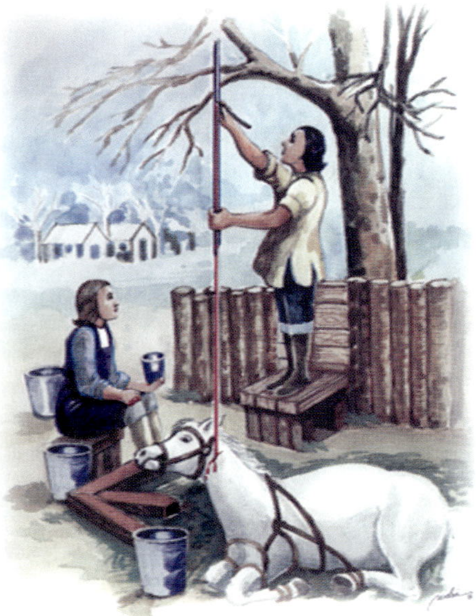

그림 2-8. 말을 이용한 헤일즈의 혈압 측정 실험 장면

헤일즈가 동맥의 혈압을 측정해 보기로 결심한 뒤 시행하였던 방법은 살아있는 말의 동맥에다 유리관을 삽입하는 방법이었다(그림 2-8). 그는 이 실험에서 삽입된 유리관에 말의 피가 차오르는 높이를 측정함으로서 혈압을 측정하였다. 이 유리관이야말로 이른바 역사상 최초의 혈압계(manometer)였다. 당시 헤일즈가 시행한 열한차례에 이르는 일련의 실험 결과는 1733년에 그가 발간한 책에 자세히 기록되었다.

헤일즈의 첫 번째 실험에서는 14

살 가량의 암말이 사용되었다. 헤일즈는 암말을 등 쪽으로 뉘인 다음 사지를 고정하고 대퇴동맥을 노출시켰다. 노출된 동맥을 일시적으로 묶어준 다음 놋쇠로 만든 파이프를 삽관하고 여기에다 270 cm 길이의 수직 유리관을 연결시켰다. 그리고 나서 동맥의 결찰을 푸니까 유리관으로 피가 차오르면서 결국 247.6 cm 까지 올라가다 멈추었다. 혈압은 예상하였던 것보다 높았다. 헤일즈는 말의 평상시 맥박수가 평균 분당 36 회인데 비해 실험중인 말의 맥박은 60~100 회 사이인 것을 보아 실험 과정으로 인해 말이 몹시 놀라거나 또는 심한 통증을 느끼고 있는 것으로 판단하고, 이런 현상이 혈압을 이처럼 높이는 한 원인일 것으로 추정하였다. 실험의 다음 단계로 헤일즈는 그 암말을 일부러 출혈을 시키면서 1 쿼터(약 1.14 리터)씩 피가 빠져나갈 때마다 혈압을 측정해 나갔다. 마침내 약 15 쿼터 정도의 피가 출혈되자 그 암말은 사망하였다. 출혈 도중 시간에 따라 대체적으로 점진적인 혈압의 하강이 관찰되었지만 간간히 말이 포박을 풀려고 발부둥칠 때는 혈압이 일시적으로 상승하는 것이 관찰되었다.

한 달 후에 시행된 두 번째 실험에서는 11세 가량의 거세된 숫말이 사용되었다. 대체적으로 첫 번째 실험과 비슷하게 진행되었는데, 실험의 한 단계에서는 호흡이 힘들게 될 때 혈압에 미치는 영향을 보기 위해서 말의 코를 거의 질식 직전까지 막으면서 혈압을 관찰하기도 하였다.

세 번째 실험에서는 암말에서 다리의 대퇴동맥 대신 목에 있는 좌측 경동맥을 사용하였다. 이 실험에서는 놋쇠 파이프와 유리관 사이를 거위에서 떼어낸 기관(trachea)을 이용하여 연결하였다. 이것은 말이 머리를 움직이더라도 기관 조직의 유연성의 도움으로 유리관의 혈압 측정치에 방해를 받지 않으려는 시도였다. 이 실험에서도 역시 출혈량에 따른 혈압의 변화를 측정하였다. 실험이 끝나고 말이 죽자 헤일즈는 심장의 좌심실 안에 밀랍을 넣어 주형을 만들었다. 그리고 이 주형을 물에 담군 뒤 넘쳐흐른 물의 양을 계산하여 좌심실의 용량을 측정하였다. 여기서 계산된 160 cm^3의 좌심실 용량과 말의 평균 정상 맥박수 36을 곱하여 헤일즈는 휴식 상태에서 말의 심장 박출량은 대략 분당 6 리터 정도라고 계산해 내었다. 헤일즈는 그의 실험들을 통해 얻은 여러 가지 측정치들로부터 추정하여 사람의 혈압은 유리관에서 225 cm 가량 될 것으로 계산하였다. 이 수치는 실제보다 높게 계산된 것은 사실이지만 그가 당시 혈압을 측정하기 위해 사용했던 방법의 조악성을 감안하면 어느 정도는 근접된 수치로 간주할 수 있다.

헤일즈가 그의 실험에서 사용했던 말들은 모두 노쇠하여 그렇지 않아도 도축장으로 가게 되어 있는 말들이었다. 그의 나머지 실험들에서는 양이나 사슴 또는 개들을 사용하였는데 비슷한 관찰소견을 기록하였다. 일견 생각하기에 교회의 현역 목사가 이러한 종류의 실험을 하였다는 것이 오늘날의 관점에서는 선뜻 납득이 가기 어려운 것도 사실이다. 그러나 그 당시에는 성직자가 이렇게 과학적 연구 활동을 하는 것이 특별히 이상한 일은 아니었다. 헤일즈 자신의 언급에도 표현되었듯이 당시에는 〈신이 우리에게 베푼 모든 것을 과학적으로 탐구함으로서 신의 지혜와 힘을 진정으로 깨달을 수 있다.〉 라고 생각하였기 때문이었다.

헤일즈의 학문적 탐구열은 1739년에 발간된 〈장기 항해시의 필요한 지침〉에 관한 또 다른 그의 책에서도 볼 수 있는 바와 같이 끝없이 이어졌다. 이 연구서에서 그는 바닷물을 선선하게 만드는 법, 더위에서도 육고기를 안전하게 저장하는 법 등 많은 항목의 연구 결과들을 수록하였다. 그 밖에 공기정화용 환풍기를 개발하기도 하였던 헤일즈는 1761년 84세를 일기로 사망하였는데 그의 유언대로 그의 유해는 그가 근무하던 교회의 탑 밑에 안치되었다.

프와세이유와 수은혈압계

헤일즈의 실험에서 혈압을 측정하기위해 사용되었던 유리관은 너무 길고 다루기가 힘들어서 몹시 불편하였다. 1828년 프랑스의 생리학자 프와세이유(Jean Leonard Marie Poiseulle; 1799~1869)는 이러한 단점을 개선하기 위해 U-자관을 수은으로 채워 만들어 측정관의 길이를 훨씬 짧게 만들었다. 이 수은관의 사용은 혈압이 오늘날과 같이 〈수은 밀리미터(millimeter of mercury)〉 라는 단위로 측정되게 된 최초의 계기가 되었다. 헤일즈는 그의 실험에서 경동맥 혈압과는 달리 경정맥 혈압은 훨씬 낮은 것을 관찰하였다. 그러나 그는 이를 동맥이 심장을 떠나 정맥으로 향해 가면서 점점 작아지기 때문에 동맥압도 점차적으로 낮아진다고 잘못된 결론을 내렸었다. 이러한 잘못된 믿음은 그 후 1 세기 동안이나 이어졌는데, 이때 실험을 통해 동맥압은 부위에 관계없이 일정하다는 것을 처음으로 증명한 사람도 바로 프와세이유였다.

간접 혈압측정법

혈압을 측정하기 위하여 동맥에 일일이 관을 직접 삽입해야 한다는 것은 명백한 단점이었다. 이런 문제를 해결하고자 1854년 독일의 비에로르트(Karl Vierordt)는 처음으로 간접적인 혈압측정 방법을 시도하였다. 그는 팔의 요골동맥(radial artery) 위에 위치시킨 저울 레버가 맥박을 없애기 위해서는 얼마만한 무게의 저울추를 접시에 올려놓아야 하는가를 기준으로 혈압을 측정하려고 하였다.

그러나 실제 간접적인 혈압측정 방법을 체계적으로 개발하고 이를 건강한 사람과 환자에서 폭넓게 사용한 최초의 사람은 마호메드(Frederick Akhbar Mahomed ; 1849~1884)였다. 그의 조부는 원래 인도에서 활동하던 의사였는데 은퇴 후에 영국으로 건너와 샴푸와 거품목욕제 사업을 시작하였다. 마호메드는 1869년 유명한 영국의 가이 병원에서 의학공부를 시작하였다. 의대생이었던 시절 그는 프랑스의 생리학자 마레이(Étienne Jules Marey; 1830~1904)가 1863

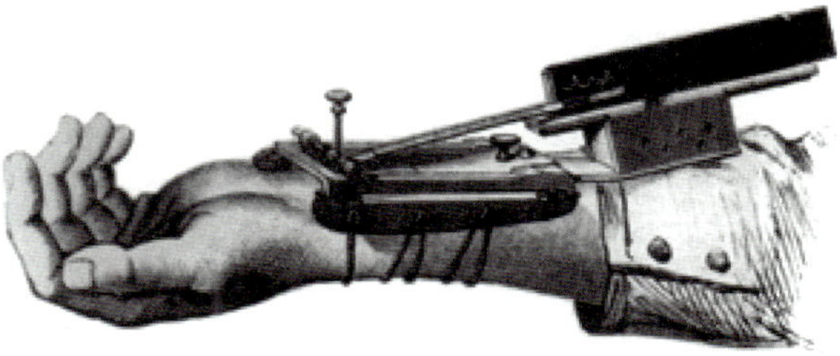

그림 2-9. 마레이의 맥파계.
움직이는 판(moving plate)의 작용에 의해 맥파를 측정하였다.

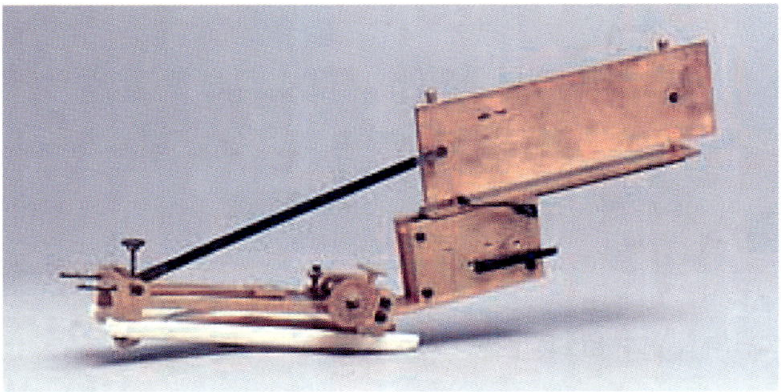

그림 2-10. 마호메드가 개발한 혈압계

년 개발한 맥파계(sphygmograph; 동맥의 맥박 운동과 형태 그리고 강도를 기록하는 기구)에 흥미를 가지고(그림 2-9), 이를 변형시켜 요골동맥의 혈압을 측정할 수 있게 만들었다(그림 2-10).

마호메드는 그가 전공의로 근무하던 런던의 한 병원(Fever Hospital)에 입원하는 모든 성홍열(scarlet fever) 환자에서 규칙적으로 이 혈압계를 사용하였다. 그 결과 그는 성홍열의 합병증으로 급성 신장염이 발생하면 초기에 혈압이 오른다는 사실을 발견하였다. 마호메드는 급성 신장염이 있을 때 고혈압이 한 임상 양상을 이룬다는 것을 발견한 최초의 사람일 뿐만 아니라 이러한 혈압 상승이 소변에서 알부민이 검출되기 전에 나타날 수도 있다는 것을 처음으로 언급하기도 하였다.

마호메드는 1881년에는 가이 병원의 스텝으로 발령을 받았다. 그는 신장병에 합병되어 나타나는 고혈압에 관해 추가로 여러 논문들을 학술지에 기고하였으며, 그 외에도 특별한 원인 없이 발생하는 이른바 본태성 고혈압의 존재를 입증할 수 있는 증거들을 제시하기도 하였다. 그러나 불행하게도 그의 이러한 연구 업적들은 오랫동안 제대로 인정을 받지 못하였다. 더구나 마호메드는 1884년 불과 35세의 나이로 장티푸스로 사망함으로서 그의 꿈을 제대로 펼칠 기회도 갖지 못하였다.

혈압계의 발전 및 코르토코프의 이완기 혈압음

보다 실용적인 혈압계를 향한 개발은 계속되어 1887년에는 오스트리아 비엔나의 내과교수 바쉬(Von Basch)가 더 작고 정교한 혈압계를 제작하였다. 이 혈압계에는 손목에서 동맥을 압박할 수 있는 용수철 고무컵 (spring plunger)이 장착되어 있었는데, 아네로이드 게이지(aneroid gauge)를 사용하여 수은 밀리미터(millimeters of mercury) 단위로 혈압을 측정하게 만들어졌다.

오늘날에 볼 수 있는 혈압계와 같은 형태의 혈압계는 1896년 이탈리아의 의사 리바-로치(Scipione Riva-Rocci; 1863~1937)에 의해 만들어졌다(그림 2-11). 그는 환자의 상박부에 밴드를 감은 뒤 손목의 맥박이 소실될 때까지 공기로 이 밴드를 팽창시켰다. 그리고 나서 공기를 줄여가면서 손목의 맥박이 다시 나타날 때의 압력을 기록하였다. 이것이 말하자면 심실이 수축상태에 있을 때의 동맥혈압 즉 수축기 혈압인 것이다. 물론 지금에 와서는 이 수축기 혈압보다 심실이 이완되었을 때의 동맥혈압 즉 이완기 혈압이 임상적으로 더 중요하다는 점이 널리 인식 되어 있다.

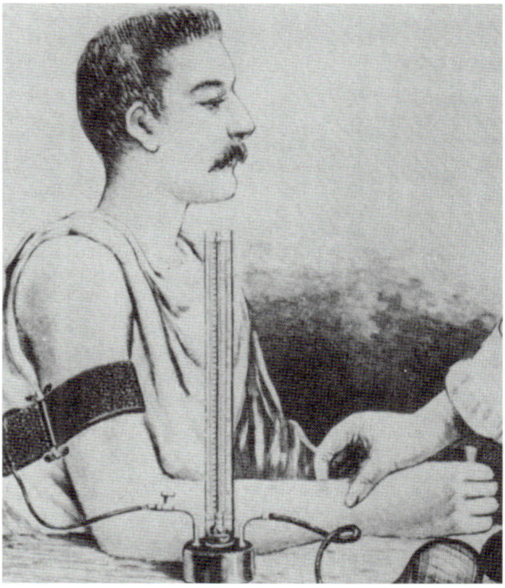

그림 2-11. 리바-로치에 의해 개발된 혈압계로 혈압을 측정하는 모식도. 리바-로치 혈압계는 현대적 혈압계의 원형으로 간주되고 있다.

수축기 혈압과 함께 이완기 혈압을 측정하는 방법은 1905년 러시아의 의사 코로트코프(Nicholai Korotkov)에 의해 가능하게 되었다. 코로트코프는 당시 31세의 나이로 러시아의 상 페테스부르그 병원에서 외과 트레이닝 중이었다. 그는 혈압을 측정할 때 손목에서 맥박을 만지는 대신 커프 아래쪽의 상완동맥(brachial artery)위에 청진기를 대고 혈압을 측정하다가 우연히 새로운 소리를 청진하게 되였다. 당시 그는 관례대로 커프를 팔에 감고 상완동맥의 맥박이 청진기로 틀리지 않을 때까지 공기로 팽창시킨 후, 다시 서서히 공기를 줄여나갔다. 커프를 어느 정도 줄이니까 상완동맥의 맥박소리가 약하게 두드리는 소리 같이 들리면서 재개되었다. 이때 압력계에 기록되는 수치가 수축기 혈압이다. 그리고 나서 커프의 공기를 더 줄여감에 따라 맥박 소리는 더욱 더 커지다가 갑자기 희미해지는 순간이 생기는데 바로 이 점이 확장기 혈압인 것이다.

코로트코프의 연구로 혈압계의 사용은 완전히 그 용도가 정립되었다. 혈압계는 이후 심혈관계의 진단 및 치료에서 뿐만 아니라 중요한 연구 도구로도 없어서는 안 될 필수적인 도구로 자리 잡게 된다.

4. 흉부 X-선 촬영법의 개발

1895년 독일의 물리학자 뢴트겐(Wilhelm Conrad Roentgen; 1845~1923)에 의해 발견된 엑스선은 일반 의학의 발전에는 말할 것도 없고 심장수술의 발달에도 지대한 영향을 끼치게 되었다. 뢴트겐의 발견 이후 불과 수개월내에 흉부 X-선 촬영법이 심장병의 진단에 이용되자 심장병의 진단은 종래의 이학적 검사(physical examination)에만 의존하던 방법에서 큰 진전을 보게 되었다(그림 2-12).

미국 보스톤의 윌리암스(Francis H. Williams)는 심장병의 진단에 엑스선을 이용하기 시작한 초창기 의사중의 한 사람이었다. 마사츄세츠 공과대학(M.I.T.)과 하바드 의대를 졸업한 그는 보스톤 시립병원의 방문의사로 근무하고 있을 때 처음으로 엑스선을 임상에 이용하기 시작하였다. 첫 대상 환자가 왔을 때 그는 환자를 당시 형광투시검사(fluoroscope) 시설이 있던 M.IT.의 물리연구소로 보내서 엑스선 사진을 촬영하였다. 1896년 4월 윌리암스는 미국 의사회의 한 학술모임에서 그의 경험을 다음과 같이 발표하게 된다; "내가 경험한 첫 환자는 가로 길이가 7 인치(약 18 cm) 정도의 심비대가 있는 환자였다. 형광투시로 환자의 앞에서부터 심장의 음영을 볼 수 있었는데 대체적으로 촬영 전에 타진법으로 미리 환자의 피부에 그려 놓은 심장의 윤곽과 일치하였다. 환자가 조끼와 두 겹의 셔츠를 입고 있었는데도 심장이 보이는 것이 흥미로웠다." 그리고 같은 해 10월에 윌리암스는 〈보스톤 내과 및 외과잡지(the Boston Medical and Surgical Journal)〉에 흉부질환에 대한 엑스선 촬영의 이용사례에 관하여 자세한 논문을 발표하였다. 그는 이 논문에서 동맥류, 흉막 및 심낭 삼출액, 폐부종, 폐경색증,

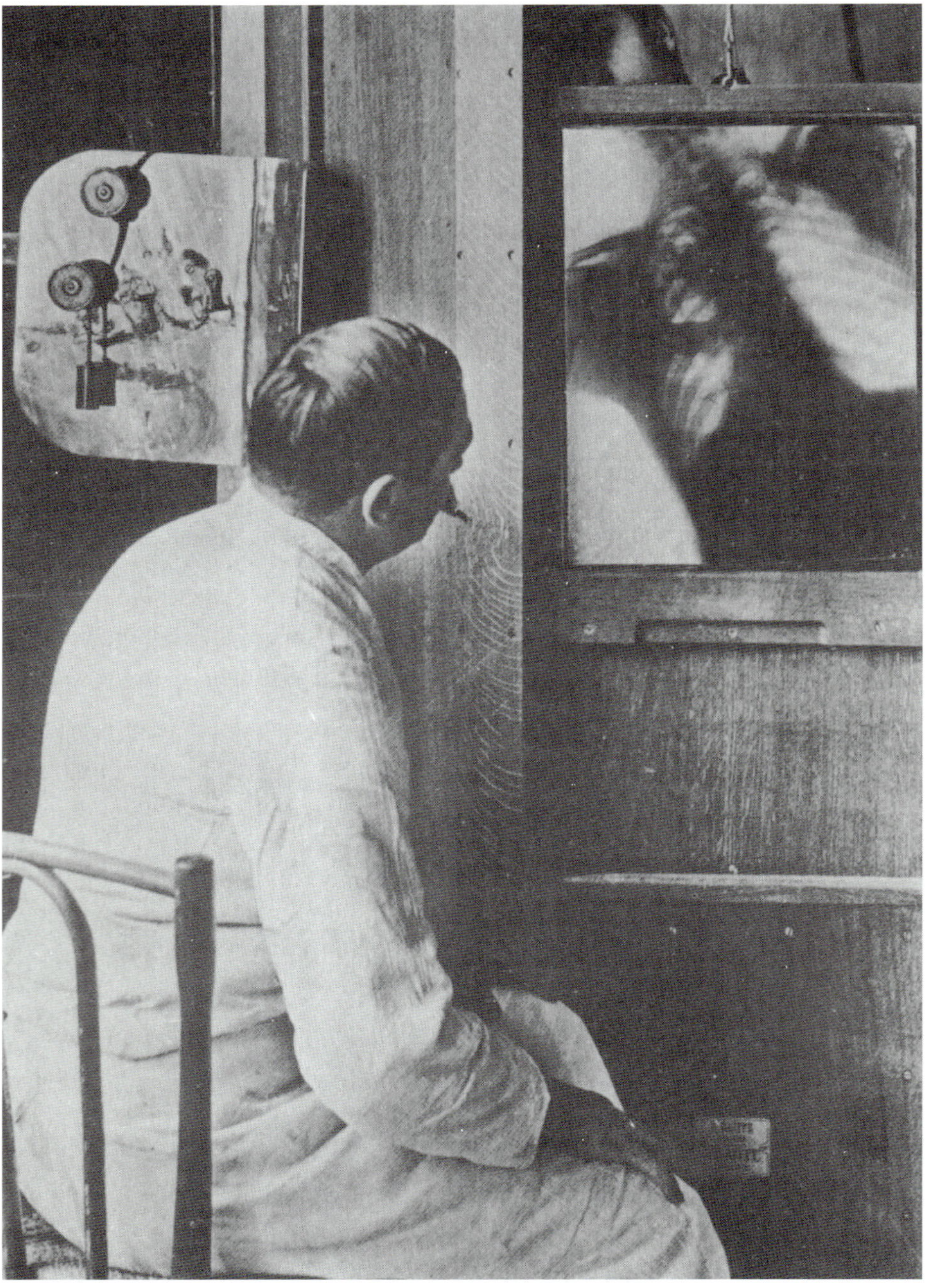

그림 2-12. X-선을 이용한 초기의 심장 검사 장면

그리고 기타 여러 가지 흉부질환의 엑스선 소견에 대해 기술하였다. 1898년에 이르러서 윌리암스는 그때까지 알려진 거의 모든 심장병의 엑스선 소견을 연구하고 이를 활용하여 〈내과와 외과에서의 뢴트겐선(The Roentgen Rays in Medicine and Surgery)〉 이란 교과서를 출판하였다.

한편 1902년 독일의 모리츠(Friedrich Moritz)는 정사 엑스선 촬영술(orthodiagraphy)이라는 기법을 소개하였다. 이 촬영법에서는 심장이 형광투시 스크린에 부착된 얇고 투명한 종이위에 투사되었다. 그러나 이 정사 엑스선 촬영술은 1905년 쾰러(Kohler)에 의해 소개된 원거리 엑스선 촬영술(teleroentgenography)로 곧 대체되었다. 원거리 엑스선 촬영술에서는 엑스선의 평행성을 유지시키기 위하여 엑스선 튜브를 엑스선 판으로부터 195~210 cm 정도 떨어져 위치시켰다. 이 방법은 오늘날에도 흉부 엑스선 촬영법에 보편적으로 쓰이고 있다.

한편 초기의 엑스선 튜브는 상당히 조악해서 엑스선을 임상에 본격적으로 도입시키는데 상당한 걸림돌이 되고 있었다. 뢴트겐의 최초의 엑스선 튜브를 포함한 초창기의 튜브들은 모두 전자를 방출하는 음극과 전자충격을 흡수하여 엑스선을 내놓는 양극으로 구성되어 있었다. 그리고 음극과 양극은 둘 다 가스로 차 있는 유리덮개에 들어가 있었다. 당시에는 가스가 있어야만 음극으로부터 전자가 방출될 수 있다고 생각하였다. 그러나 초창기 엑스선 튜브의 대부분의 문제점들은 가스 그 자체나 또는 가스와 연관된 양이온 충격 때문에 생기는 것이었다.

이에 관련하여 1913년 랑무어(Irving Langmuir)는 뜨거운 텅스텐 램프의 필라멘트로부터의 전자방출은 높은 진공상태에서 계속되고, 이 현상은 가스를 완전히 없애면 오히려 증가한다는 사실을 발표하였다. 말하자면 그는 전자방출은 가스 없이도 가능하다는 것을 증명하였던 것이었다. 미국의 물리학자 쿨리지(William David Coolidge)는 이러한 랑무어의 연구결과에 고무되어 같은 해인 1913년 새로운 엑스선 튜브를 제작하였다. 쿨리지관(Coolidge tube)으로 불리는 이 진공관은 음극이 백열 필라멘트의 나선 펠라멘트로 되어 있고, 양극은 텅스

텐선의 덩어리로 되어있는데 가스가 없는 높은 진공상태에서 엑스선을 발생시키는 장치였다. 이 쿨리지 튜브는 대단히 성공적이어서 엑스선이 소개된지 처음으로, 안정되고 성능이 우수한 엑스선 튜브를 사용할 수 있게 되었다. 쿨리지의 이 업적은 이후 엑스선이 엄상의학에 본격적으로 이용되는데 결정적인 공헌을 하게 된다.

5. 심전도와 부정맥

1) 생체 조직내 전기의 존재를 처음 증명한 갈바니

살아 있는 심장에서는 비록 겉으로는 잘 드러나지 않고 있지만 내부에서는 전기활동이 끊임없이 이루어지고 있다. 그리고 심장에서 생기는 이러한 전기 변화에 대한 관련 학자들의 꾸준한 연구들은 많은 심장병들의 기전을 이해하는데 큰 도움을 주었을 뿐 아니라, 심장병의 진단에 중요한 역할을 하게 되는 심전도의 개발을 가능하게 만들었다. 더욱이 근래에 들어서 심실세동(ventricular fibrillation)과 같은 매우 치명적인 부정맥을 짧은 전기 자극으로 치료하는 최신 치료법이 개발되고 있는 것도 결국 이러한 심장내 전기활동에 관한 연구의 바탕 없이는 불가능한 일이었다.

라이덴 병의 개발

역사적으로 전기의 성질을 연구해 보려는 각종 실험들이 보편화되기 시작한 것은, 프로이센(Prussia)의 과학자 궤릭케(Otto von Guericke; 1602~1686)가 17세기 중엽 처음으로 발전기(electric generator)를 만들고 나서부터였다. 궤릭케는 유황으로 만든 공을 막대기에 부착한 뒤 이를 둥근 유리병 안에 넣고 손으로 돌리면서 패드에 마찰시켜 정전기 스파크를 만들었다. 진공(vacuum) 상태라는 것을 처음으로 발견한 과학자이기도한 궤릭케는 그러나 이 스파크의 정확한 정체에 대해서는 알지 못하였다.

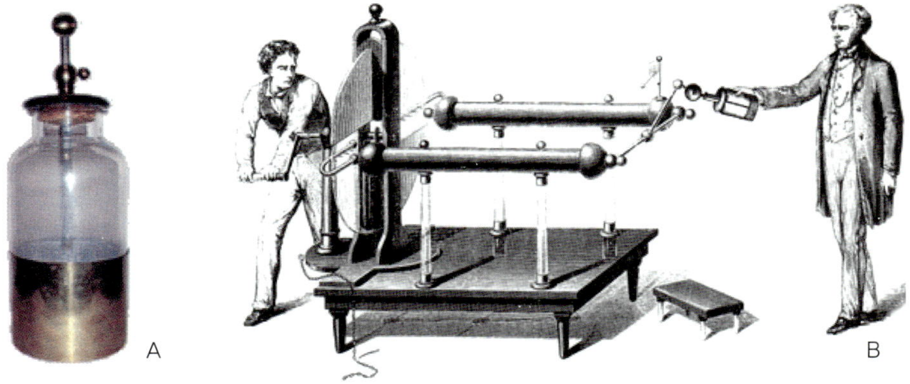

그림 2-13. 1885년경에 실제 사용된 라이덴 병(A)과 라이덴 병을 이용하여 충전을 시키는 장면의 모식도(B). 그림에서와 같이 라이덴 병을 정전기 발생 장치에 갖다 대면 정전기가 라이덴 병으로 흘러 들어가 충전되게 된다.

그러던 중 1745년 어느 날 네델란드의 한 도시인 라이덴에서 큐네우스(Cuneus)라는 물리학자가 궤릭케가 개발한 것과 비슷한 형태의 마찰 장치에 연결된 쇠막대기를 물병에 담구어 그 물병을 충전시키려는 실험을 하고 있었다. 실험 중 큐네우스는 별 생각 없이 한손으로는 물병을 잡고 다른 손으로 쇠막대기를 꺼내려다 강한 전기충격을 받고 크게 놀랐다. 이 이야기를 들은 큐네우스의 스승 무스켄브레크(Peter van Musschenbroek; 1700~1748)는 자기가 직접 확인해 보려고 실험을 재현하는 과정에서 그만 전기쇽으로 기절을 하고 말았다. 이 우연한 사건으로 충전된 물병이 전기의 저장소 역할을 할 수 있다는 점이 알려지고, 그와 함께 저장된 전기의 실질적인 유용성이 곧 인식되기 시작하였다. 무스켄브레크의 연구로 확립된 이 사실은 바로 첫 축전지의 개발로 인정된다. 이 연구는 같은 해에 독일의 크라이스트(Ewald George von Kleist)에 의해서도 수행되었으나 그 후 무스켄브레크가 연구를 수행하였던 장소의 이름을 따서 라이덴 병(Leyden jar, Leiden jar)으로 널리 알려지게 된다(그림 2-13).

자연에서 발생하는 전기의 존재

라이덴 병은 개발 이후 수많은 전기 관련 실험에서 널리 사용되어 왔다. 이에 과학자들은 자연스럽게 라이덴 병과 같이 전기발생 장치로 만든 전기와 자연에서 저절로 발생하는 전기 사이에는 과연 차이점이 있는지를 알고 싶어 하였다. 그들은 하늘에서 번쩍이는 번개와 그들의 전기 장치에서 생성되는 스파크에는 기본적인 유사성이 있을 것으로 생각하고 있었다. 그러나 이를 직접 과학적으로 증명하고자 노력한 사람은 미국 독립 초기의 뛰어난 정치가이자 외교관이면서 훌륭한 자연과학자이기도 하였던 유명한 벤자민 프랭클린(Benjamin Franklin; 1706~1790)이었다. 1752년 프랭클린은 미국 필라델피아의 한 들판에서 라이덴 병에 연을 연결하여 천둥번개 속에서 띄운 뒤 라이덴병이 번개에 의해 충전되는 것을 확인하였다.

한편 1769년 미국의 의사이자 앞서 말한 벤자민 프랭클린과 연관된 이중스파이 사건으로도 유명한 반크로프트(Edward Bancroft; 1744~1821)는 자연에서 발생하는 전기에 대한 또 다른 분야의 관심을 불러 일으켰다. 즉 그는 어떤 생선(torpedo fish)을 만질 때 느껴지는 쇽이 기계적 원인이 아니라 전기적 원인 때문일 것으로 주장하면서, 이 쇽의 양상이 라이덴 병에서 느껴지는 쇽과 비슷하다고 기술하였다. 이 후에도 1773년에 영국의 헌터(John Hunter)와 네덜란드의 기계공학자인 잉겔하우즈(Jan Ingelhouz) 등이 전기메기와 전기뱀장어들의 전기적 성상에 관해 구체적으로 언급하였고, 비슷한 시기에 영국의 왈쉬(John Walsh)는 전기메기에 쏘였을 때의 느낌이 라이덴병으로 부터의 쇽과 유사하다는데서 전기메기가 자연적으로 전기를 생성함에 틀림없다고 결론지었다.

개구리 다리를 이용한 갈바니의 전기생리 실험

일부 동물들의 몸에서 전기가 생성될 수 있다는 가능성은 훗날 갈바니라는 학자가 실험 중 우연히 어떤 새로운 현상에 접하게 되었을 때 그의 적극적인 관심을

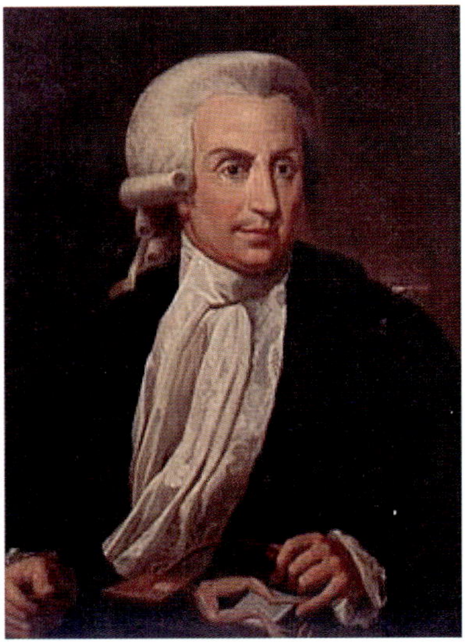
그림 2-14. 갈바니 (Luigi Galvani)

끄는 동기의 하나가 되었음에 틀림없다.

갈바니(Luigi Galvani; 1737~1798)는 이태리의 뛰어난 해부학자로 볼로냐 대학에서 의학을 공부하고 이 대학의 해부학 교수로 활동하였다(그림 2-14). 그의 여러 업적 중 가장 잘 알려진 것은 전기생리에 관한 연구로, 그의 연구 결과는 훗날 심장 박동에서의 전기적 관점을 이해하는데 결정적인 바탕을 제공해주었다. 특히 1791년에 발표한 갈바니의 전기에 관한 논문은 당시의 학계에 큰 선풍을 일으켰으며, 뒷날 전자기학 발전의 실마리가 되었다.

갈바니가 전기에 대해 관심을 가지기 시작한 것은 그가 의과대학생이던 시절 그의 스승인 칼다니(Leo Caldani)가 라이덴 병의 전기를 이용해 격리된 실험동물의 신경-근육 조직편을 직접 자극시킬 수 있다는 것을 보여 준데서 부터였다. 그러나 실제 그를 이 분야의 연구에 본격적으로 뛰어들게 한 것은 실로 우연한 사건 때문이었다.

1790년경 어느 날 갈바니는 실험실에서 개구리를 해부하다가 다른 일이 생겨 무심결에 해부중인 개구리를 전기발생 마찰 장치가 있는 테이블에 같이 두게 되었다. 그때 그의 제자 중 한사람이 우연히 들고 있던 해부용 메스로 개구리 다리의 신경을 건드리자 놀랍게도 다리의 근육이 격렬히 수축하는 것을 관찰하였다. 이 이야기를 전해들은 갈바니는 실험을 재현하여 보기로 결정하였다. 그가 해부용 메스를 개구리 다리에 있는 큰 신경 중의 하나에 접촉시키고 있는 상태에서 그의 조수가 옆에서 전기발생 장치로 스파크를 만들어 내니까 즉시 다리의 근육이 수축하는 것을 생생히 볼 수 있었다.

실험 결과에 크게 고무된 갈바니는 미국에서 시행되었던 벤자민 프랭클린의 실험을 상기하고 이번에는 자연발생 전기인 번개를 이용하여 똑같은 실험을 해보기로 결정하였다. 이 실험을 위해서 갈바니는 그의 집의 발코니에 개구리 다리를 수없이 걸어놓은 다음 다리의 대퇴신경(femoral nerve) 밑에 구리선을 거치시킨 후 이를 철제 구조물에 단단히 연결시켰다. 그리고 나서 폭풍우를 기다리던 갈바니는 놀랍게도 하늘은 조용한데도 불구하고 개구리 다리들이 흔들리면서 발코니에 접촉할 때마다 수축을 일으키는 것을 관찰하였다. 처음에 갈바니는 이 현상을 아마도 대기 중의 전기가 개구리 다리에 옮겨져 축적되었다가 땅으로 빠져나가기 때문일 것이라고 추정하였다. 그러나 곧이어 실내에서도 철판에 놓여진 개구리 다리를 놋쇠 갈고리로 압박하면 비슷한 수축 작용이 일어난다는 것을 관찰하였다. 마침내 그는 개구리 다리의 근육에는 내재된 전기가 있으며, 이 전기는 성상이 비슷한 두 금속을 가까이 놓음으로서 방전시킬 수 있다는 개인적인 결론을 내리게 되었다(그림 2-15).

그러나 이 결론은 당시 같은 이태리에 있는 파비아의 뛰어난 자연과학 교수였던 볼타(Alessandro Volta; 1745~1827, 전압의 측정단위인 볼트는 이 사람의 이름에서 유래되었다)에 의하여 즉각 반론이 제기되었다. 볼타는 실험을 통해

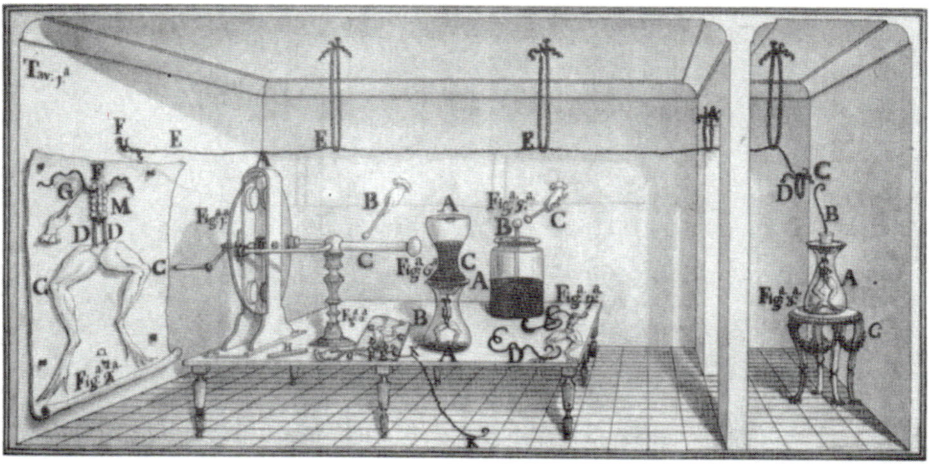

그림 2-15 생물학적 전기를 발견한 갈바니의 개구리 다리 실험

두 금속을 같이 두면 그 자체로서 전기가 발생하는 것을 증명하는 한편 그로서는 그 당시에 있는 어떤 전기 측정기구로도 동물 조직에서 자연적으로 생성되는 전기의 존재를 입증할 수 없다고 주장하였다. 따라서 그는 결론짓기를 갈바니의 개구리 다리 수축 실험은 근육에 내재된 전기 때문이 아니라 사실은 두 종류의 금속 사이에 생긴 전기회로 때문에 전기가 방전되어 생긴 것이라고 주장하였다.

갈바니의 실험에서 전기가 생성될 수 있었던 기전에 관한 볼타의 지적은 정확한 것이었지만, 갈바니는 동물의 조직에서 전기가 자연적으로 생성된다는 그의 소신에 여전히 확신을 가지고 있었다. 이를 증명하기 위하여 갈바니는 그 후에도 꾸준히 실험을 계속하여 이 결과들을 1794년 발표하였다. 이중 가장 중요한 것 중의 하나는 〈금속 없는 실험(Experiment without Metal)〉 이란 논문이었다. 이 논문에서 갈바니는 실험동물에서 신경이 붙어있는 근육을 채취한 후 이 신경의 다른 쪽 끝을 다른 근육부위에 접촉시켰을 때 신경에 붙어있는 근육이 수축하는 것을 관찰하였다.

갈바니와 볼타 사이의 의견 대립은 1797년 독일의 과학자였던 훔볼트(Alexander von Humboldt; 1769~1859)에 의해 깨끗이(?) 해결되었다. 훔볼트는 실험을 통해 다른 종류의 금속의 상호 작용 때문에 전기가 발생한다는 볼타의 견해도 정확한 것이며 동물 조직에 자연적으로 내재된 전기가 있다는 갈바니의 믿음도 역시 옳다는 것을 확인하였던 것이다.

이후 볼타는 1799년 은, 구리, 주석, 그리고 아연을 수십 층 겹쳐서 처음으로 배터리(전지)를 제조한 사람이 되었다. 곧이어 프랑스의 물리학자 암페어(André-Marie Ampére; 1775~1836)가 전류를 측정할 수 있는 장치를 처음 개발하였으며 독일의 쉬바이거(Johann Schweigger; 1779~1857)는 암페어가 개발한 장치를 한걸음 더 개선하여 최초로 현대적 의미의 검류계(galvanometer)를 만들었다. 1825년에 들어서는 이태리의 노비리(Leopoldo Nobili; 1784~1835)가 검류계를 더욱 개선시켜 개구리의 신경-근육 조직편에서 발생하는 미세한 전류까지도 측정할 수 있게 되었다.

훗날 심장 자체에 전기적 활동이 내재되어 있다는 사실이 확인되고 또 이를 심전도로 측정하여 임상의학에 활용할 수 있게 된 것도, 전술한 바와 같이 갈바니를 비롯한 많은 연관학자들의 꾸준한 노력의 바탕 없이는 불가능한 일이었다. 그러나 갈바니의 찬란한 연구업적에 비해 그의 개인생활은 매우 불행하였다. 그의 부인을 포함한 많은 가족들이 일찍 죽었으며, 그는 당시 북부 이태리에 거점을 두고 있던 나폴레옹의 통치에 충성을 맹세하지 않은 죄로 대부분의 재산을 박탈당하기도 하였다. 그리고 만년에는 오랫동안 심한 병고에 시달리면서 1798년 61세를 일기로 사망하였다.

2) 아인트호벤과 심전도

전류측정법의 연구

관련 학자들의 꾸준한 연구 결과로 인해 생체 조직에는 자연적으로 내재된 전기가 있다는 것이 증명되고 또 미세한 전류의 흐름을 측정할 수 있는 장치가 개발되자, 1833년에는 이태리의 물리학자 마테우시(Carlo Matteucci; 1811~1868)가 처음으로 동물의 심장에서 전기가 생성되는 것을 측정하였다. 그리고 1856년에는 독일의 쾨리커(A Kolliker)와 뮐러(H Muller)가 개구리의 신경-근육 조직편을 이용한 실험에서 신경을 박동하는 심장의 표면에 접촉시키면 심장이 박동할 때마다 신경을 통해 개구리의 다리 근육이 수축되는 것을 관찰하였다. 이 연구 결과는 그 후 다른 과학자들에 의하여 거듭 확인되고 보다 발전되어 나갔다.

이런 여러 학자들의 꾸준한 연구의 결과로 1870년대에 이르러서는 심장 근육의 전기적 활동에 관한 지식은 관련 학자들 사이에서는 상당히 보편화되기에 이르렀다. 이제 관심의 방향은 이런 전기적 활동을 보다 정밀하게 파악할 수 있는 새로운 기계의 개발 쪽으로 돌려 졌다. 이 문제는 훗날 노벨상 수상자가 되는 룩셈부르그 출생의 리프만(Gabriel Lippmann; 1845~1921)이 1875년 생체 전류를 민감하게 측정할 수 있는 모세관 전위계(capillary electrometer)를 개발하

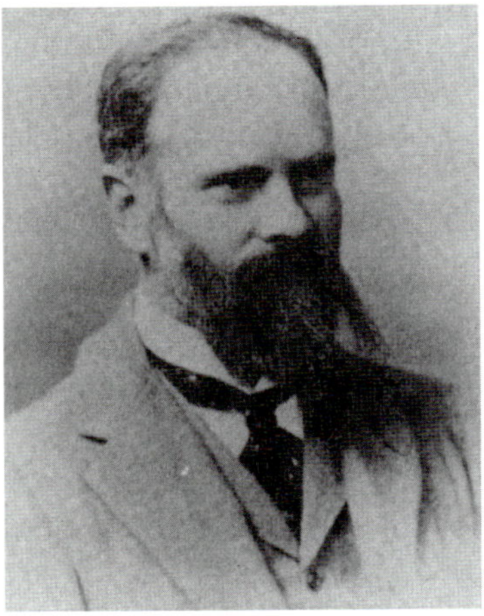

그림 2-16. 왈러 (Augustus Waller)

면서 큰 전기가 마련되었다. 그로부터 4년 후에는 사진의 개척자로 잘 알려진 프랑스의 과학자 마레이(Étienne Jules Marey ; 1830~1904)에 의해 이러한 측정들을 사진으로 기록할 수 있는 방법이 개발되기에 이르렀다. 이제 전기생리학자들은 실험동물에서 심장을 노출시켜 전기활동을 기록할 수 있게 되었다.

그러던 중 런던에서 활동하고 있던 파리 태생의 유명한 생리학자 왈러(Augustus Waller; 1856~1922)에 의해 가슴을 열지 않고 신체 표면에서 심장의 전기활동을 측정할 수 있는 보다 간편한 측정 방법

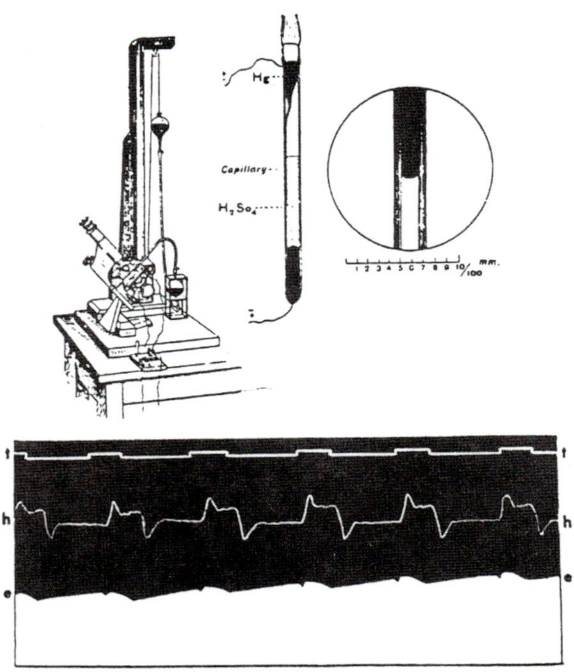

그림 2-17. 리프만의 모세관 전위계(capillary electrometer)의 모식도(위쪽 그림), 그리고 이를 이용하여 왈러가 1887년에 최초로 측정한 사람의 심전도 (아래쪽 그림)

이 고안되었다(그림 2-16). 왈러는 한 쌍의 전극을 가슴의 앞뒤에 각각 위치시킨 후 이들을 리프만의 모세관 전위계에 연결하여 심장의 박동으로 인한 전위의 변화를 수은 기둥을 이용하여 측정함으로서 심장의 전기활동을 기록하였다. 그는 1887년에는 이 방법을 사용하여 사람의 심장에서 최초로 전기 활동을 측정 기록하고 이 기록들을 전기도(electrogram)또는 심장도(cardiogram)로 불렀다(그림 2- 17). 그러나 이렇게 수은의 움직임을 이용한 전기활동의 측정방법은 조악한데다 정확도가 몹시 떨어졌다. 따라서 왈러 자신도 그의 방법이 실제 의학적인 실용가치는 없을 것이라는 생각을 하고 있었다.

아인트호벤과 심전도

이럴 때에 전기생리학이라는 학문의 무대에 화려하게 등장한 사람이 바로 네덜란드의 유명한 생리학자 아인트호벤(Willem Einthoven; 1860~1927)이었다(그림 2-18). 아인트호벤은 1860년 의사인 아버지가 일하던 인도네시아의 자바섬 수마란에서 태어났다. 아버지가 사망한 후 가족과 함께 조국인 네덜란드로 돌아온 그는 유트레히트 대학에서 의학을 공부하여 1885년 의사 자격을 획득하였다. 그리고 25세의 나이로 라이덴 대학의 생리학교수로 부임하게 된 아인트호벤은 그곳에서 그가 사망할 때까지 42년 동안 연구와 교육에 전념하였다.

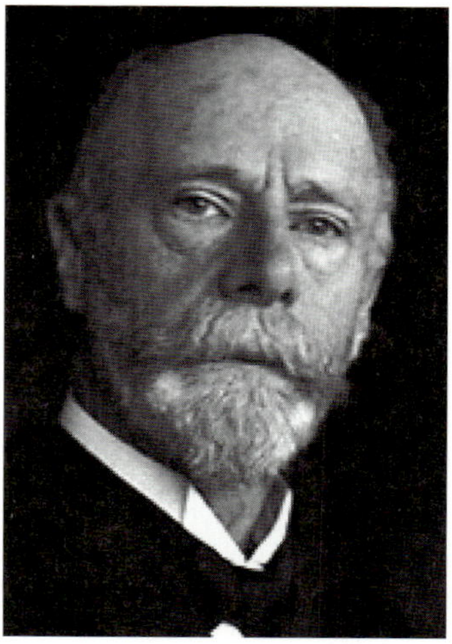
그림 2-18. 아인트호벤(Willem Einthoven)

라이덴 대학에 부임한 이후 심장의 전기활동에 관심을 가지고 연구를 하던 아인트호벤은 처음에는 모세관 전위계를 이용한 왈러의 전기 측정방법을 사용하다가 여러 가지 취약점을 발견하고 이대로는 의학적인 실

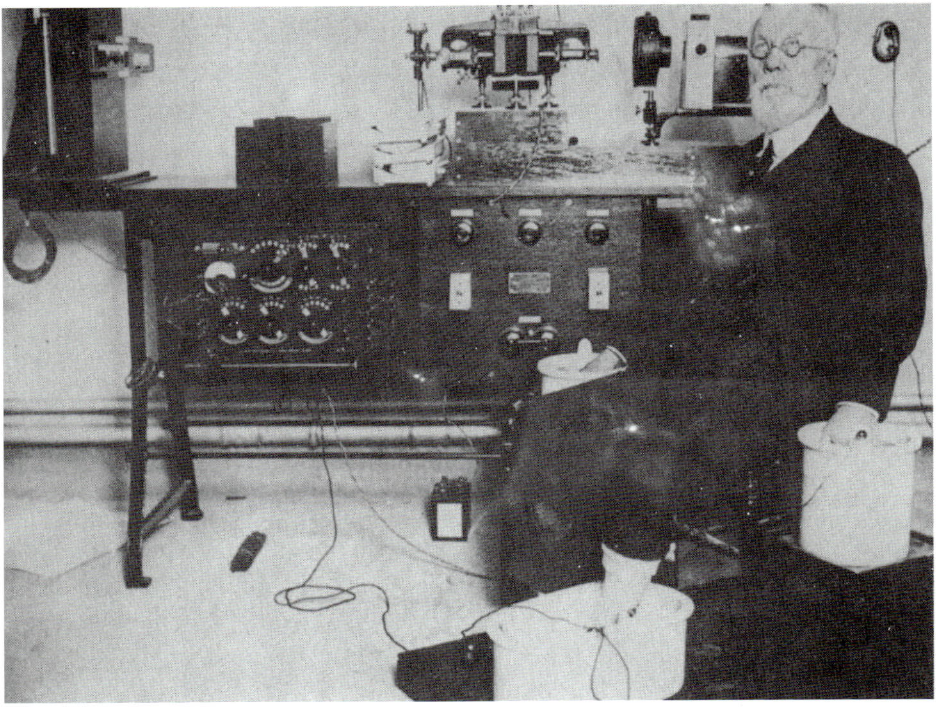

그림 2-19. 아인트호벤과 그의 단선 검류계(string galvanometer)

용성이 없다고 판단하게 되었다. 따라서 보다 안정되고 정밀한 장치를 찾아 나선 아인트호벤은 1900년 수개월간 각고의 노력 끝에 획기적인 단선검류계(string galvanometer)를 개발하였다(그림 2-19). 단선검류계는 강력한 자석의 양극 간을 가장 미세하고 가벼운 전도체의 하나인, 은으로 업힌 석영으로 만든 가는 실로 연결한 장치로 고배율을 사용하여 심장의 전기활동을 빠르고 정확하게 측정 기록 할 수 있게 만든 기계였다. 당시 아인트호벤이 만든 단선검류계는 상당히 크고 무게도 270 킬로그램이나 되며 이를 작동하는데 5명의 인원을 필요로 하는 등 오늘날의 기준에서 볼 때는 매우 비실용적인 것이었다. 그러나 그의 단선검류계는 그 기능에 있어서만은 근대 심장학의 진로를 완전히 바꾸어 놓을 정도로 획기적인 것이었다. 훗날 아인트호벤은 프랑스의 아더(Ader)란 사람이 1897

년에 이미 대서양의 해저 케이블을 통한 전보 송신을 위하여 유사한 단선검류계를 개발했었다는 사실을 알았다. 그러나 그 기계는 민감도가 훨씬 떨어져 심전도로는 결코 사용될 수가 없었다.

아인트호벤이 개발한 단선검류계는 이전의 모델에 비해 민감도에서 10만배 이상의 성능을 보였으며 실로 현대 심전도기계(electrocardiograph)의 효시였다. 아인트호벤은 그의 단선검류계를 개발한 이후 이 장치를 이용하여 이른바 〈아인트호벤의 삼각형(Einthoven's triangle)〉 등 많은 가치 있는 임상적 연구 결과를 만들었다. 아인트호벤은 섬전도의 기전에 관한 그의 공헌으로 1924년 마침내 노벨 의학 및 생리학상을 받게 된다. 근대 심장학의 발전에 결정적인 기여를 한 아인트호벤은 1927년 사망하여 그의 조국 네덜란드의 조그만 교회 근처에 묻혔다.

3) 심장내 전도조직의 발견

건강한 심장이 일생동안 엄청난 양의 일을 하면서도 묵묵히(?) 규칙적이면서도 부드럽게 박동을 지속하는 배경에는 전도조직(conduction tissue)이라는 심장내의 특수한 조직의 존재가 있다는 것은 오늘날에는 이미 잘 알려진 사실이다. 심장의 전도조직은 심장 내에서 전기 자극을 전달해 주는 통로를 말하는데, 심근조직에서 유래하긴 하나 미세구조상 주위의 심근조직과는 뚜렷이 구별되는 특수한 조직으로 되어있다. 전도조직은 크게 나누어 전기전도의 순서대로 동방결절, 방실결절, 방실속(히스속), 그리고 심실내 전도조직으로 구성되어 있다(그림 2-20).

심장의 전도조직의 구성 성분에 관한 기록상의 첫 언급은 1845년 체코의 옛 이름인 보헤미아 출신의 해부, 생리, 현미경학자인 푸르키니에(Jan Evangelista Purkinje; 1787~1869)에 의해서였다. 그는 현미경 연구 중 심실 내에서 그물 형태로 되어 있는 큰 공포성(vacuolated) 세포들을 발견하였다. 훗날 푸르키니에 섬유(Purkinje fiber)로 그의 이름까지 따게 되는 이 심장전도 조직의 말단부는 그러나 푸르키니에 자신은 막상 발견 후에도 이것이 심실의 전도계와 연관이 된

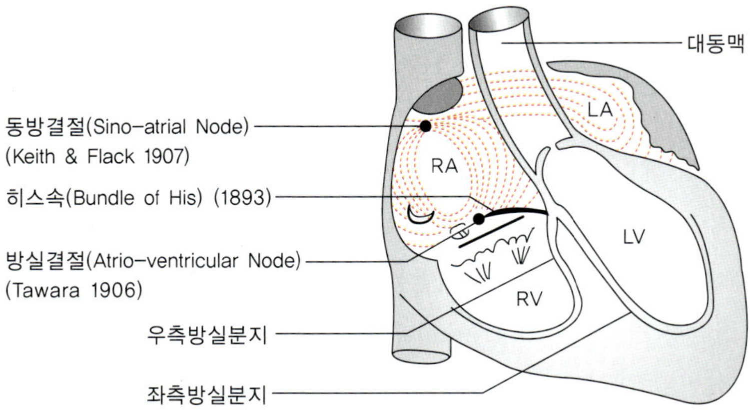

그림 2-20. 심장의 주요 전도조직과 그들의 발견 연도

다는 사실을 몰랐었다.

심장전도 조직에 관한 획기적인 발견은 19세기말에 이루어졌다. 그 이전에는 뇌에서 나온 신경조직들이 심장에도 분포하고 있는 것을 관찰한 학자들이, 심장의 박동도 일반 근육의 수축과 마찬가지로 뇌로부터 나온 신경들의 지배로 일어난다고 믿고 있었다. 이 이론에 첫 반기를 든 사람이 독일의 의사 히스(Wilhelm His, Jr; 1863~1934)였다(그림 2-21). 그는 1893년 30세의 나이 때 라이프치그 대학에서 발생학에 관한 연구를 하면서 심장은 뇌로부터 신경조직이 발달되기 이전에 이미 박동을 시작한다는 사실을 관찰하였다. 그는 이러한 관찰소견을 근거로 심장의 근육은 그 자체 내에서 박동에 필요한 규칙적인 자극을 발생시킨다고 주장하였다. 그 후 그는 심장 내에서 이러한 자극이 어떻게 전파 되는가를 현미경으로 연구하여 심방과 심실의 중격 사이에서 특수한 조직의 다발(bundle)을 발견

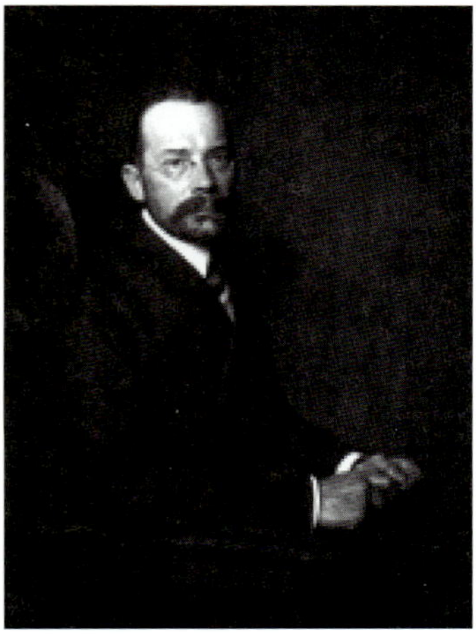

그림 2-21. 히스 (Wilhelm His Jr)

하였다. 이것이 바로 오늘날 방실다발(atrioventricular bundle) 또는 그의 이름을 따서 히스다발, 히스속(bundle of His) 으로도 불리는 전도조직이다.

히스의 발견과 같은 해인 1893년 영국의 생리학자인 켄트(Albert Frank Stanley Kent; 1863~1958)도 심방과 심실사이의 근육상의 연결을 발표하였는데 그는 심방과 심실의 연결부위 주위에 다발성 경로를 기술하였다. 즉 는 히스에 의해 기술된 전도조직 다발의 정식 경로 외에 심방과 심실사이를 측면으로 연결하는 경로들을 기술하였던 것이다. 가 그 당시 기술한 이 측면 경로들이 과연 월프-파킨슨-화이트 증후군(WPW syndrome)같은 심장의 조기흥분(preexcitation) 증후군의 원인이 되는 경로를 나타낸 것이냐에 대해서는 근래에 와서 다소간 논란이 있다. 그러나 어쨌든 지금까지도 임상적으로 흔히 조기흥분 증후군의 원인으로 부르는 켄트속(Kent bundle)은 바로 그의 이름을 딴것이다.

심장전도 조직에 관한 다음의 공헌은 일본인 병리학자 타와라(Sunao Tawara; 1873-1952)에 의해 이루어졌다(그림 2-22). 타와라는 당시 유명한 독일의 병리학자 아쇼프(Ludwig Aschoff; 1866~1942) 문하에서 학생으로 일하고 있었다. 그러던 중 1906년 33세의 타와라는 히스에 의해 기술된 전도조직 다발(히스속)을 추적하는 과정에서 특수한 세포들의 결절을 발견하게 되었다. 이것이 바로 심방에서 심실로 자극이 전달되는 과정에서 중개소의 역할을 하는 방실결절(atrioventricular node)의 첫 기술이었다. 타와라는 방실결절의 발견 이외에도 동물에서의 전도조직에 관한 비교 연구 등 뛰어난 연구 업적들을 많이 남겼다.

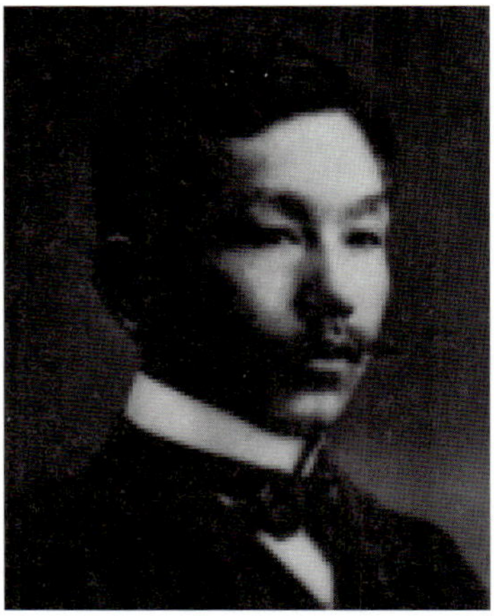

그림 2-22. 타와라 (Sunno Tawara)

타와라가 방실결절을 발견한 그 이듬해인 1907년에는 영국의 뛰어난 해부학자인 키쓰(Arthur Keith; 1866~1955)와 당시 그의 실험실에서 일하던 의대생이였던 플랙

(Martin Flack; 1882~1931)이 동방결절(sinoatrial node)을 발견하였다. 그들은 심장으로 상대정맥이 들어가는 근처에 있는 우심방의 벽에서 주위와 구별되는 세포들의 결절을 발견하고 이 결절이 바로 심장의 활동이 시작되는 부위라고 정확히 추정하였다. 스코틀랜드 태생의 키쓰는 동방결절의 발견 이외에도 그의 생애에 걸쳐 인류학과 고생물학에 관심을 가지고 많은 업적을 남겨 국제적인 명성과 함께 1912년에는 이로 인해 작위를 받게 이른다.

이상과 같이 여러 학자들의 공동노력으로 완성된 심장의 전도조직은 발견 당시의 기술자체가 이미 완벽에 가까워 오늘날에 와서도 특별한 첨삭이 필요 없을 정도여서, 새삼 그들의 정확한 관찰에 후학들의 경의를 표하게 만들고 있다.

4) 심블록과 아담스-스톡스 증후군

심블록 또는 심장차단(heart block)이란 심장내 전기전도계의 이상으로 심방의 전기 자극이 심실로 전파되지 못해 심실이 자체적으로 박동하게 되고 이로 인해 심실의 박동이 매우 느려지는 상태 즉 서맥(bradycardia)이 생기는 경우를 말한다.

이렇게 완전 심블록이 발생하여 서맥이 생기게 되면 결과적으로 심박출량이 부족하게 되어 의식혼수 등의 증상이 빈발하고 심하면 사망에 이르기도 한다. 오늘날 임상의학에서 말하는 아담스-스톡스 증후군이란 바로 이러한 현상을 일컫는 말이다.

서맥에 의한 실신 사례를 처음 기술한 모르가니

기록상 처음으로 서맥과 실신(syncope)과의 관계를 언급한 사람은 이탈리아의 모르가니(Giovanni Morgagni; 1682~1771)로 알려져 있다(그림 2-23). 모르가니는 이탈리아 포를리 태생의 뛰어난 해부학자이자 병리학자로 1701년 볼로냐 대학을 졸업하였다. 볼로냐에서 모르가니는 역시 뛰어난 해부학자였던 발살바(Antonio Maria Valsalva; 1666~1723) 교수에게 사사 받으면서 학문의 기초를 닦았다. 1712년에는 파도바로 가서 잠시 임상의사로 활동하였으나 성공적이지는 못하였다. 1715년에 모르가니는 파도바 대학의 해부학 교수가 되었다. 이후 그는 베살리우스 이후로 걸출한 해부학자들만 차지하던 파도바 대학의 해부학 교수 자리를 무려 56년간이나 지켰다. 그는 파도바 대학에 있으면서 질병의 임상 양상과 부검 소견의 관련성을 장기간 연구하여 후세 의학자들의 질병에 관한 이해에 큰 일조를 하게 된다.

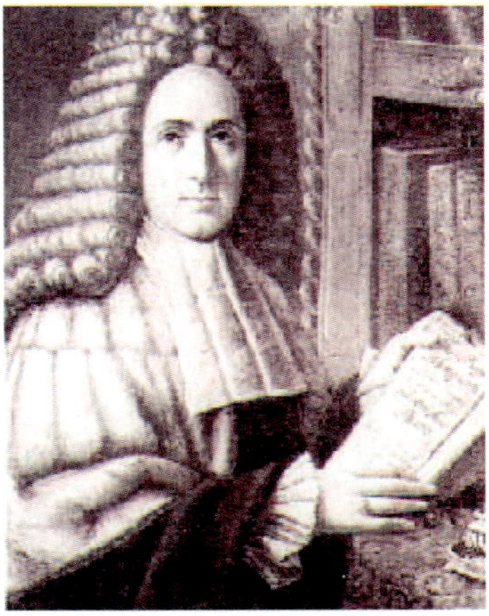

그림 2-23. 모르가니 (Giovanni Morgagni)

모르가니는 어떤 연구결과를 얻게 되면 당시의 관습대로 친구에게 편지를 쓰는 형식으로 이를 발표해나갔다. 장장 70편에 달하는 이 편지들은 그 후 모두 모르가니에게 되돌려진 뒤 약간의 개정을 거쳐 1761년 그가 79세 때 그의 위대한 역작 〈질병의 장소와 원인 (De Sedibus et Causis Morborum, On the sites and causes of disease)〉 이라는 5권의 책으로 출간되었다. 무려 700건의 부검 소견을 바탕으로 쓰여진 이 책으로 그는 훗날 일약 현대 병리해부학의 아버지로까지 일컬어지게 된다. 이 책의 내용 중 그의 9번째 편지에서 모르가니는 간질의 치료에 관해 언급하는 중 갑자기 실신한 68세 된 한 사제에서 서맥이 관찰되었음을 명백히 기술하였다. 그러나 그는 당시 이러한 증상이 생기는 원인에 관해서는 단순히 우울병(melancholy) 때문에 오는 것으로만 추정하였다.

외과의사 아담스의 관찰

이러한 의식장애가 심장의 일차적인 병변으로 인해서 뇌로 가는 혈류공급이 제대로 되지 않기 때문에 생기는 것으로 처음 인식한 것은 1827년 아일랜드의

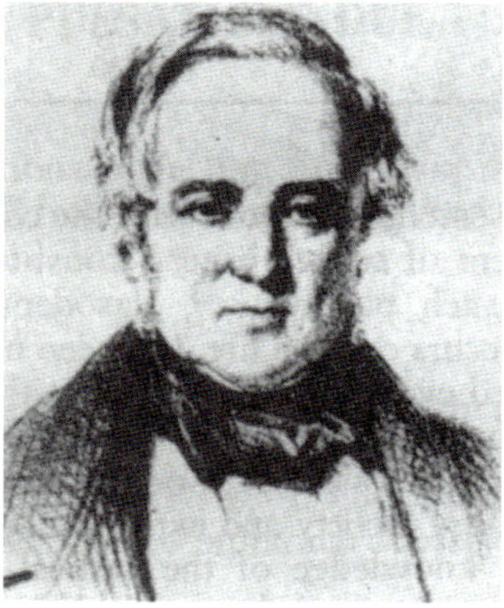
그림 2-24. 아담스 (Robert Adams)

외과의사였던 아담스(Robert Adams; 1791~1875)에 의해서였다(그림 2-24). 아일랜드의 수도 더블린에서 태어난 아담스는 유능한 외과의사이자 뛰어난 교수로 당시 그의 강의는 학생들에게 대단한 인기를 끌었다. 그는 관절 질환에 관해 훌륭한 연구 결과들을 많이 발표 하였을 뿐 아니라 그 당시의 외과의사로서는 놀랍게도 심장 질환에 관해 수편의 논문을 쓰기도 하였다.

아담스가 심장병과 관련된 실신의 가능성을 처음 기술한 것은 1827년 당시 그가 일하던 〈더블린병원 보고서 (Dublin Hospital Reports〉를 통해서였지만, 그가 처음 환자를 본 것은 1819년 그가 져비스 스트리트 병원에서 근무할 때였다. 환자는 68세 된 세무 관리로 갑자기 뇌졸중의 증상이 생겨 의뢰되어 온 환자였다. 아담스가 환자를 검사해보니 호흡은 불규칙 하였으며 맥박이 1 분당 평균 30회 내외로 매우 느려져 있는 것을 발견하였다. 그 환자를 의뢰하였던 의사는 아담스에게 그 환자는 과거 7년 동안 비슷한 뇌졸중 증상이 20여 차례나 있었으며, 그때마다 맥박이 정상보다 느린 것을 관찰하였다고 말하였다. 아담스는 골똘히 생각한 결과 이 환자에서의 뇌졸중은 그 자체가 병이 아니라 단지 어떤 병의 한 증상에 지나지 않을 것이라고 추정하였다. 그리고 그는 일차적인 병변은 심장 내에 있을 것으로 생각하였다.

그 환자는 결국 사망하여 부검을 시행하였는데 심근이 전반적으로 건강해 보이지 않았으며 상당부분 지방으로 대체되어 있는 것이 관찰되었다. 여러 관찰을 종합하여 아담스는 결론적으로 심장의 박동이 늦기 때문에 뇌로의 혈류 공급이 불충분해지게 되고 이로 인해 무기력, 기억상실, 실신 등의 증상이 생긴다고 결론지었다. 그는 그러나 과연 무엇 때문에 이런 서맥이 야기되는지에 대해서는 당시로는 알 수가 없었다.

스톡스의 환자분석

서맥과 실신과의 관계 규명의 무대에 등장한 또 한명의 학자는 역시 아담스와 동향인 스톡스(William Stokes; 1804~1878)였다(그림 2-25). 스톡스의 부친은 아일랜드 더블린의 의대교수였는데 의학 이외에도 다양한 학문에 열정을 보였다. 스톡스는 그의 부친의 영향으로 일찍부터 과학적 탐구심을 키워나갔다. 더블린에서 의학 공부를 시작한 스톡스는 얼마 후 스코틀랜드 글라스고우에 가서 2년간 화학을 공부하고 다시 스코틀랜드의 수도 에딘버러에 가서 의대를 마쳤다. 그 당시는 의학계에 청진기가 본격적으로 소개되어 이로 인한 큰 변화가 일어나고 있을 때였다. 이의 영향을 받아 스톡스는 학생 시절에 청진기를 이용한 폐의 진찰에 관해 뛰어난 논문을 써서 이것이 1825년 그가 의대를 졸업하던 해에 책으로 발간되기도 하였다. 공부를 끝마치고 더블린으로 돌아온 그 이듬해에 그는 그의 부친의 은퇴와 함께 더블린대학 산하의 미드(Meath) 병원에 취직을 하였다.

이후 스톡스는 동료 의사인 그레이브스(Robert Graves; 1796~1853, 그레이브스병을 처음 기술한 아일랜드의 의사)와 함께 당시 기존의 의학 교육법에 일대 혁신을 가하였다. 즉 그들은 교실 강의만을 강조하던 전래의 의과대학의 교육 방법에서 탈피하였던 것이다. 그들은 정식 강의 이외에 환자의 침상 옆에서 실제적으로 학생들을 가르치는 비공식적인 임상 강의의 중요성을 강조하고 이를 시행하여 나갔다. 이 방법은 곧 주위의 큰 호응을 얻어 국제적으로도 널리 채택되어 나가기 시작하였다. 스톡스는 학문

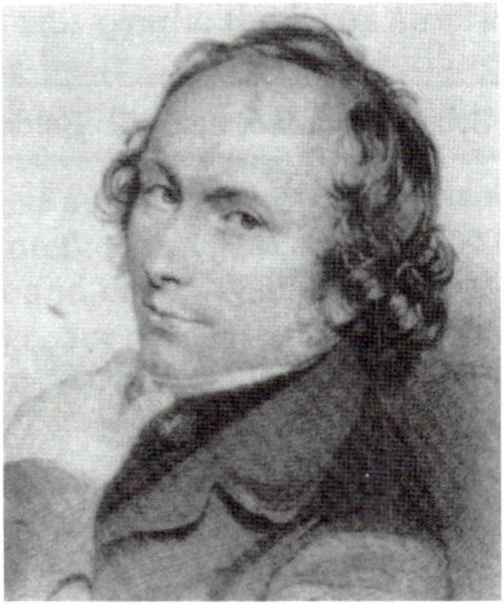

그림 2-25. 스톡스 (William Stokes)

적으로도 부단히 연구를 계속하여 1837년에는 〈흉부질환의 진단과 치료에 관한 논문〉이란 책을 발간하였다. 이 책은 당시 영어 사용권의 의사들에게 처음으로 폐질환의 치료에서 청진기의 중요성을 인식시킨 뛰어난 업적으로 인정받게 되어 스톡스는 많은 상과 명예를 얻게 되었다.

이러한 주위의 칭찬과 격려에 고무된 스톡스는 그 후 10여 년간은 심장 질환의 연구에 관심을 가져 1854년에는 〈심장과 대동맥의 질환〉 이라는 책을 발간하였다. 심낭염과 판막질환 등에 대한 정확한 기술로 유명한 이 책은 스톡스가 그동안 계간지인 〈더블린 의학잡지〉에 기고한 논문들을 바탕으로 만든 것이었다. 그의 책의 내용 중 서맥에 관한 부분은 1846년 이 잡지에 실렸던 것이었다. 이 논문에서 스톡스는 그 자신의 환자 3명, 아담스의 환자 2명, 그리고 다른 의사들의 환자 2명을 포함해서 모두 7명의 환자를 임상 분석한 결과로 서맥과 실신과의 연관성을 기술하였다. 스톡스 역시 당시 아담스와 마찬가지로 서맥을 일으키는 심장블록의 원인에 대해서는 정확히 알지 못했지만 이런 환자들에서 심방의 활동과 심실의 활동이 독립적으로 움직일 것이라는 추정은 하였다.

아담스-스톡스 증후군

아담스의 관찰을 확인하는 스톡스의 발표 이후 의학계에 널리 알려지기 시작한 서맥(심블록)과 실신의 관계는 1899년 프랑스의 의사 우샤르(Henri Huchard; 1844~1910)에 의해 이들의 공적을 기려 아담스-스톡스 질환(maladie de Adams-Stokes)으로 명명되기에 이르렀다.

5) 맥켄지와 부정맥

심장이 그 본연의 규칙적인 박동을 상실하고 리듬 이상을 보이는 상태를 부정맥(arrhythmia)이라 부른다. 19세기 후반기에 들어 많은 의사들이 부정맥에 관해 관심을 가지고 연구에 참여하였다. 오늘날 당시의 최고의 심장 내과의사 중의 하나로 평가받게 되는 스코틀랜드의 의사 맥켄지(James Mackenzie; 1853~1925)도 그 중의 한 사람이었다(그림 2-26).

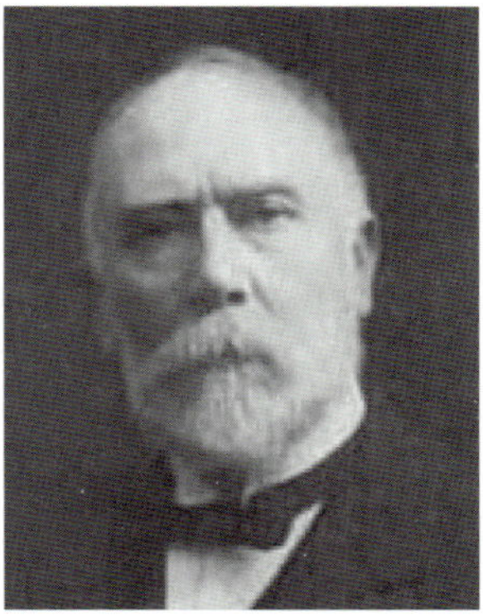
그림 2-26. 맥켄지(James Mackenzie)

맥켄지는 스코틀랜드의 한 시골 농장에서 태어났다. 그는 정규 학교과정에 적응하지 못해 중간에 학교를 그만둔 뒤 15세 때 동네의 한 화공약품점에 수습 조수로 일하게 되었다. 이때 맥켄지는 인근의 개업 의사들과 접촉을 하면서 자극을 받아 그도 의사가 되어야겠다고 결심하고 그의 나이 21세 때 의학을 공부하기 위해 스코틀랜드의 수도 에딘버러로 떠났다. 맥켄지는 뛰어난 사고력에 비해 기억력은 그다지 좋지 않았기 때문에 의과대학 학생 시절을 다소간 어렵게 보냈다. 어쨌든 4년 후 의대를 졸업한 그는 그 이듬해에 그가 향후 30년간을 머무르게 되는 랭커셔(잉글랜드 북서부의 주)에 있는 번리(Burnley)라는 조그만 도시에서 개업 의사생활의 첫발을 내디뎠다.

임신부의 부정맥이 계기가 된 잉크 다원기록기의 개발

개업의사로서의 초창기에 맥켄지는 한 젊은 여자환자가 출산 중에 실신한 후 결국 심부전증으로 사망하는 것을 목격하였다. 그는 이 환자에서 '임신 초기에 심장병의 여부를 미리 알았더라면 죽음을 예방할 수 있지 않았을까' 라는 생각을 하게 되었다. 이에 따라 그는 임신 전후의 모든 여자 환자들에서 반드시 심장검사를 하기 시작하였다. 그 결과는 그로서도 놀랍게도 상당히 많은 숫자의 환자에서 별다른 증상이 없었는데도 불구하고 심잡음이나 심장리듬의 이상이 관찰되었다. 당시의 의학 상식으로는 불규칙한 맥박 즉 부정맥은 예외 없이 위험한 상태로 간주되고 있을 때였다. 그러나 맥켄지는 이러한 환자들을 임신 기간을

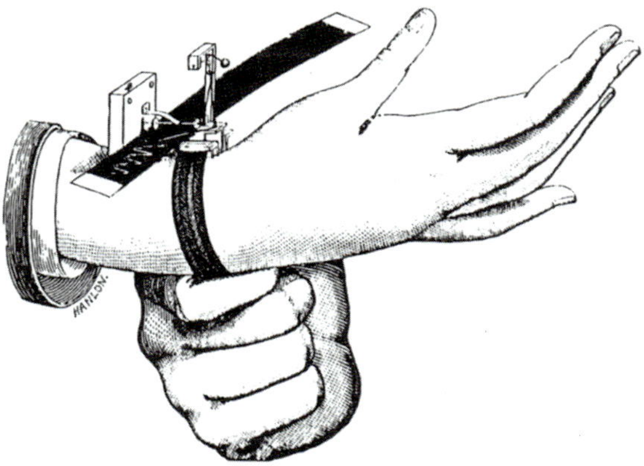

그림 2-27. 뒤전의 맥파 기록기(sphygmograph)의 모식도

통하여 추적 검사를 해본 결과, 비록 일부 환자에서는 출산 시 심부전증이 발생하였지만 대부분의 환자에서는 별 다른 문제가 없음을 알게 되었다. 이 결과를 분석한 맥켄지는 부정맥에도 위험한 부정맥과 그렇지 않은 부정맥이 있다는 판단을 하게 되었다.

그는 그의 이러한 판단을 보다 체계적으로 연구하기 위하여 임신부들을 대상으로 맥파기록기(sphygmograph)로 맥박을 측정하기 시작하였다. 맥켄지가 처음에 사용한 맥파기록기는 뒤전(Robert Ellis Dudgeon; 1820~1904)이란 의사가 개발한 것인데 손목에 부착시킨 뒤 움직이는 판을 이용하여 요골동맥(radial artery)의 맥박상태를 기록하는 장치였다(그림 2-27). 그러나 맥켄지는 곧 이 장치로서 기록된 맥파를 해석하는 데에 많은 어려움이 있다는 것을 알게 되었다. 따라서 그는 새롭고 정확한 측정 장치를 만드는데 온힘을 기울여 마침내 보다 정밀하게 요골동맥과 경정맥의 맥박 그리고 심장 박동까지 한꺼번에 측정할 수 있는 새로운 장치를 개발하였다. 이것이 오늘날 맥켄지의 잉크 다원기록기(ink polygraph)로 불리는 장치였다(그림 2-28). 이 장치는 비록 비슷한 계기들이 이미 이전에 일부 학자들에 의해 만들어진 바 있었으나 실용성의 측면에서 볼 때

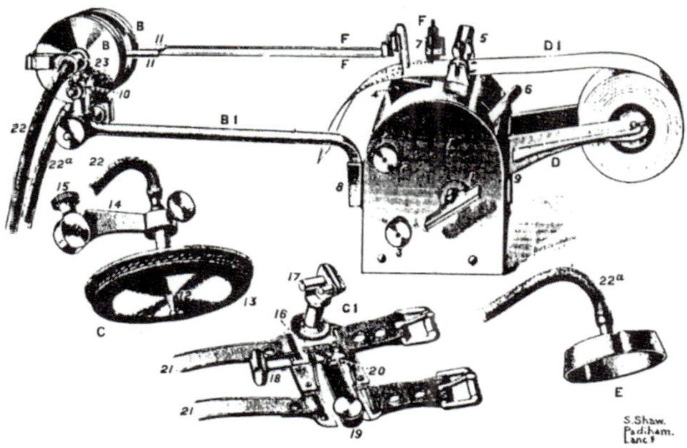

그림 2-28. 맥켄지의 잉크 다원기록기(ink polygraph)의 모식도

훨씬 우수한 장치였다. 맥켄지는 이 잉크 다원기록기를 이용하여 심전도라는 보다 직접적인 심장 활동의 측정 방법이 나오기 이전에 여러 심장병의 감별 진단에 많은 연구 업적을 남기게 되었다.

가장 흔한 부정맥인 기외수축의 연구

맥켄지가 그가 개발한 잉크 다원기록기를 이용하여 부정맥을 연구해 보기로 결정한 뒤 만난 첫 환자는 이따금 심장박동이 갑자기 상실되는 증상을 호소하는 한 남자환자였다. 맥켄지는 이 환자에서 경정맥과 요골동맥의 맥박을 동시에 측정하였다. 측정 결과 그 환자에서는 우심방은 규칙적으로 박동하나 좌심실이 간헐적으로 정상보다 빨리 수축 하는 것을 쉽게 관찰할 수가 있었다. 맥켄지는 이 부정맥을 기외수축(extrabeats, extrasystoles)이라고 명명하였다(그림 2-29). 기외수축에서는 심실이 이따금 정상 보다 일찍 수축하게 되는데, 이로 인해 손목에 있는 요골동맥으로 맥박이 전해지지 않고 환자 자신은 가끔 맥박이 없어지는 느낌을 가지게 되는 것이다. 또 환자들은 기외수축 직후에 생기는 강한 심실 수축으로 인해 가슴이 크게 두근거리는 느낌을 가지기도 한다.

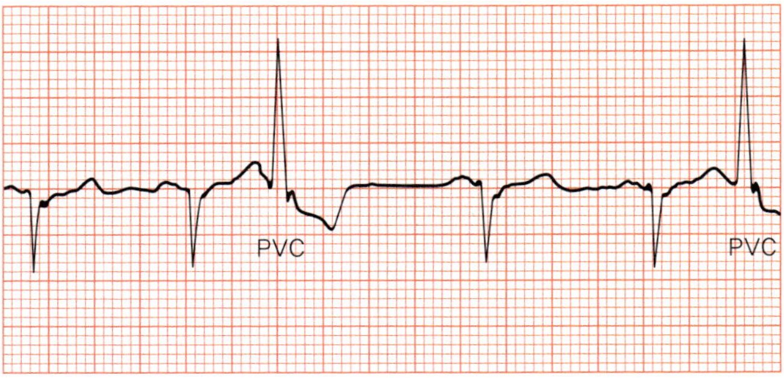

그림 2-29. 심실성 기외수축. PVC (premature ventricular contraction) 로 표시된 심실성 기외수축 소견을 보여 주는 심전도.

당시의 의사들은 기외수축이 있는 환자들을 발견하면 무조건 심장에 심각한 문제가 있는 상태로 간주하고 엄격한 활동 제한 등의 조치를 취하는 것이 상례였다. 그런 와중에서 맥켄지가 그의 맥박기록 장치를 이용하여 기외수축의 기전을 명쾌히 규명한 것은 당시로서는 실로 획기적인 일이었다. 그리고 이 연구 결과는 맥켄지 자신으로서도 그의 생의 전환점을 이루는 큰 계기가 되었다. 사실 그때까지만 하여도 맥켄지는 그 자신의 능력에 관하여 반신반의 하고 있었다. 그러나 이제는 그 또한 그의 가치를 스스로 인정하고 향후 그의 연구 목표를 각종 심장병의 증상을 분석하고 그 중요성을 체계적으로 평가하는데 쏟기로 결심하였다. 그는 먼저 일차적으로 기외수축이 있는 것으로 진단된 환자들을 대상으로 6년간 추적 검사를 시행하였다. 그 결과 기외수축만 있고 다른 동반된 심장병이 없는 환자들은 별 문제없이 건강하게 지낼 뿐 아니라 상당수에서 심한 육체 노동이 가능하였다. 그리고 여자 환자들에서는 순조로운 임신 과정을 보이는 것을 관찰하였다.

이러한 관찰 소견들을 종합하여 맥켄지는 런던에서 열린 한 학회에서 그때까지 대단히 위험한 병으로 간주되던 기외수축이 다른 심장병과 연관되지 않는 한 실제로 그렇게 위험한 부정맥이 아니라는 요지의 발표를 하게 되었다. 그러자 맥켄지의 발표를 듣고 있던 좌중의 한 심장전문의가 얼어나서 자기도 기외수축으로 생각되는 환자 4명을 보았는데 이들 모두가 사망하였다고 맥켄지의 발표 내용을 반박하였다. 맥켄지는 이에 바로 응답하기를 〈나는 대머리 환자 400명을 보았는데 그들도 결국 다 사망하였다. 그러나 그들이 사망한 이유는 대머리 때문이 아니라 딴 원인에서였다〉 라고 응수하였다.

오늘날에 와서 기외수축이란 부정맥은 임상에서 대단히 흔히 볼 수 있는 증상이다. 그러나 관상동맥질환 등 다른 심각한 심장병과 연관되지 않는 한 대부분에서 특별한 문제가 없다는 것이 여러 연구를 통해 확인되고 있다. 맥켄지의 활동 시절 그가 기외수축에 관하여 시행하였던 연구 결과는 그 당시에 많은 환자들을 불안에서 해방시켜주는 동시에 불필요한 활동 제한을 강요당하는 불편을 해소시켜 주는 중요한 기여를 하였다.

생리적 현상의 하나인 동성부정맥의 연구

맥켄지가 일단 기외수축 문제를 해결하고 다음 과제로 연구를 시작한 것은 소아 환자들에서의 부정맥이었다. 소아에서는 흔히 호흡과 연관되어 흡기 시 맥박이 빨라지고 호기 시에는 맥박이 늦어지는 현상이 관찰되어왔다. 오늘날 동성부정맥(sinus arrhythmia)으로 불리어지는 이 부정맥은 학동기 소아에서 자주 관찰되어 일명 학동기 부정맥이라고도 한다. 맥켄지는 당시에는 심각한 병으로 취급되던 이 부정맥에 관하여 수년간 연구하여, 동성 부정맥은 위험한 증상이 아니라 단지 생리적 현상의 하나에 지나지 않는다고 주장하였다.

맥켄지의 이러한 지적은 정확하였음에도 불구하고 당시 의학계는 이를 받아들이는데 주저하였다. 여전히 많은 의사들이 동성 부정맥을 가진 소아환자들에게 수개월 동안 침대에서 안정을 취하거나 어떤 놀이도 하지 말 것을 권유하는가 하면 장기간 여러 가지 주사를 놓기도 하였다. 이런 당시의 분위기에서 동성부정맥을 가진 소아들에게 아무 걱정 말고 정상 생활을 하라는 맥켄지의 권유는 일견 쉬워 보이지만 당시로는 실로 혁명적인 지침이었다. 그리고 이 단순해 보이는 지침이야말로 20년 가까이 수많은 환자를 대상으로 맥박을 면밀히 연구한 결과에서 나온 것이었다. 그러나 전반적으로 일반 의사들은 맥켄지가 만든 뛰어난 맥박측정 장치에는 감탄을 하면서도 그 장치를 이용한 부정맥의 연구결과를 받아들이는 데는 그렇게 신속하지 못하였다. 맥켄지는 한때 이러한 일들을 아쉬워하면서 "내가 만약에 어떤 부정맥을 치료하는 약이나 방법을 개발하였으면 큰 각광을 받았을 것인데, 단지 어떤 부정맥이 임상적으로 큰 문제가 없다는 사실만을 발견하였기 때문에 처음에는 그다지 인정을 받지 못하였다." 라고 술회하였다.

심방세동의 연구

맥켄지의 관심을 오랫동안 끈 세번째 부정맥은 심방세동(atrial fibrillation)이었다(그림 2-30). 이 부정맥은 너무도 박동이 불규칙하여 매 박동마다 세기의 차이가 있었으며 박동간의 간격도 매번 달랐다. 맥켄지는 수년간의 관찰 결과 이런 부정맥을 가진 환자들은 대부분 사망하거나 심부전증으로 고생하며 일부만이 비교적 건강하게 지내는 것을 관찰하고, 이 부정맥은 앞서의 두 부정맥과는 다른 임상적 의미를 지닌다는 것을 알게 되었다. 그리고 그는 경정맥의 맥박측정을 통해 이 환자들에서는 심방의 수축이 제대로 이루어지지 않는다는 것을 알게 되었다. 이 후 맥켄지는 계속된 연구를 통해 심방세동과 류마티스열로 인한 승모판막 협착증과의 관계를 파악하는 등 심방세동의 원인규명에 많은 공헌을 하였다. 또 그는 심방세동의 치료에서 디지탈리스의 역할 등에 대한 많은 연구 업적을 남기기도 하였다.

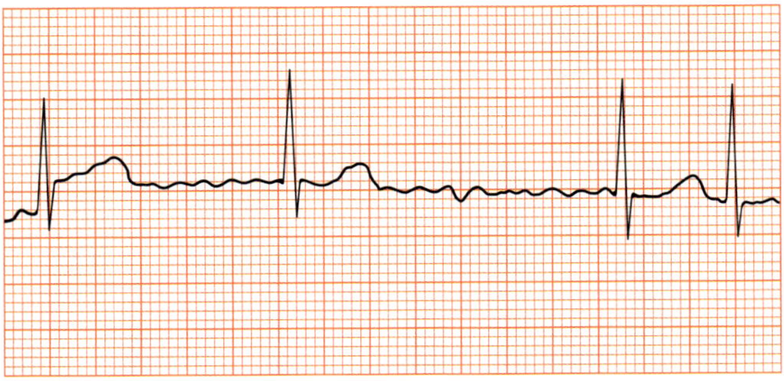

그림 2-30. 심방세동. 불규칙하면서 마치 떨고 있는 것 같은 심방의 움직임을 잘 보여주고 있다.

국외에서는 널리 알려진 국내의 무명의사 맥켄지

여기서 한 가지 특기할 만한 사항은 이상과 같은 맥켄지의 개척적인 연구 업적들 이 모두 심장병 전문의사라는 명칭과는 다소간 거리가 있게 느껴지는, 영국의 번리(Burnley)라는 소도시에서의 바쁜 개업의사 생활 중에서 나왔다는 것이다. 이런 상황의 영향 때문인지 맥켄지는 그의 연구 결과들을 의학 학술지에 계속 발표해 왔지만 영국 내에서는 여전히 제대로 인정을 받지 못하고 있었다. 그러나 독일이나 미국 등 해외에서는 그의 연구 업적들이 크게 인정을 받기 시작하여 그는 오히려 해외에서부터 유명해지기 시작하였다. 어느 날 영국에서 한 국제학회가 열렸을 때 독일에서 온 의사들이 맥켄지에 대해서 물었을 때 영국의 의사들은 어리둥절하여 자기네 나라에는 그런 이름을 가진 유명한 심장 전문의사가 없다고 말할 정도였다. 학술잡지를 통해 이미 맥켄지의 뛰어난 업적에 대해 잘 알고 있던 독일의 의사들은 말도 안 되는 소리라고 반박하고 그들이 학회에 참가한 목적은 맥켄지를 만나기 위해서라고 주장하였다. 그들은 수소문 끝에 번리로 맥켄지를 만나러 떠났다

이렇게 해외에서 명성을 확보한 맥켄지는 곧이어 캐나다와 미국에 초청방문을 하기도 하고 그를 만나기 위해 외국에서 온 많은 의사들을 맞이하기도 하면서 바쁜 생활을 보냈다. 그러나 여전히 영국 내에서는 그의 업적에 상응하는 대접을 받지 못하였다. 이에 대해 맥켄지는 가장 큰 이유를 그가 큰 도시에서 본격적으로 심장 전문의사로서 일하지 않고 작은 도시에서 일반 개업의사로 일하고 있기 때문으로 생각하였다. 그는 마침내 이미 행복하게 기반을 잡고 있던 번리를 떠나지 말라는 친구들의 부탁을 과감히 물리치고, 1907년 정든 번리를 떠나 54세의 나이로 런던의 병원들에서 근무를 시작하였다. 이후 런던과 미들섹스 지방의 노드우드 등지에서 일하면서 맥켄지는 임상 및 연구 분야에서 지속적으로 탁월한 업적을 남겼다. 그는 실로 당대의 최고 심장내과의사로 인정을 받으면서 이후 영국 학술원회원과 기사 작위를 받는 등 큰 명예를 누렸다.

그러나 맥켄지는 개업의사로서의 기본적인 향수를 버릴 수가 없었다. 그는 진정한 연구를 위해서는 진행된 상태의 환자들로 가득 차있는 도시의 종합병원이나 딱딱한 연구실 보다는 질병의 초기 상태를 연구할 수 있는 일반 개업의가 더 바람직하다고 생각하였다. 마침내 1918년 65세의 나이로 맥켄지는 고소득을 보장해주는 큰 병원의 고문 의사직을 버리고 세인트 안드류라는 스코틀랜드의 소도시에 개업의를 위한 임상연구소를 짓는데 전념하였다. 맥켄지는 주로 질병의 초기 상태의 연구에 일차목적을 둔 이 연구소가 잘 확립되어 나가는 것을 보다가 지병인 협심증으로 1925년 72세를 일기로 사망하였다.

6. 포르스만과 심도자법

심장병의 진단과 치료법이 오늘날의 모습으로 만들어진데에는 여러 관련 분야의 발전이 바탕이 되어 왔으나, 심장병의 정확한 진단을 가능하게 해 준 심도자법(cardiac catheterization)의 개발만큼 중요한 공헌을 한 것도 드물다. 심도자법이란 말초 혈관을 통해 심장까지 카테터를 삽입한 후 이를 통해 심장내 압력을 측정하거나 또는 염색 물질을 주입하여 심장 내부를 관찰하는 방법을 말한다. 근래에 와서는 심장병의 직접 치료에도 응용되기도 한다.

1920년대까지 의료계는 항생제의 발견이나 마취 기법의 발전 등 많은 진보를 보았으나 심장에 대한 수술은 여전히 침체상태를 벗어나지 못하였다. 그때만 해도 심장학이란 분야는 전문 분야로서 거의 인식이 되어있지 않을 정도였고, 심장의 전반적인 병태 생리에 대해서도 충분한 연구가 이루어지지 못 하고 있었다. 의사들은 엑스선과 형광투시검사(fluoroscopy)로 가슴 안에 있는 심장을 관찰할 수는 있었으나 심장 내부의 자세한 상태는 알 방법이 없었다. 이때 의학사의 무대에 등장한 사람이 당시 독일의 젊은 외과의사였던 포르스만(Werner Forssmann; 1904~1979)이다(그림 2-31).

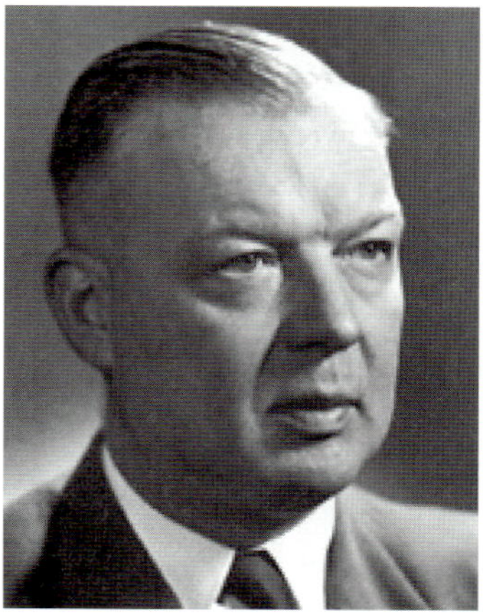

그림 2-31. 포르스만 (Werner Theodor Otto Forssmann)

포르스만은 1904년 독일 베를린에서 태어

났다. 그가 아직 대학생 시절이었던 1920년대 초 그는 우연히 오래된 프랑스 생리학 책의 표지에서 한 목판화를 보게 되었다. 그 그림은 말의 경정맥을 통해 삽입된 고무관을 잡고 있는 사람을 묘사한 것으로 그 관은 말의 목을 거쳐 심장까지 도달해 있었다. 그림 자체는 대단히 조악했지만 그 인상 깊은 장면은 젊은 포르스만의 뇌리에 생생하게 남아 있게 되었다.

포르스만은 24세 때인 1928년 베를린 의과대학을 졸업하자마자 곧 외과 트레이닝을 받기 위해 베를린의 북서쪽에 위치한 에베르스발데 라는 도시의 작은 병원에서 근무하게 된다. 외과 트레이닝을 시작한지 1년이 지난 1929년, 그는 마취 도중이나 심장 속 또는 약물중독으로 심장이 갑자기 멈추는 응급상황이 발생하였을 때 심장에 직접 약물을 투여하여 환자의 생명을 구하는 방법에 대해 흥미를 갖기 시작하였다. 그러나 당시에는 심장을 직접 찔러 약물을 주입할 경우 관상동맥의 손상으로 인한 출혈로 심장탐폰(cardiac tamponade)이 발생할 위험성이 걱정이 되어 의사들은 주로 마지막 수단으로 심장천자(cardiac puncture)에 의한 약물투여를 시도하곤 하였다. 이런 문제점에 착안한 그는 카테터를 정맥을 통해 심장의 우심방까지 안전하게 삽입한 후 약물을 투여하는 방법에 대해 연구를 시작하였다. 그는 사체를 이용하여 실험한 결과 팔의 정맥을 통해 카테터를 쉽게 우심방에 넣을 수 있다는 것을 발견하였다. 실험 결과에 대한 그의 확신에도 불구하고 당시 포르스만의 윗사람들은 그가 제안한 방법을 참으로 위험하고 무모한 시도로 간주하였다.

이에 따라 그들은 포르스만이 제안한 시술이 환자들에게 시행되는 것을 절대 금지하였을 뿐 아니라, 심지어 포르스만이 그 자신을 대상으로 실험하겠다는 제의도 단호히 거절하였다. 그러나 결심이 확고하였던 포르스만은 비밀리에 그 자신을 첫 번째 실험 대상으로 카테터 삽입 실험을 하기로 결심하였다. 드디어 어느 날 한 동료의사의 도움을 받아 포르스만은 그의 팔꿈치 앞의 정맥(antecubital vein)에 큰 주사바늘을 찌르고 그 속을 통해 가는 요관 카테터를 통과시켰다. 카테터를 심장 쪽으로 35cm 가량 밀어 넣던 그의 동료는 갑자기 용기를 잃고 실험을 더 이상 진행하면 위험하다며 카테터 삽입을 중단하고 말았다. 포르스만은 부득이 카테터를 빼고 실험을 중간에서 포기할 수밖에 없었다.

일주일 후인 조용한 여름날 오후 포르스만은 이번에는 차라리 혼자서 실험을 진행하기로 결정하였다. 그는 혼자서 그 자신의 좌측 팔꿈치 앞(antecubital fossa) 부위를 국소마취한 뒤 정맥을 절개하고 카테터를 30cm 가량 삽입하였다. 그런 뒤에 그는 간호사를 불러 머뭇거리는 그녀로 하여금 형광판 앞에서 거울을 들고 있게 하고 그 거울을 통해 형광투시 소견을 관찰하였다. 형광투시 하에 카테터를 우심방까지 삽입한 뒤 그는 카테터의 끝이 우심방에 위치하고 있다는 것을 증명하기 위한 엑스선 사진을 찍기 위해 다른 층에 위치하고 있는 방사선과로 계단을 통해 걸어갔다. 방사선과로 들어가 이유를 설명하고 사진을 촬영하길 원하자 깜짝 놀란 방사선 기사가 방을 뛰쳐나가 포르스만의 동료의사 한 사람에게 그 얘기를 하였다. 혼비백산한 그 동료의사는 방으로 뛰어와 포르스만의 팔에 있는 카테터를 제거할 듯이 야단을 쳐대어 포르스만이 정강이를 몇 번 차서 진정을 시켜야 될 정도였다.

이렇게 우여곡절 끝에 찍은 방사선 사진은 카테터의 끝이 우심방에 위치하고 있음을 명백하게 보여주었다(그림 2-32). 그 자신을 대상으로 한 실험의 성공에 고무된 포르스만은 곧이어 화농성 복막염을 가진 여자환자에서 카테터를 삽입하고 우심방에다 직접 포도당과 아드레날린 등을 함유한 용액을 투여하기도 하였다. 마침내 1929년 11월 포르스만은 그의 연구 결과에 대한 논문을 발표하고 심장병의 진단과 치료에 있어서 심도자법의 밝은 미래를 예견하였다.

그 후 2년 동안 포르스만은 심도자법을 이용하여 우측 심장과 폐동맥을 조영하고자 실험을 진행하였다. 그는 방사선 비투과성 조영제를 우심방에 넣고 동시에 가슴 사진을 찍었다. 이 기법은 오늘날 시행되고 있는 심혈관조영술의 효시가 되는데 당시에는 방사선 촬영 기술이 좋지 못해 실험은 제대로 성공하지 못하였다. 그는 이 기간 동안 여섯 번이나 더 그 자신을 실험대상으로 사용하였다.

포르스만의 과감한 학문적 도전심과 그 연구 업적에도 불구하고 당시 주위의

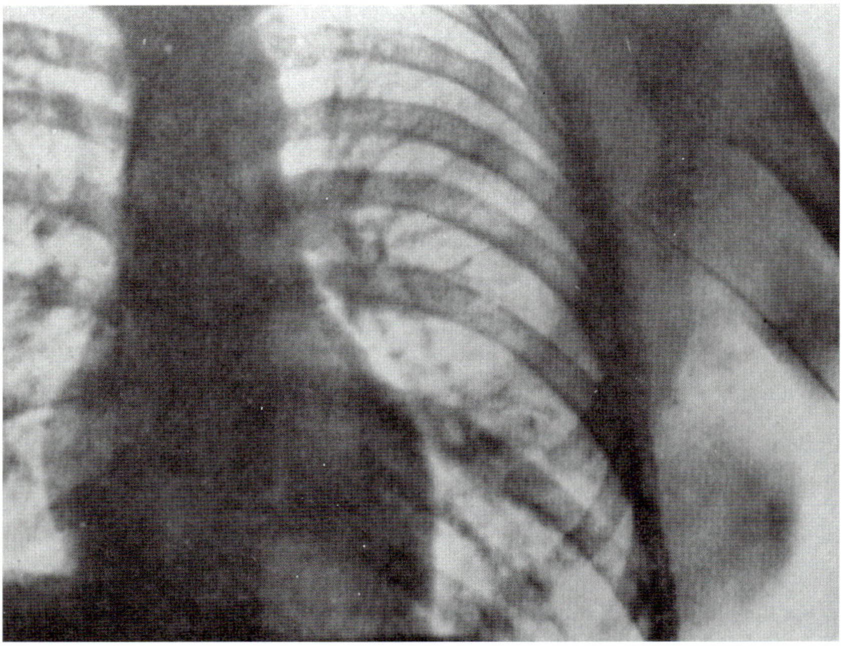

그림 2-32. 포르스만에 의해 자기 몸에서 최초로 시행된 심도자법 후 촬영된 X-선 사진

여론은 그에게 지극히 부정적이었다. 그 당시의 독일의 내과 및 외과의사 대부분은 포르스만이 시도하고 있는 심도자법이 사람에게 적용하기에는 너무 위험하다고 믿고 있었다. 몇 년 후 어떤 학회에서는 심지어 발표 순서에서까지 괄시를 받게 되자 그는 실망한 나머지 심도자법에 관한 연구를 포기하게 된다. 포르스만은 그 후 비뇨기과 의사로서 그의 길을 갔다. 그는 세계 제 2차 대전 당시 독일군 군의관으로 복무하였으며 전쟁 중에 포로로 잡히기도 하였다. 전쟁이 끝나 석방된 그는 의사였던 아내와 함께 한 시골도시에서 개업을 하면서 평범한 의사 생활을 보내게 된다.

그로부터 27년 후인 1956년 포르스만은 심도자법의 개발에 대한 그의 공로를 뒤늦게 인정받아 프랑스 태생의 미국 심장내과의사 쿠르낭(André Frédéric Cournand)과 역시 미국 심장내과의사인 리처드(Dickinson W. Richards)와 함께 노벨의학 생리상을 받게 된다. 수상 당시 포르스만은 앞서 말한 독일의 한 시골 도시에서 조용히 의사 생활을 하고 있었다. 그는 나중에 이때를 이야기하며 〈마치 시골에서 근무하던 신부가 어느 날 갑자기 추기경으로 임명되는 통고를 받는 것과 같은 기분이었다.〉 라고 회상하였다. 포르스만은 1979년 75세를 일기로 사망하였다. 오늘날 그 자신의 몸을 사용하여 살아있는 사람의 심장에 카테터를 삽입한 최초의 사람으로 의학사에 기록되는 포르스만의 일생은 실로 〈심장으로의 항해사〉 라는 별명처럼 극적인 것이었다.

7. 손스와 관상동맥 조영술

관상동맥 우회수술(coronary artery bypass grafting, CABG)은 오늘날 심장수술 영역에서 세계적으로 가장 많이 시행되고 있는 수술이다. 물론 우리나라에서도 최근 관련 환자가 크게 증가하고 있는 추세이다. 그런데 이 관상동맥 우회수술의 수술 전 진단에 가장 핵심이 되는 것이 바로 관상동맥 조영술(coronary arteriography)이다. 관상동맥 조영술이 개발되지 않았다면 오늘날의 관상동맥 수술은 존재하지 못하였을 것이라고 단언하여도 과언은 아니다.

관상동맥 조영술이 발견된 것은 실로 우연한 한 사건이 계기가 되었고, 그 사건의 주역은 바로 손스(F. Mason Sones Jr; 1919~1985)였다(그림 2-33). 미국 미시시피주의 작은 마을에서 태어난 손스는 1943년 미국 메릴랜드 의대를 졸업하고 1944년-1946년 사이에는 미국 육군 항공대에서 복무하였다. 제대 후 그는 디트로이트의 헨리 포드병원에서 심장학 분야의 트레이닝을 받았다. 손스는 1950년도부터 심장내과의사로서 유명한 클리브랜드 클리닉의 심장소아과와 심장연구소 소장을 맡고 있었다.

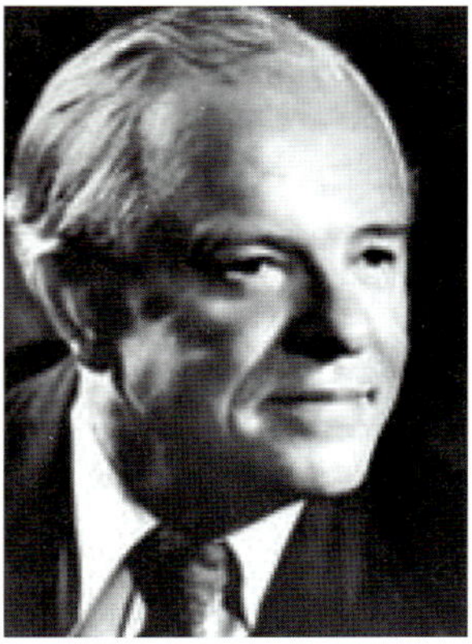

그림 2-33. 손스
(F. Mason Sones Jr)

손스는 평소 관상동맥을 조영하는 방법에 대해 많은 관심을 가지고 있었다. 그러나 당시에는 관상동맥에 카테터를 삽관하는데 따른 기술적인

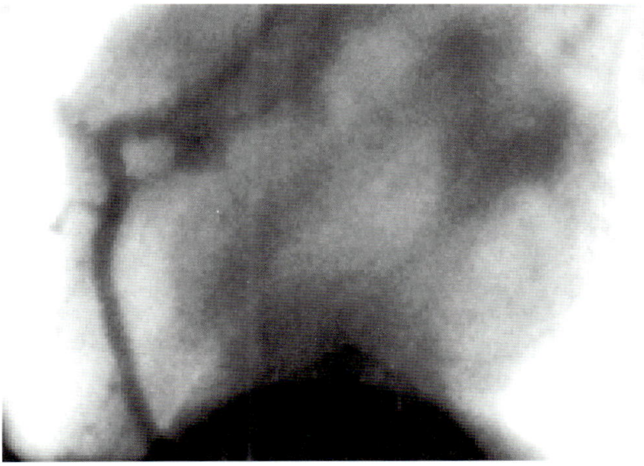

그림 2-34. 1958년 10월 30일 손스에 의해 기록된 첫 선택적 관상동맥 조영도 (selective coronary arteriogram)

문제와 조영제를 직접 관상동맥에 삽입할 때 생길 수 있는 치명적인 위험성 때문에 실제 사람에서의 관상동맥 조영술은 엄두도 내지 못하고 있던 시절이었다. 그러던 중 1958년 10월 30일 손스는 그의 동료 루이스(Royston Lewis)와 함께 26세 된 류마티스성 판막질환 환자에서 좌심실 조영술(left ventriculogram)을 시행하고 있었다. 그는 먼저 카테터를 좌심실에 삽입한 뒤 조영제를 넣어서 좌심실을 조영, 관찰하였다. 그리고 주입기(injector)에 조영제가 다시 보충되는 동안에 일단 카테터를 대동맥 쪽으로 후퇴시켜 놓고 루이스와 함께 담배 한대를 피워 물고 잠시 휴식을 취했다. 그는 이 환자에서 추가로 대동맥 조영술을 시행할 예정이었다. 그러나 휴식 후 카테터를 통해 조영제를 주입하니까 형광투시 화면에는 놀랍게도 대동맥 대신 이 환자에서의 주된 관상동맥(dominant artery)이었던 우측 관상동맥이 조영되고 있는 것이었다(그림 2-34). 우연히 순간적으로 대동맥에서 우측 관상동맥으로 빠져 들어간 카테터를 통해 무려 40 ml 나 되는 조영제가 한꺼번에 주입된 것이었다. 손스는 깜짝 놀랐다. 환자의 심전도 화면상에 6초 반 가량의 짧은 심정지 상태가 관찰되었다. 당시에는 세동제거기(defibrillator)가 없던 시절이었기 때문에 황급해진 손스는 환자에게 기침을 하도록 하였다. 어쨌든 결과적으로 환자는 별 문제없이 회복되었다.

뛰어난 의사였던 손스는 이 우연한 발견의 기회를 결코 놓치지 않았다. 이 환자의 결과에 크게 고무된 그는 곧 관상동맥 조영술에 사용할 목적으로 새로운 카테터를 개발하여 본격적으로 연구에 나섰다 마침 거의 비슷한 시기에 세동제거기도 임상에 소개되어 관상동맥 조영술중에 치명적인 부정맥이 발생하는 사고에 대해 걱정을 덜어 주었다. 손스는 마침내 그로부터 4년 후에는 1,020명의 환자들의 관상동맥 조영술 소견에 대한 발표를 할 수 있게 된다.

제3장

심장병 치료약제의 발견

1. 위더링과 디지탈리스

오늘날 심장병의 치료에서 디지탈리스가 차지하는 비중은 새삼 강조할 필요가 없을 정도이다. 디지탈리스는 심근의 수축력을 증가시키기 위한 강심제로 또는 과도한 심박스를 감소시키기 위한 심장 전도계 억제제로 임상에서 널리 사용되고 있다. 디지털리스는 〈Digitalis purpurea(purple foxglove)〉 라는 식물의 말린 잎에서 나오는데 이 식물은 현삼과의 다년생 약초로 키는 1 미터쯤이고 전체에 짧은 털이 있다. 꽃은 7-8월에 피는데 화관은 홍자색이고 짙은 반점이 있으며 전체적으로 종 모양이지만 가장자리는 약간 입술 모양이 된다(그림 3-1). 맛은 불쾌할 정도이며 매우 쓰다. 중국에서는 디지탈리스를 양지황(洋地黃)이라고 부르는데 이는 디지털리스가 생약 지황(地黃)의 모양과 유사한데서 유래된 것이다.

이 디지탈리스가 임상적으로 심장병의 치료에 쓰이기 시작한 것은 18 세기말경이였는데, 이는 의사이자 식물학자였던 영국의 위더링(William Withering; 1741~1799)의 공헌이 없이는 불가능한 일이였다. 위더링은 1741년 영국 쉬롭셔 주의 웰링톤이라는 도시에서 태어났다. 부친과 조부 그리고 삼촌까지 의사였던 의사 가문에서 자란 그는 에딘버러 의대를 졸업한 후 1767년 스탠포드란 도시에서 개업을 하였다. 그곳에서 위더링은 의사로서의 업무 이외에 개인적인 관심으로 주위에 있는 식물의 관찰에 많은 시간을 바쳤다. 식물에 관한 그의 연구는 상당한 궤도에 올라 그가 스탠포드를 떠나 개업 장소를 버밍엄으로 옮긴 그 이듬해인 1776년에는 〈영국에서 자생하는 식물들의 식물학적 분류〉 라는 책을 내기에 이르렀다. 과학에 관한 위더링의 열정은 여기에 그치지 않고 화학 분야에도 관심을

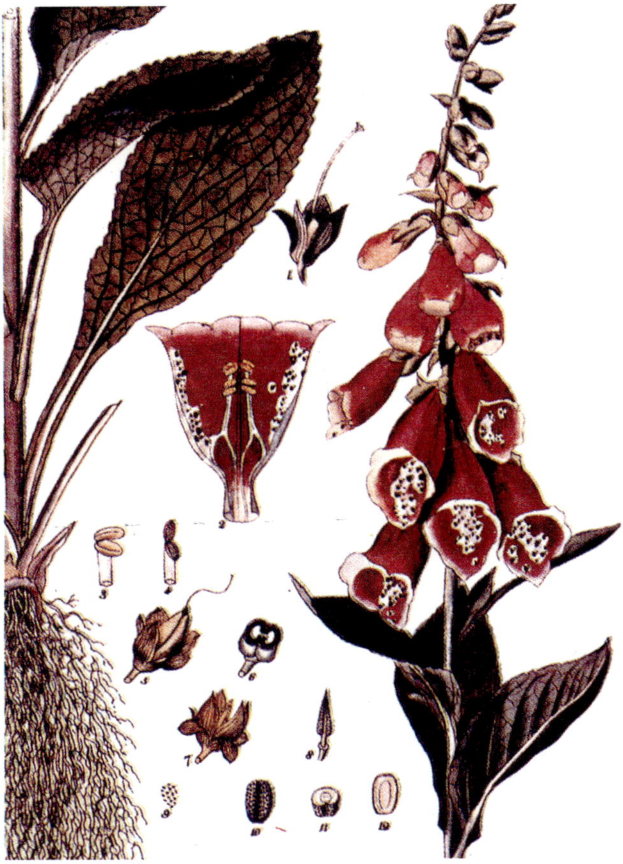

그림 3-1. 디지탈리스
(purple foxglove)

가져 탄산붕산염(barium carbonate)을 처음 발견하는 업적을 남기기도 하였다.

위더링이 활동하던 당시 영국의 쉬롭셔 지방에서는 한 노파가 살고 있었다. 그녀는 그 당시의 의술로는 별 뾰족한 치료 방법이 없었던 수종(dropsy, edema)이라고 불리던 몸이 붓는 병의 치료에 모종의 비방약제를 갖고 있는 것으로 널리 알려져 있었다. 20 여종 이상의 약초로 만들어진 이 처방약을 복용하게 되면 종종 심한 구토와 설사를 일으켰다. 당시 사람들에 의하면 바로 이점이 이 비방에 의해 수종이 치료되는 기전이라고 간주되어 오고 있었다. 위더링은 1775년부터 이 노파의 처방약에 관심을 가지고 이 약에 관하여 연구를 하기 시작하였다. 연구 결과 위더링은 처방약에 포함된 20 여종의 약초 중에서 디지탈리스란 식물만이 유일하게 수증에 대한 치료 작용을 갖고 있는 것으로 결론을 내렸다.

디지탈리스란 식물은 1542년 독일의 푸크시우스(Fuchsius)가 그 꽃잎이 장갑의 손가락들과 닮은데서 디지탈리스(digitalis)로 명명한 약용 식물의 하나로서 폭스글로브(foxglobe)라고도 불리어졌다. 당시 식물학자로서 이미 디지탈리스에 관하여 잘 알고 있던 위더링은 그의 연구 결과를 토대로 이 약용 식물을 가지고 직접 임상실험을 해보기로 결심하였다. 그러나 처음에는 다소간 걱정스러운 마음이 없을 수 없었다. 그는 만약에 생길 수 있는 약물의 합병증으로 인한 사회적 후유증을 최소한으로 줄여보기 위하여 이 약의 시험투약 대상자를 극빈 환자들만으로 한정하였다.

이러한 임상실험의 결과 위더링은 디지탈리스가 수증의 치료에 효과가 있는 것으로 분명히 확신하게 되었다. 또 그는 나아가서 디지탈리스의 치료 효과가 이 약에 의해 야기되는 구토나 설사 때문이 아니고 신장에 대한 이뇨 효과 때문일 것이라는 개인적인 결론을 얻게 되었다. 그러던 중 어느 날 위더링은 한 동료 의사로부터 심부전증으로 고생하던 옥스포드에 있는 한 대학의 총장이 디지탈리스 뿌리를 복용하여 큰 도움을 받았다는 얘기를 전해 들었다. 위더링은 이 얘기를 듣고 디지탈리스의 효능에 더욱 고무되어서, 이제는 그의 환자 중에서 보다 중요하다고(?) 생각되는 환자에까지 디지탈리스를 널리 사용하기 시작하였다.

디지탈리스의 사용빈도가 늘어감에 따라 위더링은 디지탈리스의 제조법이나 사용 용량을 표준화할 필요성을 느꼈다. 그는 이를 위하여 디지탈리스의 뿌리 대신 잎을 사용하는 것이 약효의 측면상 좋다고 생각하였다. 그는 또한 계절에 따른 약효의 변동을 줄이기 위해 디지탈리스의 수확을 꽃이 피는 시기에 한정하기로 결정하였다. 잎을 딴 뒤 그는 그 잎들을 햇빛에서 말리거나 또는 냄비에 담아 불로 건조시켰다. 이렇게 얻어진 녹색 가루들은 가루 그 자체로 또는 알약으로 만들어져 복용되었다. 때때로 물약이 필요할 경우에는 끓는 물에 건조시킨 잎들을 담구어서 만들기도 하였다.

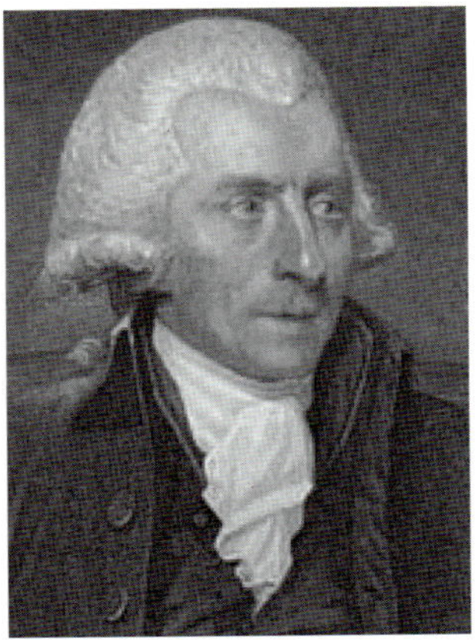
그림 3-2. 위더링(William Withering)

1779년 위더링은 당시 지역적으로 유행했던 류마티스 열의 결과로 생긴 수많은 심부전증환자를 디지탈리스로 치료할 기회를 가졌다. 치료 결과 그는 괄목할 만한 임상 성적을 거두었다. 이 결과는 곧 그의 동료 의사에 의하여 에딘버러(스코틀랜드의 주도)의 의사회에 보고되어 큰 반향을 불러일으켰다. 마침내 디지탈리스는 1783년에 들어서는 에딘버러 약전집에 실릴 정도로 널리 소개되기 시작하였다. 그러나 위더링으로서는 당시 에딘버러나 런던 등지의 의사들이 디지탈리스를 사용할 때 지나치게 많은 양을 사용하는데 대하여 큰 우려를 표명하였다. 다시 말해서 위더링은 디지탈리스의 우수한 치료 효능에도 불구하고, 과도한 용량을 사용함으로서 생길 수 있는 부작용 때문에 디지탈리스가 위험하거나 예측하기 어려운 약제로 낙인찍혀 버릴 것을 걱정하였던 것이다. 이런 걱정을 해소하고자 위더링은 마침내 1785년 디지탈리스에 대한 그의 경험을 담은 〈폭스글러브에 관한 보고서(An Account of the Foxglobe)〉 라는 책을 발간하였다(그림 3-2). 오늘날 의학고전의 하나로 꼽히는 이 책에서 위더링은 구토, 설사, 황색시(yellow vision), 서맥(bradycardia), 실신에서 심지어 죽음에까지 이를 수 있는 디지탈리스의 과용에 의한 부작용들을 상세히 열거하였다. 그리고 그는 디지탈리스의 치료 효과를 위해서 이뇨작용을 일으킬 정도의 충분한 양은 투여해야 하지만, 최초에 생각한대로 구토가 생길 때까지를 기준점으로 하는 것은 잘못된 생각이라고 주장하였다. 따라서 그는 구토, 설사, 서맥 등의 증상이 생기면 과용의 증상으로 간주하고 오히려 약제 사용을 중단하여야 한다고 강조하였다.

당시 위더링은 디지탈리스를 사용할 수 있는 병으로는, 신체 조직에 수분의 과잉 축적이 있을 때는 언제든지 사용이 가능하다고 생각하였다. 사실 당시로는 심부전증(heart failure)으로 인한 부종과 신부전증(renal failure)으로 인한 부종을 구별할 수가 없었다. 따라서 위더링으로서는 디지탈리스의 일차적 작용 기전은 사실은 심장에 대한 것이고, 이뇨 현상으로 나타나는 신장에 관한 작용은 심장 기능이 개선됨으로써 오는 이차적인 것임을 알 도리가 없었다. 그럼에도 불구하고 위더링은 그의 책에서 디지탈리스가 심박수를 감소시키는 등 심장에 대하여 어떤 영향을 미칠 수 있다고 언급하고, 디지탈리스가 이런 목적의 치료약제로서 사용될 수 있는 가능성을 비쳤다. 이러한 언급은 당시로는 참으로 대단한 선견지명으로 간주될 수밖에 없었다. 왜냐하면 그로부터 백년이나 지난 19세기말에 가서야 비로소 심부정맥에 대한 기본적인 개념 등이 확립되었기 때문에, 당시에는 디지탈리스의 사용에 의한 심박수의 감소효과의 진정한 의미를 알 수가 없었기 때문이다.

위더링의 책은 발간되자마자 큰 호응을 일으켜 책이 출간되던 바로 그해에 그는 영국 학술원의 회원으로 추천되었다. 그러나 불행히도 당시의 모든 의사들이 모두 다 디지탈리스에 대한 위더링의 의견에 동조한 것은 아니었다. 당시 런던에서 가장 성공적인 개업의의 하나였던 존 렛섬 같은 이가 부정적인 견해를 가진 대표적인 사람이었다. 그는 예를 들어 심장병과는 무관한 간경변증 같은 병으로 부종이 온 환자들에서 디지탈리스를 사용하다가 결국 환자가 사망하자 그 탓을 디지탈리스의 예견할 수 없는 독성 때문으로 돌렸다. 이러한 렛섬의 비판에 대하여 위더링은 치료대상 환자의 선정에 잘못이 있을 가능성을 지적하였으나 렛섬을 포함한 당시의 많은 의사들은 이런 위더링의 말에 귀를 기울이려 하지 않았다. 이런 일이 거듭되자 디지탈리스의 치료 효과를 옹호하려던 위더링의 노력에도 불구하고 이후 무려 백년 이상이나 의료계에서는 디지탈리스의 사용에 대한 부정적인 분위기가 조성되고 말았다.

병의 치료를 위해 개발된 대부분의 약제들이 치료 작용과 동시에 바라지 않는 부작용들을 일으킬 수 있다는 사실은 오래전부터 알려진 일이다. 이 때문에 뚜렷한 치료 효과를 지닌 약제들이 심한 부작용의 문제로 사용이 되지 못하는 경우도 있다. 그러나 어떤 경우에는 이런 부작용의 문제들이 단순히 약제 사용의 적응이나 투약 방법 또는 투여 용량 등이 정확히 확립되지 못한데서 기인하기도 한다. 의학연구의 목적 중의 하나는 이러한 문제들을 다각도로 연구하여 어떻게 하면 어떤 약제의 부작용을 최소화 하면서 최선의 치료 효과로 투여할 수 있는지를 밝혀내는 데 있다. 디지탈리스는 이러한 의학연구의 개념이 완전히 확립되기 전에 소개된 탓으로 이 후 무려 백년 이상 마땅히 받아야할 대접을 받지 못한 채 심장병 치료 무대의 전면에서 밀려나 있어야만 했던 것이다.

위더링은 이후 결핵 때문에 개업의사로서의 일을 그만두었다. 그러나 그는 식물학에 관한 연구는 계속하다가 1799년 58세를 일기로 사망하였다. 디지탈리스의 일차적인 작용 기전이 심장에 있고 이뇨 작용은 이차적인 것이라는 사실은 그의 사망과 같은 해인 1799년 영국의 페리아(John Ferriar;1761~1815)에 의하여 규명되었다. 그리고 그 후 20세기 초에 가서는 맥켄지(Mackenzie), 쿠쉬니(Cushny), 그리고 루이스(Lewis) 등에 의하여 심방세동의 치료약제로서 디지탈리스의 존재 가치가 부각되기 시작하였다. 그리고 곧이어 디지탈리스는 심부전증에 대한 가장 중요한 치료약제의 하나로 굳건히 자리 잡게 된다.

2. 협심증과 유기질산염

협심증이란 관상동맥 경화증으로 인해 관상동맥이 좁아져서 나타나는 증상으로 심근에 필요한 양의 혈액을 공급하지 못하는데서 생기게 된다. 협심증의 특징적인 임상 양상은 경련성 동통이 갑자기 가슴, 목구멍, 턱, 팔 또는 등에서 느껴지며 마치 곧 질식하거나 죽을 것과 같은 절박감을 수반하게 된다. 이 통증은 보통 수 분간 지속되는데 운동 시 또는 감정적으로 흥분하였을 경우 쉽게 유발되고, 과식이나 추운 날씨에서 악화되며 안정을 취하면 해소되는 것이 특징이다. 협심증의 약물 치료에는 나이트로글리세린 등의 유기질산염과 니페디핀 등의 칼슘유입 차단제 그리고 인데랄 등의 베타차단제 등이 주로 사용된다. 이 중에서 유기질산염은 협심증에 가장 효과적인 약제로 현재 세계적으로 널리 사용되고 있으며, 니트로글리세린, 아질산아밀 등의 약제가 여기에 속한다.

브룬톤과 협심증 치료에 아질산아밀의 사용

협심증의 원인 규명에 많은 공헌을 하였던 영국의 의사 헤베르덴(William Heberden; 1710~1801)의 시대에도 협심증의 치료를 위해 사용되었던 약제들은 별 것이 없었다. 따라서 고작해야 아편 팅크제(laudanum; 과립상으로 만든 아편을 삼투 여과하고 그 생성물을 농축하여 얻은 제재)를 사용하거나, 심지어 브랜디 같은 독한 술을 사용해 보는 것에서 벗어나지 못하고 있었다. 그 후에 한동안은 에테르나 클로로포름 같은 마취제의 흡입을 통하여 협심증을 치료하여 보

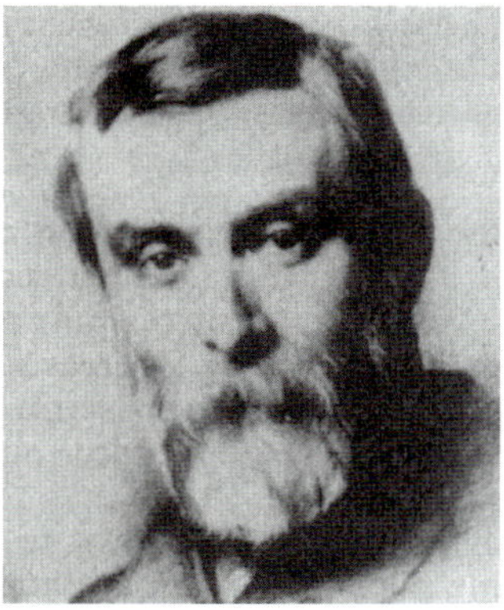

그림 3-3. 브룬톤(Thomas Lauder Brunton)

려는 시도도 있었으나 그 효과는 신통하지 못하였다. 이럴 때에 1867년 영국의 내과의사 브룬톤(Lauder Brunton; 1844~1916)이 협심증의 치료에 아질산아밀(amyl nitrite)을 소개한 것은 실로 획기적인 진전이었다(그림 3-3). 아질산아밀은 $C_5H_{11}NO_2$이라는 화학명을 가진 황색 액체로서 에테르 냄새와 비슷한 독특한 과일 냄새가 나는 물질이다. 저온에서는 휘발하는 특성이 있으며 그 증기를 흡입시켜 협심증 환자에게 사용하게 되는 것이다.

스코틀랜드 태생의 브룬톤은 에딘버러 대학에서 의학을 공부하고 1866년 의사 자격을 취득하였다. 그가 아질산아밀의 효과를 발견한 것은 에딘버러 대학의 내과 전공의로 일하고 있을 때였다. 당시 브룬톤은 정규적인 병원 업무 이외에 맥파계(sphygmograph)를 이용하여 각종 약제가 혈압에 미치는 영향에 관하여 연구를 하고 있었다. 그가 사용하던 맥파계는 그로부터 4년 전에 프랑스의 마레이(Étienne Jules Marey)가 개발한 것이었다(제2장 심장병 진단법의 개발-3. 혈압 측정법의 개발 참조). 브룬톤은 이 장치로 디지탈리스를 사용하였을 때 생기는 혈압의 변화를 그 자신의 몸을 이용하여 연구하였다. 그는 또한 협심증 환자에서 디지탈리스를 사용하면 혈압이 상승하는 것을 관찰하였다. 그리고 그는 이때 아질산아밀을 투여하면 상승된 혈압을 감소시켜주며, 결과적으로 이 감소된 혈압이 심장의 부담을 덜어주어 협심증 증상을 해소시켜줄 수 있다는 것을 실험으로 증명하였다. 다시 말하자면 그는 아질산아밀의 협심증에 대한 치료 약제로서의 가치뿐만 아니라 그 약제의 작용 기전까지 규명하였던 것이다.

브룬톤은 의사 생활을 시작한 첫 해에 이러한 큰 연구 성과를 기록한 이후에도 계속 뛰어난 업적을 남겼다. 그는 1870년에는 에딘버러를 떠나 런던으로 가서 미들섹스병원의 약리학 강사가 되었다. 그로부터 1년 후에는 유명한 세인트

바쏠로뮤 병원의 스탭으로 부임해 그곳에서 1904년 은퇴할 때까지 머물렀다. 당시 브룬톤의 학문적 주 관심사는 생리학과 약리학이었다. 당시 그는 관련 지식들을 직접 실험을 통하여 얻어 나갔다. 이를 위해 그는 동물실험을 하거나 또는 필요에 따라서는 그 자신이나 학생들의 몸을 사용하기도 하였다. 이렇게 직접적인 실험에 바탕을 둔 그의 약리학 강의는 당시 명성이 자자하여 병원내의 학생들뿐 아니라 인근의 다른 병원의 스텝들이나 학생들로 항상 만원이었다. 브룬톤은 아질산아밀에 관한 그의 업적 이외에도 소화생리와 혈액의 성분 그리고 디지탈리스와 수은의 작용에 대한 업적 등을 인정받아 불과 30세의 젊은 나이에 영국 학술원의 회원이 되었다. 그는 또한 저술 활동에도 많은 노력을 기울여 각종 의학 학술잡지에 수많은 논문을 기고하였으며, 때때로 그 논문들을 묶어 책으로 만들곤 하였다.

아질산아밀은 원래 발라드(Balard)에 의해 처음 발견된 것으로, 거트리(Guthrie)가 이 약이 안면홍조, 경동맥들의 박동감, 심박수의 증가 등을 일으키는 것을 보고 이 약의 임상연구에 착수하였다. 그는 아질산아밀의 작용과 연관하여 이를 물에 빠진 사람이나 질식 또는 기절한 환자의 치료에 사용할 것을 제안하였다. 그러나 이 약이 임상적으로 실제 사용되기 시작한 것은 영국의 생리학자 감지(Arthur Gamgee)가 이 약을 사용하면 사람이나 동물에서 동맥의 긴장도를 감소시킨다는 것을 증명하고 나서부터였다.

브룬톤이 아질산아밀을 협심증의 치료에 사용해보기로 생각한 것도 감지의 실험 결과가 등기가 되었다. 평소 브룬톤은 협심증의 치료에 브랜디는 전혀 효과가 없고 클로로포름은 부분적인 마취상태에 이르기까지 사용하여도 일시적인 효과밖에 보지 못한다는 것을 알고 있었다. 반면 그는 협심증 환자에서 환자의 정맥을 절개하여 소량의 출혈을 인위적으로 일으키면 항상 어느 정도의 협심증상 해소효과가 있는 것을 관찰하였다. 그는 이러한 이유가 출혈을 통해 동맥의 긴장도가 감소되었기 때문에 치료 효과가 있는 것으로 판단하였다. 따라서 그는 감지의 실험에서 증명된 바와 같이 동맥 긴장도의 감소 효과가 있는 아칠산아밀을 협심증의 치료에 사용하여 보기로 결정하였다. 처음에 그는 아질산아밀 5-10 방울을 천에다 붓고 환자로 하여금 흡입하게 하였다. 환자는 1분도 안 되어 안면 홍조를 보이면서 혈압강하와 함께 협심증으로 인한 흉통이 사라지는 것이 관찰되었다. 브룬톤은 이 결과에 대단히 고무되어 연구를 계속 하였다.

아질산아밀은 가연성이 있는 휘발성 액체이기 때문에 뒷날에는 유리 캡슐에 넣은 뒤, 사용 시에는 손으로 캡슐을 부서뜨린 다음 입을 벌려 흡입하는 방법으로 투여되었다. 이런 투여 방법으로 흡입된 아질산아밀의 치료 효과는 신속히 나타났으나 작용이 일시적이고 용량을 조절하기 어려웠다. 또 아질산아밀의 특징적인 냄새로 인하여 환자의 생활을 매우 불편하게 만들었다. 그리고 아질산아밀을 사용한 후 심한 박동성 두통이 생기는 것도 큰 단점 중의 하나였다. 그럼에도 불구하고 아질산아밀의 등장은 협심증에 관한 첫 효과적인 치료약제의 소개라는 점에서 큰 개가를 이룬 발견이었다.

뮤렐과 니트로글리세린

아질산아밀의 소개에 이어 협심증 치료의 그 다음 진전은 1879년 영국의 뮤렐(William Murrel; 1853~1912)에 의한 니트로글리세린의 소개였다. 니트로글리세린은 오늘날 협심증의 치료에 가장 효과적인 약제로 선택되어 사용되고 있는 제제로 삼질산 글리세롤(glyceryl trinitrate)이라고도 불린다(그림 3-4). 이 약제는 특유의 단 맛이 나는 무색투명한 유상 액체로서 약간의 충격에도 폭발을 일으키기 때문에 액체 상태로 운반 되는 것은 금지되어 있다.

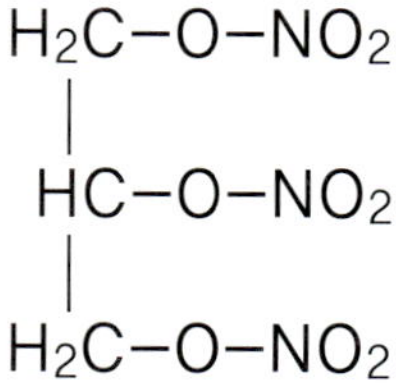

그림 3-4. 니트로글리세린의 화학구조식

1866년 스웨덴의 노벨에 의해 니트로글리세린을 규조토에 흡수시키면 충격에 대해서는 비교적 안전하면서도 폭발력은 그대로 유지된다는 사실이 밝혀지고 이것이 바로 다이너마이트의 유래가 되었다. 니트로글리리세린은 혈관확장 작용이 있기 때문에 의학용으로서 협심증의 예방과 치료에 사용되며 혀 밑으로 투여된다. 이런 관점에서 니트로글리세린은 실로 삶과 죽음이라는 두 양면적인 속성을 동시에 갖고 있는 독특한 물질이라고 할 수 있다.

니트로글리세린이 처음 합성된 것은 이탈리아의 화학자 소브레로(Ascanio Sobrero)에 의해서였다. 그는 또한 이 유성 물질을 혀에다 소량 놓았을 때는 심한 두통을 일으킨다는 것을 관찰하였다. 1847년에는 독일의 생리학자 헤링(Konstantin Hering)이 여러 가지 질병의 치료에 니트로글리세린을 사용하면서 혀 밑(sublingual) 투여의 용량을 정하기도 하였다. 그러나 역시 니트로글리세린을 협심증의 치료에 본격적으로 이용하게 된 것은 단연 뮤렐의 공헌이었다.

뮤렐 역시 앞서 말한 브룬톤과 마찬가지로 평소 약물의 작용에 관한 과학적 분석에 관심을 가지고 있었다. 이러한 일은 당시 교육병원의 스텝으로는 흔치 않은 일이었다. 왜냐하면 당시에는 대부분의 의사들이 약리학에 큰 관심이 없었기 때문에 이에 관련된 연구 자체를 평가 절하하는 분위기가 팽배하여 있었기 때문이었다. 뮤렐은 다행히도 의사 생활의 초창기에 유명한 생리학자 링거(Sidney Ringer; 1835~1910, 영국의 생리학자로 유명한 링거주사액을 발명한 사람)와 함께 일할 기회를 가졌다. 링거는 당시 약물의 생체 작용에 관하여 광범위한 연구를 해나가고 있었다.

뮤렐은 당시 링거와의 연구를 통해 이러한 종류의 연구의 중요성을 인식한 이후, 일생 동안 동료의사들의 부정적 시각에도 아랑곳없이 약리학의 연구에 골몰하였다. 그의 중요한 논문인 〈협심증 치료제로서의 니트로글리세린〉 이란 논문은 그가 불과 26세의 젊은 나이로 웨스터민스터 병원의 생리학강사로 있을 때 학술잡지 〈란세트〉에 발표된 것이었다.

그러나 실제 니트로글리세린이 임상의사들의 관심의 대상으로 떠오른 것은 뮤렐의 연구발표 훨씬 이전에 그가 어린 소년시절 부터였다. 그 당시 영국의 필드(G. Field)라는 한 의사는 니트로글리세린을 그 자신과 환자들에게 투여하고 이 때 생기는 여러 가지 불유쾌한 증상과 함께 신경통이 해소되는 것을 관찰기록 하였던 것이었다. 그는 이 기록에서 알코올에 녹인 니트로글리세린 1% 용액을 두 방울만 먹더라도 일시적인 의식혼수와 토하고 싶은 느낌이 생기고, 귀에서는 마치 주전자에서 스팀이 새는 것과 같은 소리가 들렸다고 기술하였다. 그 밖에 전신 피로감이 30분 가까이나 지속하였으며 두통은 수 시간까지 지속하였다고 기록하고 있다. 필드는 이러한 불유쾌한 증상에도 불구하고 그의 친구에게 이 약제를 시험적으로 복용해 볼 것을 권유하였다.

그러나 그 친구는 약병의 코르크 마개를 핥는 정도만으로도 힘든 증상들이 생겨 더 이상 복용을 할 수가 없었다. 그러나 필드는 여기에 용기를 잃지 않고 다음번에는 치통을 앓고 있던 여자환자의 혀에 니트로글리세린 용액 반 방울을 갖다 대었다. 환자는 순간 기절하였지만 깨어났을 때는 치통이 사라진 것을 발견하였다. 필드는 또 다른 여자 환자에서는 천 조각에 니트로글리세린 용액을 묻혀 충치가 생긴 치아 위에 물려 놓았는데 환자가 그만 실수로 이를 삼켜버렸다. 환자는 즉시 의식을 잃었으나 수분 후에 깨어났을 때는 두통이 남아있었음에도 불구하고 치통은 완전히 사라진 사실에 오히려 고마워하였다. 이러한 관찰들을 통해 필드는 이 약제가 통증에 관한 치료 효과가 있다는 것을 발견하였다.

필드의 이 같은 보고를 통해 당시 다른 학자들도 니트로글리세린에 대한 연구를 시작하였다. 당시 한 대학병원에 근무하고 있던 하리(George Harley) 라는 한 의사는 필드가 사용한 것과 같은 농도의 니트로글리세린 용액을 얻어 처음에는 코르크 마개를 가볍게 핥아보았다. 이때 일시적인 머리의 불편감과 아주 가볍게 목이 조이는 느낌밖에 갖지 못한 그는, 이러한 증상들이 아마도 상상에 의하여 생기는 것으로 추정하였다. 그는 이러한 사실을 확실히 증명하기 위하여 니트로글리세린 용액 5 방울을 복용하였다. 그러나 여전히 특별한 증상이 없자 이번에는 10 방울을 복용하였다. 역시 특별히 이상한 증상은 생기지 않았으나 그는 불현듯 그가 너무 많은 양을 복용한 것이 아닌가하는 걱정이 생겼다. 아마도 이 때문인지 그의 심장이 두근거리기 시작하였다. 그러나 결국 가벼운 두통이 남은 것 이외의 증상은 없다는 것을 확인한 그는 이번에는 그의 동료의사 두 명에게 훨씬 더 많은 양을 투여해 보았다. 또다시 특별한 증상은 관찰되지 않았다. 여기에 고무된 그는 희석용액 100 방울에 상응하는 용량의 순수한 니트로글리세린 용액을 얻어 그 자신이나 다른 사람에게 실험해 보았지만 빈맥과 두통 이외에는 특별한 문제를 관찰할 수가 없었다.

한편 당시 니트로글리세린의 효과에 관해 부정적이었던 많은 사람 중의 한 사람이었던 영국 세인트 죠지 병원의 풀러(Fuller)는 어느 날 필드의 방문을 받았다. 필드는 그를 설득하여 필드 그 자신에게는 상당한 불편감을 일으켰던 정도의 용량을 복용하게 하였다. 그러나 놀랍게도 풀러에게는 가벼운 두통 이외의 별다른 증상이 없었다. 필드는 무슨 생각에서였는지 바로 그날 편두통을 앓고 있던 한 환자에게 니트로글리세린을 투여하였다. 두통이 니트로글리세린을 사용할 때 생겼던 지속적인 부작용이었음을 감안할 때 필드가 편두통 환자에게 니트로글리세린을 사용했던 것은 놀라운 일이었다. 어쨌든 그 환자는 복용 즉시 심한 발한과 함께 혼절하였다. 급히 암모니아로 소생한 그는 그 후 두통이 현저히 완화되어 편안히 잠을 잘 수가 있게 되였다. 필드는 이 결과에 고무되어 그 후에도 여러 명의 편두통 환자에 게 이 약제를 사용하였다.

그로부터 20년 후에 뮤렐은 과거의 학술잡지들을 돌이켜보다가 이러한 홍미있는 보고들을 보게 되었다. 뮤렐은 니트로글리세린의 사용이 사람에 따라서 다양한 반응으로 나타나는데 큰 관심을 가지게 되었다. 어느 날 오후 외래를 보고 있을 때 그는 문득 그의 주머니에 니트로글리세린 병이 있는 것을 생각해 내였다. 그는 약제의 효과를 알아보고 싶은 욕심으로 코르크 마개를 바로 그의 혀에 갖다 대었다. 곧 그의 머리가 심하게 박동하기 시작하였다. 이어서 심장의 박동이 빨라지고 맥박이 강해져서 손이 심하게 흔들릴 정도였다. 그는 그날 외래를 보는 동안 혹시 환자들이 그의 이상한 모습을 보고 약물중독 상태로 의심할까바 시종 전전긍긍하여야만 하였다. 심한 두통은 오래가지 않았지만 그는 지속되는 두통으로 외래가 끝난 후에도 오후 내내 고통에 시달려야만 하였다. 그는 과거 과량의 니트로글리세린을 복용하여도 별 다른 증상이 나타나지 않았던 하리(Harley)의 실험 결과에도 불구하고, 그는 이렇게 심한 증상에 시달려야 하는 것에 의아해 하였다. 그는 이후 40 차례나 직접 그 약을 복용해 가면서 약의 효과를 직접 실험하여 나갔다. 단지 그날 외래에서의 경험 이후에는 조용한 장소를 찾아서 불필요하게 주위의 눈을 의식할 필요가 없는 장소를 선택하였다. 그럼에도 불구하고 여전히 니트로글리세린 복용 후에는 심장의 박동이 너무 심해져 그의 전신이 흔들릴 정도였다.

뮤렐은 그 자신과 다른 사람들에 대한 약물의 이러한 차이점에서 사람에 따라서 이 약의 감수성에 차이가 있다고 결론을 내렸다. 따라서 그는 그의 친한 친구들을 포함하여 여러 사람들에게 이 약제를 시험해볼 것을 권유하였다. 그 결과 그는 모두 12명의 남자와 23명의 여자에서 그 효과를 관찰할 수가 있었다. 예상했던 대로 그는 여자나 생각이 깊은 남자에서는 증상이 더 심한 것을 관찰하였다. 그러나 일부 건장한 환자들에서 조차도 상당히 불쾌한 증상에 시달렸다. 그러나 그들의 일부에서는 오랫동안 시달렸던 신경통이 사라졌다고 주장하였다.

이러한 불쾌한 니트로글리세린의 부작용에도 불구하고 다행히 뮤렐은 니트로글리세린의 작용이 아질산아밀의 작용과 비슷한 것을 발견하고 협심증의 치료에 이를 사용해 보기로 결심하였다. 그는 맥박계를 이용하여 이 두 약제의 효능을 비교하기도 하였다. 그는 마침내 협심증을 가진 환자들에서 니트로글리세린을 운동전에 미리 예방적으로 사용하면 증상의 발생 빈도를 줄일 수 있고 또한 증상의 발현하였을 때도 그 통증을 신속히 완화시킬 수 있다는 사실을 보고하였다. 그는 또한 협심증의 치료에 니트로글리세린을 사용할 때 혀 밑 투여용량을 확립하는 데에도 큰 공헌을 하였다.

3. 와파린의 발견

와파린(warfarin)은 경구용으로 투여할 수 있는 대표적인 혈액 항응고제(anticoagulant)이다. 입으로 복용할 수 있기 때문에 장기간 항응고제의 사용이 필요한 경우에 대단히 유용한 약제이다. 따라서 혈전발생 환자 또는 인공심장판막 치환 수술을 받은 환자나, 그밖에 혈전이 생길 가능성이 많은 다양한 환자들에서 예방적으로도 폭넓게 사용되고 있다. 그러나 정작 이렇게 중요한 약제인 와파린이 어떻게 처음에 발견되어 임상에 사용되기까지에 이르렀는가에 대해서는 잘 알고 있는 사람이 그렇게 많지 않을 것이다.

1920년대 초 미국 북쪽에 위치한 다코다 주와 캐나다 등 북미 대륙에서는 젖소에서 그전에는 없었던 이상한 병이 돌기 시작했다. 소들은 아무런 이유 없이 갑자기 피를 흘리며 사망하기도 하고 별 대단치 않은 상처에도 피가 잘 멈추지 않으면서 결국 사망하였다. 이 때문에 이전에는 아무런 문제없이 시행하였던 소의 뿔을 자르거나 숫소를 거세하는 과정에도 많은 희생이 뒤따랐다.

당시 수의 병리학자였던 쇼필드(Frank W. Schofield)는 이 이상한 병을 해결하기 위하여 조사를 시작하였다. 그 결과 그는 이상한 괴질이 생긴 지역 일대에 최근 전동싸리(sweet clover) 라는 풀을 심기 시작한 사실을 발견하였다(그림 3-5). 이 풀은 당시 토양을 좋게 만드는 한편, 옥수수 대신에 소의 먹이로 사용하기 위해 그 지역 일대에 광범위하게 심어졌으나, 일반 건초 보다 습기가 많아 쉽게 상하는 단점이 있었다. 쇼필드는 갑자기 출혈 성향이 생긴 소들이 모두 곰팡이로 오염된 이 풀들을 먹었다는 사실을 알아내었다. 쇼필드는 실험적으로 토끼에게 그 오염된 풀을 먹여본 결과 토끼에서 출혈성 경향이 생기는 것을 명백히 확인하게 되었다. 그는 이러한 그의 관찰 결과를 1924년 미국 수의과 학회지에 발표하였다.

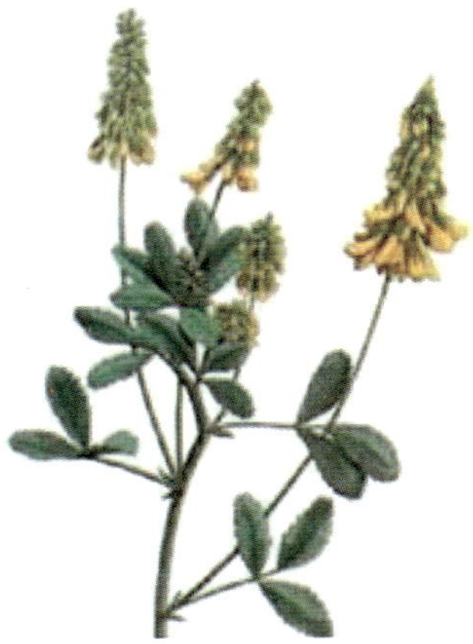

그림 3-5. 전동싸리(sweet clover)

쇼필드의 이 보고는 많은 연구자들의 관심을 자극하였으나 출혈을 일으키는 정확한 성분에 관해서는 오래 동안 밝혀지지 않고 있었다. 그러다가 마침내 1940년에 미국 위스콘신 대학의 화학자인 링크(Karl Paul Link)와 그의 학생인 캠벨(Harold Campbell)에 의해 오염된 풀에서 출혈을 일으키는 성분이 다이큐마롤(dicoumarol, bishydroxycoumarin)이라는 물질로 밝혀졌다(그림 3-6). 다이쿠마롤은 우리 몸에서 혈액 응고에 반드시 필요한 비타민 K의 작용을 억제함으로서 항응고 작용을 하게 된다.

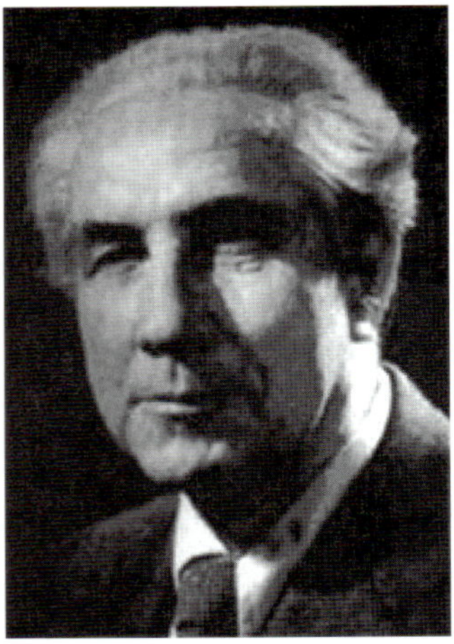

그림 3-6. 링크 (Karl P Link)

다이큐마롤은 1941년 항응고제로서 특허를 획득하였으나 초기에는 용량 조절도 어렵고 출혈 부작용이 너무 커서 사람에게 사용하기에는 너무 위험성이 클 것으로 생각되었다. 이에 링크는 그의 연구 목표를 다이쿠마롤을 이용한 효과적인 쥐약 개발로 전환하였다. 마침내 이 목적으로 그가 개발한 강력한 다이쿠마롤 동종 합성 물질이 바로 와파린(Warfarin)이었다. 와파린(warfarin) 이란 용어는 이 약품에 관련된 연구를 지원하고 결과적으로 전매권을 가지게 되는 기관인 〈Wisconsin Alumni Research Foundation〉의 단어 첫 글자들인 w, a, r, f 와

'coumarin' 의 뒷 부분 -arin 을 혼합하여 만든 단어였다.

와파린은 1948년 쥐약으로 상품화되자말자 그 탁월한 효능 때문에 곧 전 세계적으로 가장 널리 쓰이는 쥐약으로 자리를 잡게 되었다. 그러던 중 1951년 미국의 한 해군 신병이 자살 목적으로 많은 양의 와파린 성분 쥐약을 섭취하는 우연한 사건이 발생하였다. 그러나 그는 모든 사람들의 예상을 뒤엎고 결과적으로 아무런 문제없이 회복하였다. 이 우연한 사건 이후 이 약의 임상 적용에 관한 관심이 크게 일기 시작하였다. 이후 링크 등의 연구에 힘입어 1954년에는 처음으로 이전에 쥐약으로 사용하던 약이 사람에게 사용될 수 있는 항응고제로 상업적으로 소개되기에 이르렀다. 당시 와파린의 초기 환자 중에서는 1955년 심장발작 이후 이 약제를 복용하게 된 미국의 대통령 아이젠하워(Dwight eisenhower)도 포함되어 있었다.

그 이후 오늘까지 와파린은 사람에서(용도는 다르지만 물론 여전히 쥐에서도) 가장 널리 쓰이는 경구용 항응고제로 자리를 잡고 있는 것이다. 한편 와파린은 듀퐁 회사의 등록 상표인 쿠마딘(Coumadin)이라는 이름으로도 많이 알려져 있다.

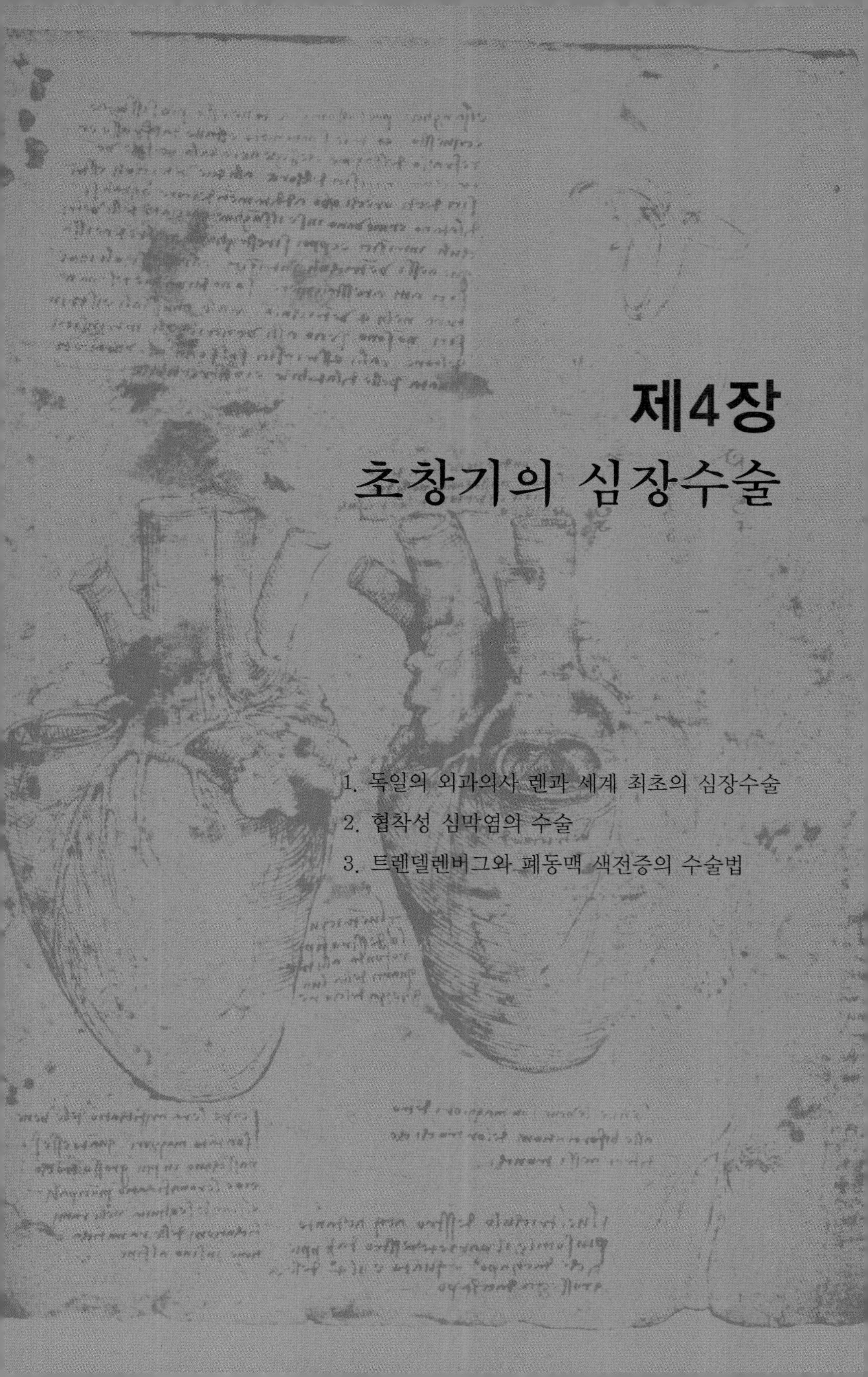

제4장
초창기의 심장수술

1. 독일의 외과의사 렌과 세계 최초의 심장수술
2. 협착성 심막염의 수술
3. 트렌델렌버그와 폐동맥 색전증의 수술법

1. 독일의 외과의사 렌과 세계 최초의 심장수술

1896년 9월 8일 새벽 3시 반경 독일 프랑크포르트(Frankfort) 주립병원의 응급실로 22세 된 청년 한사람이 실려 왔다. 이 청년은 며칠 전인 8월 31일에 부정맥으로 군대에서 의병 제대한 정원사였다. 그는 입원 전날 밤 산책 도중에 술에 취한 상태에서 싸우던 도중 칼에 찔려 의식을 잃고 길에 쓰러져 있다가 지나가는 행인에 의해 발견되어 병원에 옮겨져 왔던 것이었다. 입원당시 환자는 몹시 창백하였고 맥박은 약했으며 심한 호흡 곤란이 있었다. 칼에 찔린 상처는 1.5 cm 정도로 흉골에서 3 횡지 정도 왼쪽으로 제 4 늑간에서 관찰되었다. 입원 당일인 8일에는 점차적으로 환자의 의식도 돌아오고 호흡이나 맥박도 좋아지는 등 일견 상태가 호전되는 기미를 보였으나 좌측 가슴의 혈흉은 더욱 증가하였다. 다음날인 9일 환자의 상태는 현저히 나빠져 이때 막 여행에서 돌아온 외파의사 렌(Ludwig Rehn; 1849~1930)이 환자를 보았을 때에는 이미 청색증과 심한 호흡 곤란 그리고 빈맥 등의 소견을 나타내면서 거의 사망 직전의 모습이었다.

렌은 즉시 환자를 수술장으로 옮겼다. 그는 칼에 찔린 장소인 환자의 제 4늑간에 14 cm의 긴 절개를 넣고 아래쪽 제 5늑골을 잘라 흉골 쪽으로 제친 뒤 가슴을 열었다. 심낭은 피로 가득 차있었으며 칼에 찔린 자리를 통해 피가 뿜어 나오고 있었다. 즉시 심낭을 열고 혈액을 제거하니 우심실에서 길이 1.5 cm 가량의 자상(stab wound)이 발견되었다. 렌은 손가락으로 우심실의 출혈 부위를 눌

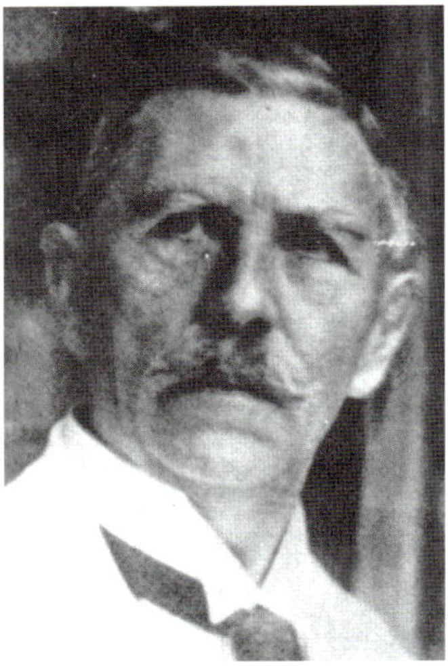

그림 4-1. 렌 (Ludwig Rehn)

러 일시적으로 지혈시키면서 심장의 수축기를 피해 이완할 때를 이용해 3개의 실크 봉합사로 상처를 봉합하였다. 환자는 수술 후 순조롭게 회복되었고 건강하게 퇴원하여 일에 복귀하였다. 그로부터 6개월 뒤에 렌은 독일 외과학회에서 이 수술증례를 보고하였다. 심장에 자상을 입은 이 환자에서 시행하였던 심장봉합수술(cardiorrhaphy)이야말로 바로 역사적으로 최초로 시행된 성공적인 심장수술이었다. 렌은 이후 세계에서 처음으로 살아있는 사람의 심장을 대상으로 수술하여 성공한 의사로 의학사에 영원히 기록되게 된다.

렌은 1849년 4월 13일 독일에서 의사인 아버지에게서 태어났다 그는 의과대학을 졸업하고 일반 개업의사로서 잠시 활동한 후 28세 때 프랑크포르트에서 자그마한 외과 클리닉을 열었다. 1886년에는 프랑크포르트 주립병원의 외과과장이 되었으며, 훗날 신설된 프랑크포르트 의과대학에서는 외과교수를 역임하였다(그림 4-1). 당시 렌의 외과 지식과 수기는 어느 특정한 스승에게서 사사 받은 것이 아니고 거의 대부분 스스로 독학한 것이었다. 그는 1895년에 염색물질인 아닐린(aniline)과 방광암과의 상관 관계를 규명하였으며, 1896년에는 갑상선과 맹장의 수술에 대한 그의 업적으로 이미 당시 외과계에서는 널리 알려져 있었다. 그의 학문적 도전심은 당시 아직 기관내 삽관법(endotracheal intubation)에 의한 마취법이 미쳐 개발되지도 않았던 시절에 흉막(pleura)을 열지 않고 흉막 바깥쪽으로 흉부식도의 수술을 시도한데서도 잘 나타나 있으며, 1913년에는 세계 최초로 협착성 심장막염(constrictive pericarditis) 환자에서 심장막절제술(pericardiectomy)을 시행하기도 하였다.

그러나 렌이 세계 최초의 심장수술로 기록되는 심장봉합 수술을 시행할 당시의 의료계의 분위기는 심장 수술에 대해 지극히 부정적이었다. 당시에 가장 영향력이 있었던 의사중의 하나로, 위대한 외과의사이었던 빌로쓰(Christian Albert Theodor Billroth; 1829~1894)의 〈심장의 상처를 봉합하려고 시도하는 의사는 동료들로부터 결코 존경을 받지 못할 것이다.〉 라는 견해가 여전히 전체 의료계의 분위기를 지배하고 있었다. 또 유명한 영국의 외과의사였던 파제트(Stephen Paget; 1855~1926)도 렌이 첫 심장수술을 성공시킨 해인 1896년 바로 그해에 발간된 그의 외과 교과서에서 심장외상에 관해 기술하면서 〈심장수술은 아마도 외과수술에 대한 자연의 한계에 도달한 것 같다. 어떤 새로운 방법이나 새로운 발견도 심장의 외상에 수반되는 본연의 어려움을 극복할 수는 없을 것이다. 심장의 상처를 봉합하는 것이 치료방법의 한 가능성으로 제안되고 또 동물실험도 행해지고 있는 것도 사실이지만 설제 임상에 적용된 예를 저자는 발견할 수 없다.〉 라고 지극히 부정적인 견해를 피력하였다. 더구나 렌으로서도 그가 1896년 9월 9일에 앞서 말한 기념비적인 첫 심장수술을 시행하기 이전에는 심장수술에 대해 아무런 경험을 갖고 있지 못한 상태였다

돌이켜보면 당시 심장수술에 대한 의료계의 완강한 부정적인 분위기와 그의 개인적 경험부재에도 불구하고 그가 심장수술의 첫 문을 여는 수술을 성공적으로 해냈던 것은 참으로 놀라운 쾌거였다. 렌의 수술성공 이후 3년이 지난 뒤인 1902년 미국 알라바마 주의 힐(Luther Hill)도 역시 심장 자상환자에서 미국에서의 첫 심장수술을 성공적으로 시행하였다. 이때 닥터 셔만(H. M. Sherman)이 〈심장까지의 거리는 직선거리로 불과 2~4 cm에 지나지 않으나 이를 여행하는 데는 무려 2400년이 걸렸다(히포크라테스 시대로부터-저자 주).〉 라고 갈파하였는데 렌이야말로 이 여행의 진정한 첫 탐험자가 아니겠는가 ?

2. 협착성 심막염의 수술

심장 외상환자에서의 수술 성공에 크게 고무된 외과의사들은 20세기에 들어서자마자 심장과 심장막(pericardium)에 생기는 다른 질환들의 수술치료 가능성 에 눈을 돌리기 시작하였다. 여기에 첫 번째 대상으로 떠오른 병이 협착 심막염(constrictive pericarditis)이었다. 협착성 심막염이란 주로 결핵에 의해 생기는 만성적인 병변으로 심장을 둘러싸고 있는 심장막(pericardium)이 점점 비후되어 마침내는 딱딱한 주머니와 같이 심장을 압박하게 되는 경우를 말한다. 결과적으로 심장의 효율적인 이완을 막게 되어 심장내로 혈액이 제대로 충만되지 못하여 심장이 제 기능을 발휘하지 못하게 되는 상태를 말한다.

프랑스 의사들이 제안한 수술 치료법

협착성 심막염 환자에서 수술적으로 비후된 심장막을 제거하여 이를 치료해 보자는 생각은 1895년 프랑스의 소아과의사 베일(Edmond Weill; 1858~1924)가 처음으로 제안하였다. 그는 특히 심장의 첨부나 또는 전면부와 같이 수술적으로 접근이 보다 용이한 부위에서는 이러한 수술 시도가 충분히 가치가 있을 것으로 믿었다. 베이는 그가 저술한 책에서도 협착성 심막염의 치료에 수술적 처치 없이 내과적 치료만으로는 아무런 소용이 없다고 기술하면서, 언젠가는 수술로 이러한 병을 치료할 날이 올 것이란 것을 강조 하였다. 그러나 그도 협착성 심막염의 원인이 결핵인 것이 확실할 때는, 단지 심장막을 절개하여 결핵균을 공기에 노출

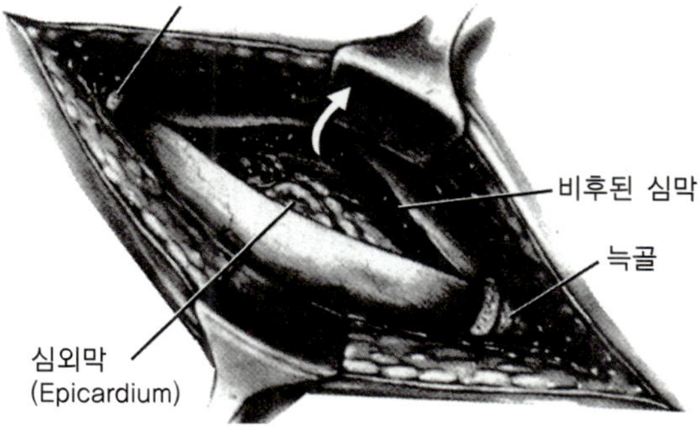

그림 4-2. 협착성 심막염(constrictive pericarditis)에서 비후된 심막을 제거하는 수술의 모식도

시키므로써 결핵균의 약화를 시도하는 것이 더 좋을지도 모른다고 생각하였다. 사실 이러한 생각은 당시 의료계에서는 널리 통용이 되던 생각이었다. 예를 들어 결핵성 복막염이 있는 경우에도 복막을 단순히 절개해주는 방법으로 치료를 하던 것이 당시의 관행이었다.

협착성 심막염에 대한 베이의 수술 제안이 있은 지 3년 후인 1898년, 같은 프랑스의 외과의사 델로름(Edmond Délorme; 1847~1929)은 보다 적극적인 견해를 피력하였다. 그는 폐가 딱딱한 섬유조직으로 둘러싸였을 때 흉막박피술(decortication)로 이를 치료하던 경험을 토대로 협착성 심막염에 대해서도 비슷한 수술법을 제안하였다(그림 4-2). 그는 비록 실제 환자에서 수술은 시행하여 보지 못했지만, 사체를 이용한 연구를 통해서 심장막 사이의 유착은 아주 오래된 상태가 아닌 한 수술적으로 해소시켜주는 것이 기술적으로 가능하다고 결론을 내렸다. 한편 미국에서도 1901년 베크(Carl Beck)는 미국 의사회에서의 발표를 통해 협착성 심막염을 해소하기위한 방편으로 수술적 방법을 제안하였다.

독일의 내과 의사 브라우에르의 아이디어

1902년 독일 하이델베르그의 내과의사 브라우에르(Ludolph Brauer; 1865~1951)는 새로운 수술방법을 제시하였다. 그는 한 학술잡지에서 〈심장막이 심장과 함께 그 앞의 딱딱한 흉벽에 유착되어 있을 때 흉벽의 일부를 제거하여 주면 심장에 가해지는 지나친 부담을 덜어줄 수 있다.〉 라고 기술하였던 것이다. 당시 그의 논리는 비후된 심장막의 반흔조직 위에 있는 늑골과 연골을 제거하여 주면, 심장과 접촉하고 있는 흉벽 부분이 유연해져서 심장의 이완과 수축에 저항을 덜어줄 것이라는 아이디어였다. 그는 그의 이러한 수술법을 심막 박리술(cardiolysis)이라고 이름을 붙였다.

그러나 실제 당시 브라우에르가 생각하였던 병이 오늘날 우리가 이야기하는 협착성 심막염인지에 관해서는 다소간 이론이 있다. 당시 브라우에르가 기술하였던 수술의 이론으로 보아서는 오히려 협착성 심막염이 아니라 심장막의 염증이 종격동(mediastinum) 쪽으로 전파되어 있는 심장막 유착의 한 형태가 아닌가하고 추정되기도 한다. 그리고 병의 진정한 성상에 관계없이 또 하나 중요한 사실은 브라우에르 자신은 외과의사가 아니었다는 사실이었다. 그러나 이러한 취약점에도 불구하고 다행히도 그의 생각에 협조적인 두 사람의 외과의사가 있었다. 심막박리술의 첫 수술증례는 그 두 사람 중의 하나인 페테르센(Walther Petersen)에 의해 1902년 4 월 1일 시행되었다. 페테르센은 환자의 3, 4, 5 번 늑골을 각각 7, 8, 9 cm 정도 절제하였다. 또 다른 외과의사 시몬(Otto Simon)도 같은 해 5월 13일 첫 수술을 시행하였다. 그들의 수술 증례 중에서 성공적인 경우에는 심장의 크기가 현저히 감소하는 등 상태의 호전을 보였다. 수술 결과가 좋지 않은 경우의 일부 증례에서는 유착이 심낭 바깥쪽 종격동 쪽으로는 없고 심낭 내부에만 있는 경우(대부분의 협착성 심막염이 여기에 해당된다)였다. 그러나 전반적으로 많은 흉부외과 의사들은 이러한 수술 방법에 대하여 매우 회의적이었다. 그들은 흉벽의 일부를 제거하는 경우에는 이로 인한 흉벽의 역행성 운동(paradoxical movement) 때문에 환자의 증상이 좋아지기 보다는 오히려 악화될 수 있다고 반론을 제기하였다.

브라우에르는 그 후에도 내과의사였음에도 불구하고 흉부외과 수술에 또 하나의 큰 공헌을 하였다. 즉 그는 늑골을 절제할 때 골막(periosteum)을 함께 제거하지 않고 남겨두어야 하는 중요성을 강조하였던 것이다. 당시에는 폐결핵의 치료법으로 여러 개의 늑골을 절제하여 흉벽을 폐의 병변 부위로 함몰시켜주는 방법이 성행되고 있을 때였다. 이때 늑골절제 후에 골막을 남겨두면 여기에서 늑골이 나중에 재생하여 흉벽의 안정성을 보존해 줄 수 있는 것이다.

세계최초의 심장수술 의사 렌의 기여

아무튼 결과적으로 브라우에르의 당시 심막박리술은 협착성 심막염의 수술적 치료법에 근본적인 해결책이 되지는 못하였다. 그러나 다행히도 당시의 외과의사들은 과거 베이나 델로름 그리고 베크 등에 의해 제안된 수술법을 잊지 않고 있었다. 1907년 독일의 외과의사 헨레(Adolf R. Henle)는 염증으로 매우 두꺼워진 심장막을 제거하여 주기위하여 이러한 수술법을 시도하였으나 실패하고 말았다. 1913년에는 음압 챔버를 이용한 마취법으로 유명한 독일의 사우에르브루흐(Ferdinand Sauerbruch; 1875~1951)가 협착성 심장막염으로 생각되는 한 환자에서 심장막의 일부를 성공적으로 제거한 것으로 기록되어 있다.

그러나 역시 협착성 심막염 환자에서 수술적 심장막 절제의 효용성을 처음 확립한 사람은 다름 아닌 세계 최초의 심장수술 집도의였던 렌(Ludwig Rehn)이였다. 렌이 최초의 협착성 심막염 수술을 시행한 것은 1913년으로 추정되는데, 그 후 수년간에 걸쳐 그는 협착성 심막염의 기전에 관하여 많은 연구를 하였다. 1920년에는 심장막절제수술(pericardiectomy)의 수술 기법에 관하여 기술하고 그에 따라 4명의 환자를 수술하였다. 렌의 수술 업적은 특히 독일 내에서 큰 반향을 불러일으켜 이후 많은 수술 사례들이 학술지에 소개되기 시작하였다. 쉬미덴(Viktor Schmieden; 1874~1945)도 그러한 독일의 외과의사 중의 한 사람으로 그는 1920년대 당시 그 누구보다도 많은 심장막절제술을 시행하여 협착성 심막염에 관한 당대의 권위로 인정 받았다.

3. 트렌델렌버그와 폐동맥 색전증의 수술법

비르쇼와 폐동맥 색전증 연구

폐동맥 색전증(pulmonary embolism)이란 주로 골반과 하지의 정맥 혈전에서 떨어져 나간 색전(emboli)이 우측심장을 거쳐 폐동맥으로 가서 이를 폐쇄시킴으로서 나타나는 심각한 병적 상태를 말한다. 폐동맥 색전증에 관한 구체적인 기술들은 19세기 전반부에 나타나기 시작하였다. 유명한 독일의 병리학자 비르쇼(Rudolph Virchow; 1821~1902)는 1846년 폐동맥 색전증에 관한 그의 고전적인 연구 논문을 발표하였다(그림 4-3). 그는 1845년 독일 베를린의 샤리테 병원에서 직접 시행하였던 76례의 사체부검 소견에서 11례에서 폐동맥 색전증을 그리고 18례에서는 하지정맥의 혈전을 발견하였던 것이다. 이후 10년간 비르쇼는 폐동맥 색전증의 병리소견 및 임상 양상에 관한 연구를 해나갔다. 그러한 연구 결과로 그는 폐동맥 색전증과 정맥 혈전증의 상관 관계를 규명하고 정맥 혈전증의 원인을 기술하였다. 오늘날 〈비르쇼의 세가지 원인(Virchow's triad)〉으로 널리 알려진 정맥 혈전의 원인들, 즉 '혈류의 정체', '정맥 벽의

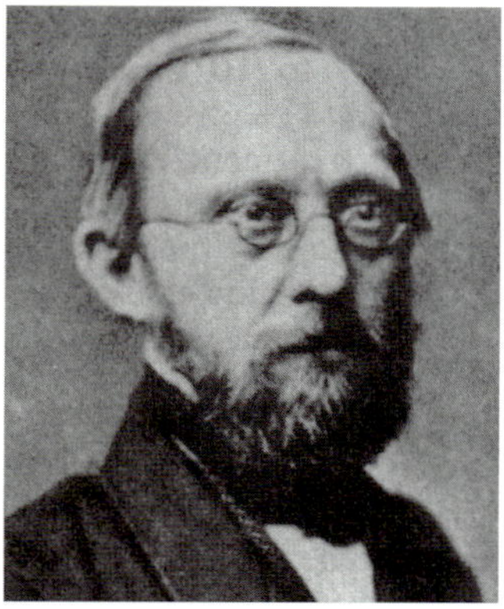

그림 4-3. 비르쇼 (Rudolf Ludwig Virchow)

외상', 그리고 '혈액응고기전의 이상' 이라는 3 가지 원인은 당시 그의 뛰어난 연구업적의 결과였다.

비르쇼 이후에도 폐동맥 색전증의 연구는 계속 이어져 1860년에는 독일의 콘(Cohn)이 그리고 1872년에도 역시 독일의 병리학자 콘하임(Julius Friedrich Cohnheim; 1839~1884)이 각각 폐동맥 색전증에 관한 단행본들을 발간하였다.

트렌델렌버그와 폐동맥색전 제거수술법의 개발

폐동맥 색전증의 수술적 치료법의 개발은 1908년 4월 독일의 유명한 외과의사 트렌델렌버그(Friedrich Trendelenburg; 1844~1924)가 사체를 이용한 실험에서 폐동맥으로부터 색전(emboli)을 제거하는 수술의 가능성을 보여줌으로서 시작되었다. 트렌델렌버그는 외과의 여러 분야에서 많은 업적을 남기면서 당시에 가장 인정받는 외과의사 중의 한 사람이었다(그림 4-4). 그는 기관협착증에 관해 훌륭한 연구업적을 남겼으며, 식도질환 때문에 입으로 음식섭취가 불가능한 환자에서 위장에 구멍을 뚫어(gastrostomy) 이를 통해 영양공급을 하자는 아이디어를 소개한 것도 바로 그였다. 그의 이름은 또한 방광이나 골반 내 장기의 수술을 할 때 환자를 수술대에 눕히는 자세에도 남아 있다. 흔히 〈트렌델렌버그 자세(Trendelenburg's position)〉 라고 불리는 이 자세는 수술대를 경사지게 한 다음 환자의 머리 쪽을 낮추고 골반 쪽을 높여 장관(intestines)이 골반에서 빠져 나오게끔 조장하여 관련 수술을 용이하게 해주는 방법이다. 또 그는 1872년에는 독일 외과학회를 창립하였으며 뒷날 회장이 되었다. 그러나 무엇보다도 그의 이름이 오늘날까지 오

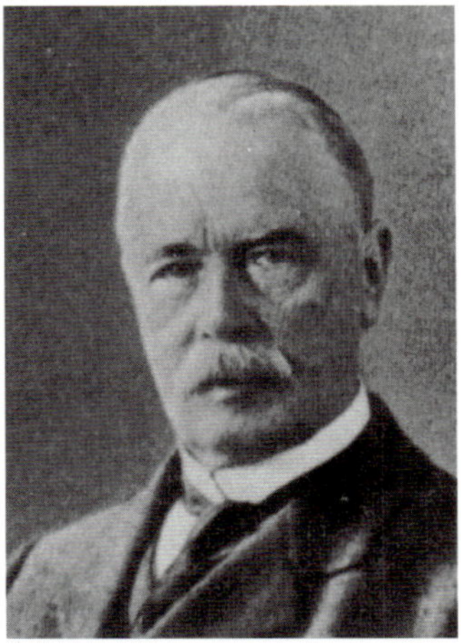

그림 4-4. 트렌델렌버그 (Friedrich Trendelenburg)

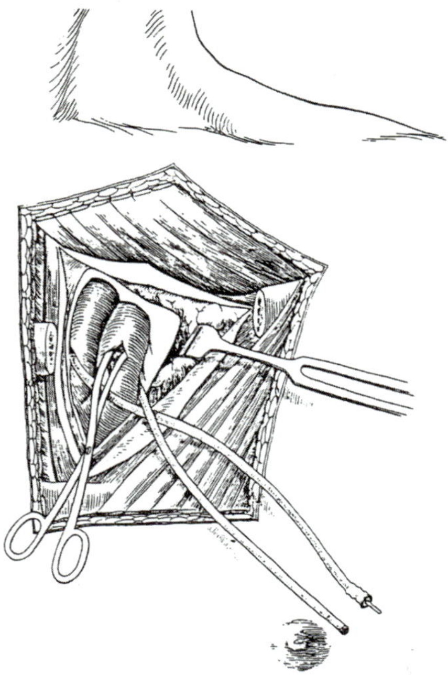

그림 4-5. 트렌델렌버그 수술법의 모식도

래 기억되는 분야 중의 하나는 다름아닌 폐동맥 색전증의 수술분야에서였다.

당시 트렌델렌버그는 그가 근무하던 라이프지그 병원에서 9명의 환자가 폐동맥 색전증으로 사망하자 이에 관해 관심을 가지기 시작하였다. 9명의 환자 중 2명은 바로 사망하였고 나머지 7명은 10분에서 1시간까지 시간을 끌다가 결국 사망하였다. 그는 이 짧은 시간 내에 무엇인가 외과적 치료를 할 수 있는 가능성에 관해 생각하였다. 트렌델렌버그는 곧 동물실험에 들어가 양을 이용해서 폐동맥색전제거술의 가능성을 검사하였다. 동물실험 결과 긍정적인 결론에 고무된 그는 다음 차례로 부검실에 가서 사체를 대상으로 사람에 적용될 수 있는 수술기법의 연구를 꾸준히 해나갔다. 당시에는 마취 기법도 조악하였고 흉막강을 여는 수술 자체가 위험성이 컸기 때문에 수술의 속도가 결국 관건이었다. 어쨌든 1908년 그로서는 수술준비가 완성되었다.

트렌델렌버그의 첫 환자는 70세 된 여자였다. 그녀는 대퇴골 골절로 입원한 후 6일째 되는 밤에 갑자기 매우 나쁜 상태의 폐동맥 색전증이 발생하였다. 병원으로부터 8분 거리에서 살던 트렌델렌버그는 전화 연락을 받고 즉시 병원으로 달려갔다. 수술장에서 트렌델렌버그는 그림에서와 같이 환자의 제 2번 늑골 위에 옆으로 절개를 하고 흉골의 왼쪽 가장자리를 따라 길이로 절개를 가하였다(그림 4-5). 빠른 속도만이 수술을 성공시키는 관건이라고 생각하였던 트렌델렌버그는 수술을 신속히 진행하여 흉막 내에 어느 정도 유착이 있었음에도 불구하고 폐동맥을 절개하기까지 불과 5 분의 시간 밖에 소요되지 않았다. 그러나 폐동맥을 분리하기 위해 폐동맥 뒤쪽으로 제대사 (umbilical tape)를 통과시키려 하자 약간의 저항이 느껴지더니 그만 폐동맥의 뒤쪽 벽 일부가 찢어지고 말았다. 순간 다량의 출혈이 뒤따랐고 결국 환자는 이 출혈 때문에 수술장에서 사망하고 말았다. 그러나 이러한 처음의 실패에도 불구하고 트렌델렌버그는 그의 수술 방법의 효용성에 대해 의심을 하지 않았다

두 번째 환자의 수술은 사실상 그의 조수였던 시에베르스(Sievers)에 의해 이루어졌다. 이는 당시 트렌델렌버그가 이러한 종류의 응급수술에는 자격을 갖춘 사람이 한 사람만 있어서는 24시간 언제 올지 모르는 환자에 대처하는 것이 불가능하다고 판단하였기 때문에, 그 외의 의사들의 경험의 폭을 넓히기 위한 차원에서 이루어졌다. 그러나 두 번째 환자 역시 수술 후 16시간 만에 우심부전증으로 사망하였다.

같은 해에 이루어진 세 번째 수술온 트렌델렌버그가 다시 직접 집도하였다. 그는 첫 번째 수술에서와 같이 좌측 제 2번 늑골 위에 옆으로 절개를 하고 흉골의 왼쪽 가장자리를 따라 길이로 절개를 가하였다. 그런 뒤에 제 2늑골과 연골을 10~12 cm 가량 절제하고 흉막과 심장막을 세로로 절개하였다. 다음 단계로 그는 대동맥과 폐동맥 뒤로 고무관 (rubber tube)을 통과시켜 둘러쌌다. 이 고무관을 조이니까 폐동맥으로 들어오는 혈류가 일시적으로 중단되었다. 이 순간부터 특히 수술의 속도가 가장 중요하였다. 수 초 내에 그는 재빨리 폐동맥을 절개하고 피떡(색전)을 꺼낸 뒤 곧 겸자로 절개부위를 잡은 뒤 고무관을 풀어 혈류를 재개시켰다. 이 이후부터는 다소 시간적 여유를 가지고 절개창을 닫아 나갔다. 그러나 불행하게도 그 환자는 수술시 손상을 입었던 내유동맥(internal mammary artery)으로부터의 출혈로 수술 후 37시간 만에 사망하고 말았다. 트렌델렌버그는 이 후 폐동맥 색전증 수술을 다시 하지 않았다. 아마도 그는 당시 그의 나이(64세)에 한계를 느끼고 보다 젊은 후학들에게 일의 완성을 남겨주

고 싶은 심경이었는지 모른다.

그러나 트렌델렌버그 이 후에도 폐동맥 색전증의 수술은 한동안 답보 상태를 면치 못하였다. 그의 조수들도 1912년까지 열 차례 가까이 시행한 수술에서 한 차례도 성공 사례를 기록하지 못하였다. 그 밖의 딴 외과의사들도 트렌델렌버그의 방법대로 수술을 시도하였지만 실패하였다. 1909년에는 크뤼거(Hermann Kruger)가 수술을 시도하였지만 환자는 수술 후 발생한 좌측 흉막강의 염증으로 수술 후 5일 남짓 생존하다 사망하고 말았다. 또한 1914년에는 음압 챔버 수술법으로 유명한 독일의 사우에르브루흐의 임상연구소에서 일하던 슈막커(Emil Schumacher)가 역시 수술을 시도하였지만 환자는 수술 후 색전증이 재발하면서 50시간 만에 사망하였다.

트렌델렌버그의 제자 키르쉬너의 첫 수술 성공

폐동맥 색전증의 거듭된 수술 실패는 1924년 3월 18일 독일 쾨니스베르그의 외과의사 키르쉬너(Martin Kirschner; 1879~1942)가 수술을 성공함으로서 마침내 끝이 났다(그림 4-6). 당시 환자는 38세 된 여자환자로 키르쉬너로서는 폐동맥 색전증에 대한 수술로 11 번째가 되는 환자였다. 그녀는 탈장 수술을 받고난 후 3 일째에 갑자기 폐동맥 색전증이 발생하였다. 키르쉬너는 상태가 매우 나빠진 환자를 급히 수술장으로 옮겨 색전증 발생 15분후에 트렌델렌버그 방법에 따른 수술을 시행하였다. 수술은 극적으로 성공하였으며 환자는 수술 후 약간의 기복을 거치다가 결국 회복되어 건강하게 퇴원하였다. 마침내 폐동맥 색전증의 수술 치료에 첫 개가

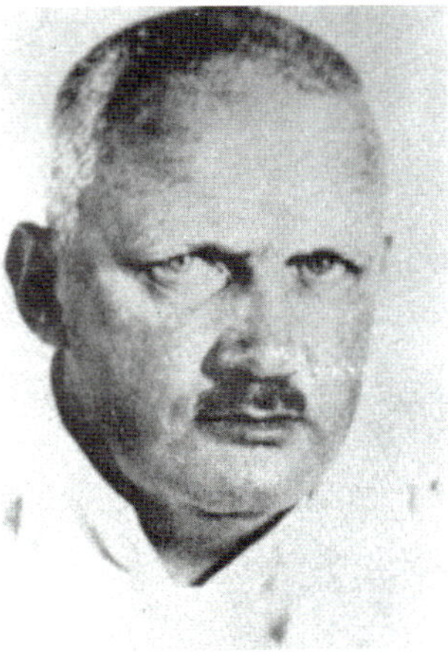
그림 4-6. 키르쉬너 (Martin Kirschner)

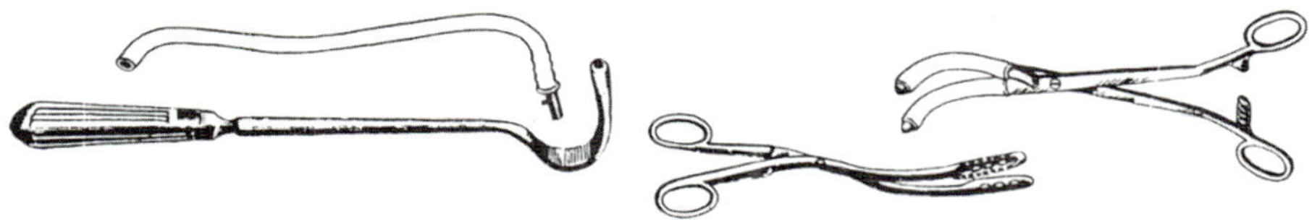

그림 4-7. 폐동맥 색전증 수술을 위하여 트렌델렌버그가 개발한 수술 기구들

를 올린 키르쉬너는 다름 아닌 바로 트렌델렌버그의 제자였다. 그 또한 그의 스승에 못지않게 훌륭한 외과의사로서 많은 업적을 남겼다.

키르쉬너가 폐동맥 색전증 수술을 성공한 그해 6월에 열린 한 학술집담회에서 키르쉬너는 그의 수술 성공사례에 관하여 발표를 하였다. 그때 그의 스승 트렌델렌버그도 학회장에 참석하였다. 그는 그의 제자의 수술 성공에 감격하여 그가 폐동맥 색전증 수술을 위해 특별히 고안한 기구 세트를 키르쉬너에게 선사하였다(그림 4-7). 이는 위대한 외과 의사 트렌델렌버그의 마지막 공식 활동으로 그는 그로부터 수개월 후인 1924년 12월 16일 사망하였다.

키르쉬너 이후 폐동맥 색전증 수술의 침체기

그러나 키르쉬너의 수술 개가 이후에도 폐동맥 색전증의 수술성적은 여전히 참담한 상태를 벗어나지 못하였다. 많은 외과의사들이 키르쉬너의 뒤를 따라보려 하였으나 실패만 거듭한 채 좌절감을 맛보기만 하였다. 당시 폐동맥 색전증을 정확하게 수술 전에 진단하는 것이 힘들었던 것도 이러한 어려움을 더하였다. 1930년대 초반 까지 무려 300례 이상의 수술이 시행되었지만 성공사례는 단지 8례에 지나지 않았다. 이 8례의 성공사례도 그나마 세 사람의 외과의사에 의해서만 기록되었다. 당시의 열악한 수술 환경 속에서 이들 세 사람이 거둔 수술 성적이 얼마나 대단한 것이었느냐는 1958년 폐동맥 색전증 수술에 관한 의학적 관심이 다시 일어났을 때까지 고작 3례만의 추가 수술 성공사례가 보고된 것만

보아도 짐작할 수 있다. 이들 3명의 외과의사들은 독일 베를린의 마이어(Arthur Meyer)와 스웨덴 스톡홀름의 크라푸드(Clarence Crafoord), 그리고 스웨덴 움살라의 니스트롬(Gunner Nyström)이었다. 그들 역시 실패를 거듭하면서 마이어가 3차례(1927, 1928, 1931년), 크라푸드가 3차례(1927, 1928, 1933년), 그리고 니스트롬이 2차례(1928, 1929년) 성공 사례를 기록하였던 것이었다.

당시 마이어는 흉막강을 열지 않고 폐동맥에 접근하는 방법을 고안하여 원래의 트렌델렌버그의 수술법에 약간의 변형을 가하였다. 크라푸드와 니스트롬도 그의 방법을 채택하여 수술을 하였다. 마이어는 트렌델렌버그 수술의 변형법을 고안한 이외에도 폐동맥 색전증 환자의 수술시기 결정에도 많은 영향을 미쳤다. 그는 수술의 위험성을 감안하여 일단 환자가 폐동맥 색전증이 생긴 것으로 판단되면 바로 수술하지 않고 병실에서나 또는 상태가 더 나쁠 때는 수술장 안에서 상태를 관찰하였다. 그러다가 환자의 상태가 악화되어 심장이 정지되기 직전에 이르거나 또는 경정맥의 압력이 지나치게 상승하였다고 판단될 때만 수술을 시행하였다. 그의 기준법으로 대개 4명의 환자 중 1명 정도가 실제 수술의 대상이 되였다 이 방법은 일부 환자에서는 오히려 수술의 적기를 놓지는 위험 부담이 있었지만 당시 수술의 높은 위험성을 간주할 때 공감을 얻을 수 있는 견해였다. 스웨덴의 니스트롬 역시 마이어와 비슷한 견해를 피력하였다.

이 시대의 폐동맥 색전증 수술에서 또 한 사람 더 언급할 가치가 있는 사람은 독일의 사우에르브루흐(Ferdinand Sauerbruch)였다. 그는 당시 가장 유명한 흉부외과 의사로 인정받고 있었음에도 불구하고 폐동맥 색전증의 수술에서만은 수많은 실패만 거듭한 채 단 한 차례의 성공 사례도 기록하지 못하였다. 이러한 나쁜 성적은 당시 열악한 수술 조건에서 연유한 위험성이 가장 큰 원인이었겠지만, 그의 완벽추구 성향과 함께 변덕스럽고 불안정했던 성격이 이러한 절박한 종류의 수술에 맞지 않는 탓도 있었을 것으로 추정되고 있다. 아니면 단순히 운이 따라주지 않았을 것으로 생각하는 것이 가장 정확한 해석일지도 모른다.

아무튼 이와 같이 1920년대에서 1930년대에 결쳐 독일과 스웨덴을 중심으로 그나마 이룩된 성공 사례들은 이후 오래 동안 간헐적으로 겨우 3례의 수술 성공사례를 추가하는데에 그치고 만다. 이들은 이탈리아 로마의 발도니(Pietro Valdoni)(1935)와 영국 웨일즈의 루이스(Ivor Lewis)(1938), 그리고 스페인 리용의 마리온(Pierre Marion)(1952)이었다. 그나마 이 중에서도 마리온의 증례는 색전증 발생 후 40시간 후에 수술하였고 수술 시에도 두개의 작은 색전만 나온 것으로 미루어 보아 환자가 이마 위험한 상태를 지난 상태에서 수술한 것으로 생각되는 경우였다

세계 제2차 대전이 끝나고 난 뒤 10년간은 흉부외과 영역의 수술 특히 심장수술에 있어서 엄청난 진보를 이룬 시대였다 그러나 폐동맥 색전증의 수술은 여전히 침체기를 벗어나지 못하고 있었다. 그 이유는 전반적으로 형편없는 수술 성적에 외과 의사들이 용기를 잃은 탓도 있지만 보다 더 중요한 이유는 항응고제(anticoagulants)라는 새로운 계열의 약제가 임상에 소개되었기 때문이었다. 모든 사람들이 이러한 약제의 개발이 위험도가 대단히 높은 수술을 피할 수 있는 결정적인 계기가 되기를 기대하였다. 1944년 미국의 오크스너(Alton Ochsner)가 미국 흉부외과학회에서 한 다음의 말은 당시의 이러한 분위기를 잘 나타내주고 있다. 즉 〈나는 흉부외과 학회에서 더 이상 폐동맥색전의 제거에 관한 논문이 발표되지 않길 바란다. 이제 그 수술은 역사적인 흥미로만 남아야만 한다.〉 라는 것이었다. 폐동맥 색전증으로 부터의 사망을 예방할 수 있는 가장 확실한 방법은 사지에 혈전이 있는 경우 이것이 떨어져나가 폐동맥으로 들어가는 것 자체를 예방하는 데에 있다. 그러나 항응고제의 사용 경험이 증가함에 따라 많은 사람들은 이 약제의 사용이 폐동맥 색전증의 완전한 해결책이 되지 못한다는 것을 점차 인식하게 되었다. 혈전증과 폐동맥색전증은 여전히 항응고제의 등장이전과 같이 임상적으로 문제가 되고 있었던 것이다.

새로운 도전들

미국 보스톤의 피터 벤트 브리감병원의 스틴버거(Richard Steenburg)등은 1958년 〈외과, 산부인과잡지(Surgery, Gynecology and Obstetrics)〉에 기고한 논문에서 1년에 2,500례 정도의 수술을 하는 외과에서 여전히 약 5례의 대규모 폐동맥 색전증 사례가 관찰된다고 보고하였다. 일반적으로 트렌델렌버그 수술법에 대한 관심을 다시 불러일으킨 논문으로 간주되는 이 글에서 스틴버거 등은 미국에서의 첫 수술 성공사례를 보고하였다. 이 증례는 그들의 병원에서 시행한 폐동맥 색전증 수술 15례 만에 처음으로 성공한 사례이기도 하였다. 그전의 대부분의 수술들은 1933년에서 1943년 사이에 시행되었는데 당시 초창기 심장수술의 개척자 중의 한 사람이었던 카틀러(Elliot Cutler)의 주도하에 이루어졌었다. 스틴버거 등이 수술을 성공시킨 환자는 64세 된 여자환자로 1958년 1월 8일 담낭 절제술과 총담관조루술(choledochostomy)를 받은 상태로 수술 후 6 일째에 갑자기 폐동맥 색전증이 발생한 환자였다.

외과의사들은 조금씩 좌절감으로부터 벗어나기 시작하였다. 그들은 항응고제의 등장이 수술의 필요성을 완전히 없앨 수는 없으며, 수술 자체도 여러 가지 근대화된 수술 주변 환경을 십분 활용하면 그렇게 실망적인 것만은 아닐 것이라는 생각을 가지기 시작하였다. 영국 옥스포드의 알리슨(Philip Allison)은 폐동맥 색전증의 수술에 저체온법(hypothennia)을 도입하였다. 저체온법으로 환자의 대사 요구를 낮추면 혈액순환을 차단하여 보다 여유 있게 수술을 시행할 수 있는 기회를 제공받을 수 있다는 이론이었다. 비록 그가 시행하였던 두 차례의 증례가 급성 폐동맥 색전증의 상태가 아니기는 하였지만 저체온법을 이용한 성공적인 폐동맥색전 제거수술은 외과 의사들에게 큰 가능성을 제시하여 주었다.

그리고 인공 심폐기를 사용한 현대적 개념의 최초의 폐동맥색전 제거술은 1961년 4월 미국 휴스톤의 쿨리(Denton Cooley)에 의해 이루어졌다(그림 4-8). 환자는 37세 된 여자환자였는데 폐동맥색전 제거 후 쿨리는 재발을 방지할 목

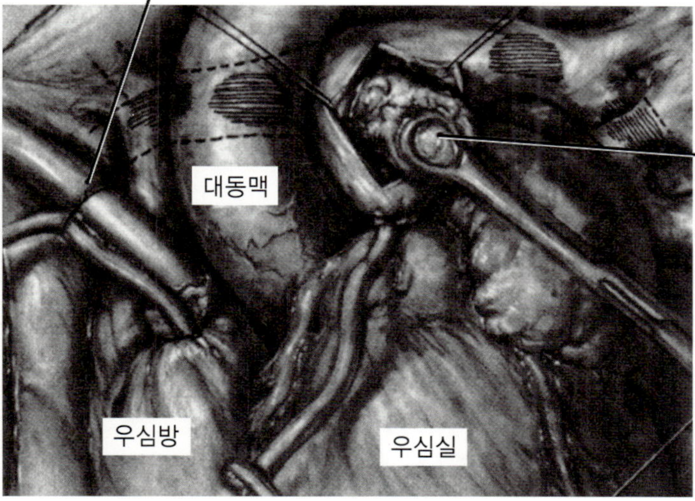

그림 4-8. 체외순환에 의한 폐동맥 수술

적으로 우측 옆구리에서 복막바깥 절개(extraperitoneal incision)로 하대정맥을 노출시킨 뒤 이를 결찰하였다. 사용된 인공 심폐기는 포말-확산형 산화기(bubble-diffusion oxygenator)와 롤러펌프(roller pump)로 이루어졌다.

1960년 이후로 폐동맥 색전증의 진단법의 개선과 함께 인공 심폐기를 이용한 폐동맥색전 제거수술이 완전히 그 자리를 잡게 되고 수술 성적도 큰 향상을 보이게 된다. 그러나 최근에 와서는 개선된 항응고제 요법의 정립과 함께 폐동맥 색전증에 대한 수술의 역할은 다시 상대적으로 축소되어 있는 실정이다.

제5장

본격적인 심장수술의 시작을 가능하게 해준 발견들

1. 카렐과 혈관외과의 정립, 그리고 심장수술에의 공헌
   1) 실험외과의 위대한 의사 카렐
   2) 비행사 린드버그와 의학자 카렐의 협동연구
2. 흉부마취법의 개발
   1) 기관내 튜브와 기관내 삽관법
   2) 흉막강을 안전하게 여는 방법의 개발
3. 수혈법의 정립
4. 심정지와 심폐소생술의 확립
   1) 인공호흡법
   2) 심장마사지법
   3) 심실세동과 세동제거법
   4) 에피네프린의 개발

1. 카렐과 혈관외과의 정립, 그리고 심장수술에의 공헌

1) 위대한 실험외과 의사이자 논란의 우생학자이였던 카렐

실험외과의 위대한 선구자이자 비인도적 우생학자라는 극단적으로 다른 역사적 평가를 받고 있는 카렐(Alexis Carrel; 1873~1944)은 1873년 프랑스의 리용이란 도시에서 태어났다. 1894년 그가 리용에 있는 병원에서 인턴을 지내는 동안 당시 프랑스 공화국의 대통령이었던 까르노(Sadi Carnot)의 암살사건이 일어났다. 대통령을 찔렀던 칼은 배속 깊이 문정맥(portal vein)을 절단시켰는데 당시 프랑스에서 내놓으라 하는 외과의사들도 지혈을 하지 못해 속수무책으로 환자를 잃고 말았다. 이 사건에 큰 영향을 받은 카렐은 만일 외과의사가 절단된 혈관을 제대로 연결시킬 수만 있다면 이러한 환자들을 살릴 수 있을 것이라고 생각하고 이의 연구를 위해 1901년 임상의학을 떠나 실험혈관외과에 평생을 바치게 된다(그림 5-1).

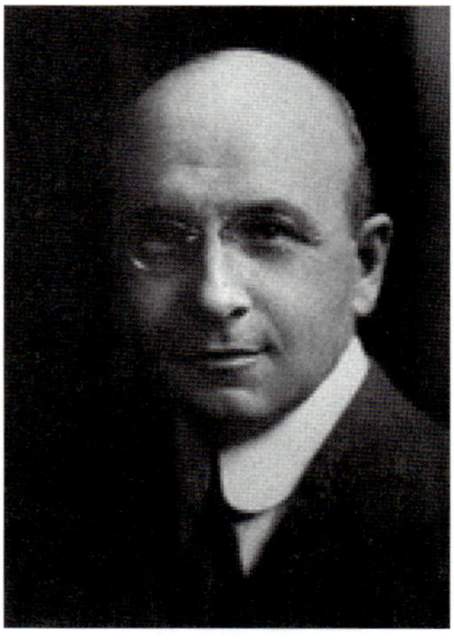
그림 5-1. 카렐 (Alexis Carrel)

1904년 프랑스를 떠난 카렐은 캐나다의 몬트리올을 거쳐 미국 시카고에 오게 되었다. 1904년 11월에서부터 1906년 8월까지 21개월

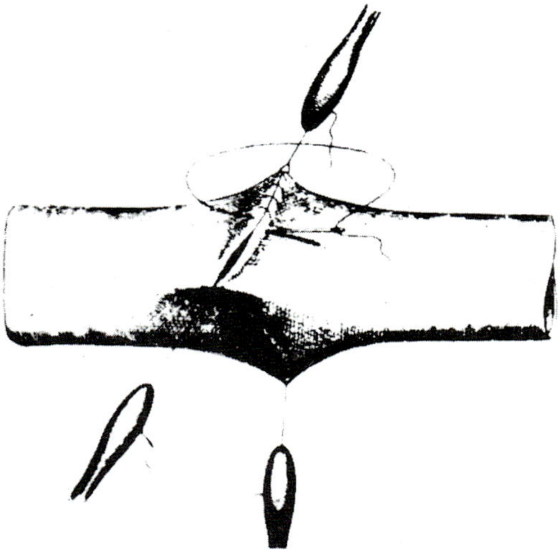

그림 5-2. 혈관문합술에 있어 카렐이 개발한 삼각기법. 1902년 카렐에 의해 고안된 이 방법으로 카렐과 거트리는 그들의 각종 혈관 실험 연구를 성공적으로 시행하여 나갔다.

그림 5-3. 혈관이식편으로 처음 사용된 경정맥. 카렐이 발표한 논문의 한 모식도에서 자가 경정맥(jugular vein)으로부터 만든 혈관이식편이 절제된 동맥 사이에 봉합되어 삽입되고 있는 것을 보여주고 있다.

에 걸친 이 기간 동안 카렐은 시카고대학에서 거트리(Charles C. Guthrie)와 함께 일하면서 수많은 실험연구를 하였다. 즉 혈관문합(vascular anastomosis)에 있어서 그 유명한 삼각기법(triangulation technique)을 완성하여 근대적인 혈관외과를 정립하는데 큰 역할을 하였고(그림 5-2), 그 밖에 손상된 동맥을 대체할 목적의 혈관 이식편(vascular graft)으로서 환자 자신의 정맥을 사용하는 가능성에 대해서도 연구하였다(그림 5-3). 그리고 그는 장기이식 분야에도 수많은 업적을 남겨 심장, 신장, 갑상선, 난소, 심지어 사지의 이식 수술에 관한 연구도 하였다. 심장이식에 관한 어떤 실험에서는 강아지의 심장을 제거하여 큰 개의 경동맥과 경정맥에 연결시켜 수 시간 동안 심장 박동을 유지시키기도 하였다.

1906년 카렐은 뉴욕에 있는 록펠러 연구소의 실험외과 과장으로 자리를 옮겼다. 여기서 그는 혈관 이식편에 대한 연구를 계속하면서 이종 이식편(xenograft)을 일정기간 보존하는 방법에 대한 연구도 시작하였다. 또 카렐은 최초로 기관내 삽관을 통한 마취하에, 실험적으로 폐엽 절제, 식도 부분 절제 및 봉합, 상대정맥 부분 절제후 경정맥편으로 대체 등 각종 흉부외과 관련 수술을 시행하기도 하였다. 이는 같은 록펠러 연구소의 생리 및 약리학의 책임자였던 미국의 생리학자 멜처(Samuel J. Meltzer; 1851~1920)와 그의 사위이자 조수로 일하고 있던 의사 아우에르(John Auer; 1875~1948)의 연구 결과를 토대로 한 제안을 받아 이루어진 것이었다. 그 이전에는 개흉수술을 할 때 폐를 환기시키는 방법으로는 독일의 사우에르브루흐가 개발한 복잡한 차등압력 마취법 밖에 없었다. 따라서 카렐에 의해 적용된 멜처와 아우에르의 연구는 흉막강이 열렸을 때도 효율적으로 폐를 환기시키는 것을 가능하게 하여 현대적 개념의 흉부 및 심장외과수술에 큰 장을 열게 되었다. 카렐은 이에 관한 내용을 1910년 미국의학협회지의 한 논문을 통해 발표하였다(JAMA 54: 28, 1910).

그는 또한 이 논문에서 실험 중 약 17분간 하행대동맥을 겸자(clamp)로 차단(cross-cramp)한 개에서 뒷다리의 마비가 생긴 것을 관찰보고 하였다. 카렐은 이러한 합병증을 방지하기 위한 목적으로 그 다음번의 실험에서는, 하반신의 혈류를 유지시켜주기 위하여 겸자 위쪽의 피를 하반신으로 우회시켜주는 동맥내 션트(intraluminal shunt)의 사용을 시도하였다. 이는 아마도 동맥 수술 중에 동맥내 션트를 사용한 최초의 기록이 아닌가 생각되고 있다

카렐은 이어서 1910년 5월 5일 미국외과 학회지에 발표한 논문을 통해 하행대동맥의 수술시 척수허혈을 방지하기 위한 두 가지 방법을 추가로 더 보고하였다. 그밖에 심장을 열지 않고 심방을 통해 손가락을 넣어 승모판막을 수술하거나, 대정맥들로부터 심장으로 혈류가 유입되는 것을 일시적으로 차단하는 동안 심장을 1-2분 정도 열어서 수술을 하는 방법 등을 기술한 것도 이 논문에서였다.

그리고 이 논문에 실린 카렐의 가장 놀랍고도 예언적인 실험 중의 하나는 관

상동맥수술에 관한 것이었다. 카렐은 관상동맥의 입구가 석회화되어 협심증이 생긴 일부 증례에서, 만일 관상동맥의 협착부위 아래에 혈류를 공급해주는 수술을 해주면 도움이 될 것이라는 생각을 하였다. 그리고 그는 이러한 생각을 실천에 옮기기 위하여 실험동물의 경동맥을 사용하여 하행대동맥과 관상동맥 협착부위 아래쪽을 연결하여주는 새로운 수술법을 실험적으로 연구하였다.

1912년 카렐은 혈관문합과 장기이식 등 심혈관계통에 대한 그의 학문적 공헌을 인정받아 의학 및 생리학분야에서 노벨상을 받게 된다. 수상 당시 카렐은 여전히 프랑스 국적을 지니고 있었으나, 미국 내에 소재한 실험실에서 연구된 업적에 대해 노벨상을 받은 최초의 사람으로 기록되게 된다. 당시 카렐의 연구업적과 근대 의학에의 공헌은 실로 대단한 것이었다. 그리고 혈관 수술법 등을 중심으로 한 그의 연구 결과는 실로 오늘날의 심장수술을 있게 하는 큰 밑바침 중의 하나가 되였던 것이다.

그러나 카렐은 그의 이러한 찬란한 의학적 업적 이면에 숨어있는 비인도적 우생학자로서의 악명 또한 피할 수가 없었다. 그는 평소 육체적 또는 정신적으로 유전적 결함을 가진 사람들은 이 사회에서 제거되어야 한다고 주장하면서, 궁극적으로는 엘리트 그룹에 의한 주도적 지배만이 진정한 사회발전을 이루는 길이라 믿고 이런 의견을 적극적으로 표명하였다. 그는 실제 이차대전 당시 나치 지배하의 프랑스 비쉬 정권하에서 그의 우생학적 믿음을 실천에 옮기는데 협력을 한 것으로 알려져 있다. 나치가 물러간 이후에 그는 그의 잘못에 대해 재판을 받을 예정이었으나 그 전에 사망하고 말았다.

2) 비행사 린드버그와 의학자 카벨의 협동연구

린드버그(Charles A. Lindbergh; 1903~1974)는 다름 아닌 1927년 그의 비행기 〈스피릿 오브 세인트루이스(The Spirit of St louis)〉호를 타고 미국 뉴욕과 프랑스 파리 간의 대서양을 무착륙 단독 비행하는데 처음으로 성공한 유명한 미국의 비행사이다. 세계 항공사에 길이 남을 그의 이 쾌거에 관한 이야기는 웬만한 사람이면 다 알고 있으리라 생각된다. 그러나 바로 이 린드버그가 관류펌프(perfusion pump)에 관련된 연구를 유명한 노벨상 수상 의학자 카렐과 같이 한 적이 있다는 사실을 알고 있는 사람은 아마도 그렇게 많지 않을 것이다.

1920년대 후반 카렐은 신체내 개별 장기들의 각종 기능들을 연구하는 데에 관심을 가지기 시작하였다. 그는 이러한 연구를 위해 장기들을 생체에서 분리한 뒤 기능 유지를 위하여 이들을 따로 관류시킬 수 있는 심장의 역할을 하는 펌프의 개발에 노력을 경주하였다. 이에 따라 1929년 카렐의 지도하에 록펠러 연구소의 기술자들이 유리로 만든 새로운 관류 펌프를 개발하였다. 이 펌프는 유리관 바깥에 있는 자석에 의해 움직이게 설계되었다. 또한 이 펌프는 소독이 가능하도록 설계되었으나 여전히 감염 위험성이 어려운 문제로 남아있었다. 이 때문에 카렐은 그가 이전에 미국인 화학자인 데이킨(Henry D. Dakin)과 함께 만들었던 상처 소독액인 카렐-데이킨 용액(Carrel-Dakin solution)을 관류액에 첨가시키는 등 감염의 예방에 노력을 기울여 보았으나 별 효과가 없었다.

한편 이 무렵 비행사인 린드버그는 그의 형수가 승모판막협착증으로 사망하는 불운을 겪게 되었다. 린드버그는 주위의 의사친구들에게 심장판막질환과 같은 병들이 왜 외과적으로 교정될 수 없느냐고 물었고, 친구들로부터 심장을 열어 그 내부를 수술하는 것은 당시로는 불가능한 일이라는 답을 듣게 되었다. 린드버그는 물론 의학적 관점에서는 이러한 문제에 대해서 별로 아는 것이 없었지만 여기에 연관된 기계학적 문제에 관해서는 그 후부터 대단한 관심을 지니게 되었다. 즉 그는 〈외과의사가 심장을 수술하는 동안 심장의 역할을 일시적으로 대신해줄 수 있는 기계장치를 만들 수는 없을까〉 하고 생각하게 되었던 것이다. 이때 린드버그와 이런 문제를 토의하던 의사친구 한 사람이 그를 카렐에게 소개시켜 주었다. 린드버그는 카렐과 만나 의견을 나누는 동안 카렐이 효율적인 관류펌프를 개발하는 문제 때문에 고민하고 있다는 얘기를 듣게 되었다. 린드버거는 마침내 보다 낳은 관류펌프의 제작을 위하여 프랑스에서 카렐과 함께 일하기로 결심하였다.

1934년 린드버그는 카렐과의 협동연구 끝에 멸균 상태에서 동력을 전달시킬 수 있는 개선된 관류방법을 생각해 내었다. 그 방법이란 멸균 시킨 비흡착성의 작은 솜뭉치들을 유리구(glass bulb) 안에 느슨하게 채워 넣은 뒤 이를 통해 많은 양의 공기를 통과시키는 것이었다. 그는 이 과정에서 솜뭉치들이 공기 중의 세균을 제거할 수 있다는 것을 발견해 내었다. 그리고 이러한 상태에서 가스를 이용해서 만들어진 박동성 관류압(pulsating pressure)은 기계적으로 작동되는 일반 피스톤보다도 더 자연 상태에 가까운 혈류를 생산할 수가 있었다. 드디어 1935년 린드버그가 카렐과 함께 일하기 시작한 5년 만에 이러한 그의 개념을 이용한 새로운 관류펌프가 개발되어 실험에 사용되게 되었다(그림 5-4). 이 새로운 관류펌프에서는 회전판에 의해 박동압이 만들어지고 이 박동압이 산소, 질소, 그리고 이산화탄소로 이루어진 조절가스(control gas)로 전달되었다. 그리고 다시 이 가스는 관류액을 순환시키고 산화시키는 두 가지 기능을 동시에 수행하게끔 설계되었다.

린드버그가 개발한 관류펌프의 기본 구조는 본질적으로 오늘날의 펌프산화기(pump oxygenator)의 원리와 같은 것이었다. 린드버거와 카렐은 그들의 일부 실험에서 관류액의 산소 운반능력을 향상시키기 위하여 관류액에 적혈구를 첨가시키기도 하였다. 그러나 이 시도는 적혈구의 기계적 손상으로 용혈이 일어나 실패하고 말았다. 어쨌든 그들이 개발한 관류펌프는 아주 우수하지는 못하였지만 그런대로 성과가 있어 신장, 갑상선, 췌장, 난소 등 몸에서 격리시킨 장기들을 관류펌프에 의한 관류만으로 일주일 이상 생존시키는 것을 가능하게 하였다. 린드버그는 1938년 카렐과 공저로 그들의 협동연구 결과를 보고한 책 〈장기배양(The Culture of Organs)〉 을 발간하였다.

그러나 린드버그와 카렐의 만남은 반드시 긍정적인 측면만 있었던 것은 아니었다. 앞서 밝힌 바와 같이 카렐은 극단적 우생학자이자 과학적 인종 차별주의자이었다. 카렐의 이러한 견해는 두 사람이 만나는 동안 린드버그에게 큰 영향을

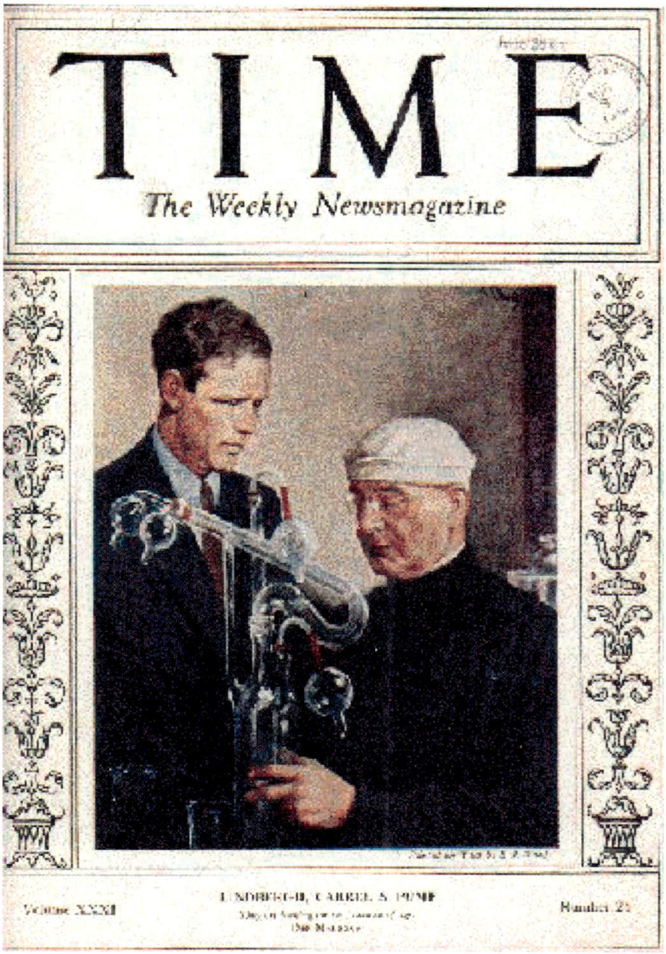

그림 5-4. 1938년 6월 13일에 발간된 타임(Time) 잡지에서 표지모델로 등장한 린드버그(왼쪽)와 카렐이 그들이 개발한 관류펌프와 함께 소개되고 있다.

주어 뒷날 그가 파시스트의 아이디어에 동조하는 한편 미국의 세계 제 2차 대전 참전에도 반대하게 되는 계기가 되었다. 그리고 그의 이러한 자세는 결과적으로 당시 그의 높은 대중적 명성에 큰 흠을 남기게 된다. 카렐과의 연구 후 미국으로 귀국한 린드버그는 육군성에 배속 되었으나 미국의 세계 제 2차 대전 참전을 반대하는 입장을 취하다 해임되었다. 그러나 실제 전쟁이 발발하고 미국이 참전하자 그는 민간인의 신분으로 협력을 다하였다. 초기에는 항공기 기술 자문역으로서 그리고 전쟁 후기에는 일본과의 태평양 전투에서 전투 조종사로 활약하기도 하였다. 전후에 그는 코네티컷에서 미 공군과 판아메리카 항공사 자문역으로서 평온한 삶을 살게 된다. 린드버그는 말년에 하와이에서 지내다 1974년 임파종으로 사망하였다.

2. 흉부마취법의 개발

오늘날 현대화된 심장수술이 가능하게 된 여러 요인 중에 마취기법의 발전이 기여한 정도는 글자 그대로 아무리 강조해도 지나침이 없을 것이다. 심장수술을 포함한 넓은 의미에서의 흉부수술 마취가 초창기에 넘어야 할 가장 큰 과제는 수술시 흉막강(pleural cavity)이 열렸을 때 흉막강의 음압으로 인해 생기는 폐의 허탈을 어떻게 방지하느냐에 있었다. 이에 대한 이론적인 해답은 간단하였으나 실용적인 해결책을 찾기까지에는 앞으로 소개하는 바와 같이 많은 시행착오를 겪어야만 하였다.

1) 기관내 튜브와 기관내 삽관법

기관내 튜브의 등장

오래 전부터 의사들은 여러 가지 목적으로 사람이나 동물의 기관(trachea)에 직접 튜브를 삽입하여 왔다. 기관내 튜브(endotracheal tube)는 이론적으로는 전혀 복잡할 것이 없었다. 그것은 단순히 환자의 기관 내에 위치하여 환자로 하여금 이를 통해 숨을 쉴 수 있게 하는 단순한 통로에 불과하였다. 기관내 튜브를 사용하는 목적은 공기의 길 즉 기도(airway)를 유지시켜 주는데에 있었다.

역사적으로 기록상 기관내 튜브를 최초로 사용한 사람은 벨기에 태생으로 이탈리아의 파도바대학에서 활약한 유명한 해부학자 베살리우스(Andreas Vesalius; 1514~1564)였다. 그는 1543년 동물실험 시에 갈대나 사탕수수로 만든 튜브를 동물의 기관에 구멍을 뚫고 직접 삽관하여 공기를 불어넣어 주었다. 그는 이렇게 하여 실험동물의 폐가 대기 중에 노출된 상태에서도 유입된 외부 공기압에 의해 쪼그라들지 않도록 함으로서 실험 중에도 동물을 생존할 수 있게 만들었다.

베살리우스의 실험으로부터 200년쯤 후인 18세기부터는 주로 물에 빠진 사람들의 구명에 사용할 목적으로 금속으로 만들어진 기관내 튜브를 사용한 기록들이 간헐적으로 나타나기 시작하였다. 이때의 튜브들은 시술자가 기관의 입구를 보지 못한 채 육감에 의하여 입으로 삽입하는 방법으로 삽관되었다. 스코틀랜드의 외과의사이자 해부학자였던 헌터(John Hunter; 1728~1793)에 의해 개발된 인공호흡법도 당시 물에 빠진 사람들의 구명으로 널리 사용되었던 방법 중의 하나였다. 그는 희생자의 콧구멍이나 인두(pharynx) 또는 기관(trachea)에 튜브를 넣고 여기에다 두 개의 챔버를 가진 풀무(bellow)로 공기를 흡입시켜 주는 방법을 사용하였다. 헌터의 방법은 1774년 당시 활발한 인명구조 활동을 벌이고 있던 영국 투신자살자 구조협회에 의해 정식으로 채택되어 사용되기도 하였다.

그러나 1827년에 프링스의 레로이(Leroy d'Etialles)는 폐안으로 공기를 인공적으로 무조건 흡입시키는 방법은 폐포의 파열을 초래하거나, 폐기종 또는 긴장성 기흉(tension pneumothorax) 등을 일으킬 가능성이 크다는 것을 지적하면서 이러한 종류의 인공호흡법의 사용에 제동을 걸었다. 레로이는 그 대신 이러한 폐손상의 위험성을 피하기 위한 방안으로 안전판을 가진 풀무를 직접 고안하였다. 그러나 이미 그 이전에 인공호흡법에 풀무를 사용하는 방법 자체에 대한 그의 부정적인 견해의 여파로 큰 호응을 얻을 수가 없었다. 그 밖에 1845년에는 쇼시에(Chaussieur)와 드폴(Depaul)등이 호흡부전으로 상태가 좋지 않은 신생아에서 후두 내에 튜브를 넣어 폐로 공기를 흡입시키는 방법을 사용했지만 딴 의사들에 의해서는 더 이상 채택되지는 못하였다.

실제 이러한 기관내 튜브가 오늘날에 보는 마취기법의 한 부분으로 널리 이용되기까지에는 환자들을 안전하게 마취 상태로 유지해 줄 수 있는 흡입마취제의 등장이 필수요건이었다.

수술마취에서 기관내 튜브의 사용

그러던 중 마침내 마취제가 임상의학에 본격적으로 소개되면서부터 기관내 삽관법(endotracheal intubation)의 개발에 중요한 전기를 맞게 되었다(그림 5-5). 세계 최초의 마취과 전문의사로 인정받고 있는 영국 런던의 스노우(John Snow; 1813~1858)는 1858년 동물실험 중 기관내 삽관을 통한 마취를 시행하였다. 그는 토끼에서 기관절개술(tracheostomy)을 시행한 뒤 이를 통해 튜브를 넣고 이 튜브에 클로로포름이 든 백을 연결시켜 인공호흡을 시켜줌으로서 호흡과 마취를 동시에 유지시켜 주었던 것이다. 곧이어 1869년에는 유명한 독일의 외과의사 트렌델렌버그(Friedrich Trendelenburg; 1844~1924)가 스노우의 방법을 사람에게 처음 적용하였다. 그는 상기도의 병변을 수술할 때 혈액이나 분비물이 폐 안으로 흡입되는 것을 막기 위한 목적으로 확장성 커프(inflatable cuff)를 가진

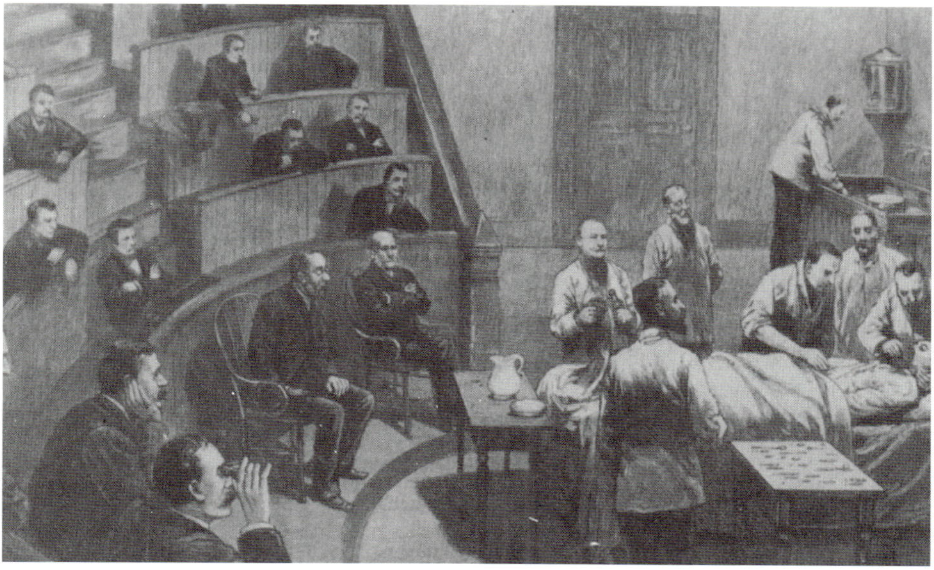

그림 5-5. 1800년대 중반의 수술 마취. 1800년대 중반 본격적인 마취제의 소개는 외과수술의 새로운 이정표를 세우는 계기가 되었다. 이 그림은 초창기의 마취법에 기울여진 많은 관심을 잘 나타내고 있다.

금속튜브를 기관절개술을 통해 기관내에 거치시킨 뒤 인공호흡을 시행하였다. 이 방법은 상기도 분비물의 폐내 유입을 방지하는데 대단히 효과적이어서 그 후 곧 당시의 다른 외과의사들도 수술시 이러한 방법으로 기관내 삽관법을 하기 시작하였다.

그러나 이러한 방법들은 기관내 삽관을 위하여 먼저 외과적으로 기관절개술(tracheostomy)을 시행하여야 되는 큰 단점이 있었다. 그러던 중 스코틀랜드 글라스고우의 외과의사 마퀴인(William MacEwen; 1848~1924)이 처음으로 수술 환자에서 기관절개술에 의하지 않고 입을 통해 기관내 튜브를 삽관하였다. 마퀴인은 외과의 초창기에 여러 분야에서 많은 업적을 남긴 다재다능한 외과의사였다. 그는 골이식 수술을 최초로 시행하였던 의사였고, 단계적인 폐 전절제술을 처음 시행하였으며 그밖에도 항생제가 소개되기 이전에 뇌에 생긴 농양을 효율적으로 치료하여 좋은 성적을 거두기도 하였다.

그는 평소 상기도 병변을 수술할 때 반드시 기관절개술을 시행하여야 한다는데 큰 불만을 가지고 있었다. 이에 따라 그는 직접 기관내 삽입 튜브를 제작하여 기관절개술 대신 경구를 통한 삽관을 시도해보기로 결심하였다. 이를 위하여 그는 먼저 사체를 이용하여 여러 차례의 가상실험을 시행하였다. 그런 준비 끝에 마침내 그는 1878년 7월 5일 구강내 종양을 가진 한 환자를 수술하면서 기관절개술 대신 경구로 기관내 삽관을 시도할 기회를 가졌다. 당시에는 국소 마취제도 없던 시절이었기 때문에 마퀴인은 깨어있는 환자에서 마취도 되어있지 않은 기도를 통해 튜브를 삽관하여야만 하였다. 그가 노력 끝에 간신히 환자의 입을 통해 기관내 삽관을 시행하자 조수 한명이 즉시 삽관 튜브를 통해 클로로포름을 환자에게 흡입시켜 환자를 마취 상태로 만드는데 성공하였다.

그러나 이 방법은 기관절개술을 피할 수 있다는 큰 장점이 있었음에도 불구하고, 당시로는 의식이 있는 환자에서 튜브를 삽입해야하는 상당한 기술적 난점이 있다는 것이 결정적인 단점으로 지적되었다. 어쨌든 마퀴인은 그 후에도 두 차례 더 성공적인 경구 삽관을 시행하였으나 그 다음 환자에서 예기치 않은 사고가 생기자 곧 그의 방법을 포기하고 말았다. 그 환자에서는 경구로 튜브를 기관내에 삽관한 후에 잘못 하여 튜브가 빠져있는 것을 모르고 마스크로 클로로포름을 투여하다 결국 사망하였던 것이다.

비외과적 질환에도 사용된 기관내 튜브와 펠-오드와이어장치

기관내 튜브의 사용은 앞서 말한 외과적 상황에서 뿐만 아니라 비외과적 질환에도 널리 적용되기 시작하였다. 일찍이 1858년에 프랑스의 의사 부쉬(Bouchet ; 1818~1891)는 디프테리아 환자에서 호흡장애를 해소시키기 위한 목적으로 금속성 기관내 튜브를 고안하였다. 그는 이 튜브와 함께 이를 사용하는 방법을 그의 동료들에게 소개하였으나 부정적인 반응만 얻게 되었다. 그리고 그 후 20년 이상 그가 개발한 튜브는 주위로부터 잊혀져버리고 말았다.

그러다가 1880년 미국 뉴욕의 이비인후과 의사 오드와이어(Joseph O'Dwyer; 1841~1898)가 부쉬의 아이디어를 다시 재현하였다. 당시 오드와이어는 디프테리아로 질식사의 위기에 있던 많은 어린이들을 목격하였다. 당시는 이러한 환자들의 유일한 응급 구명법으로 기관절개술(tracheostomy)을 흔히 시행하던 때였다. 그러나 응급 기관절개술은 특히 어린이에서 많은 합병증을 낳을 수 있는 위험한 시술이었다. 오드와이어는 이러한 불쌍한 어린 환자들을 보다 안전하게 도울 수 있는 방법을 연구하기 시작하였다 마침내 그는 이를 위해 일련의 금속 튜브들을 개발한 뒤 입을 통해 기관내에 삽관하기로 결정하였다. 그가 곧 그의 방법을 임상에 적용하고 이에 관한 연구 결과를 발표하자 이에 공감한 주위 동료의사들의 많은 호응이 뒤따랐다

한편 1887년 미국 바팔로의 펠(George H. Fell)은 아편 중독을 치료할 목적으로 간단한 발풀무(foot bellow) 장치를 기관내 튜브 또는 안면 마스크에 연결시켜 쓸 수 있는 효과적인 인공호흡 장치를 개발하였다. 오드와이어는 이 펠의 장치를 그가 개발한 기관내 튜브에 이용하기 위하여 기관내 튜브의 끝을 환자

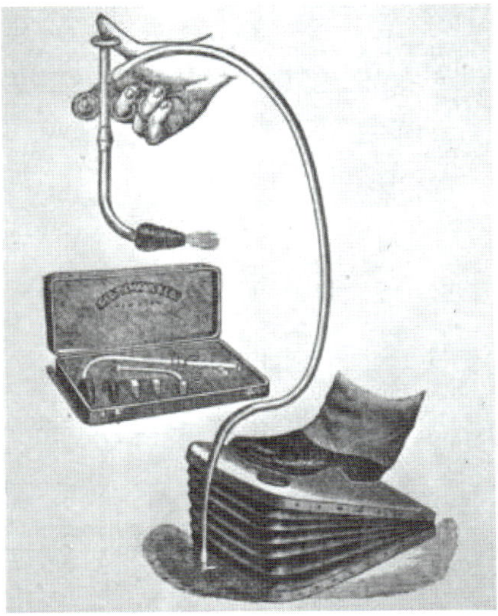

그림 5-6. 펠-오드와이어(Fell-O' Dwyer) 장치

에 따라 여러 가지 크기의 원추형으로 만들어 후두를 효과적으로 막아줄 수 있게 개선시켰다. 이렇게 펠의 기본 장치에다 오드와이어의 기관내 튜브를 연결시켜 합친 것이 당시에 인공호흡 장치로 널리 사용되어진 펠 -오드와이어(Fell-O'Dwyer)장치였다(그림 5-6). 펠 -오드와이어 인공호흡 장치는 1899년 미국 뉴올리안즈의 유명한 외과의사 마타스(Rudolph Matas; 1860~1957)에 의해 기관내에 직접 마취제를 주는 방법으로 채택 되었다. 이때 풀무의 작동에 의해 생긴 양압은 흉막강이 열렸을 때 폐의 팽창을 유지시켜주는 역할을 하였다.

효율적인 기관내 튜브삽관을 위한 직접 후두경의 개발

기관내 튜브 삽관술의 초창기에는 기관의 입구, 즉 후두를 직접 보지 못하고 튜브를 삽입하여야만 하였다. 따라서 기관내 튜브 삽관에 수반되는 기술적인 어려움이 무척 커서 기관내 삽관법이 임상적으로 보편화되는데 큰 걸림돌이 되었다. 이에 따라 많은 마취과의사들이 기관 내에 직접 삽관을 하는 대신 인두(pharynx)에 튜브를 삽관하는 것으로 이 문제를 해결하려 하였으나 역시 상당한 문제가 뒤따랐다. 결국 근본적인 문제의 해결은 직접 후두를 보면서 기관내 삽관을 할 수 있는 직접 후두경(direct laryngoscope)의 개발이 필수적이었다.

직접 후두경에 의한 기관내 삽관법은 1895년 독일 베를린의 키르스타인(Alfred Kirstein; 1863-1922)에 의해 최초로 개발되었다. 키르스타인 이전의 의사들은 바깥에서 목안의 성대를 본다는 것은 해부학적으로 불가능한 일이라고 믿고 있었다. 그러나 키르스타인은 어느 날 그의 동료의사 중의 한 사람이 환자에서 식도경을 삽관하는 도중에 우연히 식도경이 후두를 통해 기관으로 들어갔다는 이야기를 듣고 직접 후두경 개발의 가능성을 생각하게 되었다. 그는 곧 연구에 착수하였다. 연구 끝에 그가 처음에 개발한 후두경은 짧은 원통형으로 식도경과 비슷한 형태였으나, 곧 아래쪽으로 열려있는 반월형의 날(blade)을 개발하여 사용하였다. 키르스타인이 당시 만들었던 후두경은 비록 당시에도 마취과 의사들에 의해 사용되지도 않았고, 또 오늘날의 관점에서 보면 상당히 조악한 제품이었지만 오늘날 사용되고 있는 현대적 후두경의 효시로 간주되고 있다.

보다 근대적인 형태의 후두경은 미국 필라델피아의 후두 전문의사였던 잭슨(Chevalier Jackson; 1865~1958)에 의해 개발되었다. 그는 1913년 후두경의 날에 평행되게 손잡이를 위치시킨, U-자 형태의 개선된 직접 후두경을 개발하였던 것이 다(그림 5-7). 그러나 잭슨의 모델은 그 후 내시경 전문의사들에게는 계속 사용되었지만 마취과 의사들에게는 그다지 호응을 받지 못하였다. 오늘날에 보는바와 같은 L-자모양의 후두경은 미국의 외과의사 제인웨이(Janeway)와 도란스에 의해 각각 1910년과 1913년에 고안되었다.

이러한 과정들을 거치면서 20세기 초반에 들어서서 마취과 의사들은 흉부외과 영역의 수술마취에 필수적인 기구인 기관내 튜브를 임상적으로 완전히 운용할 수 있게 되었다. 그러나 후두경의 개발에도 불구하고 여전히 기관내 삽관법의 기술적 어려움이 당시에는 크게 부각되어, 기관내 삽관에 의한 마취법은 그다지 큰 인기를 끌지 못하고 있었다. 더구나 당시에는 흉막강을 열어야만 되는 흉부수술은 일부 무모한(?) 외과의사에 의해서나 시도되는 것으로 간주되고 있었던 상황이었기 때문에 마취과 의사로서도 구

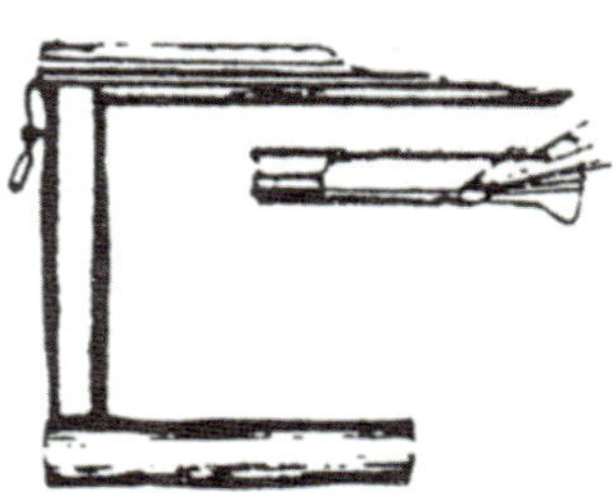

그림 5-7. 잭슨의 직접 후두경

태여 위험한 기관내 삽관법 기술을 절박하게 익히려고 하지 않았다. 이러한 소극적인 상황이 호전되기 시작한 것은 겨우 제 1차 세계대전 이후부터였다.

2) 흉막강을 안전하게 여는 방법의 개발

흉부수술시 폐의 허탈을 방지하는 두 가지 방법

19세기말에 들어서서 많은 외과의사들은 가슴 속에 생긴 병변을 수술할 때 흉막강(pleural cavity)이 열리는 문제에 관하여 많은 고민을 하게 되었다. 즉 수술의 필요에 의하여 의도적으로 열었건 또는 실수로 열렸건 간에 일단 흉막강이 열리게 되면 정상 생리적으로 음압 상태로 유지되어 있는 흉막강 안으로 순식간에 대기 중의 공기가 빨려 들어가 폐를 쪼그라뜨림과 동시에 환자에게 치명적인 결과를 낳게 되는 것이었다.

외과의사들은 이러한 치명적인 문제점을 극복하기 위하여 크게 두 가지 측면에서 이 문제에 접근을 하였다; 즉 첫 번째 방법으로는 (1) 기관 내에 위치시킨 튜브를 통해 마취제를 투여함으로서 폐의 팽창 상태를 유지시키는 방법, 즉 기관내 삽관에 의한 방법이었고, 두 번째 방법은 (2) 환자의 흉곽 내부와 외부 사이에 압력의 차이를 만들어주는 이른바 차등압력(differential pressure) 마취법을 사용하는 방법이었다. 후자인 차등압력 마취법을 시행에는 다시 두 가지 방법이 있었는데 그중 하나는, (가) 흉곽 주위에 인위적으로 음압을 만들어주는 방법이었다. 흉곽주위가 음압 상태로 되면 흉막강이 열렸을 때도 폐가 대기 중의 양압 대신 여전히 음압에 노출되게 되어 결과적으로 폐의 허탈이 방지될 수 있다는 이론이었다. 또 다른 차등압력 마취방법은 전자의 방법과는 정반대로, (나) 환자의 머리 주위만 인위적으로 양압으로 만들어 주어, 이에 따라 연결된 기도의 압력을 양압 상태로 유지시켜 주는 방법이었다. 이렇게 되면 흉막강이 열렸을 때도 기도내 양압의 영향으로 폐가 팽창상태를 유지할 수있다는 이론이었다.

기관내 삽관법을 이용한 초기의 흉부수술

앞서 말한 흉막강이 열렸을 때 폐의 허탈을 방지하기 위하여 사용된 두 가지 방법, 즉 기관내 삽관법과 차등압력 마취법 중 처음 임상에 시도된 방법은 기관내(또는 후두내) 삽관법이었다. 1896년 프랑스의 외과의사 투피에(Marin Théodore Tuffier; 1857~1929)와 생리학자 알리옹(Louis Hallion; 1862~1942)은 그들이 5년 전에 폐결핵 환자들에서 폐첨부(lung apex)에 존재하는 병변 부위의 절제수술 시에 인공호흡을 시행하였던 사례에 관한 논문을 발표하였다. 그들은 당시 기관 또는 후두에 튜브를 삽관한 뒤 이를 풀무 모양의 환기장치에 T-자 관으로 연결시켜 클로르포름 마취를 하면서 수술 중 인공호흡을 시행하였던 것이다. 그로부터 1년 후에 같은 프랑스의 외과의사 드와이앙(Eugene Louis Doyen; 1859~1916)도 후두 내 삽관과 풀무형 환기장치를 이용한 인공호흡으로 흉부수술을 시도하였다고 보고하였다.

그 다음 등장한 사람은 미국의 유명한 외과의사 마타스(Rudolph Matas; 1860~1957)였다(그림 5-8). 마타스는 미국 뉴올리안즈에서 활동하던 외과의사였다. 그는 당시 흉부외과 수술에 많은 관심을 가지고 활동을 하면서 여러 가지 공헌을 하였던 초창기 흉부외과 개척자 중의 한 사람이었다. 그는 투피에와 알리옹의 보고와 앞서 말한 펠-오드와이어의 인공호흡장치에 관한 글을 읽고 그 나름대로 흉부 수술 시 흉막강이 열려 기흉이 생기더라도 이를 극복할 수 있는 방법을 고안해 내었다. 마타스가 개발한 장치는 그림에서와 같이 펠-오드와이어의 장치를 변형시킨 것인데, 그로부터 1년 후에 이 장치는 처음으로 사람의 수술에서 사용되었다(그림 5-9). 그 수술은 당시 미국에서

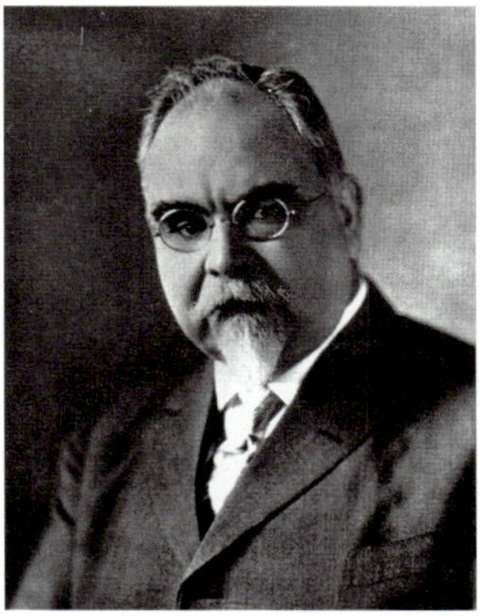

그림 5-8. 마타스(Rudolph Matas)

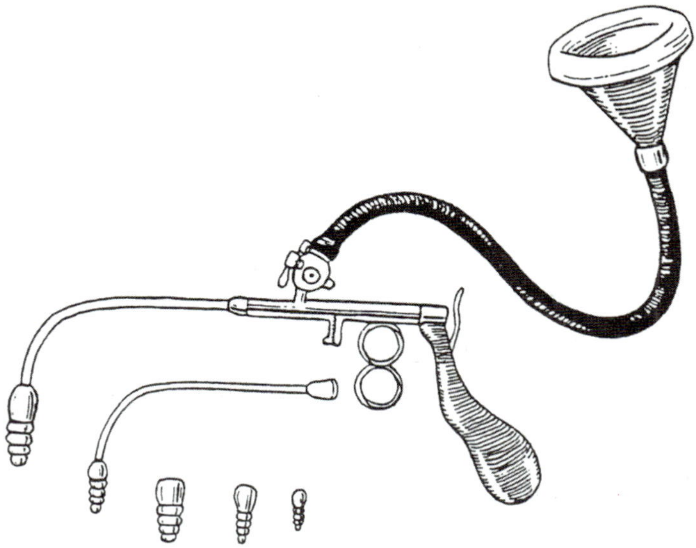

그림 5-9. 펠-오드와이어 장치를 변형시킨 마타스의 장치

시행되어진 초창기 흉부외과 수술 중의 하나였는데, 수술 집도는 마타스의 동료 외과의사인 파람(F. W. Parham; 1885~1927)에 의하여 시행되었다. 당시 파람은 한 환자에서 흉벽 상부에 생긴 큰 육종(sarcoma)을 절제하는 도중 잘못 흉막강이 열리면서 환자의 폐가 허탈되는 상황을 맞이하게 되었다. 그는 환자 상태가 나빠지자 곧 마타스에 의하여 개선된 펠-오드와이어 장치를 사용하여 폐의 팽창 상태를 유지시켜줌으로서 환자를 회생시킬 수 있었다. 그러나 이러한 긍정적인 임상 결과에도 불구하고 이 장치는 여전히 흉부수술 시에 그렇게 광범위하게 사용되지는 못하였다. 더구나 곧이어 수술시 흉막강을 안전하게 열기위한 여러 가지 기발한 아이디어들이 소개되면서 곧 이들 새로운 방법들이 마타스의 방법을 대체해가기 시작하였던 것이다.

프랑스의 외과의사 케누와 차등압력 마취법의 아이디어

흉부 수술중 폐의 허탈을 방지하기위한 새로운 아이디어는 1896년 프랑스의 외과의사 케누(Eduard Quénu; 1852~1933)와 롱구에(F Longuet)가 실험견을 사용하여 폐수술의 문제점을 연구하는 과정에서 제시되기 시작하였다. 그들은 흉막강 내의 압력과 주위의 대기압을 인위적으로 동일하게 만들어주면 흉막강이 열렸을 때도 폐의 허탈을 방지할 수 있다고 생각하였다. 그리고 그들은 이 목적을 이루는 데에는 두 가지 방법이 있을 수 있다는 것을 인식하였다. 즉 한 가지는 흉곽 외부의 압력을 감소시키는 방법이고(음압법), 또 다른 방법은 그 반대로 기도내의 압력을 증가시키는 방법이었다(양압법). 케누 등은 이중에서 양압법을 채택하기로 결정하였다 그들은 잠수부의 헬멧과 비슷하게 생긴 양압 챔버를 만든 뒤 환자의 머리위에 씌웠다. 그리고 이 양압 챔버를 목주위에서 단단히 차단시켜 챔버 내의 공기가 대기 중의 공기와 연결이 되지 않게 하였다. 그런 뒤에 마취를 위해 챔버 안에 클로르포름으로 적신 스폰지를 넣고 호흡은 압축 공기펌프로 공급하면서 양압을 유지할 수 있게 하였다. 케누 등의 방법은 비록 당시의 많은 기술적 난점으로 그 후 크게 인정을 받지는 못하였지만 그 기본 아이디어 자체는 많은 흉부외과 의사들에게 긍정적인 반응을 불러 일으켰다.

사우에르브루흐와 음압챔버 흉부수술법

그러던 중 차등압력 마취법이 본격적으로 진전을 이루게 된 것은 음압법에 의해서였다. 음압법 즉 환자의 머리를 제외한 나머지 부분을 음압챔버에 둔 상태에서 흉막강을 여는 수술을 하려는 시도는 1903년 독일의 의욕적인 젊은 의사 사우에르브루흐(Ferdinand Sauerbruch; 1875~1951)에 의해 시작되었다(그림 5-10). 당시 사우에르브루흐

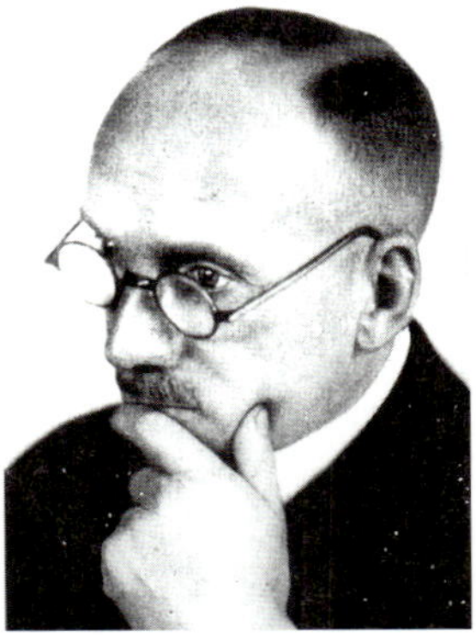
그림 5-10. 사우에르부르흐 (Ferdinand Sauerbruch)

는 독일의 브레스라우란 도시에서 활동하고 있던 폴란드 태생의 유명한 외과의사 폰 미쿨리츠(Johann von Mikulicz; 1850~1905) 교수의 조수로 일하고 있었다. 미쿨리츠는 유명한 오스트리아의 외과의사였던 빌로트(Christian Albert Theodor Billroth; 1829~1894)의 제자로서 복부외과 영역에서 많은 업적을 기록한 의사였다. 사우에르브루흐가 조수로 일하고 있던 당시의 미쿨리츠는 식도암의 수술에 관심을 가지고 연구를 하고 있었다. 그러나 역시 식도암을 수술하기 위하여 흉막강을 열 때 생기게 되는 폐의 허탈을 극복하는 문제가 큰 과제로 남아있었다. 그는 사우에르브루흐에게 이 문제에 대한 연구를 맡겼다.

중요한 과제를 담당하게 된 사우에르브루흐는 처음에는 책에서 본 한 생리학자의 생각대로 기관절개술을 통해 공기를 폐안으로 밀어 넣는 방법을 연구하였다. 오늘날의 관점에서 보면 그가 처음에 시도한 연구의 기본 방향은 옳은 것이었다. 그러나 불행히도 당시에 사우에르브루흐는 실험 중에 과도하게 높은 공기압력을 사용했던 탓으로 대부분의 실험동물에서 심각한 폐합병증만을 초래하게 되였다. 결국 사우에르브루흐는 그가 사용한 공기 압력의 잘못은 고려하지 못한 채 이러한 방법 자체가 좋은 해결책이 되지 못한다고 결론짓게 되었다. 이러한 그의 결론은 물론 잘못된 것이었지만 뒷날 그가 유명하게 되면서 그의 지대한 영향력으

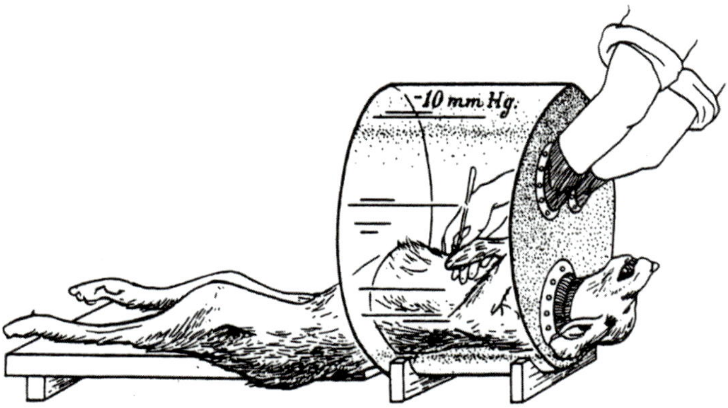

그림 5-11. 음압챔버를 이용한 동물실험 장면 모식도

로 말미암아 많은 의사들에게 잘못된 견해를 심어주는 결정적인 계기가 되었다.

흉막강을 안전하게 여는 방법에 대한 후속 연구에 골몰하던 사우에르브루흐는 어느 날 밤에 잠에서 깨면서 문득 한 가지 아이디어를 떠올렸다. 그 아이디어는 간단하였다. 그는 과거 케누가 제안했던 대로 환자에게 양압 호흡을 시키는 대신 그 반대로 환자의 흉곽을 공기가 밀폐된 음압 챔버내에 위치시키면 흉막강이 열리더라도 폐의 팽창을 유지할 수 있을 것이라는 생각을 하였다. 이 생각에 따라 그는 곧 여러 가지 음압 챔버들을 실험적으로 만들었다. 그리고는 개를 이용하여 동물실험을 해나가면서 그가 개발한 음압 챔버의 실용적 타당성을 시험해 나갔다(그림 5-11).

마침내 일련의 동물실험을 통해 음압챔버의 가능성에 확신을 가지게 된 사우에르브루흐는 다음 단계로 사람에게서 사용할 수 있는 음압챔버의 제작에 들어갔다. 그는 한 제철공장에 부탁을 하여 그림과 같이 유리와 철로 만들어진 음압챔버를 만들였다(그림 5-12). 그는 환자의 목에 공기 밀폐장치를 한 뒤 환자

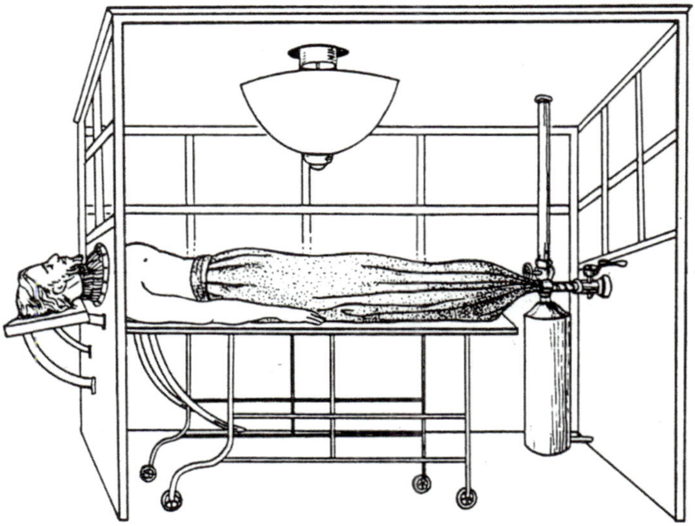

그림 5-12. 사람의 수술에 사용된 초창기의 음압챔버 모식도

의 머리는 챔버 바깥쪽에 두었다. 챔버 안의 공기는 -10 mmHg 로 유지시켜 주었다. 드디어 이 음압챔버를 사용한 흉부수술이 처음으로 이루어졌다. 사우에르브루흐가 직접 챔버 조정을 담당한 이 첫 수술에서는 불행히도 환자가 사망하고 말았다. 그러나 곧이어 시행된 종격동 종양(mediastinal tumor)을 가진 두 번째 환자에서의 수술은 성공적으로 시행 되였다. 그 수술의 성공 이후 사우에르브루흐의 음압챔버는 당시의 외과계에 크나큰 반향을 불러 일으켰다. 이에 따라 곧 독일 내에서 뿐만 아니라 다른 유럽국가의 큰 병원들에서도 연이어 음압챔버를 제작하여 사용하기 시작하였다.

한편 1904년 여름 미국 뉴욕의 마이어(Willie Meyer)는 독일 브레스라우로 미쿨리츠와 사우에르브루흐를 방문하였다. 마이어는 음압챔버 안에 직접 들어가 그들이 개실험을 하면서 흉부를 통해 식도절제술을 성공적으로 시행하는 것을 구경하고 큰 감명을 받게 되었다. 미국으로 돌아간 마이어는 곧 연구를 시작하여 이후 미국에서 음압 및 양압챔버를 이용한 흉부수술법의 개척자가 되었다. 1909년 초에 양압챔버를 이용한 개흉술을 미국에서는 처음으로 시행한 마이어는 곧이어 양압-음압 공용의 대형만능 압력챔버(universal pressure chamber)를 제작하였다(그림 5-13). 이 챔버는 큰 음압챔버 내에 마취과 의사와 환자의 머리를 위한 작은 양압챔버를 두게끔 설계되었다. 이렇게 제작된 챔버 중 큰 것은 15명의 사람까지 들어갈 수가 있었다. 압력챔버를 사용한 흉부수술법은 당시 마이어가 근무하던 저만(German)병원에서 1911년

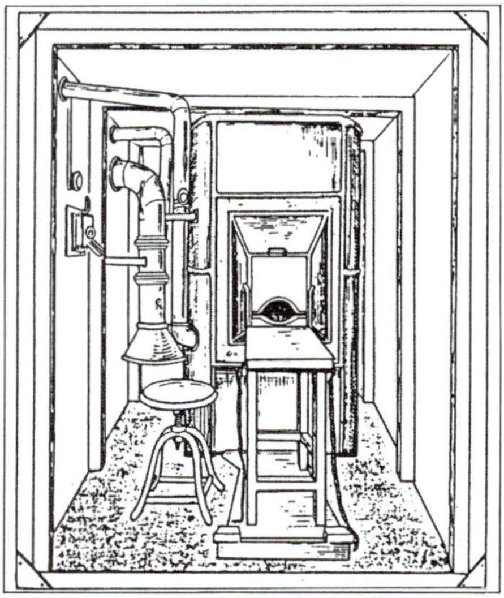
그림 5-13. 마이어가 개발한 대형 만능 압력챔버의 모식도

만능 압력챔버를 포함한 흉부외과 병동을 따로 지으면서 그 절정에 달하였다.

그러나 사우에르브루흐가 음압챔버를 개발하면서 흉부수술법에 큰 전기를 마련했던 것은 사실이지만 초기의 음압챔버는 많은 단점을 갖고 있었다. 무엇보다도 환자의 머리만 챔버 바깥에 둔 채 한정된 음압챔버 내에 수술팀이 들어가 수술을 하다 보니 우선 수술공간이 비좁을 뿐만 아니라 환기도 충분히 이루어지기 힘들였다. 그 밖에 챔버 바깥쪽에 있는 마취과의사와의 의견 교환이 쉽지 않은 것도 큰 문제로 대두되었다.

음압챔버의 이러한 문제점들을 해결하기위하여 케누의 양압챔버법이 다시 주목을 받게 되면서 새로운 양압챔버들이 개발되기 시작하였다. 1904년 사우에르브루흐는 수술팀은 바깥쪽에서 수술할 수 있게끔 환자의 머리와 마취과 의사가 들어갈 수 있을 만한 작은 양압챔버를 개발하였다. 이 장치는 과거에 비해 개선된 장치였지만 불충분한 환기와 마취과 의사와의 불충분한 의견교환 등 어려운 문제는 여전히 해결되지 않았다. 같은 해인 1904년 독일 하이델베르그의 브라우에르

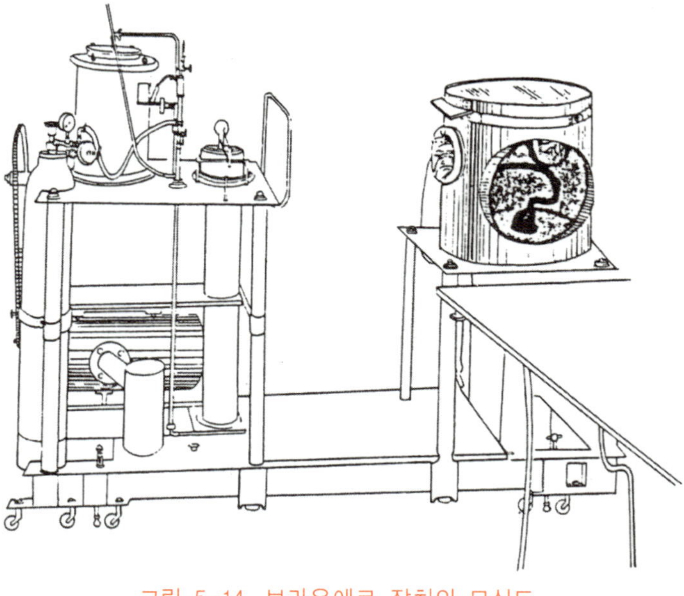

그림 5-14. 브라우에르 장치의 모식도

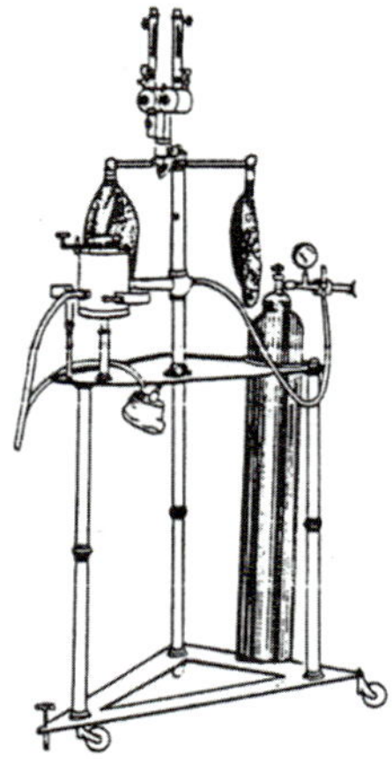

그림 5-15. 브라트-쉬미덴 장치의 모식도

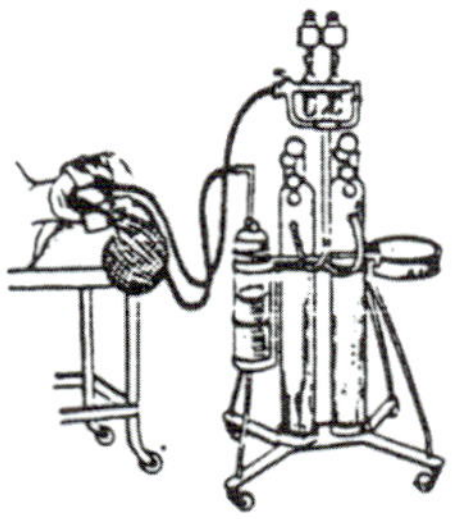

그림 5-16. 티겔 장치의 모식도

(Brauer)는 아주 작은 크기의 공기밀폐 양압챔버에 환자의 머리를 둘 수 있는 뛰어난 장치를 개발하였다(그림 5-14). 이 양압챔버에는 유리창이 달려있어 환자의 상태를 관찰할 수 있게 하였고 고무장갑을 부착시켜 필요시 이를 통해 환자의 머리를 조작할 수 있게끔 만들었다. 챔버내의 공기는 매 10~15 초마다 교환시켜 주였으며 마취제는 마스크로 주입하였다.

압력챔버법이 발전하면서 환자의 필요한 부위를 둘러싸는 압력챔버의 크기도 점점 줄어들었다. 나중에는 챔버는 완전히 없어지고 마스크나 삽관튜브로 대체되게 되었다. 마스크 형태의 압력장치는 브라트(Brat)와 쉬미덴(Schmieden)그룹과 티겔(Tiegel)에 의해 각각 개발되었다. 차이점은 브라트-쉬미덴장치(그림 5-15)에서 폐내의 양압은 용수철 판막에 의해 유지된 반면 티겔의 장치(그림 5-16)에서는 물기둥을 사용하였다. 그러나 이러한 장치들의 큰 단점은 인공호흡 시에 위장(stomach)도 같이 팽창한다는 것과 수술 중 기관흡입(aspiration)을 하기가 어려운 점 등이었다.

한편 사우에르브루흐는 1905년 그의 강력한 후원자였던 미쿨리츠가 위암으로 사망하게 되자 음압챔버의 연구에 일대 위기를 맞게 되었다. 그는 미쿨리츠의 후임으로 위치를 계승받길 원했으나 현실은 그의 뜻대로 이루어지지 않았다. 설상가상으로 새로 임명된 외과교수는 흉부수술에 그다지 흥미를 가지고 있지 않았다. 그 후 사우에르브루흐는 5년간 여러 위치에서 일을 하였지만 음압챔버의 연구에 필요한 연구비는 확보할 수가 없었다. 그러던 중 그는 스위스의 취리히대학의 외과과장으로 임명되게 되였다. 당시 스위스에는

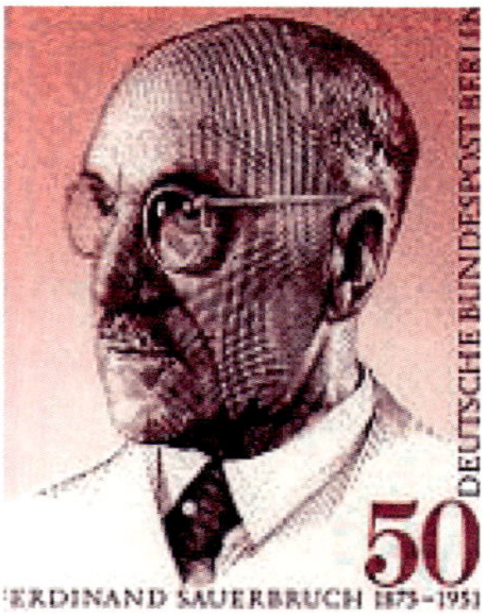

그림 5-17. 사우에르브루흐 우표. 1975년 사우에르브루흐 출생 100주년을 기념하기 위해 발행된 독일 우표

스위스의 맑은 산림 공기를 치료에 이용해보고자 많은 폐질환 환자들이 모여들었기 때문에 흉부외과 의사들은 큰 환영을 받고 있었다. 사우에르브루흐는 마침내 자기 자신의 재량 하에 음압챔버에 관한 많은 실험을 해나갈 수가 있었다. 그는 세계 제1차 대전 후에는 독일의 뮌헨으로 옮겨 완벽한 음압챔버를 제작하기에 이르렀다. 음압챔버는 뒷날 비록 의학사의 주된 조류에서는 밀려나게 되지만 당시에는 사우에르브루흐의 개인적 영향력과 함께 유럽의 흉부외과 학계에 큰 영향을 미쳐, 많은 유럽의 의사들이 제 2차 세계대전 발발 전까지 압력챔버를 사용 한 흉부외과수술을 시행하였다(그림 5-17).

기관내 삽판을 통한 통기식 마취법

기관내 튜브를 이용한 현대적인 의미에서의 본격적인 흉부마취법은 1907년 프랑스의 바르테레미(Marc Barthélemy)와 뒤포(Léon Dufour)가 기관내 마취를 위해 통기법(insufflation) 원리를 소개하면서부터 본격적으로 시작되었다고 볼 수 있다. 통기법 마취는 환기법(inhalation) 마취법과 함께 기관내 튜브를 통해 마취제를 투여함으로서 폐의 팽창을 유지시키는 방법 중의 하나이다. 그러나 양압 하에서 마취가스를 간헐적으로 흡입시키는 환기법과는 달리 통기법 마취는 기관내에 마취가스를 지속적으로 불어넣어 가스의 존재로 말미암아 폐의 계속적인 팽창을 도모시키는 방법이다.

바르테레미 등은 1907년 당시 얇은 고무 카테타를 기관 내에 삽관하고 클로르포름과 공기의 혼합가스를 주입하면서 환자의 흡기 시에 카테터 중간에 있는 밸브를 짜줌으로서 혼합가스를 폐 내로 이동시키는 방법을 사용하였다. 이때 환자가 숨을 내쉬는 호기 과정은 가스가 카테터 주위를 통해 기관 밖으로 저절로 빠져 나감으로서 이루어졌다.

그로부터 2년 후인 1909년에는 미국 록펠러 연구소의 두 생리학자 멜처(Samuel James Meltzer; 1851~1920)와 아우에르(John Auer; 1875~1948)가 바르테레미 등과는 독립적으로 똑같은 원리를 발견하고 기관내로 마취제를 투여하는 새로운 방법을 개발하였다(그림 5-18). 그들은 동물실험을 통해 쿠라레(curare)를 정맥주사 하여 호흡을 마비시킨 뒤 그들이 개발한 장치를 이용하여 폐의 팽창을 시도하였다. 또한 그들은 가스의 교환을 원활히 하기위하여 기관내에 두개의 튜브를 넣어 하나는 가스의 유입경로로 또 다른 하나는 유출경로로 사용하였다. 그들의 연구결과가 발표되자 흉부마취법에 있어 새로운 장이 본격적으로 열리게 되었다. 즉 수술마취 시에 공기를 정상 상태에서와 같이 흡입시키고 호기시키는 이른바 환기법의 원리는 사라지고, 그 대신 폐를 가스의 존재에 의하여 지속적으로 팽창시킨 상태에서 유지시키는 통기법 마취가 자리잡게 되었다.

1910년 미국 뉴욕의 외과의사 엘스버그(Charles A. Elsberg; 1871~1948)는 마침내 통기법에 의한 기관내 마취를 처음으로 사람에서의 흉부외과 수술에 도입하였다. 엘스버그는 첫 수술이후 통기법에 의한 마취로 수백 례의 흉부외과

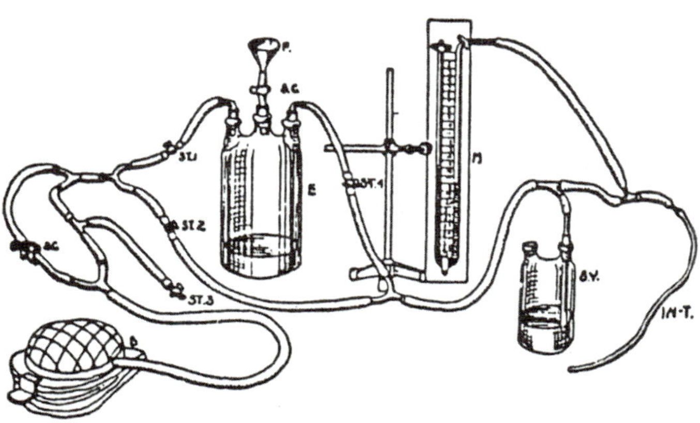

그림 5-18. 멜처와 아우에르의 새로운 장치의 모식도

수술을 성공적으로 시행하였다. 그는 이와 동시에 후두경을 이용하여 후두를 직접 보면서 기관내 튜브를 삽관하기도 하고 그밖에도 마취제의 투여를 용이하게 하는 장치를 개발하는 등 여러 가지 연구를 해나갔다. 엘스버그의 방법은 곧 보편화되기 시작하여 그 후 수년 안에 서구 세계에서 널리 사용되기 시작하였다.

그러나 통기법은 수술 중에 과도한 폐의 움직임을 피할 수 있다는 점에서 큰 장점이 있었지만, 반면에 폐가 항상 팽창되어 있다는 명백한 단점도 갖고 있었다. 그리고 무엇보다도 이러한 방법의 마취로는 이산화탄소의 효과적인 배출이 이루어질 수 없는 것이 가장 큰 문제였다. 다만 당시에는 가스교환에 관한 지식이 제대로 없었기 때문에 이런 문제점이 제대로 인식되지 못한 채 통기법이 환기법에 비해 훨씬 많이 사용되고 있었을 뿐이었다. 그러나 세계 제 1차 대전 이후에 이러한 생각은 서서히 바뀌기 시작하였다.

마질과 로우보탐과 환기식 마취법

제 1차 세계대전 후에 영국 육군병원 성형외과에 근무하던 마취과 의사였던 마질(Ivan Magill; 1988~1986)과 로우보탐(Edgar Stanley Rowbotham) 은 전쟁으로 안면에 심한 화상이나 외상을 입은 많은 환자들의 성형수술을 위하여 마취를 하여야 하는 상황에 직면하게 되었다. 이러한 안면 성형술은 시간이 많이 걸릴 뿐 아니라 수술시야를 위하여 마취용 안면 마스크를 사용할 수도 없었기 때문에 기관내 삽관법의 사용이 필수적이었다. 그들도 처음에는 기존의 통기법을 사용하였으나 곧 많은 문제점들을 발견하였다. 즉 이산화탄소의 효과적인 배출에 문제가 있었고 분비물이 폐안으로 흡입될 위험성도 있었다. 또 만일 가스의 유출 경로에 이상이 생기게 되면 폐가 위험할 정도로 팽창하게 되는 가능성도 항상 존재하였다.

그들은 이런 문제점들을 해소하기 위한 첫 번째 방법으로 과거 멜처와 아우에르가 했던 대로 기관내에 제 2의 튜브를 삽관하여 가스의 배출을 도모시키는 방

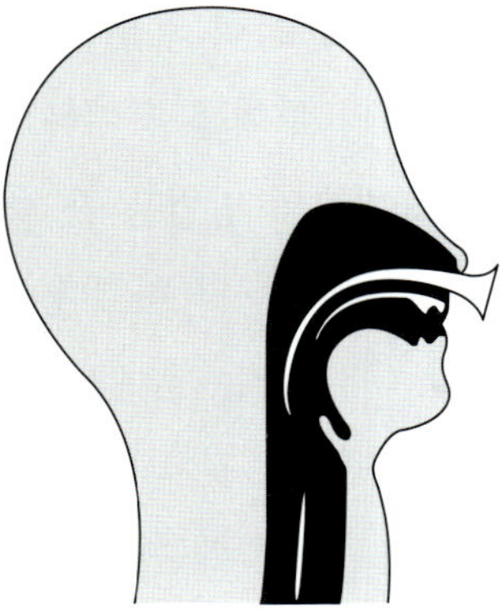

그림 5-19. 비기관(nasotracheal) 삽관법의 모식도

법을 시도하였다. 그러나 곧 그들은 굳이 두 개의 튜브를 삽관하는 것보다 내경이 큰 한 개의 튜브를 삽관하는 것이 더 낳을 것으로 생각하였다. 이에 따라 그들은 기존의 통기법마취 대신 풀무의 원리를 이용한 양압 환기법을 시도하기 시작하였다. 그들은 특히 흉부질환의 수술용으로는 한 개의 대구경 기관내 튜브를 반폐쇄식 마취기에 연결하여 사용하였다.

마질과 로우보탐의 연구 결과 결국 환기법이 통기법에 비해 훨씬 생리적이고 우수한 마취법임이 증명되었다. 이제는 한때 유행하던 통기법 마취는 그 자리를 잃고 옛날에 간헐적으로만 사용되어 오던 환기법 마취의 시대로 다시 전환한 것이었다. 마질과 로우보탐의 이러한 업적은 특히 흉부 병변의 마취법에 지대한 공헌을 하게 되어 1930년대 초에 이르러서는 통기법 마취는 거의 완전히 환기식 기관내 마취법으로 대체되게 되었다. 마질의 업적은 그밖에도 여러 가지가 있지만 대표적인 것으로는 코를 통하여 기관내 튜브를 삽관하는 방법(nasotracheal intubation)을 개발한 것이다(그림 5-19). 유명한 마질 겸자(Magill forceps)도 바로 이때 코를 통한 기관내 삽관을 원활하게 하기 위하여 개발된 것이다.

결국 20 세기에 들어서자 앞서 말한 대로 독일의 사우에르브루흐의 개척적인 연구에 힘입어 한때 그 전성시대를 구가하던 압력챔버에 의한 흉부수술법은 효과적인 기관내 마취법의 등장과 함께 그 역할의 종말을 맞고 말았다. 사실 압력챔버에 의한 흉부 병변의 수술방법은 애초부터 불충분한 환기(특히 긴 수술 후에), 위 팽창, 그리고 수술 중 기관내 흡입의 어려움 등 많은 문제점들을 안고 있었다. 그러나 당시 사우에르브루흐의 막강한 권위와 그로 인한 영향력의 여파로 압력챔버법은 이미 딴 나라에서는 그 자취를 감춘 후에도 독일에서는 제2차 세계대전 직전까지 사용되고 있었다.

현대적 마취법의 발달과 정립

흉부마취에 있어 또 하나의 중요한 발전은 이산화탄소 흡수기를 부착한 폐쇄식 마취기의 소개였다. 1915년 미국 세인트루이스에 있는 워싱톤의대의 약리학자인 잭슨(Dennis Jackson)은 처음으로 완전히 폐쇄식인 마취기를 제작하였다. 이 마취기는 안면 마스크와 마취기 사이에 가스가 지속적으로 흐르는 이른바 순환 원리에 의해 작동되었다. 산소는 저장탱크를 통해 지속적으로 공급되었으며 호기 가스는 수산화나트륨이나 수산화포타슘 용액을 통과하면서 이산화탄소가 흡수되었다. 잭슨은 이 마취기를 주로 동물실험에 사용하였으나 훗날에는 다소간 개선된 형태의 모델을 만들어 간간히 사람에서 직접 사용하기도 하였다. 그러나 대부분의 마취과 의사들은 여전히 이 기계가 사람에게 사용되기에는 너무 복잡하다고 생각하였다.

그러다가 잭슨의 기본적인 아이디어는 1924년 미국 미네소타의 워터스(Ralph Waters)에 의해 보완되었다. 워터스는 흡입 마취를 위해 왕복원리(to-and-fro principle)에 의해 움직이는 새로운 마취기를 고안하였다(그림 5-20). 그는 이산화탄소의 흡수를 위해 안면 마스크(또는 기관내 튜브)와 호흡백 사이에 소다석

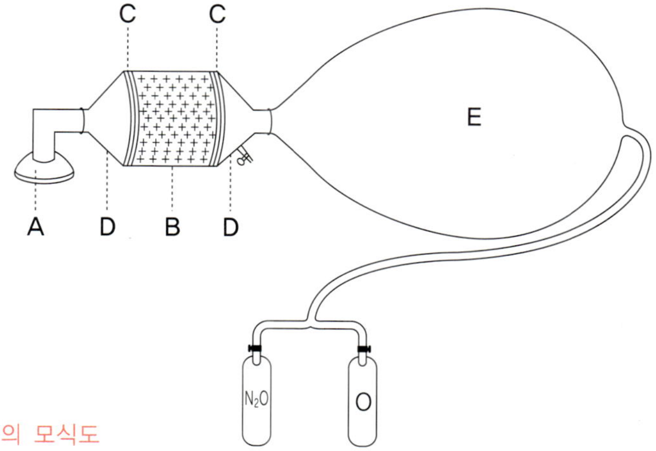

그림 5-20. 워터스 마취기의 모식도

회 통을 위치시켰다. 이 마취기는 간단할 뿐만 아니라 마취가스의 비용을 줄일 수 있고 신체의 열과 습기를 유지시켜줄 수 있는 등 많은 장점을 가지고 있었다. 워터스는 그 후 마취과 의사로서 직접 이 마취기를 사용하면서 수천 례의 수술 마취를 성공적으로 수행 하였다

그러나 워터스의 마취기에서는 소다석회 통과 호흡백이 환자의 안면 가까이 위치하고 있어 수술부위에 세균감염의 위험성을 높이는 단점이 있었다. 1926년 스워드(Brian Sword)는 헨더슨(Yandell Henderson)과 포레거(Richard Foregger) 등과의 공동연구를 통해 이 문제를 해결하였다. 그들은 순환원리에 근거를 둔 새로운 마취기를 개발하여 소다석회 통과 호흡백을 환자의 안면으로부터 60센티 이상 위치시킴으로서 세균감염의 위험을 줄였다.

한편 폐쇄식 마취기가 효율적으로 작동하기 위해서는 마취기 전체 시스템에서 가스 유출이 완벽히 없어야 한다는 전제조건이 충족되어야 한다. 1928년 미국의 구에델(Arthur Guedel; 1883~1956)과 워터스는 튜브 끝에 팽창성 커프가 부착되어 기관 내에서 공기유출을 막을 수 있는 새로운 기관내 튜브를 고안하였다. 이 기관내 튜브는 곧 널리 사용되었다.

지금까지 소개된 흉부 마취술 발달에 관련된 이러한 역사적 사실들은 흉부외과 수술의 발달에 마취의 역할이 얼마나 중요하였던가를 명백히 우리에게 보여주고 있다. 오늘날 흉부외과수술에 있어 마취과의사들은 단순히 마취제를 투여하고 호흡을 유지시키는 일 이상의 역할을 담당하고 있다. 그들은 수술 중에 기관 분비물을 흡입하고 맥박과 혈압을 모니터하며 혈액이나 기타 수액을 투여하는 등 많은 일을 하고 있다. 더구나 수술 후 환자의 효과적인 관리에 있어서도, 없어서는 안 될 역할을 담당하고 있는 것이다. 다시 말해서 이러한 흉부마취법의 발전이 없었더라면 오늘 날에 보는바와 같은 심장수술의 발달 역시 불가능하였을 것이다.

3. 수혈법의 정립

수혈은 이제 의학 전문용어의 범주를 떠나 일반상식적인 지식으로 간주될 정도로 보편화되어있는 개념이다. 그러나 실제 임상의학에 수혈이 본격적으로 정립되기 시작한 것은 불과 20세기 초반에서였다. 그리고 그로부터 3-40년 후에는 심장수술이라는 의학사의 찬란한 개가를 올리는데 없어서는 안 될 큰 밑바탕이 되게 된다. 수혈이라는 행위 자체가 시행된 기록상의 흔적은 먼 고대로 거슬러 올라갈 수 있지만, 명백하게 이에 관해 기술된 것은 1615년 독일의 리바비우스(Andreas Libavius; 1555~1616)가 사람의 피를 다른 사람의 몸에 수혈할 수 있다는 가능성에 관해 기술한 것이 처음이었다. 그리고 실제 그 후 200년 가까이 많은 사람들이 동물의 피를 사람에게 수혈해 보려는 여러 가지 노력들을 시도했지만 대부분 치명적인 결과만 낳은 채 실패하고 말았다.

산과 의사 블룬델의 수혈연구와 수혈반응

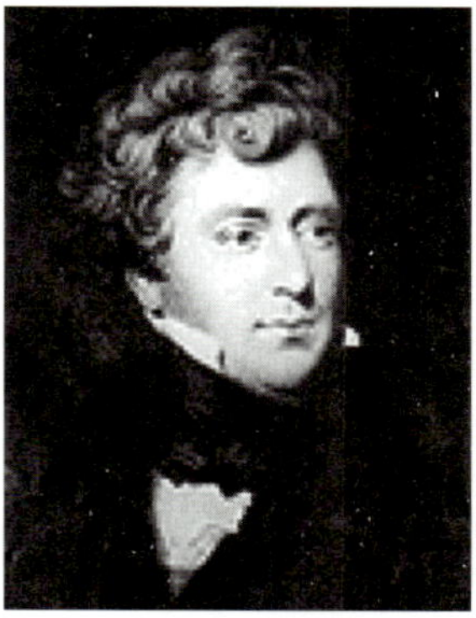

그림 5-21. 블룬델(James Blundell)

그러던 중 19세기 초반, 진정한 의미에서의 수혈에 관한 본격적인 연구가 영국의 블룬델(James Blundell; 1790~1877)에 의해 시작되었다(그림 5-21). 당시 런던에서 산과 의사로 활동하던 블룬델은 아기를 출산한 후 출혈성 쇽으로 사망하는 일부 산모들에 대한 소생법에 관심을 가지고 있었다. 그는 적절한 수혈만이 이런 환자를 살릴 수 있는 유일한 길이라고 생각하고 동물이나 사람의 피로 환자들을 수혈하는 방법에 관해 오랫동안 연구를 해 나갔다. 연구결과 그는 동물의 피를 사람에게 수혈하는 것은 큰 위험이 있다는 것을 명백히 인식하고, 사람의 피를 수혈하는 것만이 최선의 방법이라는 결론을 얻었다. 마침내 블룬델은 1818년 산후 출혈이 심한 환자에서 남편의 피를 이용해 사람의 혈액을 수혈 하였다. 이 증례는 사람의 혈액을 사람에게 수혈한 첫 사례로 간주된다(그림 5-22). 그는 이 환자의 남편의 팔에서 피를 채혈한 다음 다시 주사기로 환자에게 수혈해 주었다. 이어서 그는 1825년에서 1830년에 걸쳐 모두 10명의 산모에서 여러 가지 방법으로 사람의 피로 수혈하고 이 중 5명에서 긍정적인 결과를 얻고 이를 보고하였다.

SOME ACCOUNT OF A CASE

OF

OBSTINATE VOMITING,

IN WHICH

AN ATTEMPT WAS MADE

TO PROLONG LIFE,

BY THE

INJECTION OF BLOOD INTO THE VEINS.

By JAMES BLUNDELL, M.D.

LECTURER, IN CONJUNCTION WITH DR. HAIGHTON, ON PHYSIOLOGY AND MIDWIFERY, AT GUY'S HOSPITAL.

Read Dec. 22, 1818.

그림 5-22. 블룬델의 첫 수혈에 관한 보고

수혈용 혈액의 응고 방지에 관한 초창기연구

혈액은 수혈을 위한 것이던 출혈에 의한 것이던 간에 일단 혈관을 떠나면 자연적으로 응고되게 된다. 따라서 성공적인 수혈을 위해서는 공여자로부터 혈액을 채혈하자마자 그 혈액이 응고하는 것을 방지하는 방법의 개발이 필수적이었다. 이에 관하여 1774년 일찍이 영국의 해부학자 휴슨(William Hewson; 1739~1774)은 혈액의 응고를 방지하기 위하여 여러 가지 중성염을 첨가하는 방법을 기술한 바가 있었다. 그리고 1821년에는 프랑스의 두 생리학자인 프레보(Jean Louis Prévost)와 듀마(Jean Dumas)가 혈액을 채혈한 뒤 이를 시험관에서 막대로 휘저으면 막대에 혈액내의 섬유소(fibrin)가 붙어서 분리됨으로서 혈액의 응고를 예방할 수 있다는 사실을 발견하였다. 그 후 수십년간 이런 방법으로 만들어진 혈액, 즉 섬유소제거 혈액(defibrinated blood)은 사람의 수혈에 널리 사용되었다.

한편 1890년 스위스대학의 아르투스(Arthus)와 파제(Pagés)는 혈액 응고에서 칼슘의 역할을 밝혀내고 칼슘 이온과 결합하는 구연산염(citrate)을 사용하면 혈액 응고를 막을 수 있다는 것을 발견하였다. 이 구연산염은 그때까지 밝혀진 다른 항응고제와는 달리 비교적 인체에 독성이 덜하다는 장점이 있었다. 그들의 발견은 곧 많은 실험실에서 이용되었으나, 구연산염이 실제 사람의 수혈에 적용되기까지에는 그로부터 수십년이 더 지나가야만 하였다.

19세기 말의 수혈

이런 과정들을 거쳐 19세기말엽에 이르러서는 수혈에 관한 많은 지식이 축적되기에 이르렀다. 무엇보다도 동물의 피를 사람에게 수혈해서는 안 된다는 사실을 확실히 알게 되었다. 그리고 수혈 반응의 기전이 규명되었으며 혈액 응고를 예방하는 방법도 발견되었다. 지금에 와서 돌이켜보면 이러한 상당한 양의 지식을 배경에 두고도 19세기말에 실제 사람에서 수혈이 제대로 이루어지지 않았다는 것은 오히려 놀라운 일이었다.

여기에는 두 가지 큰 이유가 있었다. 첫 번째 이유는 무엇보다도 그동안에 수혈에 관한 많은 논문이 발표되면서 수혈의 위험성에 관하여 지나치게 강조한 결과로서, 대부분의 외과의사들 생각에는 〈수혈이라는 것은 원래 위험한 것이다〉라는 개념이 은연중에 있었기 때문이었다. 그리고 두 번째 이유로는 1875년에 출혈의 치료에 식염수를 정맥주사(정주)하는 방법이 소개된 영향이 컸다. 당시 외과의사들 사이에는 혈액 대신 식염수를 정주하는 방법이 수혈의 여러 가지 합병증을 방지할 수 있는 좋은 방법이라고 생각하고 식염수의 사용에 적극적인 호응을 보였다. 당시 식염수를 정주하기 위해 가장 흔히 사용되는 방법으로는 먼저 캐뉼라를 환자의 팔꿈치 앞에 있는 정맥(antecubital vein)에 삽입한 뒤 이 캐뉼라를 그림에서와 같이 따뜻한 식염수가 들어있는 플라스크에 연결시켰다(그림 5-23). 그런 뒤에 플라스크내로 공기를 고무펌프로 주입시키면 이 압력에 의해 식염수가 정맥내로 들어가게 되는 것이었다. 이러한 식염수 정주 방법은 안전성의 측면에서는 장점이 있었던 것은 틀림이 없으나 출혈이 심한 경우에는 그 효과에 한계가 있었다. 결국 출혈에 관한 근본적인 해결책은 혈액을 안전하게 수혈하

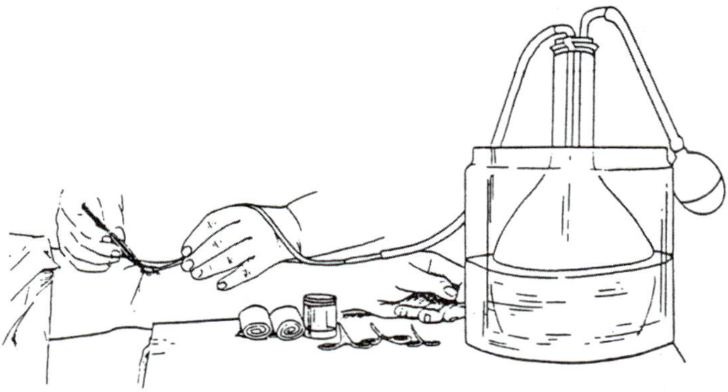

그림 5-23. 정맥내로 식염수를 주입하기 위한 장치

는 방법을 찾는 일이였다.

외과의사 크라일의 수혈법

한편 1898년 당시 유명한 미국 클리브랜드의 외과의사였던 크라일(George Crile; 1864~1943)은 수혈에 관한 본격적인 연구를 시작하였다(그림 5-24). 그가 시행한 초기의 연구과정에서 가장 큰 걸림돌은 공혈자에서 혈액을 채혈한 후 그 혈액을 수혈자에게 주는 동안에 생기는 혈액의 응고문제였다. 당시 구연산염(citrate)을 사용하면 이러한 혈액 응고를 예방할 수 있다는 사실을 모르고 있었던 그는 1902년 유명한 실험외과학자 카렐(Alexis Carrel)이 개발한 혈관의 단단문합(end-to-end anastomosis) 기법에서 혈액 응고 문제를 해결할 수 있는 힌트를 찾았다.

크라일은 이 혈관 연결기법을 응용하여 수혈 목적으로 혈액공여자의 말초동맥을 수혈자의 말초정맥에다 연결시켜 주였다. 이렇게 하면 수혈되는 혈액이 계속 혈관 내에 머물러 있기 때문에 수혈 중에 혈액응고가 일어날 염려가 없었다. 그러나 이러한 방법은 혈관을 연결시키는데 시간이 많이 소요되는 큰 단점이 있었다. 크라일은 곧 외과적 문합 과정에 따르는 불필요한 시간을 줄이기 위해 미국 보스톤의 믹스터(S. J. Mixter)의 조언에 따라 특수한 링 장치를 사용하여 봉합사를 사용하지 않고도 정맥과 동맥을 연결시킬 수 있는 방법을 고안하였다. 크라일은 이러한 방법으로 많은 성공적인 수혈 사례를 남기게 되면서 수혈을 실질적인 임상수기의 하나로 확고히 자리 잡게 하는데 큰 공헌을 하였다.

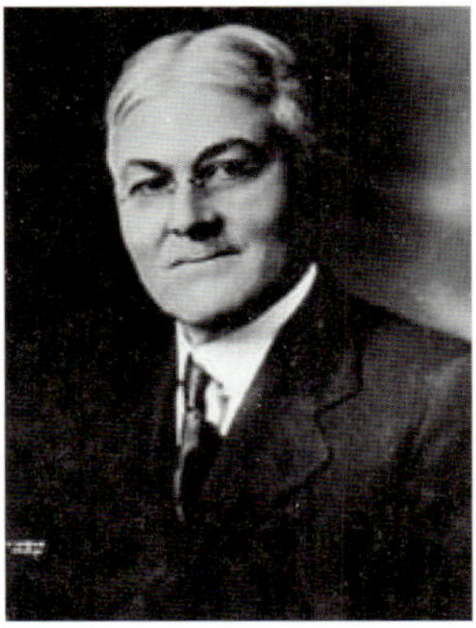

그림 5-24. 크라일(George Crile)

그러나 수혈을 위해 말초동맥과 정맥을 직접 연결시키는 방법을 사용하는 것에는 많은 문제점이 뒤따랐다. 주로 사용되던 공여자 손목의 요골동맥(radial artery)이 희생되는 것까지는 그렇다고 하더라도 무엇보다도 수혈되는 양을 정확하게 측정하기가 어려웠다. 이러한 단점을 피하고자 많은 외과의사들이 연구를 거듭한 결과 제1차 세계대전 발발 전까지 여러 가지 직간접 수혈 방법이 개발되었다. 주사기와 캐뉼라를 이용하는 방법도 그중 가장 돋보이는 방법 중의 하나였다. 이 방법에서는 외과적으로 혈관을 연결할 필요가 없기 때문에 외과의사가 아닌 사람도 수혈을 할 수 있는 계기를 마련해 주었다.

란드스타이너와 혈액형(blood groups)의 발견

동물의 혈액을 사람에게 수혈해서는 안 된다는 사실이 밝혀진 오랜 후에도 수혈반응(transfusion reaction)은 계속 문제로 남아있었다. 사람의 혈액으로 수혈을 받은 후에도 많은 환자들이 이유도 모르게 사망하였던 것이다. 어떤 환자들에서는 왜 공혈자의 적혈구가 수혈자의 혈액 속에서 파괴되는가가 그 수수께끼의 요점이었다. 이러한 치명적인 수혈반응을 마리 예견해 보고자 여러 가지 종류의 검사법이 고안되었다. 그중 많이 쓰이던 방법 중의 하나로 소위 〈생물적 검사법(biologic test)〉이 있었다. 공혈자에게서 소량의 혈액을 채혈하여 미리 수혈 받는 사람에게 주입한 뒤 상태를 관찰하여 수혈반응의 조기 증상이 나타나는지를 보는 것이었다. 그러나 아쉽게도 이 방법은 환자가 마취 중이거나 또는 쇽 상태에 있을 때는 사용할 수가 없었다. 1909년 앞서 말한 미국의 외과의사 크라일(George Crile)은 정상 적혈구를 수혈자의 혈청에 부유시켜 용혈(hemolysis)의 여부를 보는 시험관 검사법을 고안하였으나 수혈반응을 제대로 예측할 수는 없었다.

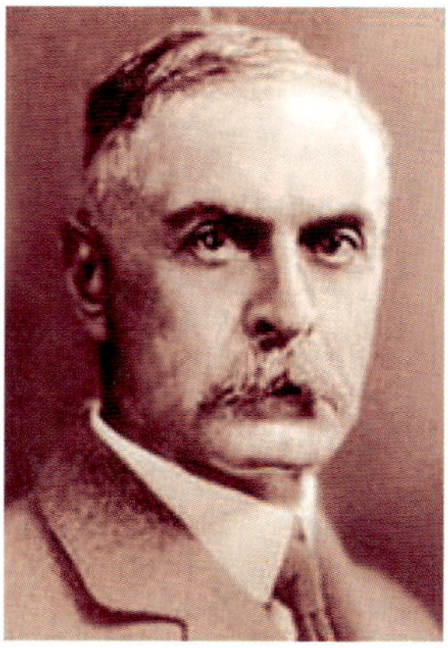

그림 5-25. 란드스타이너(Karl Landsteiner)

그러던 중 마침내 현대적 수혈법의 새로운 시대가 오스트리아 태생의 미국 병리학자 및 면역학자인 란드스타이너(Karl Landsteiner; 1868~1943)에 의해 열려졌다(그림 5-25). 1900년 당시 오스트리아 비엔나대학 병리해부학 연구소의 조수로 근무하던 란드스타이너는 어떤 사람의 혈액 내에는 다른 사람의 적혈구를 응집시킬 수 있는 물질이 있다는 사실을 발견하고 이를 학회에 보고하였다. 이러한 응집현상은 뒷날 동종 응집현상(iso-agglutination)으로 명명되었으며 그 물질은 동종응집소(iso-agglutinin)로 불리어지게 된다. 란드스타이너는 22명의 성인을 대상으로 한 그의 첫 연구보고에서 혈액의 응집 성상에 따라 A, B, O의 세 가지 혈액형을 기술하였다.

혈액형에 관한 란드스타이너의 첫 기술은 세균 발효에 관한 그의 논문에서 주석(footnote)의 형태로 발표되었으나, 이듬해 1901년의 논문에서는 성공적인 수혈을 위해서는 이러한 혈액형의 차이점의 중요성을 감안해야 한다는 견해를 정식으로 피력하였다. 그러나 아쉽게도 란드스타이너의 발견의 중요성이 널리 인식되기까지에는 그 후 수년이 더 흘러가야만 하였다. 란드스타이너는 최초로 혈액형을 발견한 뒤 20년 이상 다른 연구 과제에 관심을 가져 혈액형에 관한 연구는 더 이상 진행하지 않았다. 란드스타이너에 의해 미처 발견되지 못한 4번째 혈액형인 AB형은 1902년 비엔나대학의 폰 데카스텔로(Alfred von Decastello)와 스투르리(Adriano Sturli)에의해 추가로 발견되었다. 란드스타이너는 뒷날(1930년) 혈액형의 발견과 면역학에 대한 공헌을 인정받아 노벨 의학 및 생리학상을 수상받게 된다.

1907년 미국 뉴욕에 있는 저만(German)병원의 병리과의사였던 바일(Richard Weil; 1876~1917)은 그의 밑에서 인턴으로 근무하던 오텐버거(Reuben Ottenberg)에게 란드스타이너 발견의 임상적 중요성에 관해 인식시켰다. 오텐버거는 곧 연구에 착수하여 마침내 세계에서 처음으로 수혈 전에 공혈자와 수혈자의 ABO 혈액형의 검사를 시행하였으며 또한 수혈 전에 혈액적합성 검사(compatibility testing)도 처음 사용하였다. 그리고 그는 ABO 혈액형이 유전될 수 있다는 사실도 처음 암시하였으며, 수혈 과정에서 공혈자의 적혈구와는 달리 항체는 비교적 큰 역할을 하지 않는다는 사실도 파악하는 업적을 남겼다.

ABO 혈액형의 존재는 20세기에 들어서자마자 밝혀졌지만 혈액형의 적절한 명명법에 관해서는 그 후 약간의 논란이 있었다. 란드스타이너도 혈액형에 관한 그의 최초의 보고에서는 A, B, O 를 각각 A, B, C 형으로 불렀다. 그 후 1907년 체코슬라바키아의 잔스키(Janski)와 1910년 미국의 모스(Moss)는 각각 독립적으로 로마 숫자를 이용하여 4가지 혈액형으로 분류하는 방식을 제창하였다. 모스는 잔스키의 연구 보고에 대해서는 모르는 상태에서 잔스키가 사용한 숫자의 순서를 거꾸로 사용하는 우연이 발생하기도 하였다. 1927년 결국 미국 면역학회는 혈액형에 관한 이러한 혼동을 막기 위해 란드스타이너에 의해 제의된 새로운 방법으로 명명법을 통일하기로 하였다 이 방식이 오늘날 국제적으로 통용되고 있는 ABO 방식이다. 모스는 혈액형의 분류에 관한 그의 연구 이외에도 동종 용혈현상(iso-hemolysis)은 동종 응집현상(iso-agglutination)과 결국 같은 성질의 현상이라는 연구결과를 발표하였다. 이런 그의 발견으로 그 후 혈액형을 결정하는데 있어 보다 힘든 용혈 검사 대신 응집 검사로 대체할 수 있는 길이 열렸다.

혈액보존법과 혈액은행의 등장

20세기에 들어 수혈기법은 보다 발전되어 수혈과정 중 혈액응고를 효과적으로 방지할 수 있는 항응고제의 본격적인 사용과 함께, 수혈을 위해 혈액을 장기간 보존할 수 있는 방법이 개발되었다.

오늘날 널리 사용되고 있는 항응고제인 구연산염(citrate)의 본격적인 사용은 제 1차 세계대전이 유럽을 휩쓸기 바로 직전인 1914년과 1915년에 걸쳐 4개의 다른 연구팀에 의해 각각 독립적으로 이루어졌다. 이중 첫 주자는 벨기에의 후스틴(Albert Hustin)이었다. 당시 이미 대부분의 실험실에서는 혈액응고를 방지할 목적으로 1% 구연산 나트륨을 흔히 사용해 오고 있었다. 그러나 이런 농도의 구연산염은 만일 사람에게 사용되면 독성을 일으킬 수 있다고 생각되어 사용을 꺼려하고 있었다. 그러던 중 1914년 3월 후스틴은 수혈되는 혈액의 응고를 방지하기 위해 사용되는 정도의 소량의 구연산염은 독성을 일으키지도 않고, 혈청 칼슘 농도도 떨어뜨리지 않는다는 것을 동물실험을 통하여 발견하였다. 그는 곧 공여자의 혈액에 구연산염과 포도당을 첨가함으로서 혈액을 일시 저장하였다가 수혈할 수 있는 이른바 간접 수혈법을 개발하였다. 그는 1914년 3월 27일 이 방법을 사용하여 사람에서 처음으로 성공적인 수혈을 시행하였다. 그러나 후스틴의 수혈용액은 적혈구를 너무 희석시키는 단점으로 그다지 실용적이지는 못하였다.

한편 후스틴이 구연산염을 수혈용 항응고제로 사용한 같은 해인 1914년 12월, 아르헨티나의 수도 부에노스아이레스의 아고테(Luis Agote)도 구연산염을 항응고제로 사용하여 수혈을 시행하였다. 그는 그의 증례 발표를 의학잡지에 하지 않고 부에노스아이레스의 중요 일간지 중의 하나에 실었다. 이 기사는 곧 미국 뉴욕의 신문에도 자세히 보도되었다. 이어서 두 달 후에는 바로 뉴욕에 있는 두 명의 의사가 각각 독립적으로 수혈용 항응고제로 구연산염의 사용에 관한 발표를 하였다. 마운트 사이나이 병원의 외과의사 루이슨(Richard Lewison)이 그 중의 한 사람이었다. 그는 개에서 구연산염의 독성에 관한 많은 연구를 하고 항응고 작용에 필요한 적정 구연산염 용량을 조사한 후, 사람에서 구연산염을 이용한 수혈을 시행하였다. 한편 앞서 소개한대로 오텐버거의 연구에 계기를 마련해 준 뉴욕의 병리학자 바일(Richard Weil)도 혈액을 구연산염으로 처리하면 수혈 전에 수일 동안 냉장고에서 보관할 수 있다는 것을 발견하였다.

곧 이어 바일과 루이슨의 이러한 연구결과에 기초를 두고 록펠러연구소의 루스(Peyton Rous)와 터너(J.R. Turner)가 혈액보존에 관한 연구를 시작하였다. 그들은 〈등장성 구연산 포도당용액(isotonic citrate-dextrose)〉이 훌륭한 혈액보존액으로 사용될 수 있다는 것을 발견하였다. 이 방법으로 보존된 적혈구는 2주까지 생존이 가능하였다. 루스와 터너의 방법으로 만들어진 수혈혈액은 혈액내에 과도한 항응고제가 존재하게 되어 수혈 전 이를 제거하여 주어야만 하였다.

따라서 그 과정 자체가 무척 번거로운 단점이 있었지만 그 후 거의 25년 동안 혈액응고 목적의 용액으로는 유일한 것이었다. 실제 혈액이 차가운 등장성의 구연산-포도당 용액으로 일정기간 보존될 수 있다는 그들의 발견은 혈액보존(blood preservation)학의 큰 토대를 마련해주었다.

항응고제로서 구연산염을 이용한 수혈 방법은 매우 간단하여 환자의 침상에서의 수혈을 가능하게 해주고, 혈액 공혈자와 수혈자가 굳이 같이 있을 필요가 없다는 큰 장점을 제공하여 주었다. 마침내 루스-터너 용액(Rous-Turner solution)을 이용한 구연산염 처리 혈액의 수혈법은 제 1차세계대전 중 군병원에 보급되어 전상자들을 치료하는데 사용되기 시작하였다. 이 당시 처음으로 수혈에 보존혈액을 사용한 사람은 1917년 프랑스에 위치한 전투부대의 록우드(A. L. Lockwood)에 의해서인 것으로 기록되어 온다. 직후인 같은 해 1917년 11월에는 영국군에 배치된 미국 군의관 로버트슨(Oswald Robertson)대위가 20명의 환자에게 22번에 걸쳐 보존혈액을 수혈하였다고 보고하였다. 당시 혈액은 전원 O형인 공혈자들로부터 루스-터너 방법에 의해 만들어졌으며 수혈 전 10일에서 26일 동안 보관되었다. 이는 혈액보존기술을 대규모로 적용한 첫 사례로 기록된다.

혈액보존법에 대한 다음의 연구 성과들은 러시아에서 나왔다. 1928년 외과의사들인 샤모프(Shamov)와 코스트리유코프(Kostriukov)는 갑자기 사망한 개로부터 혈액을 채혈하여 이를 살아있는 다른 개에게 수혈해도 아무런 문제가 생기지 않는다는 사실을 발견하였다. 그들은 또한 이러한 혈액을 출혈성 쇽 상태로까지 가 있는 개에게 많은 양을 사용하여도 문제가 없다는 것도 발견하였다. 그들의 이러한 연구 결과는 당시 러시아의 유명한 외과의사 유딘(Sergi Yudin; 1891~1954)의 주목을 끌게 되었다(그림 5-26). 유딘은 그때 모스코바의 응급수술 중앙병원(Sklifosovski

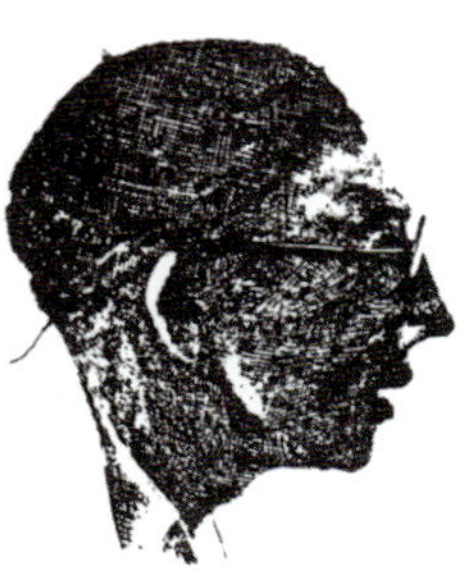
그림 5-26. 유딘 (Sergi Yudin)

Institute)의 책임자로 일하고 있었다. 그는 마땅한 혈액 공혈자가 확보되어 있지 않은 상태에서, 수혈을 필요로 하는 수많은 응급실 환자들의 치료방법에 고심하고 있었다. 그는 이를 해결하는 방안으로 방금 사망한 사체의 혈액(cadaver blood)을 사용하기로 하고 1930년 3월 23일 처음으로 이를 사람에서 시도하였다. 환자는 급성출혈로 사망 직전까지 이른 젊은 엔지니어였는데 반 리터가 조금 못 미치는 사체의 혈액을 사용하여 성공적으로 소생되었다. 그러나 이러한 방법으로 수혈하는 것은 사체의 혈액 내에 매독균 등이 있는지의 여부를 파악할 시간이 없어 이러한 심각한 병의 감염을 안전하게 예방할 수 없다는 결정적인 단점이 있었다. 이에 유딘은 사체의 혈액을 채혈한 뒤 구연산을 첨가하고 이를 냉장고에 보관하는 동안에 매독균 검사나 기타 세균검사 등을 하는 방법을 고안하였다. 유딘의 연구업적으로 러시아에서도 혈액보존법의 첫 장이 열리게 되었다. 1932년 유딘은 파리에서 열린 한 학회에서 보존된 사체의 혈액으로 수혈한 100례의 환자에 관해 발표하였다. 1930년대 러시아에서는 사체에서 뿐만 아니라 살아있는 사람에서도 혈액을 채혈하여 이를 구연산 나트륨용액으로 보존하는 방법이 사용되어졌다. 혈액수혈이 점점 보편화되자 모스코바, 레닌그라드, 바쿠 등 러시아의 큰 도시에는 수혈센타가 생기게 되었고 1936년 모스코바의 바그다사로프(Bagdassarov)는 보존혈액을 이용한 6,000례 이상의 수혈 증례를 발표하기에 이르렀다.

스페인 내전도 혈액보존법의 발달에 일조를 하였다. 1936년 스페인 공화군의 의무대 수혈과의 책임자로 있던 죠르다(Duran Jorda)는 스페인 바르셀로나에서 수혈 담당부대를 조직하였다. 혈액은 바르셀로나시의 28,900명의 공여자로부터 채혈되었으며 구연산-포도당 용액으로 처리된 후 냉장고에 보관된 후 필요에 따라 전선으로 보내어졌다. 마드리드에서도 비슷한 형태의 수혈혈액 보존방법이 채택되어 많은 전상자들을 구하는데 큰 공헌을 하였다. 스페인 내전에서 얻어진 경험은 곧 민간병원에도 전파되었다.

1939년 미국 시카고의 쿡 카운티(Cook county)병원의 판투스(Bernard

Fantus)는 혈액보존 시스템을 개발하였다. 그는 혈액이 채혈되고 저장되는 중앙 처리장소를 혈액은행(blood bank)이라고 명명하였는데 이 이름은 곧 세계적으로 통용되기 시작하였다. 곧 미국에서의 혈액은행은 필라델피아 종합병원, 뉴욕 브루크린의 킹즈 카운티병원 등의 순으로 설치되면서 전국적으로 전파되기 시작하였다.

한편 세계 제 2차 대전이 발발하자 전상자의 치료를 위한 필연적인 요구로 영국과 미국을 중심으로 수혈학은 여러 가지 실제적인 측면에서 많은 발전을 하게 되었다. 혈액보존법도 진전을 보아 1938년에 코터(Cotter)와 맥닐(MacNeal)이 실험연구를 통해 구연산염 포도당(trisodium citrate-glucose) 보존용액에 구연산(citric acid)을 첨가하여 pH 를 중성 근처로 유지시키면 적혈구의 파괴를 감소시킬 수 있다는 사실을 발견하였다. 1943년에는 영국의 루티트(Loutit), 몰리슨(Mollison), 영(Young) 등도 구연산염-포도당(trisodium citrate-glucose) 용액에 구연산을 첨가하여 혈액을 보존하면 수혈 시 적혈구의 수명이 연장되는 것을 발견하였다. 오늘날 ACD(acid citrate dextrose) 용액으로 널리 알려진 이 새로운 혈액 보존 용액은 수혈 혈액의 보존수명을 연장시키는데 큰 공헌을 하게 되었다.

오늘날 현대화된 수혈 방법의 정립은 의학 전반에 걸쳐 헤아릴 수 없는 수많은 기여를 하고 있으며, 심장수술 역시 정립된 수혈법의 도움 없이는 제대로 이루어질 수가 없었을 것이다.

4. 심정지와 심폐소생술의 확립

현대의학에서 당연한 것처럼 일상적으로 사용되고 있는 의학 수기들 중에는 자세히 알고 보면 참으로 흥미롭고 놀라운 역사적 배경을 지니고 있는 것이 많다. 그러나 단지 의료분야의 긴박한 일상 업무와 그에 따른 시간적 제약으로 대부분의 의사나 의료 종사자들로 하여금 이에 대한 관심을 둘 정신적, 시간적 여유를 갖지 못하게 하고 있을 뿐인 것이다. 오늘날 죽어가는 수많은 환자들에게 극적인 도움을 주면서, 모든 의료 종사자들 심지어 일반인들에게도 중요한 지식이 되고 있는 심폐소생술도 어느 분야 못지않게 흥미 있는 역사적 배경을 담고 있는 의학 수기 중의 하나이다

심폐소생술(cardiopulmonary resuscitation, CPR)이란 심장 정지 또는 호흡 정지가 일어난 환자에서 그 발생 원인에 관계없이 뇌의 비가역성 손상이 일어나기 전에 즉시 소생을 시도하는 방법을 말한다. 심장과 폐는 사실상 하나의 생리적 단위로 생각할 수 있어 실용적인 측면에서 심폐소생술을 논할 때 심장 정지와 호흡 정지를 따로 이야기하는 것은 무의미한 것이다. 다시 말해서 폐에서 산소화가 제대로 일어나지 않는 상태에서의 심장의 펌프 작용은 아무런 소용이 없다고 볼 수 있는 것이다.

심폐소생술의 확립 과정을 요약하여 조금 분석적으로 표현하면 (1)인공호흡법(artificial respiration)과 (2)심장마사지법(cardiac massage) 그리고 (3)전기적 세동제거법(electrical defibrillation)의 3가지 다른 기술적 요소들로 나누어 생각해 볼 수가 있다. 역사적으로 볼 때 이러한 3가지 요소들이 어느 정도는 따로

따로 개발되어 가면서 궁극에는 전체적으로 어우러져 하나의 종합적인 의료 수기로 정립되었다고 간주될 수가 있는 것이다.

1) 인공호흡법

성서속의 첫 구강 대 구강 호흡법

사람이 숨을 쉬는 현상 즉 호흡(respiration)은 육안적으로도 쉽게 관측이 가능한 부분으로, 자연스럽게 심폐소생술의 요소 중에서 가장 일찍 사람들의 주목을 받게 되었다.

역사적으로 인공호흡에 관한 첫 기술은 성경에 기록되어 있는 것으로 흔히 인용되고 있다. 구약성경의 열왕기 하편에는 엘리사(Elisha)란 선지자가 수넴이란 지방에서 그에게 인정을 베풀어준 한 여인에게 감사의 뜻으로 그녀가 오랫동안 갖지 못하던 애기를 갖게 하는 장면이 나오는데, 인공호흡에 연관된 기록은 바로 그 애기가 소년이 된 후인 4장 18절에서 37절 사이에서 기술되고 있다. 여기서는 독자들의 이해를 충실히 돕기 위해 그 전문을 여과 없이 실어본다. 원전은 대한성서공회가 발행한 공동번역 성서이다.

〈 아이가 자라났다. 하루는 자기의 아버지가 농군과 함께 추수하고 있는 데로 나갔다가 갑자기 아 머리야, 아 머리야 하고 아버지에게 소리쳤다. 아버지는 함께 있던 하인더러 그를 어머니에게 데려다 주라고 일렀다. 하인은 아이를 어머니에게 데려다 주었다. 그 아이는 정오까지 어머니 무릎에 누워 있다가 죽었다. 그러자 어머니는 아들을 안고 하느님의 사람이 묵는 방에 올라가 그의 침대에 눕히고는 나와서 문을 닫았다. 그리고 나서 자기 남편을 불러 일렀다. "하인 한사람과 암나귀 한 마리를 보내 주십시요. 급히 하느님의 사람에게 갔다 와야겠습니다."
"꼭 오늘 그분을 가서 뵈어야겠소 ? 오늘은 초하루도 아니고 안식일도 아닌데" 하고 묻는 남편에게 여인은 걱정하지 말라고 대답하며, 나귀에 안장을 얹고 나서 하인에게 명하였다. "고삐를 잡아라 내가 시킬 때 까지는 멈추지 말아라." 여인은 길을 떠나 가르멜 산 위에 있는 하느님의 사람에게 갔다. 하느님의 사람은 그 여인이 오는 것을 멀리서 보고 시종 게하지에게 말하였다. "저기 수넴 여인이 오고 있다 뛰어가서 맞아라. 그리고 부인은 별고 없으시냐고 물어 보아라. 바깥 어른과 아이도 별고 없느냐고 물어 보아라." 게하지가 달려가 그렇게 묻자 여인은 모두 별고 없다고 대답하였다. 여인은 산위에 이르러 하느님의 사람의 다리를 부둥켜 안았다. 게하지가 그 여인을 밀어내려고 다가가니, 하느님의 사람이 말하였다. "그냥 두어라. 부인에게 무언가 마음 아픈 일이 생겼다. 야훼께서 그 일을 나에게 감추시고 알려주시지 않으셨구나." 그때 여인이 말하였다. "선생님, 제가 언제 아들을 달라고 했습니까? 공연히 가슴을 부풀렸다가 낙담하게 하지 말아 달라고 하지 않았습니까?" 그러자 엘리사가 게하지에게 말하였다. "허리를 졸라매고 내 지팡이를 가지고 달려가거라. 도중에 누구를 만나더라도 인사하지 말고 누가 인사하더라도 대꾸하지 말며, 가서 내 지팡이를 아이의 얼굴 위에 놓아라."

그러나 아이의 어머니가 언성을 높여 말하였다. "선생님께서 돌아가시기라도 한다면 모를까, 저는 결코 선생님을 놓지 못하겠습니다." 그래서 엘리사는 일어나서 그 부인을 따라 나섰다. 게하지가 앞서가서 그 아이의 얼굴위에 지팡이를 놓아 보았으나, 소리를 내기는커녕 듣는 것 같지도 않았다. 그는 엘리사를 만나러 돌아와서 그 아이가 깨어나지 않더라고 말하였다.

엘리사는 집안에 들어가 죽은 아이가 자기 침대에 누워있는 것을 보았다. 엘리사는 방안에 들어가서 문을 닫았다. 방안에는 둘 뿐이었다. 그는 야훼께 기도드리고 나서 침대에 올라가 아이 위에 엎드렸다. 그리고는 〈자기의 입을 아이의 입에〉, 자기의 눈을 아이의 눈에, 자기의 손을 아이의 손에 포개었다(그림 5-27). 이렇게 아이 위에 엎드리자 아이의 몸이 따뜻해지기 시작하였다. 엘리사는 일어나서 방안을 이리로 한번, 저리로 한번 걷고 나서 다시 침대에 올라가 아이 위에 엎드렸다. 그러기를 일곱 번 거듭하자 아이가 재채기를 하면서 눈을 떴다. 엘리사는 게하지를 불러 "이집 수넴 여인을 들어오라고 하여라." 하고 일렀다. 여

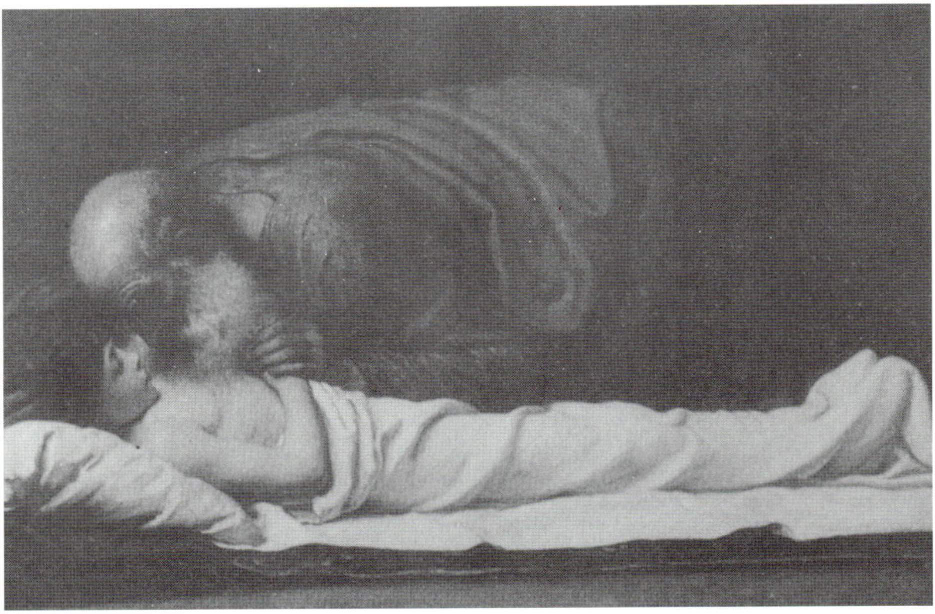

그림 5-27. 엘리사가 아이를 소생시키고 있는 장면

인이 부르는 소리를 듣고 오자, 예언자는 아들을 데라고 가라고 말하였다. 여인은 예언자의 발 앞에 나와 방바닥에 엎드려 절을 하고 아들을 데리고 나갔다.〉

여기서 엘리사가 이 소년의 입에 그의 입을 갖다 댔다는 구절이 과연 오늘날의 구강 대 구강 호흡법(mouth to mouth respiration)을 의미하느냐에는 의학적으로 정확히 분석할 때는 많은 의문이 생길 수밖에 없다. 우선 그 소년이 앓았던 병이 어떤 종류의 것인지 또는 그 밖의 구체적인 임상 정보에 관해서 전혀 짐작을 할 수가 없고, 무엇보다도 그 소년이 사망하고 나서 소위 소생술을 시행하기까지의 시간 간격이 너무 길다는 점이 문제다. 또 엘리사가 그의 입을 소년의 입에다 갖다 대었을 때 동시에 그의 양 손도 소년의 양 손에 갖다 대었다는 구절에 이르면 엘리사가 시행한 방법이 무엇이었던 간에 현대적 의미의 구강 대 구강 호흡법은 아니었을 것으로 짐작이 된다. 왜냐하면 주지하다시피 구강 대 구강 호흡법은 시술시 시술자의 한손으로 환자의 콧구멍을 막지 않으면 인공호흡이 모두 콧구멍으로 서어나갈 수밖에 없기 때문이다. 그러나 성경의 대부분의 구절들이 그렇듯이, 글 하나하나에 대해 과학적 분석만을 시도하는 것은 그 자체로 상당한 모순과 한계를 갖게 되어 반드시 옳은 것만은 아닌 것으로 생각된다. 따라서 여기에 대한 판단은 독자 여러분들 개개인의 몫으로 돌리고 싶다.

구강 대 구강 호흡법의 발달

서기 177년경 당시 의학계를 주도하던 갈렌(Claudius Galenius; 129~199 AD)은 풀무를 사용하여 죽은 동물의 폐를 확장시키는 실험을 하였다. 그러나 그는 당시에 이러한 인위적인 호흡법이 실제 사람에서 적용될 수 있다는 가능성에 대해서는 전혀 간파를 할 수가 없었다.

그 후 1400년 가량의 긴 세월이 흐른 뒤 16세기 중엽 플랑드르(Flanders)의 유명한 해부학자 베살리우스(Andreas Vesalius; 1514~1564)가 실험의 필요상, 살아있는 동물에서 가슴 속의 장기들을 관찰하는 동안에 기관(trachea)에 튜브나 갈대를 삽입하여 인공호흡을 시키는 방법을 기술하였다.

이때부터 의학자들은 인위적으로 폐를 호흡시켜 줌으로서 죽어가는 동물의 심장을 소생시킬 수 있는 가능성에 관해 점진적으로 인식하게 되었다. 이 사실은 점차 보편화되어 1740년에 와서는 프랑스의 파리 과학원에서는 물에 빠진 사람의 구명법으로 구강 대 구강 호흡법을 추천하기에 이르렀다. 그로부터 4년 뒤인 1744년에는 스코틀랜드의 외과의사 토사취(William Tossach)가 그가 수년 전에 탄광의 화재로 심장 정지 상태가 된 환자에서 구강 대 구강 호흡법으로 환자를 성공적으로 소생시킨 경위를 소상히 기술하였다.

그러나 구강 대 구강 호흡법에 대한 이러한 초기의 긍정적 반응과 임상적 성공사례에도 불구하고, 그 후에 개발된 보다 그럴듯하게 보이는(?) 다른 인공호흡법에 가려져 구강 대 구강호흡법은 그 후 200년 가까이 제대로 그 가치를 인정받지 못하고 말았다. 즉 1783년에는 드 헨(De Haen)이 흉곽압박(chest pressure)과 상지거상(arm lift)으로 이루어지는 소위 용수 인공호흡법(manual artificial respiration)을 처음 기술한 이래 1858년에는 실베스터(Sylvester) 용수 인공호흡법이 임상에 소개되어 널리 사용되었고, 1790년대에는 풀무나 피스톤 장치를 사용한 양압 호흡법 등이 개발되어 사용되면서 구강 대 구강 호흡법의 자리를 점점 빼앗아 가 버리고만 것이다.

어쩌면 그 방법이 너무 간단하기 때문에 오히려 그 참된 가치를 인정받지 못하던 구강 대 구강 호흡법은 1930년대 말부터 서서히 다시 각광을 받기 시작하였다. 1950년대에 들어서는 사파(Peter Safar; 1924~2003)와 엘람(James Elam; 1918~1995)의 연구 개발(1956년)에 힘입어 인공호흡법 중 가장 효과 있는 방법으로 인정받게 되면서 심폐소생술에서 그 굳건한 위치를 차지하게 된다. 죤스홉킨스 의대 출신의 엘람은 1956년 사파와 함께 구강 대 구강 호흡법을 확립하기 2년 전인 1954년에, 내쉬는 숨(expired air) 만으로도 다른 사람의 폐의 산소화(oxygenation)를 유지할 수 있다는 것을 처음으로 증명하였다. 그리고 오스트리아 출신으로 미국에서 활동한 마취과의사 사파는 특히 심폐소생술에서 ABC 즉 A(airway, 기도 확보), B(breathing, 인공호흡), C(cardiac massage, 심장마사지)의 개념을 확립한 것으로 잘 알려져 있는 심폐소생술의 개척자이었다.

구강 대 구강 호흡법의 이러한 정립은 수년 후에 확립된 외부 심장마사지 법(external cardiac massage)과 함께 누구라도 조금만 교육을 받으면 아무런 장비 없이 바로 현장에서 죽어가는 많은 환자들을 살릴 수 있는 길을 열어주었다.

2) 심장마사지법

마취제의 등장과 클로르포름 실신

현대적인 심장소생술이 개발되기 시작한 시점은 마취제가 임상의학에 본격적으로 소개되면서 시작된 것으로 볼 수 있다. 임상마취의 시작에 관한 이야기는 길고 복잡하며 또 아직까지 논란이 있는 부분도 많다. 그러나 일반적으로 에테르(ether) 마취는 1846년 10월 16일 미국 보스톤의 마사츄세츠 종합병원에서 시행된 역사적인 수술 이후 보편화되기 시작한 것으로 되어있다. 당시 마취를 담당하였던 사람은 의대학생이자 한때 치과의사였던 모르튼(William Thomas Green Morton; 1819~1868)이었다. 그리고 그 1년 후에 클로로포름(chloroform)의 마취 작용이 영국 에딘버러 대학의 산과 교수였던 심프슨(James Young Simpson; 1811~1870)에 의해 발견되었다. 심프슨은 1847년 11월 초 분만 중인 산모에게 처음 클로로포름을 사용한 이래 불과 한 달 만에 산과나 가타 수술 50례에서 클로로포름을 사용하였다. 마취제로서의 클로로포름은 곧 영국과 기타 유럽지역에서 선풍적으로 사용되었고, 미국 등 북미대륙에서도 정도는 약간 덜하지만 광범위하게 사용되기 시작하였다(그림 5-28).

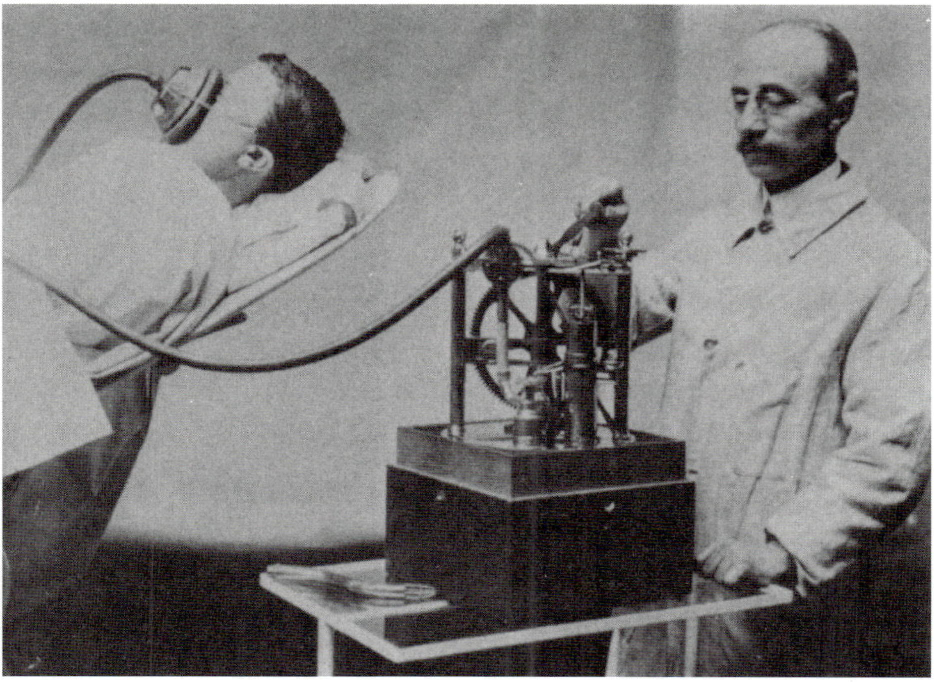

그림 5-28. 클로로포름 흡입기를 이용한 초창기의 마취 장면

그러나 1848년 1월 28일 클로로포름의 인기에 급제동이 걸리는 비극적인 사건이 영국에서 발생하였다. 한나(Hannah Greener)라는 16세 된 한 예쁜 소녀가 발톱 하나를 제거받기 위해 클로로포름 마취 하에 수술을 받던 중 갑자기 심정지가 발생하면서 사망하고 만 것이다. 역사적으로 전신마취제에 의해 심정지가 유발된 첫 증례로 기록되는 이 소녀의 검시에서, 검시관은 환자의 사인은 클로로포름의 부작용에 의한 것으로 결론을 내렸다. 더욱 상황이 묘하게 된 것은 이 소녀가 불과 2주 전에 에테르 마취 하에서 비슷한 수술을 받았을 때는 별 문제가 없었다는 것이었다. 이 소식을 들은 심프슨은 전혀 가능성이 없는 결론이라고 강력하게 반발하고 나섰다. 그러나 이후 수년간 클로로포름 마취 중의 사망 증례가 점점 더 늘어나면서 소위 〈클로로포름 설신(chloroform syncope)〉으로 명명된 이 문제는 당시 의학계에서 가장 인기 있는 토론 제목의 하나가 되었다. 물론 마취 중에 환자가 사망하는 경우는 클로로포름뿐만이 아니라 에테르 등 다른 마취제를 사용할 때도 발생하였으나 그 빈도는 훨씬 낮았다.

그러나 클로로포름의 이러한 문제점과 일부 학자들의 부정적 견해에도 불구하고 당시에는 여전히 클로로포름 마취가 널리 사용되고 있었다. 클로로포름이 선호되는 가장 큰 이유는 사용이 편리하다는 점이었다. 클로로포름은 우선 에테르에 비해 작용 시간이 빨랐고 보다 안락하게 작용하였다. 또한 에테르에 비해 기도(airway)에 대한 자극이 덜한 반면 마취 효과는 강력하였고 가연성이 없는데다 흡입 투여하기가 훨씬 간편하였다.

이런 많은 장점을 가진 클로로포름이었지만 그로 인한 사망예가 점점 늘자 그 사망의 원인에 대해서 여러 가지 의견이 분분하였다. 많은 사람들이 수많은 견해를 내어놓았지만 정확한 답에 도달하기까지에는 긴 시간이 걸렸다. 뒷날 밝혀지게 되지만 1911년 영국 런던의 레비(Goodman Levy)가 고양이를 통한 실험에서 클로로포름 마취 시의 갑작스런 심정지는 대부분 심실세동(ventricular fibrillation)이라는 치명적인 부정맥으로 인한 것임을 증명해 내었다.

클로로포름 실신에 대한 초창기의 치료법

클로로포름 및 기타 마취제에 의한 심정지 사례들은 그 자체로는 참으로 비극적인 일이였지만 심정지라는 문제를 해결하기 위한 심폐소생술의 개발에는 결정적인 전기를 마련해 주었다. 클로로포름의 사용 도중 심정지가 생겼을 때 초창기의 치료법으로는 급히 창문을 활짝 열어 제치거나, 환자의 얼굴에다 찬물을 붓기도 하고 또는 코밑에 암모니아를 갖다 대기도 하였다. 또 심지어 실신한 환자에게 독한 술인 브랜디를 먹이기도 하였으며 그밖에도 가슴을 흔들고 문지르고 압박하는 등 온갖 방법이 다 동원되었다. 그러다가 그나마 그럴듯한 심폐소생술이 처음으로 적용된 것은 1849년 7월 3일 구강 대 구강 호흡법의 형태로 시행되었다. 당시 영국의 외과의사 블릭크(Charles Bleeck)는 42세 된 여자환자에서 클로로포름 마취하에 유방제거 수술을 하고 있었다. 수술 중 환자가 갑자기 심정지를 일으켰다. 블릭크는 재빨리 환자에게 냉수를 끼얹고 암모니아를 갖다 대는 등 그때까지 알려진 온갖 방법을 다 동원하였으나 허사였다. 문득 상태가 나쁜 갓 태어난 아기를 소생시킬 때의 방법을 생각해 낸 그는 손수건을 사이에 두고 환자의 입에 그의 입을 갖다 댄 다음 인공호흡을 시행하였다. 환자는 4 번째 인공호흡 시에 자기 호흡이 되돌아왔다. 블릭크는 환자의 심폐기능이 완전히 돌아온 것을 확인한 후 태연자약하게 수술을 끝마친 것으로 기록 되어있다.

같은 해에 프랑스에서도 리코르(Philippe Ricord; 1800~1889)라는 의사가 블릭크의 임상 경험에 관해서는 전혀 모르는 상태에서 그와 유사한 방법으로 마취 중에 심정지가 온 환자를 소생시켰다. 1950년 미국의 메트카프(John Metcalf)도 역시 클로로포름 마취 중에 심정지가 온 한 환자에서 구강 대 구강 호흡법을 시행하여 성공하였는데 이 증례는 심정지시 냉수나 암모니아 등 고전적인(?) 방법을 앞서 사용해보지 않고 바로 구강 대 구강 호흡법을 실시하였던 최초의 경우로 기록된다. 메트카프는 그의 성공 이후 당연히 다른 의사들에게도 클로로포름 마취 시 심정지가 오면 인공호흡을 먼저 시행할 것을 추천했으나 이런저런 이유로 당시에는 그러한 아이디어가 제대로 받아들여지지 못하였다.

클로로포름 마취로 오는 심정지에 대한 인공호흡법의 사례는 그 이후로도 관련 학회에 꾸준히 보고되었다. 그러나 대부분의 경우 구강 대 구강 호흡법 대신에 1858년에 임상에 소개된 실베스터(Sylvester)의 용수 호흡법(manual breathing)을 사용하였고, 그나마 그것도 전술한 여러 가지 고전적 방법들을 시도하여 실패하였을 경우에만 주로 실시하였다. 당시로는 심정지가 발생하였을 때 심장을 마사지하는 일은 상상조차 할 수가 없었던 것이다.

심정지의 치료에 심장마사지법의 등장

역사적으로 심정지 시에 처음으로 심장마사지가 적용된 것은 비록 실험상이었기는 하지만 1874년 독일의 생리학자 쉬프(Moritz Schiff; 1823~1896)에 의해서였다(그림 5-29). 그는 1870년대 초 이탈리아의 플로렌스(Florence)에서 생리학 교수로 있으면서 클로로포름이나 에테르 마취 중에 갑자기 일어나는 돌발사에 관해 큰 관심을 가지고 연구를 시작하였다. 쉬프는 개를 사용하여 방대한 양의 실험을 한 결과 에테르 마취 시의 호흡부전은 인공호흡만으로 해결될 수가 있으나, 클로로포름의 경우 심부전이 먼저 오는 것으로 생각되기 때문에 무엇보다도 가슴을 열고 심장을 직접 마사지하지 않는 한 효과적인 소생술을 기대할 수 없을 것이라는 결론을 내렸다.

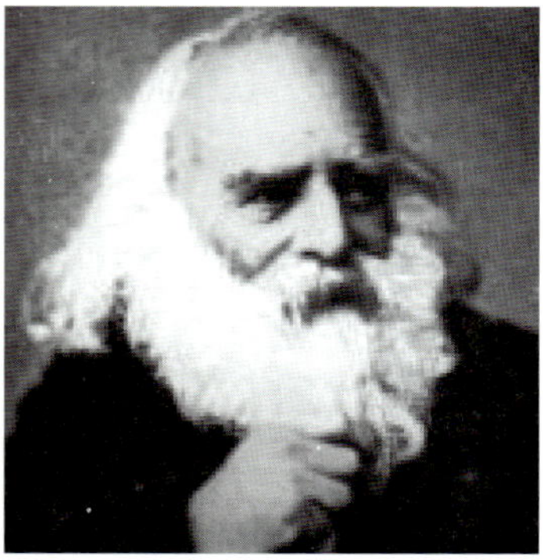

그림 5-29. 쉬프 (Moritz Schiff)

이 연구 결과에서 쉬프는 심장마사지를 하는 방법으로 심장 전체를 손안에 쥐고 율동성 있게 심장을 마사지해야 한다고 기술하였다. 여기서 한 가지 놀라운 것은 그는 당시로는 매우 정확하게 심장마사지의 효과는 심장에 대한 기계적인 자극 때문이 아니라 마사지로 인해 심장으로부터 혈류가 나가기 때문이라고 지적하였던 것이다. 최초의 심장마사지(개흉식; open chest cardiac massage)에 관한 기록으로 인정되는 쉬프의 이 연구 업적은 그 후 심장소생술에 관한 모든 연구들의 토대가 되었다.

쉬프의 이러한 실험적 연구에 관해 미리 알았는지 아닌지에 관해서는 확실하지 않지만 심장마사지를 사람에게서 제일 처음 적용한 사람은 스위스의 수도 베른의 외과의사 니한스(Paul Niehans; 1848~1912)였다(그림 5-30). 1880년 그가 40세 된 남자환자에서 갑상선 제거수술을 시행하기 위해 클로로포름을 주었을 때 수술도 시작하기 전에 갑자기 환자의 호흡이 없어지고 심정지가 일어났다. 옛날부터 전해오는 여러 가지 방법들을 시도한 뒤에도 환자의 반응이 없자, 니한스는 마취과의사가 인공호흡을 시키는 동안 급히 늑골을 제거하고 심장을 노출시켰다. 그리고는 바로 심장마사지를 시행하였다. 그러나 이런 노력에도 불구하고 결국 환자를 소생시킬 수는 없었다. 이 일은 1880년에 발생된 일이였지만 정작 공개적으로 발표된 것은 그로부터 13년 뒤인 1893년에 그의 조수였던 제사스(Denis Zesas)에 의해서였다. 이는 아마도 1880년 당시에는 니한스 자신의 생각에도 이런 전례가 없는 과감한 시도에 관해 주위에 알려는 것을 주저하였던 것으로 판단된다. 그리고 제사스가 1893년 이에 관하여 발표를 할 시점에서는 그로서도 그의 스승의 노력에 관해 기록에 남겨놓아도 안전 하다고 생각했기 때문으로 추측된다.

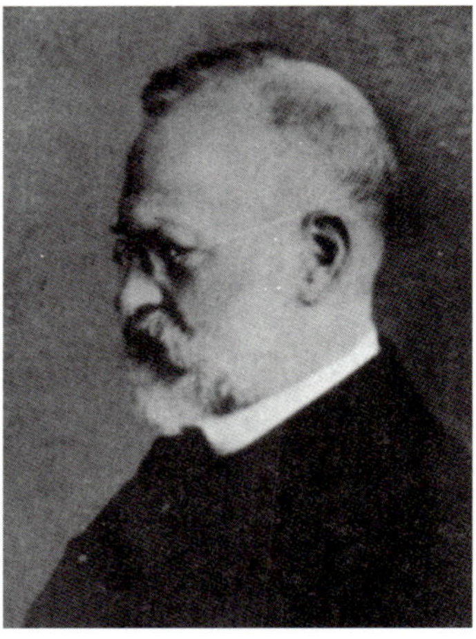
그림 5-30. 니한스 (Paul Niehans)

그러나 니한스의 심장마사지 시도 이후에는 한동안 이를 시도해보려는 노력이 전무하였다. 당시 심장수술은 말할 것도 없고 흉곽 내 수술에 관한 의학계의 전반적인 태도를 고려하여 볼 때 니한스 이후 한동안 감히 유사한 시도나마 시행해 보려는 사람이 없었던 것은 놀라운 사실은 아니었다. 그런 가운데서 심정지가 생겼을 때 이를 해결하기 위해 무엇인가를 해보려고 골몰하던 일부학자들은 일종의 대안으로 심장을 직접 주사기로 찌르는 심장천자법(cardiac puncture)을 시행하는 방법을 내어놓았다.

심정지의 치료에 심장천자법의 이용

오늘날에도 심장소생법의 한 부분으로 또는 그 밖의 이유로 심장 내에 약물을 주입할 목적으로 심장천자법을 시행하기도 하나, 당시에는 심장을 주사기로 찌르는 술식 자체만으로 심정지 상태에서의 환자를 회생시키는데 도움을 줄 수 있다고 생각하였다.

이런 생각 하에 1887년 미국 뉴저지의 왓슨(Beriah Watson)은 실험적으로 개에서 심장천자법을 실험해 본 결과 심정지의 치료에 효과가 있다고 보고하였다. 그는 또한 심장을 천자하였을 때 만일 주사바늘을 통해 피가 나오면 더 좋은 결과를 기대할 수 있다는 실험 결과를 발표하기도 하였다. 당시 그는 주사바늘로 피가 빠져나오면 심정지가 일어난 심장의 확장을 해소시켜 줄 수가 있어 이로 인하여 심장수축이 다시 재개되는데에 보다 도움을 줄 수 있다고 생각하였던 것이다.

그러나 개에서의 이런 실험 결과에도 불구하고 당시 영국의 유명한 외과의사 파제트(Stephen Paget; 1855~1926)는 1896년 그의 책에서 사람에서 심장천자법이 효과를 거둔 적은 없다고 기술하고 있다. 더욱이 파제트는 피셔(Fischer)라는 의사의 경우를 언급하면서, 피셔가 클로로포름 실신환자 한명에서 심장천자를 시행하였는데 환자가 결국 사망하여 부검을 시행한 결과 관상동맥을 잘못 찌른 탓인지 심낭이 혈액으로 가득 차 있었다고 하였다. 그러나 이런 부정적인 상황에도 불구하고 파제트는 심정지 시에 어차피 아무런 도움도 주지 못할 바에야 차라리 심장천자법이라도 시행해 볼만할 것이라는 결론을 내렸다.

심장마사지법의 성공적인 임상 적용

그러던 중 1896년 독일의 렌(Ludwig Rehn)이 심장외상 환자에서 역사적인 첫 수술성공을 기록하게 되었다. 이 수술은 심장에 대한 당시의 의학계의 생각을 바꾸어 놓는데 결정적인 전기가 되었다(제 4장-1. 독일의 외과의사 렌과 세계 최초의 심장수술 참조).

렌의 개가 이후 불과 2년 뒤인 1898년에 프랑스의 투피에(Théodore Tuffier; 1857-1929)에 의하여 개흉식(open chest) 즉 가슴을 열고 시행하는 내부 심장마사지법이 앞서 말한 니한스에 이어 또 한 번 시도되었다. 당시 충수돌기에 생긴 농양으로 배농술을 받은지 5일이 지난 24세 된 젊은 남자 환자가 갑자기 병동에서 심정지를 일으켰다. 마침 우연히 그 병동에 있었던 투피에는 급히 인공호흡 등의 소생술을 시도하였다. 그러나 이 방법으로는 별 효과가 없는 것으로 판단한 그는 재빨리 환자의 좌측 세 번째 갈비뼈 사이를 절제하여 들어갔다. 절개창을 통해 둘째 손가락을 집어넣은 그는 심낭을 누르면서 심실 부위를 리드미칼하게 1~2 분 동안 마사지 하였다. 환자의 맥박과 호흡이 돌아오고 눈도 잠깐 떠는 등 일시적으로 성공을 거두는 듯 하였으나 맥박이 오래 동안 유지되지는 못하였다. 투피에는 몇 차례 마사지를 더 시도하였지만 심장은 다시 돌아오지 않았다. 환자의 사망 후의 부검소견은 근본적으로 투피에의 심장마사지 소생 시도가 성공할 수 없음을 보여주었다. 환자가 심정지를 일으킨 원인은 심한 폐동맥색전증(pulmonary embolism) 때문으로 이는 근본적으로 폐동맥 내의 색전을 제거하여 주지 않는 한 소생이 불가능하였기 때문이었다.

그러나 투피에의 실패에도 불구하고 그의 시도는 당시 프랑스의 의사들에게 심장마사지법의 성공 가능성을 심어주게 되었다. 이에 따라 그로부터 한동안 많은 의사들이 유사한 시도들을 하였으나 불행히도 결국 모두 실패로 끝나고 말았다. 그러다가 진정한 의미에서의 성공적인 첫 심장마사지는 1901년쯤에 노르웨이의 이겔스루드(Kristian Igelsrud; 1867~1940)에 의해 이루어졌다(그림 5-31).

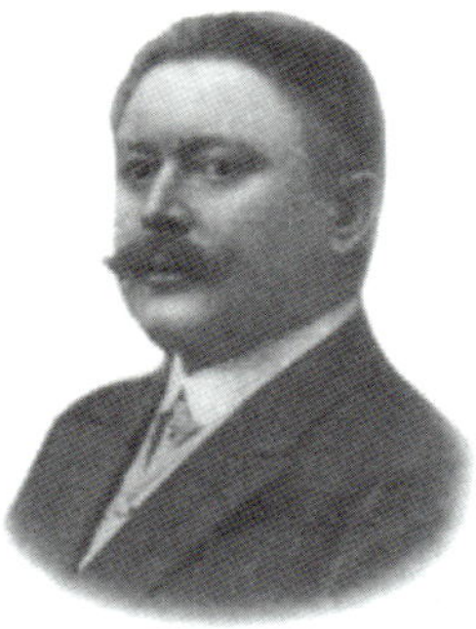

그림 5-31. 이겔스루드 (Kristian Igelsrud)

심장마사지의 정확한 시행 날짜는 확실하지 않다. 그 이유는 이겔스루드 자신이 이 증례를 의학 잡지에 발표했던 것이 아니라 그가 킨(Williams Keen)이라는 미국의 친구에게 이에 관해 편지를 쓴 것을 킨이 1904년에 뒤늦게 발표하였기 때문이었다. 환자는 당시 43세 된 여자환자로 자궁암 때문에 클로로포름 마취하에 자궁절제술(hysterectomy)을 시행받고 있었다. 수술이 거의 끝날 무렵 환자가 갑자기 심정지를 일으켰다. 이겔스루드는 좌측의 세 번째와 네 번째 늑골을 과감하게 자르고 심낭을 연 뒤 첫 세 손가락 사이에 심장을 잡았다. 그가 수분간의 강하고 리드미칼한 심장마사지를 시행하자 환자는 깨끗이 회복 되었다고 한다.

두 번째의 성공적인 심장마사지는 이듬해인 1902년 당대의 가장 뛰어난 외과의사 중의 하나로 평가받던 영국의 레인(William Arbuthnot Lane; 1856~1943)에 의해서 이루어졌다. 레인은 여러 외과 분야에서의 다양한 업적으로 당시 명성을 날리고 있던 외과의사였다. 환자는 65세 된 남자환자로 충수돌기 제거수술을 위하여 에테르 마취를 받고 있었다. 수술도중 환자의 심장과 호흡이 갑자기 멈추었다. 곧 흉곽을 압박하는 인공호흡을 실시하였으나 별 효과가 없었다. 레인은 즉시 복부의 절개창으로 손을 넣은 다음 횡격막을 통해 심장을 만져보니 전혀 심장의 움직임이 없는 것을 알았다. 그가 바로 그 위치에서 몇 번 심장을 짜주니까 심장의 박동이 재개되었다. 환자는 완전히 회복되었으며 이 증례는 곧 의학계에 널리 알려지게 되었다. 이후 심장마사지의 본격적인 시대가 열리게 되고 많은 성공 사례들이 연이어 의학 잡지들에 소개되었다.

그러나 심장마사지법은 여전히 성공적이지 못한 경우가 많았는데, 그 큰 이유 중의 하나는 당시 외과의사들이 심장마사지를 시행할 때 끈기 있게 하지 않고 잘되지 않으면 금방 포기한데에 있었다. 당시에는 대부분의 의사들이 심장마사지에 대한 충분한 경험이나 지식도 없었고 마취 기법도 완전하지 않을 때라 어쩔 수가 없는 측면도 있었다. 그밖에 심장마사지법이 당시 그렇게 좋은 성적을 거두지 못한 또 하나의 이유는 당시에는 심장마사지와 동시에 인공호흡을 적절히 시행하여야 하는 중요성을 간파하지 못한데서 기인하였다.

이런 측면에서 심장소생술시 심장마사지와 함께 환자의 호흡을 신속히 회복시켜야 한다는 점을 강조한 사람은 미국 클리브랜드의 뛰어난 외과의사 크라일(George Washington Crile; 1864~1943)이었다. 크라일은 많은 독창적인 실험을 통해 어느 누구보다도 심폐소생술의 개발에 많은 공헌을 한 학자였다. 그는 심정지시에 말초혈관의 긴장도를 동시에 회복시키는 것이 중요하다고 주장하고, 이러한 목적으로 당시로는 유일하게 쇽 치료용 공기 바지(MAST; military antishock trousers)를 개발하여 사용하기도하였다.

당시에 심장마사지를 위해 심장에 접근하는 방법은 흉부보다는 오히려 복부를 통하는 방법이 더 많이 사용되었다. 흉곽 내는 여전히 쉽게 접근할 수 없는 부위로 간주되어 많은 외과의사들이 흉곽을 열고 심장으로 접근하는 방법을 꺼려하였다. 복부를 통해 심장마사지를 하는 경우에는 횡격막을 열 때도 있었고 그렇지 않을 때도 있었다. 그러나 처음에는 어떤 경로를 통하던 그 성공률이 낮았으나 시간이 경과함에 따라 점차 성공률도 높아졌다. 1952년까지 세계문헌에 보고된 바로 모두 178명의 증례 중 69명에서 심장마사지가 성공하였다. 이 수치는 일견 대단하지 않아 보일지 모른다. 그러나 심정지에는 심장 무수축(cardiac asystole)과 심실세동(ventricular fibrillation)의 두 가지 근본적으로 다른 종류가 있고, 심실세동의 경우 심장 마사지만으로는 제대로 치료가 될 수 없다는 점을 고려해 보면 심장마사지 만으로의 이만한 성적은 결코 나쁜 결과로 볼 수 없는 것이었다.

독일의 외과의사 쾨니히와 미국의 코웬호벤 그리고 외부 심장마사지

심장마사지는 오랫동안 환자가 수술대 등의 의료 시설이 갖추어진 장소에 있는 상황에서 시술자가 심장에 직접 접근하여야만 시행할 수 있는 방법으로 간주되어 왔다.

그러던 중 1886년 독일의 외과의사 쾨니히(Franz König; 1832~1910)가 가슴을 열지 않은 채 시행하는 〈폐흉식 외부 심장마사지 법(closed chest cardiac massage, external cardiac massage)〉의 성공 사례를 발표하였다. 오늘날 외부 심장마사지법의 아버지라고도 불리는 쾨니히는 그가 저술한 외과 교과서에서 외부 심장마사지로 환자를 소생시킨 증례 6 례를 보고 하였던 것이다. 그러나 여전히 당시 대부분의 의사들은 가슴을 열지 않은 상태에서 단순히 외부에서 심장을 압박하여 순환을 유지할 수 있다는 사실을 믿으려 하지 않았다.

또 다른 독일의 의사인 마스(Maass)도 1891년 구개열(cleft palate)로 수술 받던 중 갑자기 심정지가 발생한 10세 된 환자에서, 쾨니히의 방법을 다소간 변형한 외부 심장마사지법의 성공 사례를 보고하였다. 그러나 이러한 성공 사례들은 여전히 산발적인 것으로 간주되어 외부 심장마사지법은 명백한 장점에도 불구하고, 보다 확실한 실험 결과와 임상 성적이 나올 때까지 그 후 무려 60년 이상 가슴을 열고 심장에 직접 시행하는 내부 심장마사지 방법에 밀려나고 말았다.

그로부터 오랜 시간이 지난 후에 다시 심정지 환자에서 가슴을 열지 않고 심장박동을 재개 시켜보려는 움직임이 1957년 미국과 영국에서 비슷한 내용의 두 논문이 발표됨과 동시에 이루어졌다. 비록 심장에 대한 직접 마사지법은 아니었지만 미국 오클라호마 주의 스타우트(Hugh Stout)와 영국의 이비인후과의사 레이너(Ernest Rainer)는 각각 독립적으로 심정지가 온 환자에서 가슴을 열지 않고 심장소생술을 시행하는 방법을 발표하였던 것이다. 그들은 심정지가 온 환자에서 시술자의 팔을 환자의 양쪽 무릎 밑에 넣고 그 무릎들을 복부에 닿을 정도로 순간적으로 구부려주는 동작을 몇 차례 반복하였다. 이렇게 함으로서 다리의 혈액을 심장 쪽으로 보내 심장의 수축을 돕는다는 이론이었다. 그들은 그들 방법의 기전에 대한 설명과 함께 이런 방법으로 심장소생을 성공시킨 사례들을 보고하였다.

그러나 외부 심장마사지법의 진정한 가치를 의학계에 널리 인식시키고 이를 정립시킨 연구는 1960년 미국의 존스 홉킨스대학에서 나왔다. 존스 홉킨스대학의 쿠웬호벤(William Kouwenhoven; 1886~1975)은 당시 전자공학교수로 오랫동안 심장에 대한 전기의 영향과 심실세동 제거법에 관한 연구를 해왔다(그림 5-32),

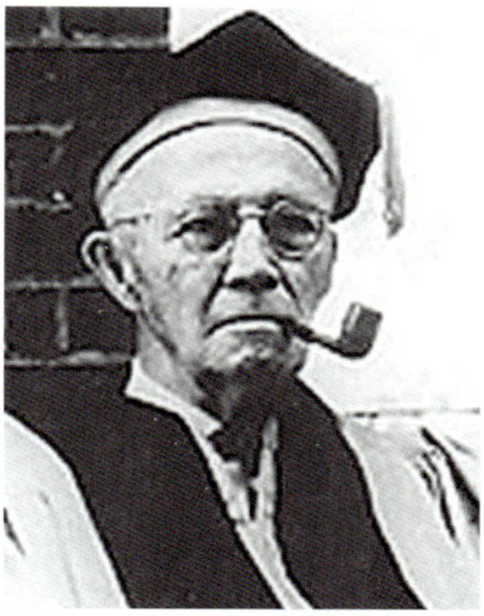

그림 5-32. 쿠웬호벤 (William Kouwenhoven)

그는 정년이 된 후에도 대학의 외과 연구소에서 연구를 계속하고 있었다. 어느 날 그가 그의 연구조수들인 외과전공의 쥬드(James Jude)와 전기엔지니어인 닉커보커(Guy Knickerbocker)와 함께 치명적인 부정맥인 심실세동 제거(defibrillation) 실험을 하고 있을 때였다. 그들은 실험을 위하여 실험견의 가슴에 두개의 무거운 심실세동 제거기 전극(defibrillator electrode)을 부착시켜 놓았다. 그러다가 실험 중 우연히 실수로 그 전극에 압박을 가하자, 마침 심실세동이 유발되었던 그 개의 모니타 상에서 뜻밖에 혈압이 생기는 것을 관찰하였다. 이 우연한 관찰은 그들로 하여금 외부 심장마사지법의 가능성을 인식하게 만들었다. 그들은 곧 실험에 착수하였다. 실험 결과 그들은 개의 가슴을 외부에서 규칙적으로 압박하면, 심실세동으로 인해 심장 수축이 이루어지고 있지 않음에도 불구하고 30분 동안이나 적절한 순환을 유지할 수 있다는 사실을 발견하였다

그들의 발견은 곧 임상적용으로 이어져 그 이듬해에는 모두 40명의 환자에서 외부 심장마사지법이 적용되어 70%의 좋은 성공률을 보고하게 되었다. 이렇게 하여 쿠웬호벤, 쥬드, 그리고 닉커보커에 의해 이루어진 외부 심장마사지법의 정립은, 오늘날 모든 현대적 의미의 심폐소생술에서 필수적인 기술로 자리 잡게 된다.

3) 심실세동과 세동제거법

심실세동

심정지의 치료에 있어 또 하나의 진보는 〈전기적 심실세동 제거법(electrical defibrillation)〉의 확립이었다. 심실세동(ventricular fibrillation)은 전술한대로 심정지의 원인의 약 반을 차지한다. 심실세동의 치료에는 비록 심장마사지법으로 적절한 순환 상태를 일시적으로 유지시켜 줄 수는 있지만 근본적으로 효과 있는 치료법은 전기적으로 세동제거를 시켜주는 것이다.

심실세동이라는 심정지의 형태를 처음으로 기술한 사람은 16세기의 대표적인 해부학자인 베살리우스(Andreas Vesalius; 1514~1564)였다. 그는 실험 도중 산소가 결핍된 동물의 심장이 약하게 꿈틀거리면서, 이때 손으로 만지면 마치 벌레가 가득 찬 주머니를 만지는 것 같은 현상을 관찰하였다(그림 5-33). 1842년에는 영국의 유명한 외과의사였던 에릭센(John Erichsen; 1818~1896)도 실험동물

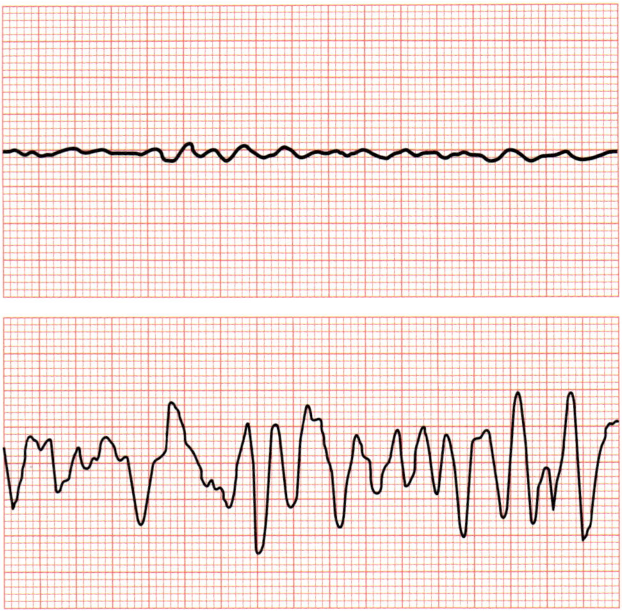

그림 5-33. 심실세동의 심전도. 심실세동(ventricular fibrillation)은 심장의 효과적인 수축은 없어지고 대신 심장이 마치 벌레가 꿈틀거리듯이 의미 없는 잔떨림을 보이는 심정지의 한 형태를 말한다. 그림의 심전도는 각각 미세한(fine) 파동 형태의 심실세동(위)과 다소 거친(coarse) 파동 형태의 심실세동(아래) 두 종류의 심실세동을 보여 주고 있다.

에서 심장의 규칙적인 박동이 관상동맥 결찰 후에 마치 꿈틀꿈틀 경련하는 듯한 움직임을 보인다는 것을 기술하였다. 이어서 1850년에는 독일의 생리학자 루드비히(Karl Friedrich Wilhelm Ludwig; 1816~1895)와 호파(Hoffa)가 심실세동의 근대적 지식에 관한 토대를 세웠다. 그들은 다양한 종류의 동물실험을 통해 심실세동의 형성과 그 양상에 관해 명백한 기술을 하였던 것이다.

약물에 의한 심실세동 제거 시도

심실세동을 치료해보려는 노력은 19세기말엽 약물요법으로부터 시작되었다. 영국의 유명한 생리학자로 1883년 당시 케임브리지대학의 학생이었던 링거(Sidney Ringer; 1835~1910)는 칼슘과 포타슘이 심근수축력에 대해 상호간에 길항작용(antagonistic effect)을 지니고 있다는 것을 밝혀내었다. 그러자 프랑스의 달루앙(Marrice d' Halluin)은 링거의 연구 결과에 기초를 두고 심실세동을 치료하는 방법을 나름대로 고안해내어 1904년 그의 저서 〈심장소생술(cardiac resuscitation)〉 이란 책에서 그에 관해 자세히 기술하였다. 그 방법은 먼저 심실세동을 없애기 위해 5% 포타슘 용액을 경정맥으로 투여한 뒤 심장으로 짜 넣듯이 주입시키는 것으로 시작되었다. 그리고 나서 심장박동을 재개시키기 위해 이번에는 동맥으로 로크액(Locke' s solution; 영국의 의사 로크(Frank Spiller Locker)가 만든 것으로 염화나트륨, 염화칼슘, 염화포타슘, 중탄산나트륨, 그리고 중탄산나트륨 등으로 이루어진 용액을 말함. 주로 생리학 실험에서 포유동물의 심장박동을 유지하는데 사용한다)을 주입시켰다. 이때 만일 심장의 리듬이나 수축력이 즉시 돌아오지 않으면 5% 칼슘 용액을 정맥으로 주입하는 것으로 되어 있었다.

1926년 미국 볼티모어 주에 있는 존스 홉킨스대학의 후커(Donald Hooker)도 당시 생리 학교실의 주임이며 헤파린의 발견에도 공헌한 유명한 생리학자인 호웰(William H. Howell; 1860~1945)의 지도 아래 개에서 전기적으로 심실세동을 유발시킨 뒤 이를 약물로 치료하는 실험을 시작하였다. 후커는 앞서 말한 달루앙과 비슷한 방법을 채택하였다. 심실세동을 없애기 위해 그는 먼저 0.5% 염화포타슘을 경동맥에 주입하였다. 그리고 1분쯤 후 포타슘을 세척해 내고 심장박동을 재개시키기 위해서 0.023% 염화칼슘을 주입하였다.

비슷한 시기에 미국 클리브랜드의 유명한 심장생리학자인 위거즈(Carl John Wiggers)도 유사한 치료방법을 개발하였다. 그러나 이런 식의 약물치료법들은 우선 불편할 뿐 아니라 그 효과도 확실하지 않아서 사람에게 직접 적용할 수는 없었다.

호웰 등의 전기적 세동제거법의 개발연구

심실세동에 대한 치료법의 개발의 다음 단계는 자연스럽게 전기적인 방법으로 옮겨졌다. 1930년 앞서 말한 존스 홉킨스대학의 호웰은 생리학자 후커(Donald Hooker)와 그리고 두 전기 엔지니어 쿠웬호벤(William Kouwenhoven), 랭워시(O. R. Langworthy)와 함께 연구과제에 관한 모임을 가졌다. 쿠웬호벤과 랭워시는 이미 지난 2년 동안 존스 홉킨스에서 쥐의 신경조직과 뇌를 가지고 강력한 전기쇼크의 효과에 관해 연구한 경력이 있었다. 그때 호웰이 관심을 가지고 있었던 것은 1900년에 제네바대학의 두 프랑스인 생리학자 프레보(Prevost)와 바텔리(Batelli)에 의해 발표된 심실세동에 관한 논문이었다. 호웰이 당시 얼마 전에 번역을 통해 읽게 된 이 논문에서 그들은 개, 고양이, 토끼 등 다양한 동물을 사용하여 동물들의 심장에 금속전극을 부착시키고 이를 통해 적은 양(50-cycle)의 교류전기(alternating current)를 통과시켜 심실세동을 유발시켰다. 심실세동이 생긴 후 이번에는 전극으로 훨씬 많은 양의 전류를 통과시키면 심실세동이 없어지면서 심장박동이 재개되는 것이 관찰되었다. 그리고 심실세동이 생긴지 15초가 지나서 전기쇽을 주면 효과가 떨어져 이때는 심장마사지의 도움 없이는 세동제거가 불가능하다는 결론도 기술하였다. 프레보와 바텔리의 이 연구 결과는 그 후 간헐적으로 다른 논문들에 짤막하게 인용된 것을 제외하고는 오랫동안 주목을 받지 못하고 있었다. 호웰은 이 논문을 젊은 연구원들에게 보여주면서 실험 결과의 사실여부를 확인하기를 원하였다.

후커를 중심으로 한 호웰의 연구팀은 즉각 실험에 대한 계획을 세우기 시작하였다. 그들은 먼저 실험동물의 몸의 다른 장소에 두개의 전극을 부착시킨 뒤 심장을 통해 지나가는 전류를 측정할 수 있게 하였다. 이를 위해 쿠웬호벤은 특수한 전류변환기(current transformer)를 고안해 내어 이 전류변환기를 심장 첨부에 고정시킨 뒤 전류를 측정할 수 있게 하였다. 1931년 2월부터 개를 사용한 동물실험이 시작되었다. 실험을 통해 연구팀은 여러 가지 사실들을 밝혀내었다. 실험동물의 머리로부터 하지까지 전류를 통과시켰을 때 그중 불과 9~10% 만이 심장을 통과한다는 사실도 그 한가지였다. 또 연구팀은 실험적으로 심실세동을 유발시키기 위해서는 8.6 밀리암페어의 전류가 5초간 필요하다는 것을 알았다. 후속 실험으로 심장의 한 부위에만 선택적으로 전류를 주는 경우 1 밀리암페어의 전류로도 심실세동이 얼어날 수 있다는 사실이 추가되었다. 그런 뒤 심실세동을 제거하기 위해서는 심장의 양옆에 놋쇠로 만든 작은 전극 두개를 각각 갖다 댄 다음 0.1~1.0 암페어의 전기 쇼크를 주면 대부분 성공하였다. 이때 만일 심실세동이 생긴 시간이 2분이 경과하면 간혹 심장마사지와 아드레날린, 칼슘 등의 약물요법으로 반응하는 경우를 제외하고는 전기적 세동제거법으로는 심장박동이 돌아오지 않았다.

실험 결과에 어느 정도 자신감을 갖게 된 연구팀은 개를 사용한 이러한 연구 결과가 과연 궁극적으로 사람에게 적용시킬 수 있는지에 관해서 알고 싶어 하였다. 여기에 대한 해답을 구하기 위해 호웰은 필라델피아 동물원에 부탁을 하여 병으로 죽어가고 있는 큰 오랑우탄 한 마리를 기증받았다. 호웰은 전류에 대한 원숭이의 반응은 사람과 비슷할 것이라고 믿었다. 실험이 있던 날 이른 아침에 오랑우탄은 존스홉킨스 대학에 도착하였다. 그러나 이날 밤늦게까지 계속된 실험에서 연구팀은 별반 성과를 거두지 못하였다. 지금까지의 개실험 결과와는 달리 그 오랑우탄에서는 심실세동이 저절로 정상리듬으로 돌아가곤 하였기 때문이었다. 얼마 후 그들은 이번에는 다른 원숭이로 실험을 시도하였는데 역시 같은 문제에 봉착하였다. 거듭되는 실패에도 불구하고 연구팀은 과연 개에서의 실험결과가 사람에서는 어떻게 나타날지 궁금해 하였다. 궁리 끝에 그들은 사람의 사체(cadaver)를 사용하여 전류를 통과시킨 뒤 전류 변환기로 심장을 통과하는 전류를 측정하는 실험을 시도하기도 하였다

이런 수없는 실험 끝에 연구팀은 마침내 프레보와 바텔리의 연구 결과가 틀리지 않았음을 밝혀냄과 동시에 전기적 세동제거법의 연구를 확실한 과학적 기반 위에 올려놓았다. 쿠웬호벤(William B. Kouwenhoven ; 1886~1975)은 이 실험 연구와 이와 연관하여 그 후 30 년간에 걸친 업적에 대한 공헌을 인정받아 1962 년 에디슨(Edison)훈장을 받게 되고 1969 년에는 존스 홉킨스대학에서 명예 의학박사 학위를 받게 되었다.

한편 앞서 언급한 미국 클리브랜드의 생리학자 위거즈(Carl John Wiggers; 1883~1963) 역시 전기적으로 심실세동을 없애는 방법에 관해 관심을 갖기 시작하였다(그림 5-34). 위거즈는 그의 실험의 필요상 많은 실험동물을 사용하고 있었다. 실험 도중 동물들이 종종 심실세동으로 사망하는 일이 발생하자 그는 개인적으로도 이에 대한 효과적인 치료법을 개발할 필요성을 느꼈다. 1933년 후커와 쿠웬호벤 그리고 랭워시 등이 발표한 논문을 본 위거즈는 존스 홉킨스대학을 방문하여 자문을 받은 뒤 클리브랜드로 돌아가 그들의 실험을 재현하였다.

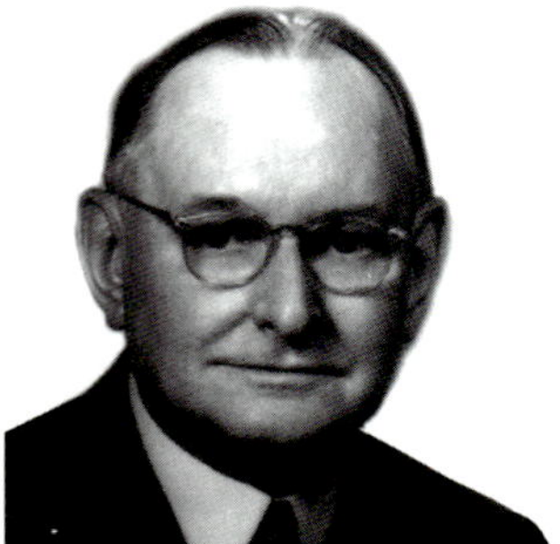
그림 5-34. 위거즈
(Carl John Wiggers)

위거즈는 심실세동이 생긴지 수분이 경과하여 전기적 세동제거법에 잘 반응하지 않는 경우에는 1분에 약 40회씩 심장마사지를 시행한 뒤 전기쇽을 주었다. 이 방법으로 그는 첫 번째 실험에서 심실세동이 생긴지 5~7 분이 경과한 47

례 중 40례를 소생시킬 수 있었으며, 1940년까지에는 1,000마리 이상의 성공사례를 기록하게 되었다. 위거즈의 이 연구 결과는 전기적 세동제거의 중요한 부분으로서 심장마사지의 역할을 확인시켜 주었다.

위거즈의 또 하나의 연구업적은 이른바 연속 세동제거법(serial defibrillation)의 확립이었다. 개에서 심실세동이 생긴지 5~15분이 지나면 설사 심장마사지로 도와준다 해도 효과적으로 전기적 세동제거를 시킬 수가 없는 경우가 많았다. 위거즈는 이때 단 한번만 전기쇼크를 줄 것이 아니고 1~2초 간격으로 3~7번 전기쇼크를 주면 효과를 볼 수 있다는 것을 발견하였다. 그는 이 방법으로 327 마리의 개실험에서 단 한 번의 실패를 제외하고는 다 성공을 거두었다.

한편 1939년 러시아에서는 구르비치(Gurvich)와 유니에프(Yuniev)가 개실험에서 처음으로 성공적인 외부 세동제거법(external defibrillation)을 발표하였다. 그러나 이 논문은 1947년 이후에나 서구 사회에 알려지게 되었다. 그들은 또한 그 연구에서 직류 전기를 이용한 심실세동 제거법이 교류 전기를 이용한 것보다 훨씬 좋은 결과를 낼 수 있다고 기술하였는데 이 점 역시 그 후 25년간 그 발견의 가치를 확인받지 못하였다.

베크와 전기적 세동제거법의 첫 성공사례

전기적 세동제거법을 임상의학에 적용하여 처음으로 성공을 거둔 사람은 클리브랜드 웨스턴 리저버(Western Reserve)대학에서 위거즈의 지도를 받았던 흉부외과의사 베크(Claude Beck; 1894~1971)였다(그림 5-35). 베크는 여러 가지 이유로 평소 심실세동이 생긴 환자를 효과적으로 소생시키는 방법에 관해 관심을 가지고 있었다. 1930년대 초 베크는 관상동맥질환에 관한 실험을 하고 있었다. 개를

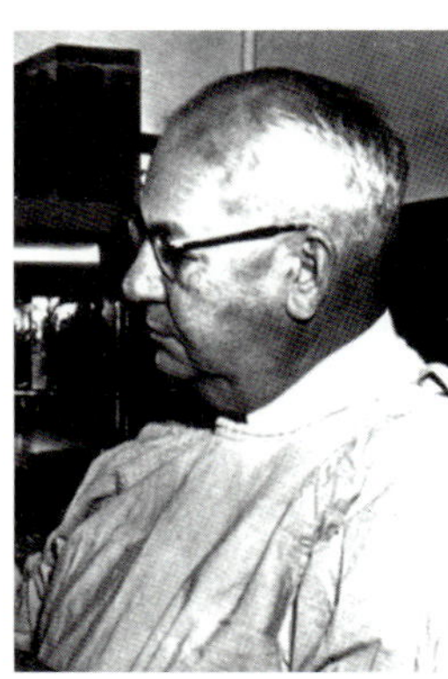

그림 5-35. 베크
(Claude S. Beck)

사용한 이 실험에서 그는 주관상동맥(main coronary artery)을 특수한 겸자(clamp)로 잡은 뒤 몇 주 동안에 걸쳐 겸자를 일정한 간격으로 점점 좁혀 나갔다. 그러나 불행히도 많은 실험견들이 도중에 심실세동이 생겨 사망함으로서 아까운 실험 시간들을 헛되이 소비할 때가 많았다. 따라서 베크로서는 심실세동의 소생술에 관해 관심을 가지지 않을 수 없었다. 그는 또 수술장에서 직접 심실세동을 목격하기도 하였다. 그가 어떤 환자에서 비후된 심낭을 제거하고 있을 때 환자가 갑자기 심실세동을 보이면서 사망하고 말았던 것이다.

베크도 처음 심실세동에 대한 소생법에 관한 실험을 할 때는 포타슘과 칼슘을 사용하는 이른바 화학적 세동제거법을 사용하였다. 그러나 결과는 실망스러웠다. 그는 다음 단계로 위거즈와 존스홉킨스 팀들의 연구를 따라서 그의 실험실에서 전기적 세동제거법을 실험해 보았다. 이번에는 결과가 나쁘지 않아서 실험개의 약 반이 생존하였다. 전기적 세동제거법의 우월성을 확신한 베크는 곧이어 그가 근무하던 병원의 수술장에 만일의 경우에 사용하기 위해 세동제거기(defibrillator)를 비치하였다.

한편 그러는 동안에 베크의 실험실의 연구원으로 있던 마우츠(Frederick Mauz)는 심장의 표면에 프로케인(procaine)이나 메티케인(metycaine) 같은 약제를 주면 심장의 흥분성을 줄일 수 있다는 사실을 발견하였다. 뒷날 마우츠는 과거에도 똑같은 실험 결과를 프랑수와-프랑크(François-Frank)(1893), 코흐만(Kochman)과 댈레스(Daeles)(1908) 등이 발표하였던 사실을 발견하였다. 아무튼 당시 베크과 마우츠는 만일 전기적 세동제거법을 실시하기 전에 심실세동을 일으킨 심장에 프로케인을 투여하면 성공률을 높일 수 있다는 것을 알아내었다. 그즈음 해서 여러 마취과 의사들도 전신 마취 중에 프로케인을 사용하면 심실세동의 예방이나 치료에 도움을 줄 수 있다는 사실을 발견하였다.

1930년대 말에 이르러서 베크는 그 나름대로 수술장에서 사용할 수 있는 심정지 치료법의 프로토콜을 개발할 수 있게 되었다. 그 방법이란 심정지가 발생하면, (1) 즉시 기관내 삽관을 하여 100% 산소로 호흡을 유지시킨 뒤, (2) 바로 심장을 노출시키고 심장마사지를 시작한다. (3) 이때 만일 심실세동이 있으면 전기쇼크를 준다. (4) 전기쇼크에 반응을 하지 않으면 우심방이나 심장의 표면에 프로케인을 주고 마사지를 더한 다음 전기쇼크를 반복한다. 그리고 심실세동이 사라진 후에는 정상 심장박동이 돌아올 때까지 심장마사지와 함께 에피네프린, 칼슘 등의 약제 투여를 병용한다는 것이었다.

그러던 중 1941년 미국 보스톤의 한 병원(Lahey Clinic)에서 아담스(Hubert Adams)와 핸드(Leo Hand)에 의해 비록 전기적 세동제거법을 사용하지는 않았지만 아무튼 심실세동에 대한 첫 성공적인 소생술이 이루어졌다. 환자는 기관지확장증 때문에 좌하폐엽 절제술을 받고 있던 젊은 남자였다. 수술이 끝나고 기관(trachea) 내의 분비물 제거를 위해 기관 흡입을 하고 있을 때 갑자기 환자의 심장이 멈추었다. 그들은 재빨리 인공호흡을 유지하는 가운데 심장마사지를 실시하였다. 심장이 무수축(asystole)과 심실세동 그리고 약한 수축 상태를 되풀이하는 가운데 의사들은 네오시네프린, 에피네프린, 프로케인 및 기타 심장 약제들을 닥치는 대로 주입하면서 열심히 소생술을 시행하였다. 마침내 20여분 후에 심장의 박동이 제대로 돌아오고 이후 환자는 무사히 퇴원하였다. 이 예는 비록 근대적 의미의 전기적 세동제거법은 사용하지 않았지만 심실세동 상태의 환자를 살린 첫 공식적인 사례로 기록되었다.

한편 그동안 베크는 심실세동을 전기적으로 치료하려는 노력을 여러 차례 시행하였으나 결과는 좋지 않았다. 1930년대 말에 교통사고 후 갑자기 심실세동이 생긴 환자를 필두로 그 후 10년 동안 모두 5명의 환자에서 전기적 세동제거법을 시행하였지만 모두 실패하고 말았던 것이다.

그러다가 베크는 1947년 마침내 전기적 세동제거술의 첫 성공 사례를 기록하게 되였다. 어느 날 그가 14세 된 누두흉(funnel chest) 환자에서 순조롭게 수술을 끝마쳐가고 있을 때 갑자기 환자의 심장박동이 멈추었다. 그는 즉시 환자의 가슴을 다시 열고 심장을 만져보니 심장이 심실세동 상태에 있음을 발견하였다. 당시 환자에게 부착된 심전도로도 심실세동이 있음이 확인되었다. 베크는 마취과의사가 호흡을 유지하고 있는 사이에 일단 심장마사지를 실시하면서 몇 가지 약물을 주입하였다. 그리고 심실세동이 생긴지 45분 후에 첫 전기쇼크를 주었으나 반응은 없었다. 그는 곧 프로케인 용액을 우심방에 주입하고 심장마사지를 계속하면서 수차례의 전기쇼크를 거듭하였다. 그러자 어느 순간 환자의 심장박동이 살아나면서 서서히 수축력이 강해지기 시작하였다. 베크는 그로부터 20분 후에는 환자의 가슴을 다시 닫을 수가 있었다. 환자는 수술 후 디지털리스 중독과 가벼운 요독증(uremia) 등의 합병증이 있었지만 큰 문제없이 완전히 회복되었다. 이 증례가 바로 세계에서 처음으로 성공적으로 시행된 전기적 세동제거법의 사례였다(그림 5-36).

베크는 1949년에도 또 다른 환자에서 전기적 세동제거법을 성공시켜 이를 보고 하였으며, 이듬해에는 란드(Rand), 호슬러(Hosler) 등과 더불어 의사를 대상으로 한 심정지 치료교육과정을 처음으로 개설하기도 하였다. 전기적 세동제거법은 곧이어 전 의료분야에 걸쳐 널리 사용되게 되었다. 1951년에는 에디슨 전기 연구소가 연구자금을 지원하여 외부에서 사용할 수 있는 세동제거기(external defibrillator)가 개발되었다. 한편 러시아에서도 1947년 생리학자 구르비치(Gurvich)와 유니에프(Yuniev)가 비슷한 종류의 외부 심실세동제거기를 개발하기도 하였다. 그리고 1956년 졸(Paul Zoll; 1911~1999)은 사람에서 처음으로 외

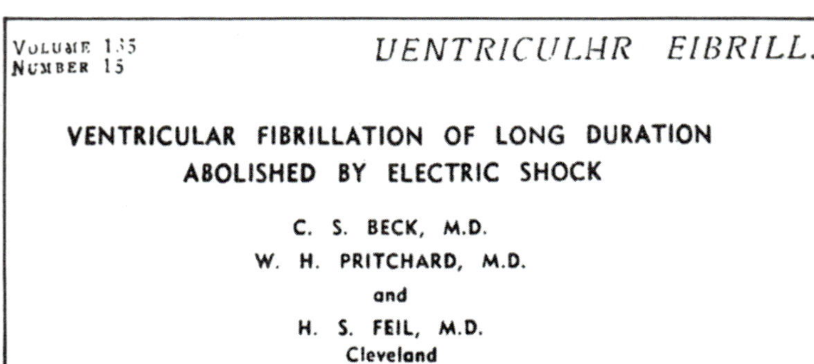
VOLUME 135
NUMBER 15

VENTRICULAR FIBRILL.

VENTRICULAR FIBRILLATION OF LONG DURATION ABOLISHED BY ELECTRIC SHOCK

C. S. BECK, M.D.
W. H. PRITCHARD, M.D.
and
H. S. FEIL, M.D.
Cleveland

그림 5-36. 베크에 의해 사람에서 처음으로 성공적으로 시행된 전기적 세동제거법(electric defibrillation) 의 논문 표제

부 심실세동제거기를 사용하여 성공적으로 심장소생술을 시행하였다(그림 5-37).

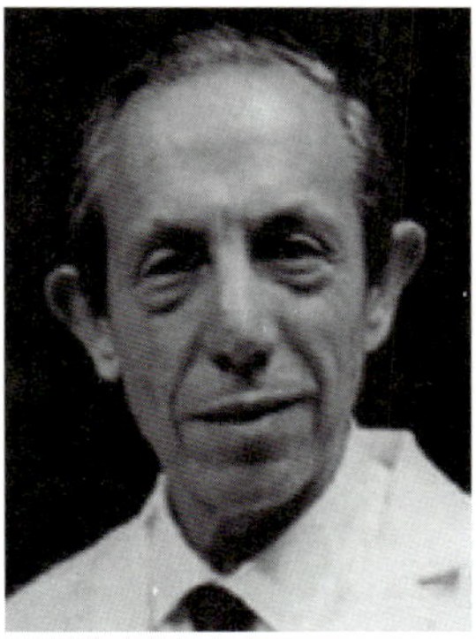
그림 5-37. 졸 (Paul Zoll)

4) 에피네프린의 개발

심폐소생술의 개발에 있어 또 하나 빼놓을 수 없는 중요한 업적은 에피네프린(epinephrine)의 개발이었다. 에피네프린은 강력한 심장수축 효과와 심박수 증가 그리고 혈관수축 작용으로 혈압을 상승시키는 약으로 심장소생술에서 없어서는 안 될 필수적인 약제이다.

에피네프린은 1895년 폴란드의 생리학자 시불스키(Napoleon Cybulski; 1854~1919)에 의해 처음 분리 확인되었다. 그 2년 후에는 미국의 약리학자 아벨(John Jacob Abel; 1857~1938)이 독립적으로 에피네프린의 성분을 분리하였다. 미시간 대학 출신의 아벨은 미시간 대학에서 미국 최초의 약리학 교실을 설립한 장본인이기도 한데, 에피네프린 분리 당시에는 죤스홉킨스 대학의 약리학 교실을 설립하여 책임을 맡고 있었다. 그러나 당시 아벨이 분리한 에피네프린은 대부분 비활성 성분으로 활용 가치가 없었다, 이런 의미에서 진정한 순수 에피네프린을 추출한 것은 1901년 일본인 화학자 다카미네(Jokichi Takamine; 1854~1922)에 의해서였다(그림 5-38). 동경대학 출신인 다카미네는 1890년 미국 이민 후 뉴욕에서 개설한 그의 연구소를 기반으로 정제된 에피네프린을 추출하는데에 성공하였다. 그는 이 성분을 아드레날린으로 명명하고 특허를 취득하였다.

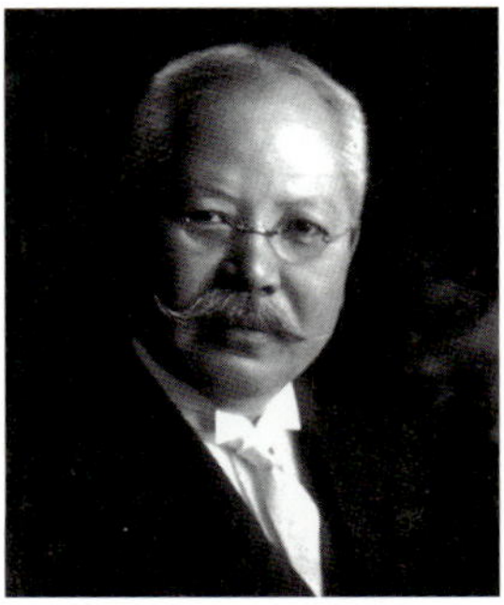
그림 5-38. 다카미네 (Jokichi Takamine)

한편 1906년에는 벨텐(van den Velten)이 심정지를 치료할 목적으로 처음 에피네프린을 심장 내에 주입하였다.

지금으로부터 불과 60년 전에 완전히 그 체계를 갖춘 심폐소생술은 이처럼 긴 이야기와 많은 학자들의 공헌을 바탕으로 오늘도 각종 장소에서 수많은 고귀한 생명들을 극적으로 살리면서 그 역할을 다하고 있는 것이다.

제6장
선천성 심장질환의 발견

1. 개방성 동맥관과 개방성 난원공
2. 심방중격 결손증
3. 심실중격 결손증과 프랑스의 내과의사 로제
4. 아이젠멘거 증후군
5. 팔로 4징증
6. 대동맥교약증(대동맥 축착증)

선천성 심장질환은 신생아 출생 1,000명당 약 8~10명에서 발생하는 것으로 알려져 있다. 선천성 심장병의 발병에는 유전적인 요인과 여러 가지 환경적인 요인이 복합적으로 작용한다고 생각하고 있지만, 아직까지 각각의 심장기형에 따른 정확한 발생 원인에 관해서는 확실히 규명되지 않고 있다. 이 장에서는 수십 종의 선천성 심장기형 중 비교적 흔히 볼 수 있는 병변을 중심으로 그 발견 과정을 살펴보기로 한다.

1. 개방성 동맥관과 개방성 난원공

태아의 혈액 순환

태아가 모체의 배 속에서 태생기(fetal stage) 시절을 보내는 동안의 혈액순환 경로는 출생 후의 경로와는 큰 차이를 보인다(그림 6-1). 먼저 태아(fetus)는 제대(umbilical cord) 정맥을 통하여 공급되는 모체의 혈류를 통해 필요한 산소를 공급받는다. 따라서 태생기 동안에는 폐의 역할이 없어 이를 통한 혈류의 양이 많지 않기 때문에 폐는 작고 팽창되지 않은 상태로 유지된다. 모체로부터 들어온 산화된 혈액(oxygenated blood)은 하대정맥을 통과하여 우심방으로 간다. 여기서 혈류는 우심실을 거쳐 폐로 가는 대신 난원공(foramen ovale)이라고 부르는 심방중격에 존재하는 작은 구멍을 통해 좌심방으로 빠져 나간다. 좌심방으로 간 혈류는 좌심실을 통해 몸 전신으로 퍼져나가는 체순환을 이루게 된다. 한편 몸의 상반부로부터의 혈류는 상대정맥을 거쳐 우심방으로 들어오는데 여기서 하대정맥의 혈류와 혼합되지 않고 대신 독립된 혈류를 이루면서 우심실로 들어간다. 우심실을 거친 혈류는 폐동맥으로 들어가서 동맥관(ductus arteriosus)이라고 부르는 대동맥과 폐동맥 사이의 짧은 통로를 통해 대동맥으로 들어가게 된다.

그러나 태아가 일단 출생하게 되면 앞서 말한 혈류 경로에 큰 변화가 생기게 된다. 즉 출생 후에는 혈액이 폐에서 산소를 공급받게 된다. 따라서 상대정맥과 하대정맥을 통해 우심방으로 들어온 정맥 혈류는 우심실, 폐동맥을 거쳐 폐로 직접 향하게 되고 이를 위해서 태생기에 존재하였던 난원공과 동맥관은 자연적으로 폐쇄되게 된다.

개방성 난원공

난원공은 보고에 따라 약 10~20% 에서 폐쇄가 되지 않아 성인에까지 남아 있게 된다. 이렇게 출생 후에도 난원공이 계속 남아있는 상태를 개방성 난원공(patent foramen ovale, PFO)이라고 부른다. 그러나 개방성 난원공은 특유의 덮개판(flap valve) 기전으로 인해 이를 통해서 좌심방에서 우심방으로의 병적인 역방향 혈류 교통은 보통 일어나지 않는다. 일반적으로 개방성 난원공이 임상적으로 아무런 문제가 되지 않는 것도 바로 이런 이유 때문이다.

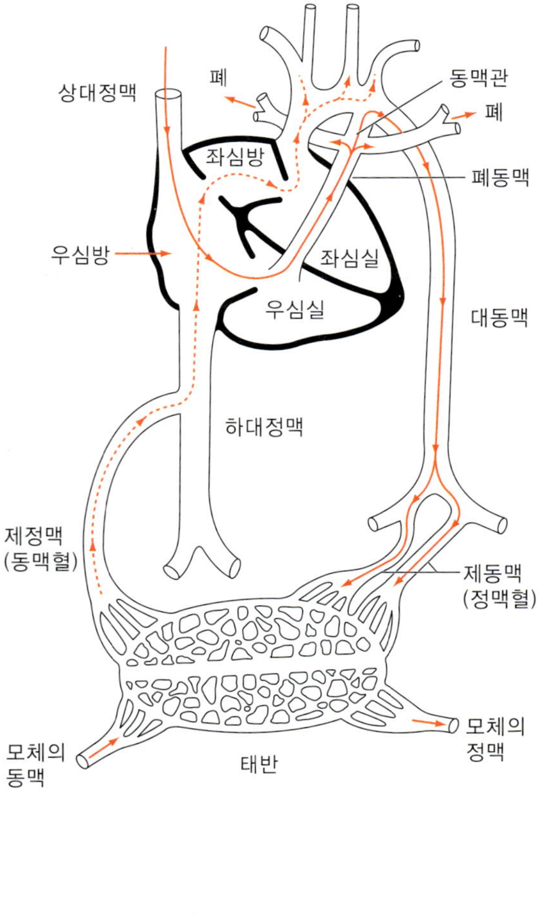

그림 6-1. 태생기 시절의 혈액순환 모식도

개방성 동맥관

반면 동맥관의 경우에는 문제가 다르다. 출생 후에도 동맥관이 여전히 개통되어 있는 이른바 개방성 동맥관(patent ductus arteriosus, PDA)에서는 대동맥의 압력이 폐동맥보다 훨씬 높기 때문에 태생기 때와는 반대로 이를 통해 대동맥에서 폐동맥으로 피가 흐르는 현상이 생기게 된다(그림 6-2). 말하자면 정상적으로는 없어야 될 통로인 병적인 좌-우 단락(left to right shunt)이 생기게 되는 것이다. 여기서 좌-우 단락이란 동맥피가 흐르는 심장의 왼쪽 회로에서 정맥피가 흐르고 있는 심장의 오른쪽 회로로 비정상적인 연결이 되는 상태를 말한다. 대동맥으로부터 폐동맥으로의 이러한 혈류 유출은 결과적으로 폐와 좌심실로 과도한 피를 몰리게 하여 폐울혈(pulmonary congestion) 증상과 함께 좌심실의 운동 부담을 증가시켜 결국에 가서는 심부전증을 야기 시킨다. 또 다른 합병증으로는 동맥관의 벽에 심각한 세균성 감염을 일으키기도 한다.

태생기의 혈액 순환 경로에 난원공과 동맥관이 존재한다는 사실은 이미 수세기 전부터 알려져 왔다. 중세 유럽 이탈리아의 유명한 파도바대학의 교수이면서 하비(William Harvey)의 스승이기도 하였던 해부학자 파브리키우스(Hieronymus Fabricius; 1537~1619)는 이들에 관해 도해로 명백히 기술하였다. 하비 역시 그의 고전적인 저서 〈De motu cordis〉의 제 6 장에서 동맥관에 관해 훌륭한 해부학적 기술을 남겼다. 그러나 개방성 동맥관이 살아있는 환자에서 진단되기 시작된 것은 그로부터 오래 뒤인 1900년 영국 에딘버러의 내과교수 깁슨(George Gibson)이 좌측 제 2늑간에서 개방성 동맥관의 특징적인 청진 소견인 〈지속성 기계양 심잡음(continuous machinery murmur)〉을 기술하면서 부터였다.

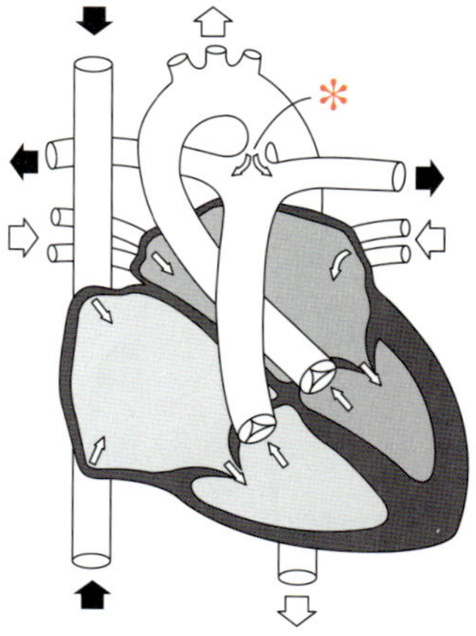

그림 6-2. 개방성 동맥관(*)의 모식도

2. 심방중격 결손증

사람의 심장은 주지하다시피 2개의 심방과 2개의 심실로 이루어져 있다. 두 심방과 두 심실 사이에는 태생학적으로 모종의 융합과정에 의해 중격(septum)이라고 부르는 일종의 벽이 형성되면서 서로 간의 연결을 차단하게 된다. 만일 심장의 형성 과정에서 어떤 원인에 의해 이 융합 과정에 문제가 생기면 두 심방과 두 심실 사이의 벽, 즉 중격에는 연결 구멍이 생기게 되고 이로 인해 우측심장의 정맥혈류와 좌측심장의 동맥혈류가 혼합되는 상태가 된다. 이렇게 심장 내에 비정상적인 구멍이 생겨있는 상태는 근래에 와서 이를 수술적으로 교정하는 방법이 가능해지면서 더욱 큰 관심을 받게 되었다.

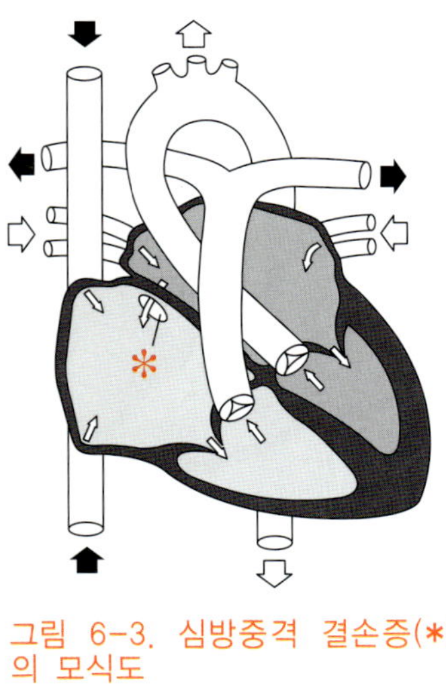

그림 6-3. 심방중격 결손증(*)의 모식도

심방중격 결손증(atrial septal defect, ASD)은 글자 그대로 심방의 중격에 결손이 생겨 결과적으로 비정상적인 구멍이 생겨있는 선천성 심장기형을 말한다(그림 6-3). 우리 몸의 심장은 정상적으로는 항상 좌심방의 압력이 우심방의 압력 보다 높기 때문에 일단 구멍이 생긴 경우에는 좌심방의 동맥혈류가 우심방으로 흘러들어가게 된다. 우심방으로 흘러 들어간 피들은 결국 우심실과 폐동맥에 과도한 양의 혈류를 보내게 되어 여러 가지 증상을 일으키게 되는 것이다.

심방중격 결손증에서의 결손 즉 구멍의 크기는 아주 작은 크기에서부터 큰 크기 까지 매우 다양하다. 아주 심한 경우에는 심지어 전체 심방중격이 완전히 없는 경우도 볼 수 있다.

심방중격 결손은 그 해부학적 위치 때문에 심장내의 병변 중에서는 가장 수술적 접근이 쉬운 편에 속한다. 따라서 심장 내 수술의 초창기에 많은 외과의사들의 첫 도전의 대상이 되어왔다. 이 때문에 1952년 미국 미네소타대학의 루이스(John Lewis)에 의한 첫 저체온 심장수술과 1953년 미국 필라델피아의 기본(John Gibbon)에 의한 첫 인공심폐기 심장수술의 대상이 된 것도 바로 심방중격 결손증이었다(제 10장 현대적 심장수술로의 항해. 참조). 이는 국내에서도 마찬가지여서 1961년 이성행에 의해 이루어진 첫 저체온 개심술 성공 사례와 1963년 이영균에 의해 이루어진 첫 인공심폐기 개심술의 성공 사례가 모두 심방 중격증 환자들을 대상으로 이루어졌다.

3. 심실중격 결손증과 프랑스의 내과의사 로제

심실중격결손증

심실중격 결손증(ventricular septal defect, VSD)은 앞서의 심방중격결손과 유사한 성격의 병변으로 심실 사이의 벽 즉 심실중격에 선천적으로 구멍이 생겨 있는 상태를 말한다(그림 6-4). 다만 심실중격결손은 높은 압력차가 있는 심실 사이에 생기는 병이기 때문에 심방중격결손에 비해 상대적으로 증상이 더 심하고 더 빨리 나타나는 것이 특징이다. 그리고 심실중격결손은 선천성 심기형 중 가장 발생빈도가 높은 기형으로서 또 다른 중요성을 가지고 있는 병변이다.

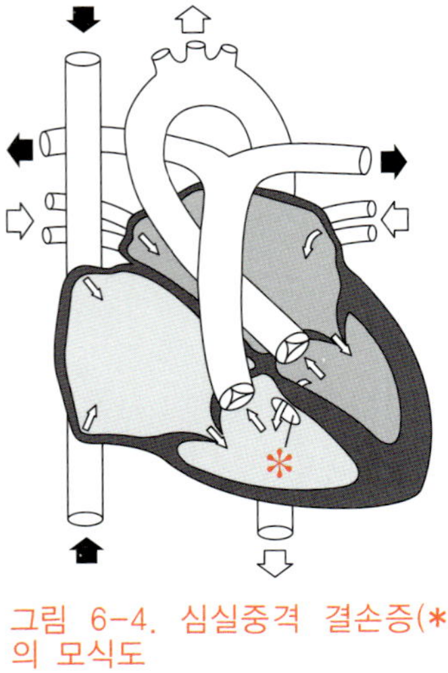

그림 6-4. 심실중격 결손증(*)의 모식도

로제 병(Maladie de Roger)

심실중격결손증을 제일 처음 기술한 사람은 19세기 중엽 프랑스의 내과의사 로제(Henri Roger; 1809~1891)였다. 로제는 의사생활의 초반기는 일반 개업의로 출발하였으나 얼마 후에 파리병원의 내과의사로 봉직하였다. 그는 임상의사로서 뛰어난 자질을 갖추고 있었다. 그의 주된 관심은 심장학으로 특히 청진법에 대해 당시 많은 훌륭한 논문들을 남겼다. 그가 심실 사이의 중격에 구멍이 있는 상태의 변화에 관한 그의 관찰을 발표한 것은 1879년 프랑스 의학원에서였다. 그러나 실제 그가 심실중격결손증에 관해 관심을 가지기 시작한 것은 그 보다 훨씬 오래 전이었다. 그는 그가 개업을 하고 있을 때 검진하였던 수많은 어린 아이들 중 몇몇 어린이들에서, 좌측 흉골 가장자리에서의 청진 소견상 큰 심잡음이 들리는 것을 관찰하고 이에 대하여 관심을 가지기 시작하였다. 로제는 그의 논문에서 이러한 심잡음과 함께 손을 환자의 가슴에 대면 마치 고양이가 가르릉거리는 것과 같은 촉감을 느낄 수 있다고 지적하였다. 또한 그는 이때 들리는 심잡음은 매우 강하면서, 제 1 심음에서 제 2 심음까지 전체 심실 수축기를 통해 들린다고 기술하였다. 오늘날 〈전수축성 심잡음(pansystolic murmur)〉이라고 불리는 이 심잡음은 심실중격결손증에서 뿐만 아니라 승모판막 폐쇄부전증에서도 들릴 수가 있다. 로제는 당시 이 두 가지의 병변을 구별하려면 무엇보다도 심잡음이 가장 강하게 들리는 부위의 차이를 파악하면 된다고 정확하게 지적하였다.

로제는 당시 특징적인 흉골좌연의 전수축기 심잡음을 가진 어린이들을 추적관찰하면서 이러한 어린이들이 예상과는 달리 오랫동안 특별한 증상 없이 잘 자란다는 사실을 발견하고는 놀라움을 금치 못하였다. 따라서 그는 이러한 심잡음이 어떤 심각한 염증 등의 결과로 생긴 것이 아니라 아마도 좌측 심장과 우측 심장 사이에 선천적으로 구멍이 있어 생긴 것이 아닐까하고 의심하게 되였다.

그러나 로제는 당시 그 자신도 이러한 가능성에는 큰 비중을 두지 않았다. 왜냐 하면 당시에는 좌측 심장과 우측 심장 사이에 구멍이 있으면 이를 통해 동맥피와 정맥피가 섞여 반드시 청색증(cyanosis)이 생긴다고 생각하고 있었기 때문이었다. 그러나 1861년 그는 이러한 생각은 사실이 아니며 그의 의심이 옳았다는 것을 증명할 수 있는 기회를 갖게 되었다. 당시 어느 날 한 12세 된 소년이 골절의 합병증으로 사망하여 부검을 받게 되었다. 부검소견상 심실중격에 큰 구멍이 발견되었으나 그 소년이 살아있을 때는 청색증의 어떠한 소견도 발견되지 않았던 것이었다. 더욱이 그 소년이 골절로 치료받고 있던 외과병동에서는 당시 청진기의 사용이 보편화 되지 않은 관계로 사망 전에는 심잡음이 있다는 사실조차 몰랐었다. 이 명백한 부검소견은 로제로 하여금 그가 과거에 몇몇 어린이들에서 들었던 같은 종류의 심잡음들이 모두 같은 심장기형 때문이었을 것이라는 확신을 갖게 해주었다.

지금에 와서는 그때 로제가 관찰하였던 어린이들에서 특별한 증상이 없었던 것은 그들 환자에서 심실중격결손의 크기가 작았기 때문이었다는 것이 널리 인식되고 있다. 오늘날 이렇게 증상이 거의 없을 정도로 크기가 작은 심실중격결손을 가르쳐 그의 이름을 따 〈로제 병(Maladie de Roger)〉이라고 부른다.

폐동맥 고혈압이 동반된 심실중격결손

로제병과 달리 심실중격결손의 구멍이 큰 경우에는 작을 때와는 달리 좌심실의 피가 우심실로 많이 빠져나가 폐순환으로 과도하게 흘러 들어가게 되고 이에 따라 결과적으로 좌심실의 부담도 증가하게 된다. 이에 따라 결국 폐울혈(pulmonary congestion)과 함께 심부전증이 발생하게 되는 것이다.

만일 심실중격결손을 통한 좌심실에서 우심실로의 혈류유출이 과도하게 지속되는 경우에는 폐동맥이 그 부담 때문에 압력이 상승하게 되는 결과를 초래하게 된다. 이른바 폐동맥 고혈압이 동반되게 되는 것이다. 이렇게 되면 폐동맥으로 통하는 우심실의 압력이 순차적으로 영향을 받게 되면서 오히려 좌심실 보다 높아져 심실중격결손을 통한 혈류 방향이 거꾸로 우심실에서 좌심실로 흘러들어가는 현상이 생기게 된다. 결국은 정맥피가 동맥피로 혼합이 되는 결과가 되어 환자가 파랗게 보이는 청색증이 생기게 된다. 이런 현상이 바로 다음에 설명하는 아이젠멘거 증후군이다.

4. 아이젠멘거 증후군

아이젠멘거의 발견

1897년 독일의 아이젠멘거(Victor Eisenmenger; 1864~1932)는 〈심실중격의 선천성 결손(congenital defects of the ventricular septum)〉 이라는 논문을 발표하였다. 이 논문에서 그는 오늘날 아이젠멘거 증후군(Eisenmenger complex)이라고 불리우는 병변의 전형적인 한 예에 관해 자세하게 기술하였다.

그 환자는 건강한 체격의 32세 된 남자 환자로 영아기 이래로 청색증과 중등도의 호흡곤란을 호소하여 왔으며, 이러한 증상은 운동 시에 더 심하였다. 그러나 그는 그런대로 정상적인 생활을 영위 하면서 살아가다가 1894년 1월 호흡곤란이 심해지고 몸에 부종이 생기면서 상태가 나빠지기 시작하였다. 그로부터 7개월 후인 8월에 그는 심부전증의 상태로 병원에 입원하였다. 업원 후 검사상 현저한 청색증이 있었으며, 북채모양의 손가락(finger clubbing)과 발가락, 원위부 관절의 비후, 그리고 적혈구 증가증(polycythemia) 등이 관찰 되었다. 정맥압도 증가하였으며 간비대와 심한 전선 부종이 있었다. 그리고 우측 심장이 커져있었으며, 흉벽의 진동음(thrill)과 함께 흉골 좌연의 세 번째, 네 번째 늑간에서 가장 강하게 들리는 수축기 심잡음이 청진되었다. 환자는 안정과 함께 디지탈리스 약물치료로 증상이 호전되는 듯하였으나 11월 13일 많은 양의 객혈과 함께 갑자기 사망하였다. 특정적인 심잡음 소견으로 환자의 사망 전 진단은 심실중격결손이었고, 객혈은 폐경색증(pulmonary infarction) 때문으로 생각되었다.

환자의 부검 소견상 우심실 비후와 확장이 관찰되었고 우측 심장판막의 하나인 삼첨판막(tricuspid valve)의 둘레도 커져있었다. 그리고 큰 심실중격결손과 함께 대동맥 기승(overriding aorta) 소견이 관찰되었다. 또한 폐동맥에는 동맥경화증의 소견이, 폐에는 폐혈전증에 이차적인 폐경색증이 발견되었다. 아이젠멘거는 이 환자에서 청색증이 생긴 이유는 체순환이 나빴기 때문으로 설명하여, 심장 때문에 생긴 중심성 단락현상(central shunt) 보다는 말초적인 원인 때문으로 해석하였다 다시 말해서 그는 당시 그 환자에서 심실중격결손으로 인한 혈류의 좌-우 단락현상(left to right shunt)이 병의 진행으로 인해 뒤바뀌어 오히려 우-좌 단락(right to Ieft shunt)으로 변함으로써 청색증이 왔다는 사실을 간파하지 못했던 것이었다.

청색증에 관한 그의 잘못된 해석은 크게 다음의 두 가지 관찰에 근거를 두고 있었다. 첫 번째는 그 환자에서 청색증은 영아기 때부터 있었기 때문에 이 청색증이 병의 말기에 올 수 있는 증상인 〈혈전폐쇄성 폐동맥 고혈압(thrombo-obliterative pulmonary hypertension)〉 으로 역 단락현상(reversed shunt)이 온 것으로는 생각할 수 없었다는 것이었다. 그리고 두 번째 근거로는 환자의 이학적 검사상 경정맥의 맥파에 큰 V-파가 발견되지 않은 점이었다. 이 관찰은 그로 하여금 그 환자에서 들렸던 수축기 잡음이 보통의 심실중격결손으로 인한 좌-우 단락으로 생긴 것이지, 우-좌 단락과 연관된 삼첨판막의 폐쇄부전증으로 생긴 것으로 생각하지는 않았다는 것이었다. 물론 당시의 아이젠멘거로서는 때에 따라서는 출생 시 부터 혈전폐쇄성 병변과는 관계없이 높은 폐혈관 저항이 존재할 수 있다는 점을 알 수가 없었다. 그리고 또한 그는 정상적인 심장리듬을 가진 상태에서 삼첨판막 폐쇄부전증에서의 경정맥 맥파의 특징을 알지 못하고 있었던 것이다.

그러나 그의 이러한 실수에도 불구하고 당시 아이젠멘거의 보고는 여러 가지 면에서 평가받을 만한 요소를 지니고 있었다. 즉 첫째로 당시 그가 기술한 증례 보고는 그런 종류의 것으로는 전형적이고 완벽하였으며, 둘째로 그는 보통의 심

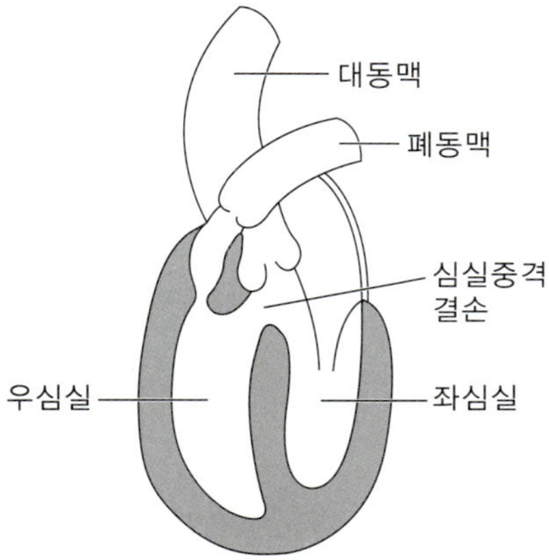

그림 6-5. 대동맥 기승의 모식도.
일부 심장 기형에서 대동맥이 정상 보다 우측으로 이동하여 심실중격을 마치 중간에 걸터 앉아 있는 것 같은 모습을 보이는 것을 대동맥 기승(aortic overriding)이라고 부른다.

실중격결손에서 심한 폐동맥고혈압이 생기게 되면 기존의 좌-우 단락과 함께 전형적인 심잡음을 소멸시킨다고 정확하게 기술하였다. 또 세째로 그는 많은 지면을 할애하여 이 환자에서 발견된 대동맥 기승 소견은 이 병의 혈액순환 장애에 아무런 역할을 하지 않는다고 주장하였던 것이다(그림 6-5).

아이젠멘거 증후군

아이젠멘거의 이러한 기술이 있은 뒤 한참 후인 1924년, 캐나다 몬트리올의 유명한 여자 병리학자인 아보트(Maude Abbott; 1869~1940)는 도우슨(W. T. Dawson)과 함께 아이젠멘거가 기술한 증례에서 생긴 청색증의 원인을 그들 나름대로 설명하였다. 즉 그들은 그 환자에서 청색증이 생겼던 이유는 환자에서 발견되었던 대동맥의 기승 때문에 심실중격결손을 통한 우-좌 단락이 생겨서 나타난 결과로 해석하였던 것이다. 이때 그들은 처음으로 이른바 아이젠멘거 증후군(Eisenmenger complex)이라는 용어를 만들어 사용하였다.

한편 1947년 블렐락-타우식 단락수술(B-T shunt)의 제안자로 유명한 미국의 소아과 여의사 타우식(Helen Taussig)도 〈아이젠멘거 증후군의 가장 중요한 양상은 대동맥의 우측이동(dextro positione), 즉 대동맥의 기승 현상에 있다〉라고 기술하였다. 그러나 타우식은 곧이어 여러 차례의 언급에서 이러한 그녀의 해석이 만족스럽지 못하다는 것을 인정하고 청색증의 다른 원인이 있을 것으로 생각하였다. 1950년 영국의 브라운(Brown)도 청색증의 원인에 있어 대동맥 기승의 중요성을 또 한 번 강조하였다. 결국 아이젠멘거의 첫 기술 이후 50년이 지나도록 아이젠멘거 증후군에 관한 연구는 진전을 보지 못한 채, 오히려 이 환자에서 청색증의 원인이 대동맥 기승과는 관계없다는 아이젠멘거의 믿음에 반대되는 견해가 학계를 지배하고 있었다.

아이젠멘거 증후군의 혈역학적 기전을 이해하는 중요한 전환점은 1947년 미국의 빙(Bing) 등에 의해 이루어졌다. 그들은 아이젠멘거 증후군 환자 5명에서 심한 폐동맥고혈압으로 폐동맥 압력이 체동맥 압력 수준 이상으로 상승하고, 이로 인해 심실중격결손을 통한 우-좌 단락 또는 양측성 단락(bidirectional shunt)이 생긴다는 사실을 발견하였다. 그 이후 수많은 연구들이 이어지면서 이러한 사실이 정확한 것으로 확인되었다. 곧 아이젠멘거 증후군이란 폐동맥고혈압의 발생으로 큰 심실중격결손을 통해 양측성 단락 또는 역 단락이 일어나는 상태라는 개념이 신속히 의료계에 전파되었다. 이와 동시에 이런 환자들에서는 대동맥 기승은 있을 수도 있고 없을 수도 있는 소견으로 필연적인 조건은 아닌 것으로 판명 되었다.

한편 1958년 영국 런던의 브롬프톤 병원의 심장내과의사 우드(Paul Wood)는 아이젠멘거 증후군에 대한 뛰어난 연구 결과를 발표하면서 〈Eisenmenger complex〉와 〈Eisenmenger syndrome〉 사이의 용어상의 정의를 제안하였다. 즉 그는 큰 심실중격결손이 있는 상태에서 폐동맥고혈압증에 우-좌 단락이 생기면 이를 〈Eisenmenger complex〉로 명명하고, 반면 〈Eisenmenger syndrome〉은 심실중격결손증을 포함하여 폐순환계와 체순환계 사이에 교통이 일어나는 모든 심장기형(예; 개방성동맥관, 심방중격결손증, 대동맥폐동맥창, 심내막상결손증 등)에서 폐혈관 저항 증가의 결과로 우-좌 단락 또는 양측성 단락이 생길 때 이를 일컫는 포괄적인 용어로 사용하자고 제안하였다.

아이젠멘거 증후군은 선천성 심장병의 비가역적인 말기상태의 하나로, 통상의 방법으로는 치료가 불가능하다. 그러나 1981년에 처음 성공적으로 시행된 심폐 동시이식수술(heart-lung transplantation)은 이러한 환자들에서도 일말의 치료가능성을 마련해 주고 있다. 현재 세계적으로 뇌사의 인정으로 심폐이식수술이 가능한 나라의 여러 병원에서는 실제 이러한 환자들에서 심폐 동시이식수술을 시행하면서 장기 성적을 추적 분석하고 있다.

5. 팔로 4징증

팔로와 팔로 4징증

팔로 4징증(Tetralogy of Fallot, TOF)은 청색증을 보이는 심장기형 중에서 가장 흔하게 볼 수 있는 병일 뿐 아니라, 그 임상증상이 대부분 심하고 수술치료 효과가 대단히 극적이라는 점에서 많은 관심을 끌고 있는 병이다.

팔로 4징증의 병태학적 특성을 가장 먼저 구체적으로 기술한 사람은 프랑스 의사 팔로(Étienne-Louis Arthur Fallot; 1850~1911)였다. 그는 1888년 다른 청색증 심장기형과 팔로 4징증을 구별하면서 팔로 4징증의 공통적인 특성을 (1) 폐동맥 협착증, (2) 심실중격 결손, (3) 대동맥 기승, (4) 우심실 비대의 4가지로 요약하여 기술하였다. 팔로가 당시 기술한 이 심장 기형의 4가지 특징은 오늘날 이 병변이 그의 이름을 따서 팔로 4징증이라고 명명되는 계기가 되었다(그림 6-6).

스텐센의 첫 기술

그러나 실제 역사적으로 팔로 4징증을 처음 언급한 사람은 그 자신도 솔직히 인정한 바와 같이 정작 팔로가 아니었다. 17세기 중엽인 1672년 덴마크 코펜하겐 출신의 스텐센(Niels Stensen; 1638~1686)은 비정상적인 태아들을 연구하는 과정에서 이 심장 기형에 관해 명백하게 처음 기술을 하였던 것이다. 그는 여러 방면에서 다재다능한 사람이어서 심장의 근육에 관한 자세한 기술을 하는 등 해부학적인 연구 업적을 남긴 이외에도 지질학과 신학에도 뛰어난 자질을 보였다.

그러나 그는 1686년 북부 독일에서 극단적인 종교적 금욕 생활을 하던 중 병으로 48세의 젊은 나이로 사망하고 말았다.

그리고 1777년에는 네덜란드 라이든의 산디포드(Sandiford)가 팔로 4징증을 가진 어린이에서 나타나는 이학적 소견에 관한 첫 기술을 하였다. 이어서 1785년에는 영국의 헌터(William Hunter)가 팔로 4징증 2례의 부검 소견을 발표하였으며, 팔로의 발표 30년 전인 1858년에도 영국의 피콕(Thomas Peacock)이 이 심장 기형에 관한 우수한 기술을 한 것으로 기록되어 있다.

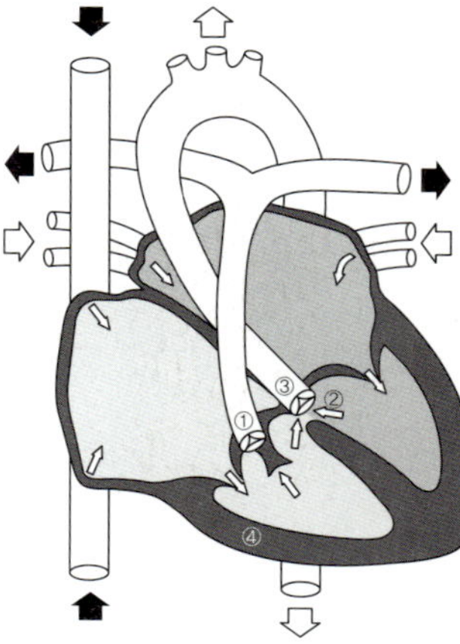

그림 6-6. 팔로 4징증의 모식도.
(1) 폐동맥 협착증, (2) 심실중격 결손,(3) 대동맥 기승, 그리고 (4) 우심실 비대의 4가지 특징을 보여 주고 있다.

6. 대동맥 교약증(대동맥 축착증)

선천성 심혈관 기형 중 또 하나 흥미 있는 병변은 대동맥 교약증(coarctation of the aorta)이다. 압축하다(compress)라는 뜻의 라틴어 〈coarcto〉에서 유래한 이 병변은 대동맥(대부분 대동맥궁)의 일정 부위가 동맥벽의 압축으로 인해 좁아져 협착 상태를 일으키는 것을 말한다(그림 6-7). 청진기의 발명으로 유명한 라에넥은 일찍이 부검상의 소견을 토대로 대동맥 교약증의 한 증례를 기술하면서 협착 부위의 대동맥이 〈백조나 거위의 깃촉 정도의 크기로 좁아져 있었다.〉라고 표현하였다.

1750년 모르가니(Morgagni)도 이 흥미 있는 기형에 관한 부검 소견을 기술하고 있다. 오늘날에는 물론 살아있는 환자에서 혈관조영술이나 초음파 등의 현대화된 진단방법으로 진단을 하고 있다.

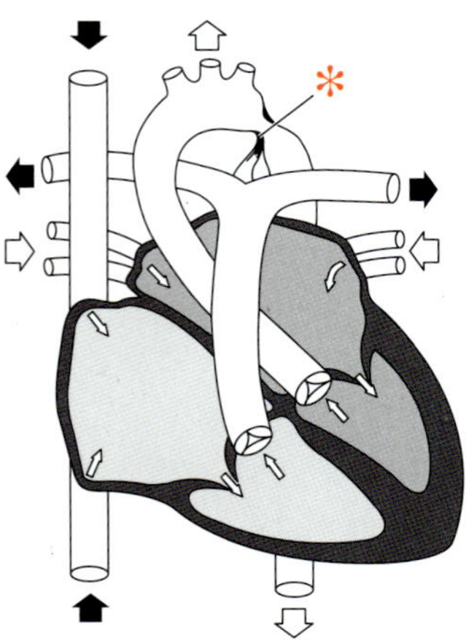

그림 6-7. 대동맥 교약증의 모식도.
대동맥의 좁아진 부분(*)과 함께 폐동맥과의 사이에 연결된 동맥관(ductus arteriosus)을 잘 보여 주고 있다.

제7장

선천성 심장질환에 대한 심장 주위 수술의 시작

1. 그로스와 개방성 동맥관(PDA)의 수술
2. 크라푸드와 대동맥 축착증(COA)의 수술
3. 블락록-타우식 단락수술
   1) 여자 소아과의사 타우식과 청색증 심장기형 어린이
   2) 외과의사 블락록과 블락록-타우식 단락수술
   3) 테크니션 토마스와 블락록의 만남

1. 그로스와 개방성 동맥관의 수술

오늘날 개방성 동맥관(또는 동맥관개존증; patent ductus arteriosus, PDA)의 수술은 세계적으로 어떤 병원에서나 좋은 성적으로 쉽게 시행되는 수술의 하나로 간주 되고 있다. 실제 선천성 심장병의 수술 중 개방성 동맥관 수술만큼 완전한 결과를 보장해주는 수술도 없다. 개방성 동맥관 수술은 심장 내에 병변이 위치하고 있는 대부분의 선천성 심기형과는 달리 심장 바로 옆에 있는 큰 동맥에 생긴 병이기 때문에 심장을 열지 않더라도 수술이 가능하다. 이 때문에 선천성 심기형 중 가장 일찍 수술 치료가 시도된 병이기도 하다.

최근에 와서는 대부분 환자에서 가슴을 직접 열지 않고 혈관을 통해 카테터를 삽입하여 개방성 동맥관을 폐쇄시켜 주는 방법이 많이 사용되고 있다.

개방성 동맥관에 대한 수술 치료를 처음 제안한 먼로

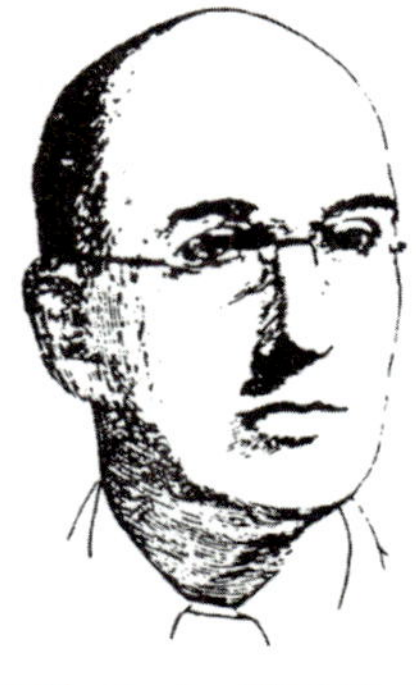

그림 7-1. 먼로(John C Munro)

심장외과 수술사에서 큰 이정표를 이루는 개방성 동맥관의 수술 역사는 1907년 당시 미국 보스톤 시립병원의 외과 과장이었던 먼로(John C. Munro; 1858~1910)가 처음으로 개방성 동맥관에 대한 수술적 치료를 제안한 데서 시작된다(그림 7-1). 그는 오래 전에 청색증이 없이 심장병으로 사망한 한 여아의 부검 소견에서 유일한 병변이 심장 바깥에 위치한 단순한 개방성 동맥관 뿐이라는 사실을 발견하였다. 그는 이런 정도의 병변이면 외과적 결찰 수술이 가능할 수 있다는 사실에 크게 고무되었다. 그 후 이 환자에 대한 생각을 잊지 못한 먼로는 사체를 이용하여 개방성 동맥관을 결찰하는 방법을 연구하게 된다. 그리고 그 연구 결과를 1907년 필라델피아 외과학회에서 발표하면서 개방성 동맥관의 수술 치료법의 가능성을 주장하였던 것이다.

그러나 당시 뛰어난 외과의사였던 그도 결국 개방성 동맥관에 대한 실제 수술은 시행하지 못하였다. 무엇보다도 그 당시의 가장 큰 걸림돌은 수술 전에 개방성 동맥관을 정확하게 진단하는 문제였다. 오늘날 특이한 심잡음 소견 하나만으로도 개방성 동맥관을 의심 할 수 있는 시대에서는 선뜻 이해가 가기 힘들지만, 그때는 개방성 동맥관을 정확하게 수술 전에 진단 한다는 것은 거의 불가능한 것으로 간주되고 있었다. 더욱이 당시에는 심잡음에 대한 해석조차 명확히 확립되어 있지 않은 상태였다. 그리고 설사 당시 수술전 진단이 가능하였다 하더라도 어떤 의미에서는 그 당시에 수술이 시행되지 않았던 것이 다행일지도 모른다. 왜냐하면 당시 흉부외과 수술은 대부분 농흉이나 폐농양을 배농하거나, 또는 흉벽 종양을 제거하는 것이 고작이었던 시절이었다. 그리고 아주 드문 경우에나 심장외상의 봉합을 시도하는 정도였으며, 흉막강을 안전하게 여는 마취법이나 수혈의 실제적인 방법조차도 개발되지 않은 상태였다. 이런 여건들을 감안할 때 만일 그때 개방성 동맥관에 대한 수술이 시도 되였다면 십중팔구는 환자에게 불행한 결과만을 초래하였을 것이 자명한 일이였다.

스트리더의 수술시도

어쨌든 먼로가 개방성 동맥관의 수술적 치료를 제안한지 어느덧 30년이 흘렀다. 그동안 어떤 소아과의사도 개방성 동맥관 환자의 수술을 외과의사에게 의뢰하지 않았다. 당시 선천성 심장병의 권위였으며 개방성 동맥관의 수술전 진단의 확립에도 크게 기여하였던 캐나다의 여자의사 아보트(Maude Abbott; 1869~1940)

같은 사람도 〈개방성 동맥관을 결찰하는 것은 그 합병증으로 세균성 심내막염을 일으킬지도 모른다.〉며 수술에 부정적인 견해를 보였다. 많은 사람들이 이러한 부정적인 견해에 동조하였으나 미국 보스턴에 있는 마사츄세츠 메모리얼 병원의 내과 의사였던 그레이비엘(Ashton Graybiel) 만은 다른 견해를 가지고 있었다. 그는 개방성 동맥관에 대한 수술의 필요성을 느끼고 같은 병원에 있는 외과 의사 스트리더(John Strieder)에게 이에 대한 수술방법을 개발하여 줄 것을 부탁하였다. 스트리더는 사체를 이용하여 수술방법을 연구한 뒤 심부전증이나 세균성 심내막염이 합병된 중독한 환자에게 먼저 수술을 시도하여 본다는 계획을 세웠다(그림 7-2).

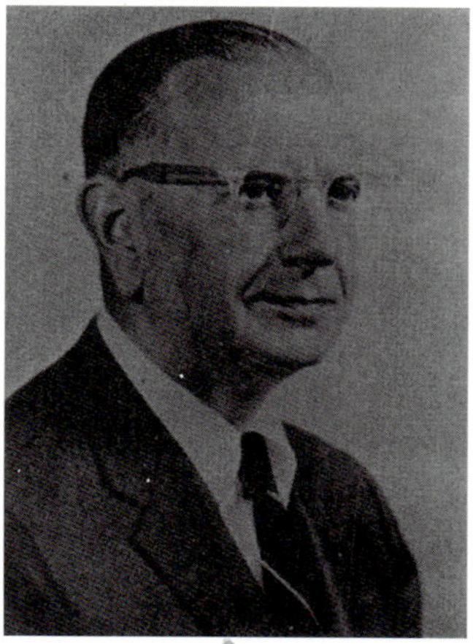
그림 7-2. 스트리더 (John W Strieder)

마침내 그는 1937년 3월 6일 피쯔(Reginald Fitz)라는 의사에게서 아급성 세균성 심내막염(subacute bacterial endocarditis)이 합병된 개방성 동맥관을 가진 한 젊은 여자환자를 의뢰받았다. 당시 그 여자환자의 감염균주는 녹색 연쇄상구균(Streptococcus viridance)이였는데 당시는 페니실린이 소개되기 이전이었기 때문에 내과적으로는 치료 방법이 사실상 없는 상태였다. 스트리더는 외과적으로 개방성 동맥관을 폐쇄시킴으로써 세균성 심내막염을 치료할 수 있다는 생각으로 첫 수술을 시도 하였다. 이 생각은 그 당시로서는 참으로 획기적인 견해였다. 그러나 불행히도 환자의 대동맥과 폐동맥 사이의 유착이 너무 심하여 동맥관 뒤쪽으로 더 이상 박리를 할 수가 없어 동맥관의 완전 결찰이 불가능하였다. 따라서 그는 어느 정도의 효과만을 바라며 동맥관 앞쪽에서 주름을 잡아주는 봉합법(plicating suture)으로 동맥관을 부분적으로만 폐쇄한 채 수술을 끝내야만 하였다. 결국 환자는 수술 후 4일째에 사망하였다. 환자의 부검 소견상 동맥관으로부터 폐동맥 판막까지 파급되어 있는 세균성 증식물(vegetation)

이 발견되었다. 스트리더는 이 수술의 실패 이후에는 더 이상의 연구를 포기하고 말았다.

그로스의 쾌거

한편 같은 보스턴에 있는 소아병원에서도 유사한 연구가 진행되고 있었다. 당시 선천성 심장질환 클리닉의 소아과의사였던 허바드(John Hubbard; 1903~1990)는 선천성 심장질환 수술의 밝은 미래를 확산하고 당시 의욕에 찬 젊은 외과의사 그로스(Robert E Gross; 1905~1988)에게 개방성 동맥관의 수술법 개발을 당부하였다(그림 7-3).

그들은 이전의 먼로의 논문 내용에 관해서는 잘 알고 있었지만 불과 몇 블록 밖에 떨어져 있지 않은 마사츄세츠 메모리얼 병원에서 시행된 스트리더의 수술 시도에 관해서는 전혀 모르고 있었다. 그로스는 하버드 의대연구소에서 동물 및 사체 실험을 통해서 열심히 연구한 결과 동맥관을 결찰하는 간단한 방법을 완성하였다. 그가 겨우 과의 허락을 받고 새로운 수술 시도에 대한 준비가 되었을 때 허바드는 첫 환자로 일곱 살 난 여자 환자를 보냈다.

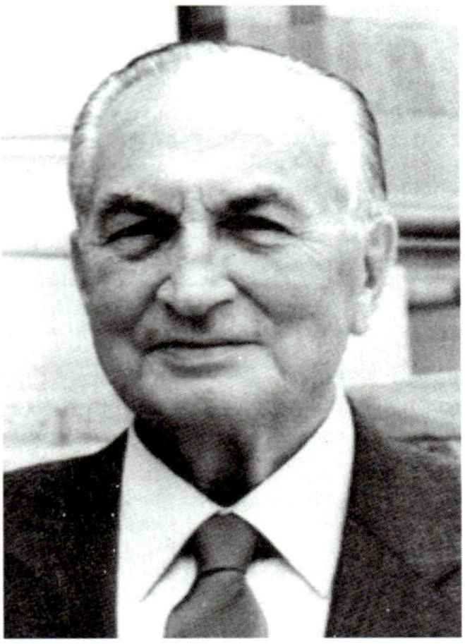
그림 7-3. 그로스(Robert E Gross)

드디어 1938년 8월 26일 그로스는 굵은 실크 봉합사 하나를 사용하여 개방성 동맥관을 결찰하는데 성공하였다. 로렌(Lorraine Sweeney) 이라는 이 여자아이는 수술 후 순조롭게 회복되어 수술 후 3일째에는 건강하게 걸어 다닐 수가 있었으며 수술 10일 후에 퇴원하였다. 이 수술 성공 소식은 곧 전 의료계로 퍼져나가면서 크나큰 반응을 불러 일으켜, 소녀는 미국심장협회의 포스터에도 등장하게 되었다. 소녀가 자라 58세가 되던 해 마지막으로 그로스를 만났을 때 그로스는 그녀에게 〈그때 만일 당신이 살지 못했다면 나는 농부로 끝나야 되었을 것이다〉 라고 농담을 하였다(그림 7-4). 그로스가 성공적으로 시행하였던 이 수술이야말로 실로 선천성 심장질환에서 수술치료법의 첫 문을 연 크나큰 개가였다.

한편 동맥관의 수술적 결찰로 세균성 내막염을 치료하려 했던 스트리더의 시도가 실패한 뒤 수년 후인 1940년에는 미국 뉴욕의 투로프(Arthur Touroff)가 유사한 수술을 성공적으로 시행하여, 아급성 심내막염을 수술적으로 치료해 보려 하였던 스트리더의 생각이 틀리지 않았다는 것을 증명하였다.

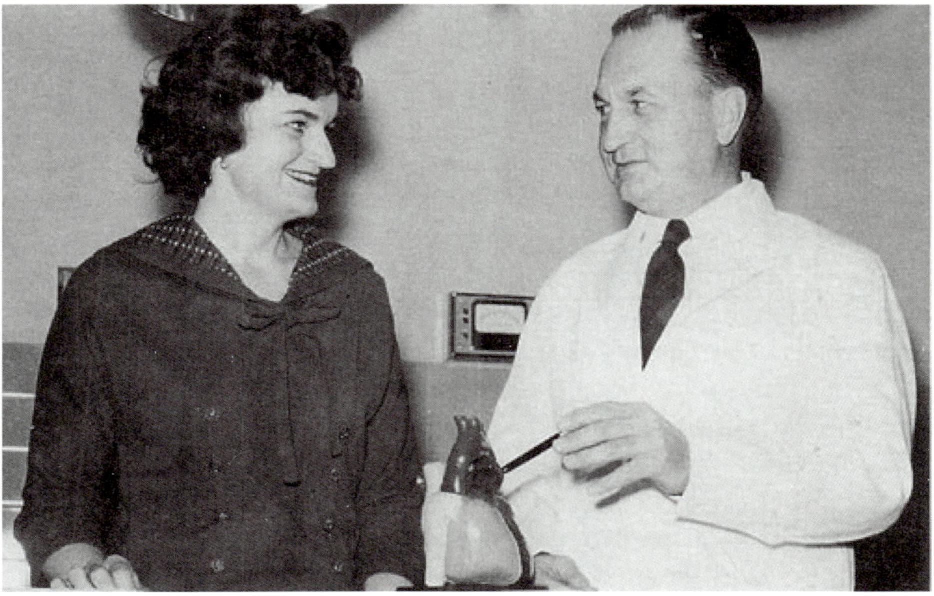

그림 7-4. 그로스가 그를 방문한 스위니(Lorraine Sweeney)에게 심장 모델을 이용하여 1938년에 시행하였던 수술에 관해 설명하고 있는 모습

2. 크라푸드와 대동맥 축착증의 수술

대동맥축착증(또는 대동맥교약증; coarctation of aorta, COA)은 선천적인 요인에 의해 대동맥의 내강이 감소하여 그로 인해 혈류의 장애를 초래하는 병변이다(제 6장 선천성 심장질환의 발견 참조). 병변의 양상은 국소적으로 한정된 협착일 수도 있고 또는 길게 관상 발육부전(tubular hypoplasia)이라고 부르는 협착 분절을 이루기도 한다. 단순 대동맥축착증은 대동맥의 어느 부위에도 존재할 수 있으나 동맥관 부착부에서 호발한다. 그리고 대동맥의 관상 발육부전은 대동맥의 협부(isthmus)인 좌측 쇄골하동맥과 동맥관의 기시부 사이에 호발한다.

이 병의 자연경과는 증상이 처음 생길 때의 연령과 동반된 심장기형의 종류에 따라 좌우된다. 보통 유아에서는 높은 사망률을 보이고 이 시기를 넘긴 환자에서도 수명이 상당히 단축되는 것이 보통이다. 사망의 주된 원인은 심부전증, 심내막염, 고혈압으로 인한 뇌출혈이나 심혈관질환, 그리고 대동맥의 자연파열 등이다. 대동맥 축착증은 적절한 시기에 수술을 해주면 상당한 정도의 수명 연장을 기대할 수가 있다.

대동맥 축착증 수술 연구를 시작한 그로스

1938년 3월 미국 보스턴의 외과의사 그로스(그해 8월에 개방성 동맥관의 수술을 최초로 성공한 의사-개방성 동맥관 수술 참조)는 대동맥 축착증의 수술 방법을 연구하기 시작하였다. 그의 계획은 대동맥의 좁아진 부위를 절제하고 잘라진 대동맥의 양쪽 끝을 단단문합(end to end anastomosis)으로 연결시키는 것이었다. 그러나 그의 대동맥 축착증에 대한 수술법 연구는 시간이 걸려, 그가 실제 사람에서 수술을 시행하기까지에는 여러 해가 경과한다.

블락록의 실험과 중도포기

같은 미국의 볼티모어에 있는 존스 홉킨스병원의 외과과장 블락록(Alfred Blalock; 1899~1964)은 소아과 과장인 파크(Edwards Park)의 권유를 받아 1943년 대동맥 축착증에 대한 수술 방법의 개발에 착수하였다.

블락록은 먼저 실험견에서 좌측 쇄골하동맥(subclavian artery)의 기시부 바로 아래쪽에서 대동맥을 절단하고 양쪽 끝을 봉합하는 방법으로 대동맥 축착증 상태를 인위적으로 만들었다. 그런 뒤에 블락록은 이렇게 인위적으로 만들어진 대동맥 축착증을 효과적으로 교정할 수 있는 수술법을 연구하여 나갔다. 고심 끝에 그가 고안한 수술 방법은 먼저 대동맥 축착증 부위를 절제한 뒤 좌측 쇄골하동맥을 적절한 위치에서 절단하는 것이었다. 그런 뒤에 블락록은 이렇게 절단된 좌측 쇄골하동맥의 근위부를 잘라진 아래쪽 대동맥에 연결시키는 방법으로 아래쪽의 혈류를 개통시켰다.

블락록은 이런 방법으로 모두 43마리의 개에서 실험을 하였는데 이 중 10마리가 생존하였다. 그러나 생존한 열 마리의 실험견에서도 대부분 수술 중의 대동맥 차단(aortic clamping)으로 인한 척수의 허혈 때문에 수술 후에 뒷다리의 마비가 발생하였다. 그는 결국 대동맥 축착증 수술에 필연적으로 필요한 대동맥의 일시적 차단에 따른 합병증을 피할 수 없다는 생각을 하게 되었다. 그는 이러한 걱정 때문에 그가 개발한 수술법을 직접 임상에 적용해 보는 것을 포기하고 말았다. 물론 그 당시 블락록은 실제 대동맥 축착증이 있는 환자에서는 실험동물과는 달리 부행혈로(collaterals)가 많이 발달되어 있기 때문에 일시적인 대동맥의 차단은 대개 큰 문제가 되지 않는다는 사실은 간파하지는 못하고 있었다.

우연한 실수를 새로운 시작으로 전환시킨 크라푸드의 수술성공

한편 1942년 어느 날 스웨덴의 수도 스톡홀름에 있는 샤바츠버그(Sabbatsberg) 병원의 외과 과장 크라푸드(Clarence Crafoord; 1899~1983)는 개방성 동맥관을 가진 한 환자를 수술하고 있었다(그림 7-5). 수술 도중 실수로 동맥관이 대동맥과 연결된 부위가 그만 찢어졌다. 크라푸드는 출혈을 해결하기 위하여 어쩔 수 없이 대동맥을 겸자(clamp)로 차단하고 수술을 진행하여야만 하였다. 대동맥의 차단시간은 28분이나 경과되었다. 그러나 수술을 끝낸 후 그 환자는 우려하였던 것과는 달리 하지의 마비를 포함한 어떠한 신경적 합병증도 관찰되지 않았다.

크라푸드는 이러한 결과에 크게 고무 되었다. 그는 개방성 동맥관 환자에서도 이런 시간 정도의 대동맥차단을 견딜 수가 있다면, 대동맥 축착증 환자의 경우에는 발달된 부행혈로의 영향으로 수술에 필요한 만큼 더 오랫동안 대동맥을 차단하여도 괜찮을 것이라고 생각하게 되었다. 그는 이러한 그의 견해를 같은 병원의 내과 과장인 닐린(Gustav Nylin)에게 얘기하고 실제 수술의 시행에 관하여 상의하였다.

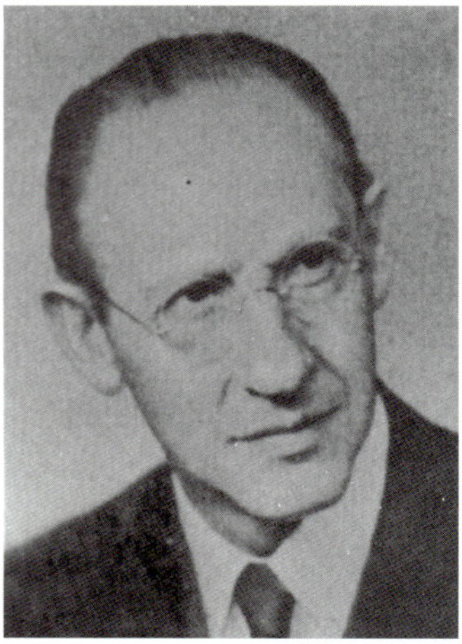
그림 7-5. 크라푸드 (Clarence Crafoord)

마침내 크라푸드는 1944년 10월 19일 처음으로 사람에서 대동맥축착증 수술을 시행하였다. 환자는 14세 된 소년이었다. 크라푸드는 대동맥차단 하에 좁아진 대동맥 부위를 절제한 뒤 남겨진 대동맥의 양쪽 끝을 성공적으로 연결시켰다. 환자는 수술 후 아무런 신경학적 합병증을 보이지 않았다. 이날 크라푸드가 시행한 이 수술이 바로 세계 최초의 성공적인 대동맥축착증 수술이었다. 크라푸드는 바로 이어서 12일 후에는 27세 된 환자에서도 똑같은 방법을 시행하여 수술을 성공시켰다.

그로스와 후프나겔의 꾸준한 실험과 연구업적

앞서 말한 미국 보스턴의 그로스는 곧이어 그의 팀에 합류한 후프나겔(Charles Hufnagel; 1916~1989)과 함께, 그들이 1938년부터 시작한 대동맥 축착증 수술에 대한 실험적 연구를 계속하고 있었다. 크라푸드가 1944년 사람에서 첫 수술을 성공하였지만, 그 이듬해인 1945년에야 이를 학회에 보고하였기 때문에 그로스는 당시 이 사실을 모르고 있었다. 그로스와 후프나겔은 1945년 그들의 광범위한 실험 결과에 대한 보고를 하였다. 이 보고에서 그들은 대동맥 축착증의 수술에 필요한 시간만큼 대동맥을 차단하여도 큰 문제가 없다는 결론을 내렸다.

1945년 6월 28일 그로스는 5세 된 남아에서 그로서는 첫 수술을 시행하였다. 그로스는 역시 대동맥을 일시적으로 차단한 뒤 대동맥의 좁아진 부위를 절제하였다(그림 7-6). 그리고는 남겨진 대동맥의 양쪽 끝을 이어 준 뒤 대동맥을 차단했던 겸자를 재빨리 풀었다. 그러자 환자의 심장이 갑자기 커지면서 환자는 사망하고 말았다. 그로스는 이 수술이 실패한 원인으로 대동맥을 문합한 후에 대동맥차단 겸자를 너무 갑작스럽게 풀었기 때문에 발생한 쇼크(declamping shock) 때문으로 판단하였다. 그로스는 이러한 사실을 염두에 두어 일주일 후인 7월 6일에 12세 된 여아에서 시행한 두 번째 수술에서는 대동맥을 차단한 겸자를 서서히 풀었다. 이 수술은 성공이어서 환자는 수술 후 19일째에 건강하게 퇴원하였다.

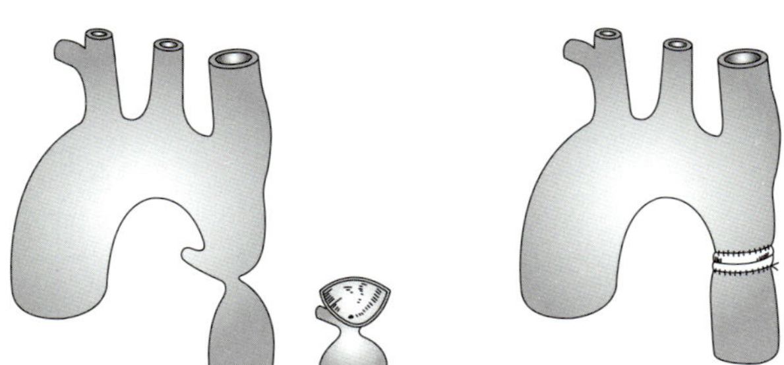

그림 7-6. 그로스가 당시 대동맥 축착증에 대해 시행한 〈축착 부위 절제 후 단단 문합술(resection and end-to-end anastomosis)〉의 모식도

이후에도 그로스는 대동맥 축착증에 대한 수술을 계속하면서 좋은 성적을 거두었다. 그는 1951년에는 대동맥의 축착 부위가 너무 길어서 좁아진 부분을 절제한 후 남아 있는 대동맥의 양쪽 끝을 직접 연결하기가 어려운 상황을 만났다. 그는 이 문제를 해결하기 위하여 동종 대동맥(homologous aorta)으로 만든 인조 이식편(graft)으로 그 간격을 메워서 대동맥간의 연결을 시도하였다. 이 수술은 당시 그러한 종류의 수술로는 처음 시행된 것이었다.

대동맥 축착증 수술의 뒷이야기

비록 크라푸드가 1944년 세계 최초로 대동맥 축착증 수술을 시행하였지만, 처음으로 이 수술에 대한 아이디어를 내고 또 이에 관하여 꾸준히 많은 실험을 해오면서 대동맥 축착증 수술에 대한 이론을 확립한 것은 그로스와 후프나겔이었다. 물론 크라푸드도 수술에 연관된 실험을 하였지만 대동맥 축착증에 직접 목표를 둔 것은 아니었다. 어떻게 보면 만일 크라푸드가 개방성 동맥관의 수술 도중 동맥관이 찢어지는 사고를 당하지 않았다면, 그는 아마도 대동맥 차단을 통한 대동맥 축착증의 수술이 가능하다는 생각을 못했을 것이라고 추정할 수도 있다. 그러나 수술장에서의 실수를 새로운 발견의 시작으로 대전환시킨 크라푸드의 업적 역시 어떤 의미에서든 평가절하 될 수는 없는 것이다. 따라서 결론적으로 크라푸드, 그로스, 그리고 후프나겔이 공히 대동맥 축착증의 수술개발의 큰 공을 나누어 인정받아야 할 것이다.

3. 블락록-타우식 단락수술

1) 여자 소아과의사 타우식과 청색증 심장기형 어린이

팔로 4징증(tetralogy of Fallot)은 1888년 이 병의 4 가지 특징을 구체적으로 처음 기술한 프랑스의 의사 팔로(Etienne-Louis Arthur Fallot; 1850~1911)의 이름을 딴 선천성 심장기형의 한 종류이다(제 6장 선천성 심장질환의 발견 참조). 이 심장기형은 청색증을 보이는 심장병 중에서 가장 흔히 볼 수 있는 병인데 그 이름이 가르치는 바와 같이 4가지의 병변으로 이루어져 있다. 이 중에서 심실중격결손과 폐동맥 협착증이 주된 병변이고 나머지 2가지인 우심실비대와 대동맥의 우측전위(또는 대동맥 기승)는 이차적으로 생기는 병변이다.

타우식과 팔로 4징증에의 관심

1930년대 미국 볼터모어에 있는 존스 홉킨스병원의 소아과 의사들에게 가장 큰 숙제 중의 하나는 청색증을 보이면서 대책 없이 죽어가는 어린 환자들이었다. 당시 1930년부터 존스 홉킨스병원의 소아 심장클리닉을 책임 맡고 있던 여자 소아과의사 타우식(Helen Taussig; 1898~1986)은 사망한 어린이들의 부검 소견을 연구하면서, 이 환자들의 사망 원인으로 산소 결핍의 가능성을 의심하게 되었다(그림 7-7). 원래 그녀는 후천성 심장질환에 관심이 있었는데 당시 소아과 과장이었던 파크(Edwards Park)의 권유로 선천성 심장질환을 연구하기 시작하였던 것이다.

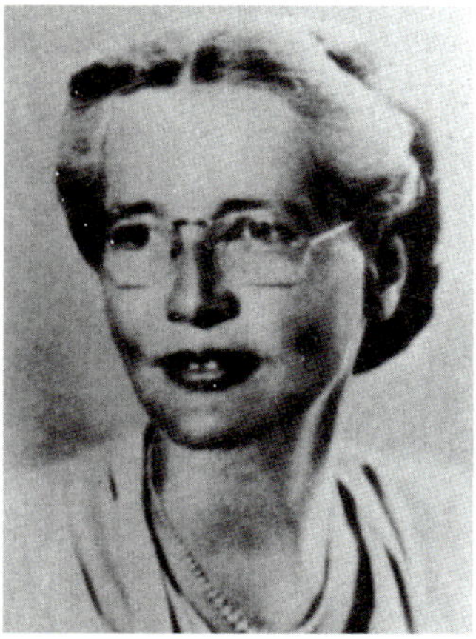

그림 7-7. 타우식(Helen Taussig)

그러던 중 1930년대 중반 타우식은 팔로 4징증을 가진 네 살 난 환자에서 엑스선 투시검사를 하면서, 환자의 폐동맥이 정상 보다 훨씬 작으면서 박동 또한 약한 것을 관찰하였다. 그녀는 이러한 소견은 이 심기형에서는 폐로 가는 혈류가 감소되어 있기 때문으로 판단하였다. 그 어린이는 결국 그 후 점점 청색증이 심해지면서 사망하고 말았다. 타우식은 그 후에도 여러 환자에서 유사한 소견을 관찰하고 팔로 4징증에서는 폐동맥 혈류의 감소가 이 병의 증상을 결정하는 가장 중요한 요인이라고 믿게 되었다.

동맥관이 합병된 팔로 4징증에서 얻은 아이디어

한편 타우식은 만일 팔로 4징증 환자에서 개방성 동맥관(PDA)이 합병되어 있으면 그렇지 않은 환자에 비하여 훨씬 청색증으로 인한 증상이 가볍다는 사실을 파악하게 되었다. 동맥관은 사람이 태어나기 전 태생기 때 필요에 의하여 대동맥과 폐동맥을 연결하는 통로로 존재하는 혈관 구조이다. 이 동맥관은 정상적으로는 출생 후 저절로 폐쇄되는 경우가 대부분이나, 일부 사람에서는 이 동맥관이 여전히 출생 후에도 남아있어 이른바 개방성 동맥관이라는 선천성 질환을 낳게 되는 것이다. 만일 팔로 4징증 환자에서 이러한 개방성 동맥관이 존재하게 되면 이를 통하여 대동맥에서 폐동맥으로 많은 혈액이 공급되게 된다. 이 현상은 보통 환자에서는 나쁜 영향을 미치게 되나 팔로 4징증 환자에서는 오히려 감소된 폐동맥의 혈류를 증가시켜 주는 효과를 낳게 된다. 따라서 폐동맥을 통한 보다 많은 혈액의 산소화가 일어나게 되어 청색증을 완화시켜 주게 되는 것이다.

이러한 현상을 파악한 타우식은 〈만일 이런 청색증 환자들에서 외과적으로 개방성 동맥관과 같은 통로를 만들어 줄 수 있는 방법만 있다면, 보다 많은 혈류를 폐로 보내게 되어 산소화된 혈액(oxygenated blood)이 증가하여 결과적으로는 청색증이 해결 될 수 있을 것이다.〉 라고 생각하게 되었다.

외과의사를 찾아 나선 타우식

타우식에게 이제 남은 것은 그녀의 이론을 실제 증명하여 줄 외과의사를 찾는 일이었다. 마침 타우식에게 보스턴에 있는 한 외과의사의 소식이 들려왔다. 그는 바로 개방성 동맥관을 처음 수술한 그로스였다. 타우식은 그가 수술적으로 개방성 동맥관을 폐쇄할 수 있었으면 그 반대로 개방성 동맥관 같은 것을 만들 수도 있을 것이라고 생각하였다. 1940년 그녀는 보스턴에서 그로스를 만나 그녀의 아이디어를 이야기하였다· 그러나 불행히도 그 당시 그로스는 팔로 4징증 환자에서 인위적으로 동맥관을 만들어 주는 수술에는 전혀 관심이 없었다. 타우식은 일시적인 좌절을 맛보았으나 그녀의 생각에는 확신을 잃지 않았다.

타우식과 블락록의 만남

그러다가 당시 미국에서 유명한 외과의사인 블락록(Alfred Blalock; 1899~1964)이 존스 홉킨스병원의 외과 과장으로 오게 되었다. 그는 전 근무지인 밴더빌트대학에서 폐동맥 고혈압에 관한 실험을 하면서 좌측 쇄골하동맥을 좌측 폐동맥에 연결시키는 이른 바 체동맥-폐동맥 단락수술(systemic-pulmonary artery shunt)에 많은 경험을 갖고 있었다. 또한 그는 임상적으로도 심장외과에 많은 관심을 가지고 있어, 전 근무지인 밴더빌트대학에서 이미 개방성 동맥관의 수술을 시행한 바도 있었다.

타우식은 어느 날 블락록에게 팔로 4징증의 치료를 위하여 인위적으로 개방성 동맥관과같이 체동맥-폐동맥 단락을 만들어 주는 것에 관한 그녀의 생각을 이야기하였다. 블락록도 처음에는 너무나 새로운 아이디어였기 때문에 주저하였다.

그러나 타우식의 끈질긴 설득으로 마침내 그녀의 아이디어를 실험적으로 테스트하여 보기로 결정하였다. 수백 마리의 개를 이용하여 광범위한 실험을 한 결과 블락록은 마침내 타우식의 생각에 동조하게 되었다.

드디어 1944년 11월 29일 블락록은 15개월 된 팔로 4정증 여아에서 타우식이 옆에서 지켜보는 가운데 좌측 쇄골하동맥을 좌측 폐동맥에 연결시키는 역사적인 단락수술을 시행하였다. 그리고 1945년 2월 중에 시행한 세 번째 환자의 수술결과는 특히 극적이었다. 혈관의 연결이 끝나고 환자가 여전히 수술 테이블에 있을 때 타우식은 환자의 머리맡에서 청색증 대신 핑크빛 뺨과 붉은 입술을 관찰할 수 있었다. 이날 이후 수많은 청색증 심장 환자의 생명을 구한 그 유명한 블락록-타우식 단락수술(Blalock-Taussig shunt, B-T Shunt)은 이렇게 탄생하였던 것이다.

2) 외과의사 블락록과 블락록-타우식 단락수술

블락록의 폐동맥 고혈압 실험

1941년 블락록은 미국 볼티모어에 있는 존스 홉킨스병원에 42세의 젊은 나이로 외과 과장에 부임하였다. 그는 이미 전 근무지였던 밴더빌트대학에서의 연구 업적으로 널리 알려진 혈관외과 전공의 외과의사였다(그림 7-8). 그는 밴더빌트에 있을 때인 1938년에 리즈(Sanford Leeds)와 함께 폐동맥 고혈압의 연구에 열중한 적이 있었다. 그때 그는 실험 목적상 실험견에서 인위적으로 폐동맥 고혈압을 만들어 주어야만 하였다. 블락록은 체동맥을 폐동맥에 연결시켜 폐동맥 쪽으로 과도한 혈류를 보내주면 실험적으로 폐동맥 고혈압을

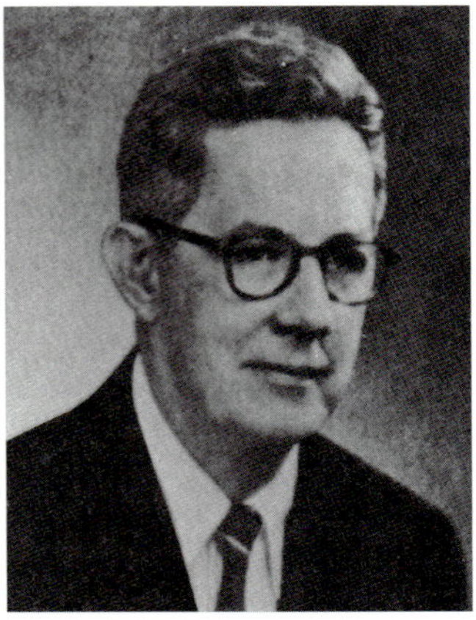
그림 7-8. 블락록(Alfred Blalock)

일으킬 수 있으리라는 생각아래, 실험견의 좌측 쇄골하동맥을 좌측 폐동맥에 연결하였다. 수술적인 혈관 문합 과정은 성공적이었지만, 결과는 실망스럽게도 폐동맥에서 어떤 혈압의 변화도 관찰할 수가 없었다.

대동맥축착증 수술법에 관한 잠시간의 연구

블락록이 존스 홉킨스병원으로 옮겨간 그 이듬해인 1942년, 그는 밴더빌트에서 실험하였던 폐동맥 고혈압에 대한 연구 결과를 병원의 소아과 스텝들에게 발표할 기회를 가졌다. 그의 발표를 듣고 난 당시 소아과 과장이었던 파크(Edwards A. Park)는 블락록에게 그러한 단락수술 방법을 대동맥축착증 수술에 이용할 수는 없겠느냐고 물었다. 블락록은 곧 이에 관하여 실험을 시작하였다(대동맥축착증의 수술 참조). 그러나 그는 결국 대동맥 축착증 수술 시에 필연적으로 필요하게 되는 대동맥차단으로 인한 하지의 허혈로, 수술 후 하지마비가 오는 것을 걱정하여 임상적용을 포기하고 말았다.

청색증의 치료에 체동맥-폐동맥 단락수술의 유용성 실험

이때 소아과의사 타우식이 활로 4징증에서 체동맥-폐동맥 단락을 만들어 청색증을 교정해 보자는 그녀의 아이디어를 블락록에게 이야기하였다. 그는 그녀의 집요한 설득에 본격적인 실험을 시작하였다. 실험의 기본 계획은 개에서 인위적으로 청색증을 만든 뒤 체동맥-폐동맥 단락수술을 시행한 뒤 과연 청색증이 사라지는지 여부를 보는 것이었다. 블락록은 실험 중에 그와 함께 일하던 흑인 테크니션인 토마스(Vivien Thomas)의 많은 도움을 받았다. 실제 실험에 대한 수술과정은 거의 대부분 토마스가 맡아서 시행하였다. 실험 중 가장 어려운 부분은 청색증을 만드는 일이었다. 여러 종류의 시도 끝에 마침내 그들은 폐엽들을 제거한 뒤 폐엽 동맥과 정맥을 단단문합으로 연결시켜 인위적으로 폐 동정맥루(pulmonary arterio-venous fistula)를 만들어 줌으로써, 실험견에서 인위적으로 청색증을 만드는데 성공하였다.

그 다음 단계로 수술로 체동맥-폐동맥 단락을 만들어 주는 일은 오히려 쉬운 일이었다. 전술한대로 블락록은 밴더빌트대학에 있을 때 폐동맥 고혈압을 유발시키기 위하여 이미 체동맥-폐동맥 단락수술을 여러 번 시행한 경험이 있었기 때문이었다. 블락록과 그의 테크니션 토마스는 이 방법을 조금 변형시켜 좌측 쇄골하동맥을 좌측 폐동맥에 단측 문합(end-to-side anastomosis)으로 연결시켰다. 블락록은 실험견에서 단락을 만들어 준 후에 정말 청색증이 완화되는 것을 보고 타우식의 아이디어에 확신을 가지게 되었다.

여전히 남아있는 문제점들

그러나 실험의 성공에도 불구하고 여전히 많은 문제가 남아 있었다. 과연 상태가 좋지 않은 청색증 환자들이 마취와 긴 수술시간을 견뎌낼 수 있을까? 그 환자들에서 단락수술을 위하여 좌측 폐정맥을 일시적으로 차단하는 것은 위험하지는 않는가? 좌측 쇄골하동맥을 절단하면 왼쪽 팔에서 허혈로 인한 합병증을 초래하지 않을까? 라는 등등의 의문들이 끝없이 제기되었다. 이런 여러 가지 문제점들은 대단히 심각한 결과를 낳을 수 있었기 때문에 블락록으로서도 이 수술방법을 사람에게 직접 적용 하는 데는 무척 망서려야만 하였다. 걱정 끝에 그는 수술 중에 폐를 직접 환기시키는 것 이외의 방법으로 산소를 공급할 수 있으면 수술의 위험도를 줄일 수 있을 것이라는 생각에 정맥으로 산소를 직접 공급하는 아이디어를 생각하기도 하였다.

그러나 이 아이디어는 생각 자체는 좋았으나, 당시는 세계 제2차 대전 와중의 비상 사태중이여서 실제 그 아이디어의 유용성을 테스트해 볼 수는 없었다. 어쨌든 이러한 여러 가지 문제점의 가능성에도 불구하고 마침내 블락록은 사람에서 수술을 진행하기로 결정하였다.

블락록 -타우식 단락수술의 탄생

드디어 1944년 11월 29일 블락록은 첫 수술을 시행하였다. 환자는 팔로 4징증을 가진 15개월 된 여아였다. 환아의 체중은 4.5 kg에 지나지 않았으며, 청색증 발작과 의식상실의 병력이 있었다. 타우식과 토마스가 지켜보는 가운데 블락록은 좌측 쇄골하동맥을 좌측 폐정맥에 연결하였다(그림 7-9). 수술 조수로는 수석 전공의인 롱마이어(William Longmire)와 훗날 휴스턴의 텍사스 심장센터의 외과 과장이 되는 유명한 쿨리(Denton Cooley)가 참여하였다. 당시에는 혈관수술을 위한 수술 기구가 따로 없었기 때문에 수술은 비교적 어렵게 진행되었다. 수술이 끝난 후 환자의 회복과정은 그렇게 순탄하지는 못했으나 수술 2개월 후 환자가 퇴원할 때에는 체중도 늘고, 밥도 잘 먹는 등 상태가 호전되었다. 그러나 불행히도 환자의 상태는 다시 나빠져 6개월 후 다시 단락수술을 받았지만 환자는 5일 후 사망하고 말았다.

블락록은 1945년 2월 3일 11세 된 우동맥궁(right aortic arch)을 가진 팔로 4징증 여자 환자에서 두 번째 수술을 시행하였다. 환자는 10미터 가까이만 걸어

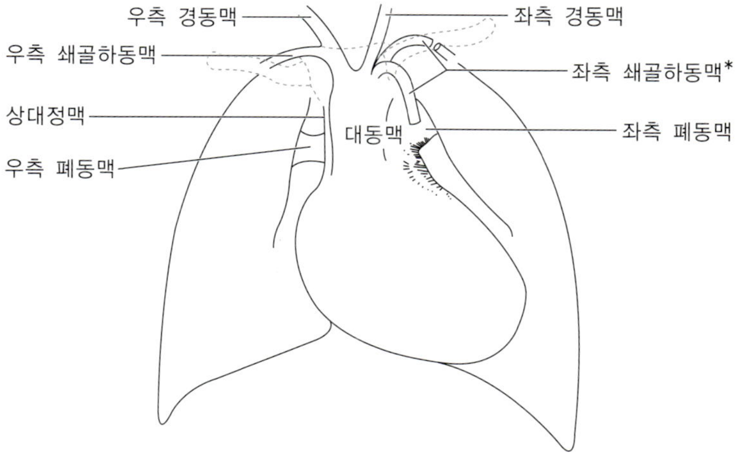

그림 7-9. 최초의 블락록-타우식 단락수술(B-T shunt operation)의 모식도

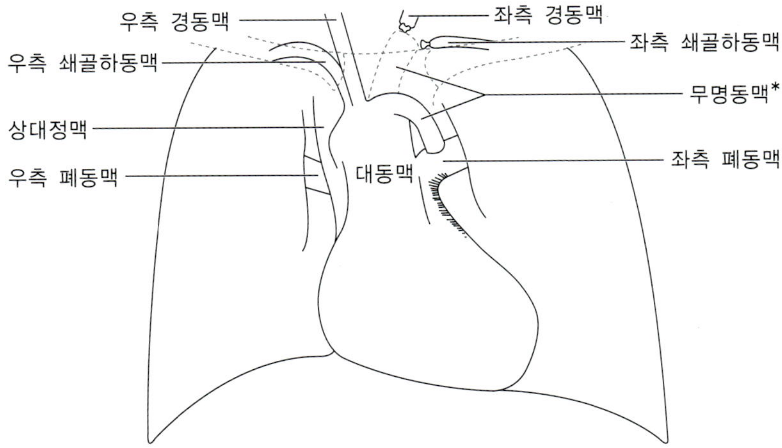

그림 7-10. 두번째 블락록-타우식 단락수술(B-T shunt operation)의 모식도 이 환자는 우동맥궁이였기 때문에 무명동맥이 왼쪽에 위치하고 있다.

도 몹시 힘들어 하였으며 휠체어에서 검사대로 옮겨가는 정도로도 숨이 가빠하였다. 블락록은 이번에는 무명 동맥(innominate artery)을 좌측 폐동맥의 측면에 연결하였다(그림 7-10). 환자는 수술 후 회복이 순조로웠으며 3주 후에는 호흡곤란이 없이 20미터 가까이를 걸을 수 있게 되였다. 가장 극적인 결과는 그 일주일 후에 시행한 세 번째 환자에서였다. 6세 된 남자 환자로 심한 청색증이 있었는데 무명 동맥과 우측 폐동맥사이의 단락수술을 받았다(그림 7-11). 혈관의 연결이 끝나자마자 마취과의사의 환호를 듣고 환자의 머리맡에 간 타우식은 청색증 대신 핑크빛 뺨과 붉은 입술을 관찰할 수 있었다.

이 역사적인 수술에 관한 증례 보고가 1945년 4월 존스홉킨스 병원의 한 강당에서 있었다. 타우식이 수술의 배경을 설명하고 이어서 블락록이 구체적인 수술과정에 관하여 발표를 하였다. 곧 강당 전체가 큰 흥분으로 술렁거렸다. 리치란 의사가 강당에 모인 사람들에게 그들 모두가 의학사의 획기적인 한 이정표를 직접 목격하고 있음을 상기시켰다. 집회가 끝나자 우뢰와 같은 환호 속에 강당에 모인 사람들은 블락록과 타우식을 무등을 태우고 강당을 빠져나갔다.

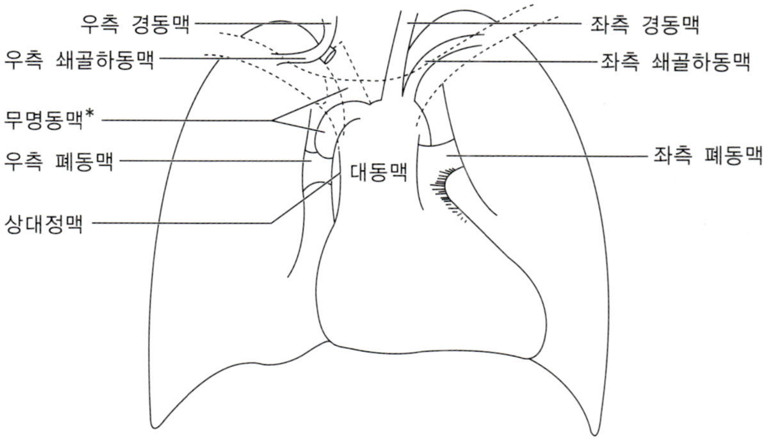

그림 7-11. 세번째 블락록-타우식 단락수술(B-T shunt operation)의 모식도

3) 테크니션 토마스와 블락록의 만남

흑인소년 토마스

1929년 미국 밴더빌트대학의 한 실험실에 19세 된 한 흑인소년이 들어 왔다. 그는 당시 그 실험실에서 쇽(shock)에 관한 연구를 하고 있던 30세의 젊은 연구 책임자 블락록의 일을 돕기 위해 채용되었다. 일을 시작한지 불과 4일 만에 그 소년은 마취법을 배우고 실험견의 동맥을 능숙하게 천자하였으며 몇 달이 지나자 훨씬 복잡하고 어려운 수기도 쉽게 터득하였다. 블락록은 이 소년에게서 비범한 외과적 재능을 발견하였다. 루이지애나 주에서 가난한 목수의 아들로 태어난 이 소년의 이름은 비비엔 토마스(Vivien Theodore Thomas; 1910~1985)로 원래는 의사가 되는 것이 그의 꿈이었다(그림 7-12). 실험실로 들어오기 이전 7년 동안 여름 때마다 그는 목수의 조수로 일하면서 대학에 가기 위한 돈을 마련하려고 노력하였었다. 그러나 그가 마침내 대학에 등록하자마자 발생한 1929년의 증시 대공황으로 그는 대부분의 돈을 날려버렸다. 어쩔 수 없이 대학을 포기할

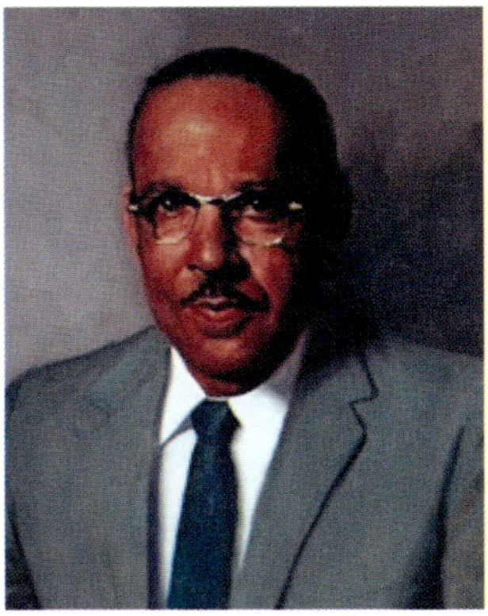
그림 7-12. 토마스 (Vivien Thomas)

수밖에 없었던 토마스는 새롭게 정착할 직업을 찾아 나섰다. 그때 마침 밴더빌트대학의 블락록 실험실의 빈자리로 들어오게 된 것이다.

토마스와 블락록의 실험과 우정

어느 날 실험을 하는 도중 토마스가 실수를 저질렀다. 성질이 급한 블락록은 토마스에게 온갖 심한 욕설을 퍼부었다. 욕설을 듣고 난 토마스는 블락록에게 조용한 목소리로 〈차라리 나를 해고시켜라! 나는 당신이 내뱉은 그런 욕설 따위는 사용도 않지만 그런 말을 듣고 싶지도 않다.〉 라고 말하였다. 순간 블락록은 잘못을 깨닫고 즉시 토마스에게 사과하였다. 그리고 다시는 그런 욕설을 하지 않겠노라며 일을 다시 시작할 것을 요청하였다. 그날 그런 일이 있은 이후 토마스와 블락록은 서로 어떤 생각이 있으면 서슴치 않고, 단도직입적으로 이야기하며 남자로서의 우정을 다져나갔다.

당시 실험실 바깥의 미국은 여전히 경제대공황의 검은 먹구름이 덮여있었다. 토마스로서는 안타깝게도 날이 갈수록 대학에 갈 수 있는 확률이 점점 멀어져갔다. 그러나 그는 1932년에 들어서는 그러한 현실 속에서 마음의 평화를 찾고, 주어진 상황에 최선을 다하기로 마음을 결정하였다. 그는 남에게서 어떤 인정을 받거나 또는 승진의 가능성에 대한 아무런 보장도 없이, 낮에는 화학과 생리학에 관한 책을 읽고, 밤에는 실험을 하면서 하루 16시간을 묵묵히 지냈다. 블락록은 때때로 밤에 실험실에 토마스와 단둘이만 남게 되었을 때 몰래 숨겨둔 위스키(당시 미국은 금주법 기간이었다)를 함께 마시며 피곤을 풀었다. 당시에는 백인과 흑인의 신분 차이가 뚜렷해서 실험실 밖에서는 같이 술을 마실 수도 없었다. 물론 두 사람 사이에서도 서로 어떤 보이지 않는 선은 넘지 않았다. 그러나 실험실 내에서 일에 관한한 그들은 완벽한 하나의 팀이었다. 과학자로서의 블락록은 간단하면서도 깊이가 있는 의문을 계속 제기하였고, 토마스는 그 뛰어난 손재주를 이용하여 그 의문에 대한 해답을 얻기 위한 가장 간단한 길을 찾아내었다.

1935년에 들어서는 많은 다른 과학자들도 쇽의 생리학에 큰 관심을 가지기 시작 하였다. 그러나 그 누구도 블락록 만큼 다양한 각도에서 이 문제를 다룰 수가 없었다. 한마디로 블락록의 연구실에는 토마스가 있는 반면 딴 연구소에서는 그렇지 못한 차이였다. 블락록과 토마스의 쇽에 대한 연구결과는 훗날 세계 제2차 대전이 발발하였을 때 쇽의 치료 방법으로 혈액과 혈장을 일차적으로 수혈하게 하는 데에 큰 이바지를 하였다. 그러나 그들의 실험이 항상 다 성공적이었던 것은 아니었다. 예를 들어 개에서 체동맥-폐동맥 단락을 만들어 폐동맥 고혈압을 만들어보자는 시도는 실패하고 말았다.

블락록을 따라 존스 홉킨스대학으로 가게 된 토마스

어쨌든 1940년에 들어서는 블락록의 연구 성적에 대한 명성이 미국 내에 널리 알려지게 되었다. 마침내 존스홉킨스 병원에서 외과 과장으로서의 직책을 내걸고 그를 원했을 때, 그는 여유 있게 토마스를 그의 팀에 포함시킬 것을 계약 조건으로 내 걸 수 있었다. 1941년 6월 존스 홉킨스병원으로 자리를 옮긴 블락록은 토마스를 그의 연구실의 실무 책임자로 임명하였다. 이 일은 당시 존스 홉킨스병원의 스텝들에게는 큰 충격이었다. 당시에는 병원에서도 흑인 환자들은 따로 출입구와 화장실을 사용해야 할 정도로 흑백 차별이 심할 때였다. 연구실 가운을 입은 흑인을 보는 것도 초유의 일인데 의사도 아닌 흑인에게 연구실을 맡긴다는 것은 당시 존스 홉킨스병원에서도 상상도 못할 일이었다. 그러나 실험실에서의 토마스의 뛰어난 능력은 그러한 놀라움을 또 다른 놀라움으로 바꿔게 해 나갔다.

블락록-타우식 단락수술의 숨은 주인공

1943년 어느 날 아침 존스홉킨스 병원의 소아심장 전문의사인 타우식이 청색증 선천성 심장질환 환자에서 체동맥-폐동맥 단락수술에 관한 그녀의 아이디어를 이야기하였다. 블락록과 토마스는 밴더빌트대학에서의 경험을 되살려 1년 이상 열심히 실험을 해나갔다. 마침내 1944년 11월 29일 아이린 색슨이라는 15개월 된 팔로 4징증 여아에서 첫 수술이 시행되었다. 블락록은 토마스를 불러 그의 어깨너머로 수술을 지켜보게 하였다(그림 7-13). 블락록이 폐동맥과 쇄골하동맥을 박리한 후 토마스에게 〈절제한 후 쇄골하 동맥이 폐동맥까지 갈 수 있을까?〉 라고 물었을 때 토마스는 〈충분합니다.〉 라고 그를 안심시켜 주었다. 또 토마스는 블락록의 봉합 방향이 틀릴 때는 어깨너머에서 조용히 이를 지적해 주기도 하였다. 이 역사적인 첫 수술 이후 시행된 100~150 례의 단락수술에서 블락록은 항상 토마스를 그의 어깨 뒤에서 지켜보게 하였다. 그의 뒤에는 토마스 이외에 그 누구도 서있을 수가 없었다.

그 이후에도 블락록과 토마스는 함께 20년간을 더 일했다. 블락록은 테크니션의 교육 등 연구실일 뿐만이 아니라 그의 레지던트의 트레이닝도 토마스에게 맡겼다. 훗날 존스 홉킨스병원의 소아외과 과장이 되는 할러(Alex Haller)는 회상하기를 〈내가 존스 홉킨스에서 인턴을 마치고 NIH에 근무할 때 우리 실험실에는 테크니션 한 명과 나까지 단 두 명뿐이었다. 어느 날 둘이서 동물 실험을 하다가 폐동맥에서 큰 출혈이 생겼다. 내가 꽤 능란하게 출혈을 해결하자 그 테크니션은 감탄을 하였다. 나는 몹시 우쭐해서 "나는 블락록

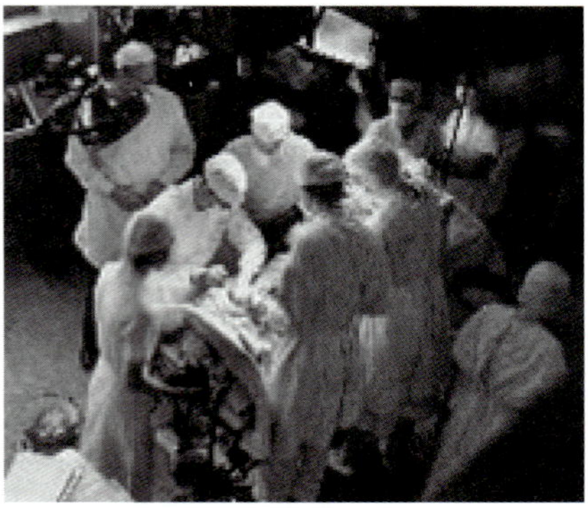

그림 7-13. 1944년 시행된 최초의 블락록-타우식 단락수술의 수술장 모습

에게서 트레이닝을 받았다." 라고 얘기해 주었다. 몇 주 후에 또 다시 큰 출혈이 생겼는데 이번에는 상황이 몹시 어려워 내가 어찌 할 바를 모르고 있으니까, 그 테크니션이 자리를 바꾸어 해결해 주였다. 내가 몹시 감탄을 하니까 그는 나를 쳐다보며 말했다. "나는 비비엔 토마스에게서 트레이닝을 받았다." 라고.

토마스의 영예

1964년 블락록은 요도암으로 사망 하였다. 그 후 1971년 토마스 자신도 상상하지 못한 영예스러운 순간이 왔다. 2월 어느 날 아침, 알프레드 블락록 임상과학 빌딩의 7층 복도에 걸려있는 블락록의 사진 맞은편에 그가 트레이닝을 도운 저명한 외과의사들이 지켜보는 가운데 그의 사진이 걸리게 되었다. 토마스는 그로부터 5년 후에는 존스 홉킨스로 부터 명예 박사학위를 받고 의과대학의 교원으로 임명되었다. 토마스는 1985년 췌장암으로 사망하였다. 그러나 그는 그의 생전에 그의 조카인 코코 이튼이 그가 그렇게도 꿈꾸던 의과대학(존스 홉킨스)에 들어가는 것을 보고 죽었다. 이튼은 한 세대 전에 그의 삼촌이 트레이닝을 도왔던 외과의사들에게 트레이닝을 받게 된다. 이튼은 1941년에 그의 삼촌이 존스 홉킨스병원의 시선을 모았던 것처럼 똑같이 주목의 대상이 되었다. 그러나 이번에는 이튼이 흑인이기 때문이 아니라 그가 바로 유명한 비비엔 토마스의 조카였기 때문이었다.

제8장

심장판막질환 및 판막수술법의 개발

1. 류마티스 심장염

류마티스열(rheumatic fever)은 상기도에 생기는 연쇄상구균의 감염에 이차적으로 발생하는 질환으로, 조직 과민반응의 일종으로 생각되고 있다. 이 병은 인구가 밀집된 환경, 특히 가난하고 위생상태가 좋지 않으면서 영양실조가 많은 환경에서 빈발한다. 우리나라에서도 과거에는 흔히 볼 수 있었던 병이었다. 임상적으로는 심장, 혈관 및 관절과 같은 결합조직에 다발성 국한성 염증과 심장 및 피부에 아쇼프 소체(Aschoff bodies)가 나타나는 것이 특징이다. 아쇼프 소체는 유명한 독일의 병리학자 아쇼프(Ludwig Aschoff; 1866~1942)가 처음 발견하여 기술한 병변으로 거대다핵 세포, 섬유모세포, 호염기성 세포 등이 함유된 가늘고 둥근 또는 방추형의 결절을 말한다. 류마티스열 환자의 관절, 힘줄, 심근 등에서 발견된다(그림 8-1).

류마티스열로 인해 심장염(증)(carditis)이 있을 때는 대개 심잡음이 들리는데 이것은 주로 승모판막 폐쇄부전이나 대동맥판막 폐쇄부전 때문에 생긴다. 심장염의 유무는 류마티스 열의 예후와 관련하여 가장 중요한 요인으로서 급성 류마티스열의 약 50% 에서 나타난다. 근래에 와서 페니실린 계통 항생제의 등장으로 연쇄상구균이 효과적으로 치료됨으로써 류마티스열의 합병증으로 인한 류마티스 심장염의 발생 빈도가 현저히 줄어들었다. 그러나 아직까지 상당수

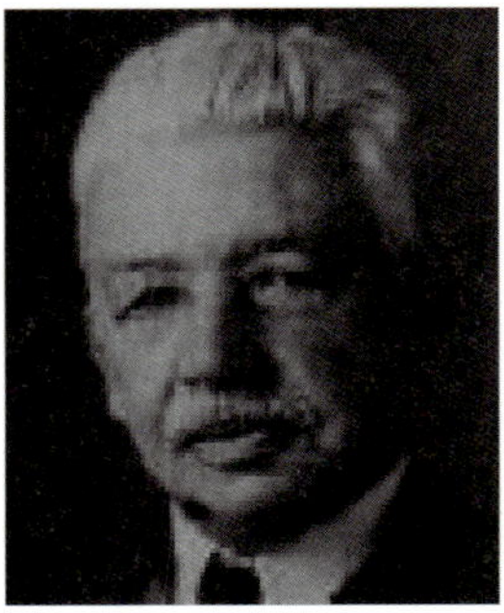

그림 8-1. 아쇼프 (Ludwig Aschoff)

성인들에서 과거에 앓았던 류마티스열의 후유증으로 류마티스 심장병에 시달리고 있는 경우를 종종 볼 수 있다. 류마티스 심장병은 대부분 승모판막과 대동맥판막에서 생기는데 협착증이나 폐쇄부전증 또는 양자가 합병된 형태로 나타난다.

류마티스열의 연구에 공헌한 영국의 학자들

류마티즘(rheumatism)이란 말은 원래 근육 및 골격계를 침범하는 모든 종류의 통증을 지칭하는 말로 사용되었으며, 지금까지도 이런 뜻으로 통용되고 있다. 그러나 이 용어를 급성 류마티스열에서 볼 수 있는 특징적인 관절 증상에 국한하여 보다 특정적으로 사용하자는 주장이, 일찍이 17세기 중엽에 훗날 영국의학의 아버지로까지 불리는 유명한 내과의사 시덴함(Thomas Sydenham; 1624~1689)에 의해 제안되었다. 그는 1676년 출판된 〈의학적 관찰들(Medical Observations)〉 이란 그의 저서의 류마티즘 부분에서 류마티스열로 인한 관절염의 특징적인 소견과 이동성 양상에 관해 완벽한 기술을 남겼다(그림 8-2).

영국의 히포크라테스로도 불리는 시덴함은 1624년 부유한 청교도 가정에서 태어났다. 옥스포드에 들어간 그는 중간에 찰스 1세와 영국 의회와의 분쟁이 일어나자, 크롬웰의 군대에 들어가 기병부대의 부대장으로 4년간 복무하였다. 1647년 옥스포드로 돌아온 그는 불과 6개월 후에 의학사 학위를 받는 특전을 받았다. 그 후 그는 몽트펠리에(Montpellier)에서 당대의 명성 있는 의학자 바베이락(Charles Barbeyrac) 문하에서 의학공부를 계속해 나갔다. 그 후 그는 1661년에 런던에서 개업을 시작하였다.

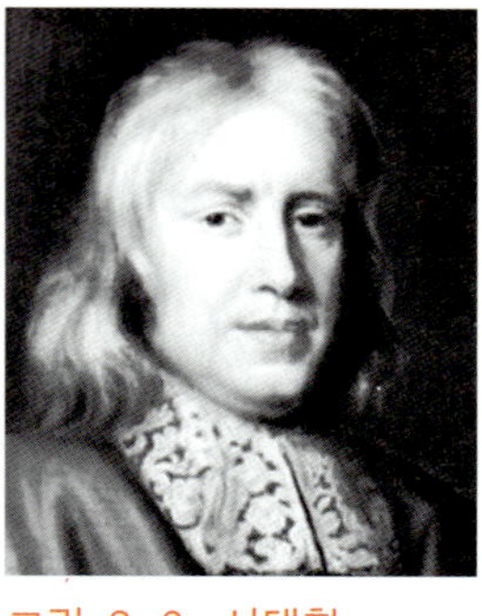

그림 8-2. 시덴함
(Thomas Sydenham)

당시에는 의학이 전반적으로 애매모호하면서 혼란스러운 학설이나 가설들로 만연되어 있을 때였다. 그러나 그는 이에 동요되지 않고 질병의 세밀한 관찰을 통하여 현대적 개념의 임상의학의 토대를 착실히 쌓아나갔다. 당시 질병에 대한 그의 치료 방법은 논리적이었으며 또한 실용적이었다. 또 그는 히포크라테스가 의사의 도움 없이 자연의 힘으로 종종 질병이 저절로 치유된다고 가르쳤듯이, 그 또한 많은 경우에서 아무 치료를 하지 않음으로써 환자의 안전과 그 자신의 명성을 가장 효과적으로 유지할 수 있었다고 설파하였다. 그러나 그가 그의 업적에 합당한 평가를 받게 된 것은 겨우 그가 사망한 이후에서였다. 그가 사망한지 121년이 지난 후인 1810년에 영국 의사회는 의학의 발전에 끼친 그의 큰 업적을 기리는 명패를 그가 묻힌 성 제임스교회에 세워주었다.

류마티스열의 연구에 공헌한 또 한 사람의 영국학자는 헤이가르쓰(John Haygarth; 1740~1827)였다. 그는 1805년 그때까지 그가 치료한 환자 10,549명 중에서 류마티스열에 해당하는 170명에 관한 보고서인 〈급성 류마티즘 또는 류마티스열에 관하여〉 라는 글을 발표하였다. 이 보고서에서 헤이가르쓰는 시덴함과 비슷하게 류마티스열의 발열 양상과 특징적인 관절 증상을 자세하게 기술하였다. 그리고 그는 류마티스열의 원인이 추위와 습기에 대한 노출 때문이라는 그의 견해를 강조하였다.

이상과 같은 기술들을 미루어볼 때 대개 18세기 말쯤에는 급성 류마티스열의 관절 병변과 발열에 관한 지식이 이미 당시의 의료계에 잘 알려져 있었다고 볼 수 있다. 그리고 류마티스열의 심장병 합병증에 관하여 구체적으로 언급되기 시작한 것도 이 시기였다. 영국 런던의 유명한 세인트바쏠로뮤 병원의 내과의사 피트카이른(David Pitcairn; 1749~1809)은 비록 이에 관해 기록은 남기지 않았지만 이미 1788년경에 류마티스열의 심장병 합병증에 관하여 학생들에게 가르치고 있었다. 또 1789년 영국 남서부에 있는 글로우세스터샤이어라는 지방의 한 도시에서 열린 지방학술대회에서는 그 지방에서 개업의로 일하고 있던 제너(Edward Jenner; 1749~1823)가 급성 류마티스열의 심장 합병증에 관해 명백하게 언급 하였다. 종두법을 발견한 유명한 제너가 바로 그였다. 그러나 류마티스열의 심장 합병증이 본격적으로 의료계에 인식된 것은 역시 다음에 이야기되는 웰즈의 공헌이었다.

웰즈와 류마티스 열로 인한 심장 합병증 연구

웰즈(William Charles Wells; 1757~1817)는 미국 사우스캐롤라이나 주의 찰스톤이라는 도시에서 태어났다. 스코틀랜드에서 이민 왔던 부친의 영향으로 그는 스코틀랜드로 가서 교육을 받고 에딘버러대학에서 1년까지 수학하였다. 1771년 미국 찰스톤으로 되돌아온 그는 가든(Alexander Garden)이라는 의사 밑에서 의학을 배우기 시작하였다. 의사 가든의 이름은 식물의 과학적 명명법으로 유명한 린네(Carolus Linnaeus; 1707~1778)가 그를 기리는 의미에서 당시 그가 가장 아름다운 관목 중의 하나로 간주하던 나무에 〈gardenia(치자나무)〉 라는 이름을 붙임으로써 널리 알려진 일화가 있다.

그러던 중 당시 미국에서 독립전쟁이 발발하자 웰즈는 그의 부친과 함께 미국을 떠나 1776년에 영국에 가서 에딘버러와 세인트 바쏠로뮤 병원에서 의학공부를 계속하여 의사 자격을 취득하였다. 그러나 그는 곧 그의 형이 망쳐놓은 부친의 사업을 일으키기 위해 의사로서의 일을 포기하고 미국 찰스톤으로 되돌아갔다. 그는 그 곳에서 한동안 책장사도 하고 지방 극장에서 배우도 하면서 생계를 꾸려나갔으나 형이 진 빚 때문에 3개월간 감옥 생활을 하기도 하였다. 그가 영국 런던에 다시 되돌아온 것은 1784년이었다. 그는 이때부터 본격적인 의사 생활을 시작하면서 왕성한 활동을 해나갔다. 그러던 중 불행히도 1800년 뇌졸중의 불운이 그를 덮쳤다. 뇌졸중의 발병에도 수년간 성공적인 투병생활을 해나가던 그는 결국 1817년 심부전증으로 사망하게 된다.

웰즈는 뇌졸중 발병 후 투병기간 중에도 많은 학술 논문을 썼는데 그 중에는 1810년에 발표된 〈류마티스열의 심장 합병증〉이라는 중요한 원고가 포함되어 있었다. 이 논문에서 그는 과거 세인트바쏠로뮤 병원의 피트카이른(David Pitcairn; 1749~1809)이 이에 관하여 이미 교육하였던 사실을 인정하면서 자신의 증례 9례를 포함한 14례의 심장 합병증 증례를 자세히 기술하였다. 류마티스열로 심장에 합병증이 생기면 심근과 판막에 병변을 일으키고 심한 경우에는 심낭을 침범하기도 한다. 심근의 병변은 심장의 박동과 속도를 증가시켜 아주 심할 때는 심한 심장의 두근거림(palpitation)을 일으킨다. 그리고 심낭염이 생기게 되면 심한 흉통이 동반된다. 웰즈가 류마티스열로 인한 관절염이 있는 환자에서 심장 합병증이 생긴 것을 인식한 것도 바로 이러한 심장의 과도한 두근거림과 흉통 증상이 단독 또는 동시에 오는 상태를 관찰한 것이었다.

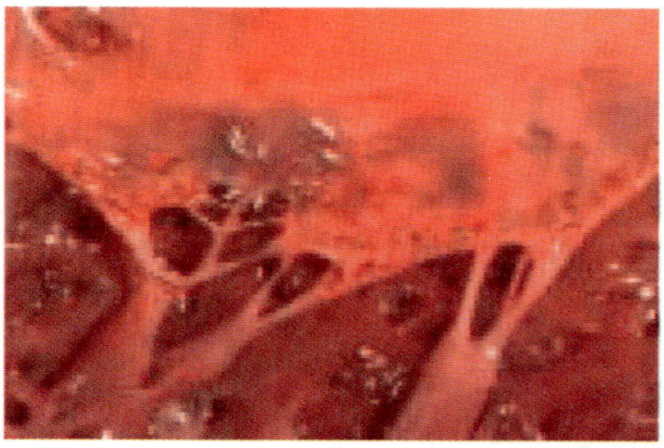

그림 8-3. 세균 증식물(vegetation). 급성 류마티스열과 연관되어 승모판막 가장자리를 따라 생겨있는 작은 세균성 증식물들

판막에 병변이 생겼는지 그렇지 아닌지의 여부는 오늘날에는 심장 청진소견으로 간단히 알 수 있는 것이지만, 웰즈가 활동할 당시에는 청진기가 미쳐 발명되지 않았을 때였기 때문에 임상적으로 이를 알 도리가 없었다. 그러나 부검에 의한 검사로는 판막의 병변을 관찰 할 기회는 있었을 것이다. 실제 웰즈의 당시 보고로 미루어보아 그의 증례들은 모두 매우 심한 상태의 환자들이었다. 그들은 모두 오래지 않아 회복이 불가능한 심한 심부전증으로 사망하였다. 그러나 이상하게도 당시 사망 후 부검을 시행하였던 6례의 환자에서 세균성 증식물(vegetation)을 포함한 판막의 병변에 관한 언급은 전혀 없었다(그림 8-3). 이는 오늘날 관점에서 생각해 볼 때에 쉽게 이해하기는 힘든 일이었다.

급성 류마티스열에서 관절에 나타나는 병변은 다양한 양상을 보인다. 즉 아주 가벼워서 인식하지 못할 정도로 가벼운 상태로 부터 심한 경우 일시적인 보행장애를 일으킬 정도로 심한 상태까지 폭넓은 범주를 보이고 있다. 그러나 이러한 관절 합병증이 심장의 합병증과 근본적으로 차이를 보이는 점은, 전자에서는 후유장애가 남는 경우가 매우 드물지만은 심장합병증의 경우 종종 영구적인 판막의 합병증을 남긴다는 것이다. 이러한 이유 때문에 흔히 급성 류마티스열은 〈관절은 그냥 핥고 지나가지만 심장은 물어뜯고 가는 질환〉으로 표현되기도 한다.

류마티스열의 치료법

19세기 초 당시에는 류마티스열에 대한 치료가 만족스럽게 이루어지지 못하고 있었다. 웰즈의 보고에 따르면 당시에는 환자들에게 침상에서의 안정을 권유하는 동시에 아편제제의 일종인 로우다눔(laudanum)을 투여하는 치료를 하였다. 로우다눔의 사용은 영국의 히포크라테스로 불리었던 시덴함(Thomas Sydenham; 1624~1689)에 의해 보편화된 것으로 심부전증이 있는 경우 이의 치료에 도움을 주었다. 그리고 관절통이나 심낭의 염증으로 인한 통증을 해소시키는 데도 유용하였다. 웰즈는 또한 비록 당시에는 정확한 적응증과 용량이 밝혀지지는 않았지만 류마티스열로 인한 심부전증의 치료에 디지탈리스를 사용하기도 하였다.

그러나 이상에서 언급한 방법 이외에 웰즈가 보고한 류마티스열의 치료 방법들은 오늘날의 기준에서 보면 환자를 도와주기는커녕 오히려 힘들게 하는 데에 지나지 않는 방법들이었다. 예를 들어 환자에게 엄격한 다이어트를 지시한다던지 또는 반복하여 많은 양의 출혈을 인위적으로 시켜서 심낭염의 통증을 해소시키려고 시도하는 방법 등이 바로 그런 것들이었다. 웰즈는 또 칸타리드(cantharides)라는 강력한 반대자극제(counter-irritants)를 대량 가슴의 피부에 도포하여 치료 효과를 노리는 방법을 기술하였다. 그러나 이러한 방법은 합병증으로 피부에 심한 염증을 일으킬 때가 많았다. 물론 웰즈 자신도 당시에 이러한 치료법들이 환자들에게 큰 고통을 준다는 사실을 알고 있었다. 그러나 그는 이러한 방법들이 류마티스열의 치료에 효과가 있을 것이라는 확신을 가지고 이러한 치료법을 고수하였다.

류마티스열로 인한 증상 중 관절통에 관한 효과적인 치료는 살리실산염(salicylate)의 소개와 함께 비로소 이루어졌다. 살리실산염의 소개는 당시 만연하는 질병이었던 학질(말라리아)의 치료에 사용되던 기나나무 껍질(cinchona bark)에서 연유되었다(그림 8-4). 이 나무의 이름인 〈cinchona〉는 이 나무가

1638년 당시 페루의 총독 부인이었던 Chinchon의 치료에 사용되었던데 유래한다. 키니네를 함유하고 있는 이 기나나무 껍질은 17세기에 시덴함에 의해 페루로부터 수입된 것인데 값이 비싼 것이 큰 단점이었다. 따라서 이에 대한 값싼 대체품을 찾는 과정에서 버드나무 껍질이 발견되었다. 살라신(Salacin)이라는 물질을 함유하고 있는 버드나무 껍질은 그 후 오랫동안 값비싼 기나나무 껍질의 대체품으로 각종 발열의 치료에 널리 사용되어 왔다. 그러다가 19세기 후반 살리실산염이 살라신으로부터 만들어지고 이것이 발열의 치료에 뿐만 아니라 통증을 없애는 데도 효과가 있다는 것이 규명되면서부터 류마티스열의 치료에 사용되기 시작하였다. 급성 류마티스열에서 관절통의 치료에 살리실산염을 사용하면 그 효과가 대단히 좋아서 대개 48시간 내에 통증이 사라졌다.

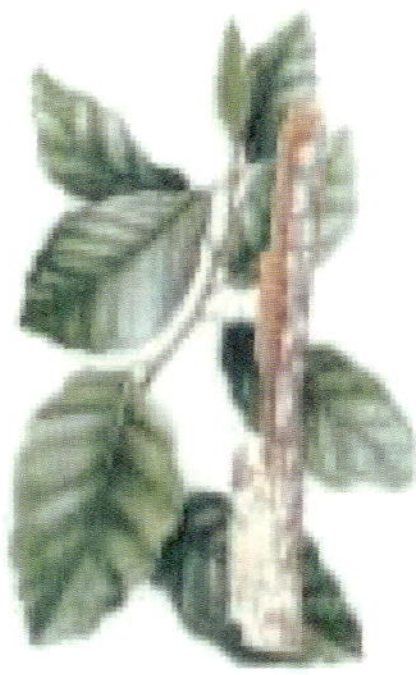

그림 8-4. 기나 나무의 잎과 껍질

한편 류마티스열은 거의 대부분 춥고 습기 찬 기후에서 생활하는 어린이에서 잘 걸리고, 특히 가난하고 밀집된 환경에서 빈발한다는 사실이 잘 인식되어 왔다. 이 병의 원인에 관해서는 관절과 심장에 직접적인 세균감염으로 발병한다는 견해가 오랫동안 통용되어 왔으나 관절과 심장에서 원인 세균을 검출해 보려는 시도는 항상 실패에 그치고 말았다. 그러던 중 어떤 인구집단에서 A형의 용혈성 연쇄상 구균으로 인한 인두염(sore throat)이 유행하면 이어서 항상 류마티스열의 증례가 현저히 증가한다는 사실이 1930년 영국의 소아과의사 쉴레진거(Bernard Schlesinger; 1896~1984)와 1931년 미국의 코번(Alvin F. Coburn)에 의해 밝혀졌다. 류마티스열로 인한 관절과 심장의 특징적인 병변은 인두염을 일으키는 연쇄상 구균에 대한 일종의 알레르기 반응으로 유전적 감수성이 있는 환자에서 발병하는 것으로 생각되고 있다.

다행히도 연쇄상 구균은 페니실린에 대단히 잘 치료가 되었다. 페니실린이 세계 제2차 대전 초기에 소개된 이후 연쇄상 구균으로 인한 감염은 쉽게 치료 되었으며 따라서 이의 확산도 효과적으로 예방되었다. 이에 따라 오늘날 개선된 환경요인과 더불어 대부분의 개발 국가에서는 류마티스열의 증례가 현저히 줄어들게 되었다. 그리고 지난 수십 년 동안 꾸준히 발전한 현대의 심장수술법은 류마티스 심장병으로 인해 심한 판막질환으로 고통 받는 많은 환자들에게 판막재건수술 또는 판막치환술 등의 방법으로 새 삶을 열어주는데 큰 기여를 하게 된다.

2. 승모판막 협착증의 수술

1) 브룬톤과 승모판막 협착증의 수술 제안

1896년 독일의 렌(Ludwig Rehn)에 의해 세계 최초의 심장수술인 심장봉합수술이 행해진 이후(제 4장 초창기의 심장수술 참조), 1900년도 전후로는 여러 나라에서 심장외상의 봉합수술이 성공적으로 시행되어 심장수술의 새로운 장을 열게 되었다. 그와 때를 맞추어 그때까지 많은 내과 의사들의 어려운 과제였던 승모판막협착증을 치료하는데 있어 외과적 치료법의 역할에 대한 관심이 일어나기 시작하였다(그림 8-5).

그러나 승모판막 협착증(mitral valvular stenosis) 수술의 실제 가능성에 대한 본격적인 논쟁은 1902년 당시 저명한 영국의 내과의사였던 브룬톤(Lauder Brunton; 1844~1916)이 란세트(Lancet)라는 의학잡지의 2월 8일 호에서 짤막

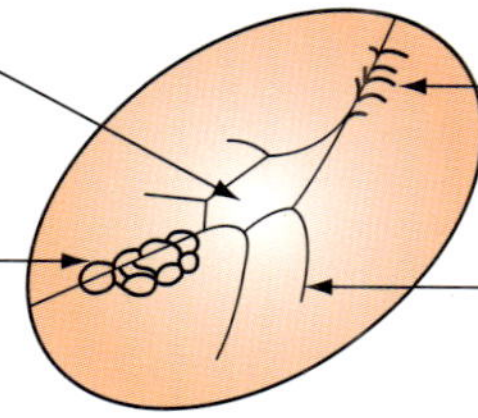

그림 8-5. 승모판막 협착증의 모식도. 좌심방으로부터 본 이 모식도에서 승모판막 협착증을 일으키는 4가지 중요한 병리학적 소견들을 보여 주고 있다.

한 글을 통해 승모판막 협착증의 처참한 증상을 기술하고 〈이 병변의 만성적인 진행과정을 생각할 때 좁아진 판막을 넓혀주는 외과적 시술을 어떤 위험을 감수하고라도 시행해야 한다.〉 고 제안한데서 시작되었다고 볼 수 있다. 그는 이글에서 밝히기를 그 자신은 지금까지 사체와 고양이의 심장을 이용하여 승모판막 절제술의 가능성에 관해 한정된 실험을 해 본 것이 전부일 뿐이나, 그럼에도 불구하고 이 글을 쓰는 것은 다른 의사 특히 이런 수술방법의 개발에 최종 책임이 있다고 생각되는 외과의사들의 관심을 불러일으키기 위함임을 강조하였다.

브룬톤의 생각은 즉시 의료계 내에서 격렬한 논쟁을 불러 일으켰다. 그러나 유감스럽게도 최초의 의료계의 반응은 대부분 지극히 부정적인 것이었다. 즉 란세트 잡지는 일주일 후에 발행된 바로 그 다음 판의 사설을 통해 브룬톤을 지적하며, 〈자기는 단지 이론으로만 떠들면서 딴사람으로 하여금 크나큰 위험이 수반되는 수술을 시도하게끔 유도하는 사람〉으로 맹렬히 비난하였다. 이 사설은 또한 이러한 수술에 수반될 수 있는 여러 위험성에 대해 토론하고 결론짓기를 〈이러한 절개 수술에 의해 넓혀진 판막은 다시 좁아질 가능성이 많고 만일 좁아지지 않는다고 하더라도 절개 수술로 야기된 판막역류로 인한 악영향이 승모판막 협착증 자체만큼 나쁠 것〉이라고 주장하였다.

한편 당시 지도적인 외과의사 중의 한 사람이었던 레인(William Arbuthnot Lane; 1856~1943)은 브룬톤을 비난한 사설이 나온지 일주일 후의 란세트 잡지에 게재된 글에서 이미 여러 해 전에 그의 동료인 내과 의사 쇼우(Lauriston Shaw)가 그에게 승모판막 협착증에 대한 수술적 치료법의 가능성을 제시한 바가 있다고 밝혔다. 그리고 그는 그 후 그들은 적절한 수술대상 환자를 찾고 있었다고 말하였다. 레인은 또 개인적 견해로는 그런 수술자체가 가능할 것 같으며, 일부 환자에 있어서는 충분히 시행할 가치가 있을 것으로 생각한다고 그의 생각을 밝혔다. 논쟁은 점점 진행되어 그 다음 주 란세트 잡지에는 쇼우가 직접 글을 보냈다. 쇼우는 브룬톤에 대한 란세트 편집진들의 공격을 칭찬하면서 〈그 자신은 적어도 12년 전에 그런 류의 수술 방법에 대해 생각하기 시작한 것은 사실이나 지금은 그런 생각이 옳지 않다고 생각한다.〉 고 입장을 표명하였다. 이 논쟁은 결국 당대의 심장 내과의 두 권위였던 브룬튼과 쇼우 사의의 공방으로 귀결되었다.

이와 같이 1902년에 란세트 잡지를 통해서 승모판막의 협착증 수술에 관한 치열한 논쟁이 일시적으로 활발하게 이루어졌으나 이후 한 동안 이에 관한 논문의 발표가 사라졌다. 이는 당시 일반적인 의료계의 반응이 워낙 부정적이었던 탓도 있었으나 주된 원인은 1909년 브룬톤이 한 의학 잡지에 게재된 글에서 밝혔듯이 브룬톤 개인의 사정이 큰 영향을 미쳤다. 즉 브룬톤은 1902년의 논쟁 이후에도 승모판막협착증 수술에 관한 실험 연구를 계속하려 하였으나, 초기의 실험과정 중 패혈증(blood poisoning)이 발병되어 그 이후에는 실험을 포기하였기 때문이었다.

브룬톤은 1844년 영국 스코틀랜드의 한 도시에서 농부의 아들로 태어났다. 그는 1866년 에딘버러 의대를 졸업하고, 동 대학병원에서 의사로 근무하던 첫 해에 협심증의 치료에 있어 첫 효과적인 약제였던 아질산아밀(amyl nitrite)의 효능을 최초로 발견하는 큰 업적을 남겼다(제 3장 심장병 치료약제의 발견-2 협심증과 유기질산염 참조). 그는 이후 1904년 은퇴할 때까지 유명한 세인트바쏠로뮤병원에서 근무하면서 임상의사 생활과 함께 그의 관심 분야였던 생리학과 약리학의 연구를 계속하였다. 그는 일생 동안 수많은 논문을 남겼으며 당대에 큰 인정을 받는 의사로 활약하였다.

오늘날의 의학적 관점에서 보면 승모판막 협착증 수술에 관해 당시 브룬톤에 가해진 주위의 비난은 아무 근거가 없는 것이지만, 당시에는 의료계의 분위기가 워낙 부정적이어서 이후 오랫동안 이 문제는 다시 공개적으로 제기되지 않았다. 그러나 브룬톤은 협심증에 있어 아질산아밀의 효능을 세계 최초로 발견한 공헌과 더불어 승모판막 협착증의 치료에 있어 수술 요법의 가능성에 대한 최초의 본격적인 논쟁을 불러일으킨 의사로 오늘날까지 길이 기억되어 오고 있는 것이다.

2) 1920년대의 승모판막 협착증 수술

미국 보스톤 그룹의 수술시도

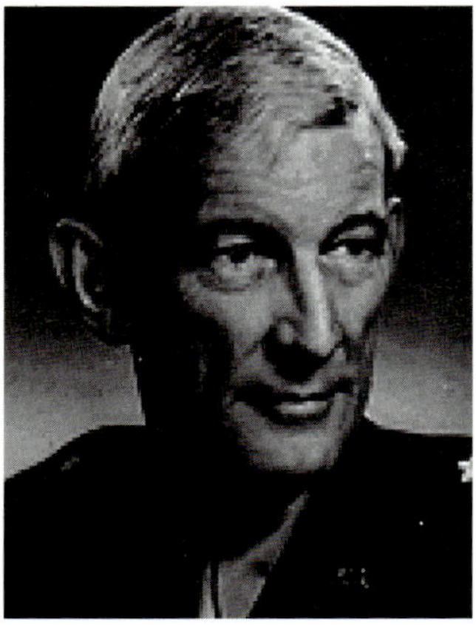
그림 8-6. 카틀러 (Elliott Cutler)

1920년 미국 보스턴에 있는 피터 벤트 브리감 병원의 카틀러(Elliott Cutler; 1888~1947), 베크(Claude Beck; 1894~1971), 그리고 내과 의사인 레빈(Samuel Levine) 등 3명은 승모판막 협착증에 대한 본격적인 연구를 시작하였다(그림 8-6). 그들은 승모판막 협착증을 가진 많은 젊은 환자들이 장기간 고통스러운 투병 끝에 속절없이 죽어가는 모습을 보고 기존의 내과적 치료 방법의 한계를 절실히 깨닫게 되었다. 그들은 이제는 이런 환자들을 돕기 위해서 어떻게 하여서던 외과적 치료 방법의 개발이 필요하다고 느끼고 이의 개발을 위하여 연구실에서 열심히 일하여 나갔다.

연구는 다양한 측면에서 이루어졌다. 예를 들어 그들은 이러한 종류의 심장 수술로 생길 수 있는 심장의 손상에 관하여 연구하였다. 그리고 심장수술에 연관하여 심장 소생술의 새로운 방법도 개발하였다. 그들은 주된 목표였던 승모판막의 수술을 위해서는 심장판막 절개도(cardio-valvulotome)라는 수술 기구를 고안해 내었다 그들의 수술 계획은 이 심장판막 절개도를 사용하여 그림에서와 같이 좌심실 벽을 통해 삽입한 뒤 협착이 생겨있는 승모판막의 일부를 절제하자는 것이었다(그림 8-7).

마침내 1923년 5월 20일 카틀러 등은 심한 승모판막 협착증을 가진 11세 된 여자 환자에서 처음으로 수술을 시도하였다. 카틀러는 계획한대로 환자의 좌심실에 심장판막 절개도를 넣고 좁아진 승모판막의 절제를 통해 판막의 확장을 시도하였다. 환자는 수술 후 약간의 고비를 거친 후 결국 회복되었다. 한

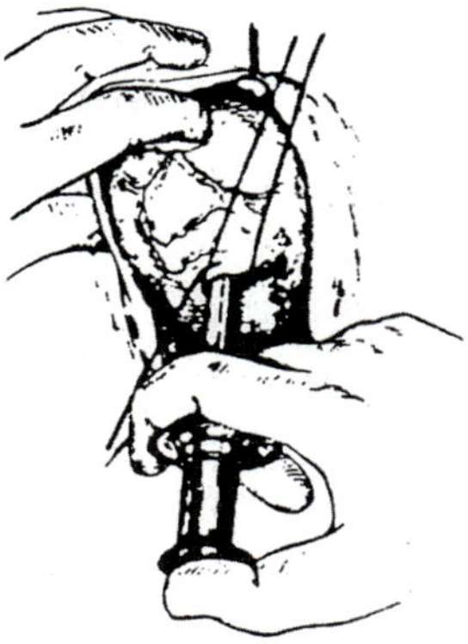

그림 8-7 카틀러와 베크에 의해 개발된 심장판막 절개도. 심장판막 절개도(cardio-valvulotome)를 좌심실 첨부를 통해 삽입하고 있다.

달 후 카틀러 등은 〈보스턴 내과 및 외과 잡지(Boston Medical and Surgical Journal)〉 라는 학술지에 이 소녀에 대한 보고를 하였다. 곧 세계 최초로 시행된 승모판막 협착증 수술의 성공 소식은 전 세계로 널리 퍼져 나갔다. 이 소식은 당시 심장병을 가진 환자나 또 이에 관련된 의사들에게 심장수술의 또 다른 장이 열린다는 가능성으로 큰 희망을 안겨주었다. 그러나 불행히도 카틀러 등이 수술한 환자의 상태는 일시적인 회복 후에 다시 점차 악화되면서 결국 수술 4년 반 후에 사망하고 말았다.

한편 카틀러의 수술 2년 후에(1925) 독일의 프리브람(Pribram)도 역시 카틀러와 똑같은 방법을 사용하여 한 환자를 수술하였으나 환자는 수술 6일 후에 사망하였다.

미국 세인트루이스 그룹의 수술시도

당시 미국에서는 카틀러의 보스턴 그룹만이 승모판막 협착증에 대한 외과적 치료 방법의 개발 연구에 나선 것은 아니었다. 미국 세인트루이스에 있는 워싱턴 의대의 알렌(Duff Allen)과 그라함(Evarts Graham)도 1922년 승모판막을 직접 관찰하고 절제하기 위한 목적으로 심장경(cardioscope)이라는 수술 기구를 고안

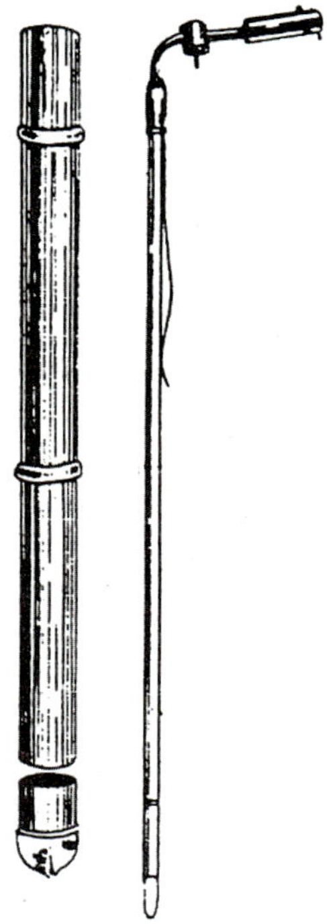

그림 8-8. 알렌과 그라함에 의해 개발된 심장경(cardioscope)

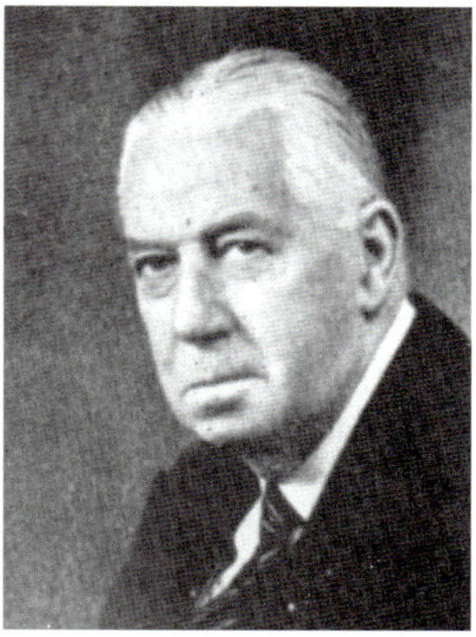

그림 8-9. 수타(Henry Souttar)

하였다(그림 8-8). 그들은 이 기구를 가지고 꾸준히 동물실험을 해 나갔다. 그러나 그들의 동료 내과 의사들은 이 수술법의 효과와 안전성에 회의를 가지고 환자를 보내지 않았다. 그러던 중 한 시골의사가 환자를 보내왔다. 그 환자는 32세 된 여자로 심한 승모판막 협착증으로 상태가 아주 나쁜 환자였다. 알렌 등은 1923년 8월 7일 시행된 수술에서 환자의 좌심방을 통해 그들이 개발한 심장경을 삽입하자 환자의 상태가 갑자기 나빠지면서 심폐소생술도 소용없이 그만 사망하고 말았다. 그들은 그 후 두 번 다시 이 수술 방법을 사용하지 않았다.

영국 런던의 외과의사 수타의 손가락수술법

1925년 5월 6일 영국 런던병원의 외과의사인 수타(Henry Souttar; 1875~1964)는 승모판막 협착증 환자에서 기념비적인 수술방법을 시도하였다(그림 8-9). 그는 19세 된 여자 환자에서 처음으로 손가락을 심장의 좌심방 부속지(left atrial appendage)를 통해 밀어 넣어 좁아진 승모판막을 넓혀 주는 수술을 시도하였던 것이다.

그 환자에 대한 수타의 애초의 수술 전 계획은 좁아진 승모판막을 칼로 절개하는 것이었다. 수타는 이에 따라 수술장에서 먼저 그의 둘째 손가락을 좌심방 부속지에 넣어 승모판막의 상태를 검사하였다. 판막은 몹시 망가져 있었으며 판막의 폐쇄부전증이 있었으나 협착증은 그다지 심하지 않았다. 수타는 순간 판막의 폐쇄부전증을 더욱 조장시킬지도 모르는 판막의 직접 절개는 피하고, 대신 손가락으로 판막공을 확장하기로 결정하였던 것이었다(그림 8-10). 수타의 이 획기적인 수술 이후 그 환자는 순조롭게 회복되어 좋은 상태로 퇴원하였다.

그러나 이 수술의 성공에도 불구하고 수타는 더 이상 환자를 수술할 기회를 갖지 못하였다. 뿐만 아니라 손가락을 사용한 그의 수술 방식 자체도 그로부터 무려 23년 후인 1948년에 이르기까지 어떤 다른 의사에 의해서도 시행되지 않았다. 이러한 배경에는 여러 가지 이유가 있었지만은 무엇보다도 당시 가장 영향력 있는 심장내과 의사 중의 하나인 맥켄지(James Mackenzie; 1853~1925)의 견해가 일반 의사들에게 영향을 미쳐, 내과 의사들이 더 이상 환자를 외과 의사들에게 보내지 않았기 때문이었다. 스코틀랜드의 유명한 심장내과 의사인 맥켄지의 당시 이론은 류마티스열로 손상을 직접 받는 부위는 심근 자체이기 때문에 판막의 협착자체는 그다지 중요하지 않다는 것이었다. 당시 맥켄지의 의료계에 대한 영향력은 실로 대단해서 거의 모든 내과 의사들이 그의 견해를 따랐다. 한편 수타가 처음 수술한 환자는 그 후 5년간 건강하게 살다가 뇌색전증이 갑자기 생기면서 그 후 곧 사망하였다. 사망의 원인으로는 좌심방부속지에서 혈전이 떨어져

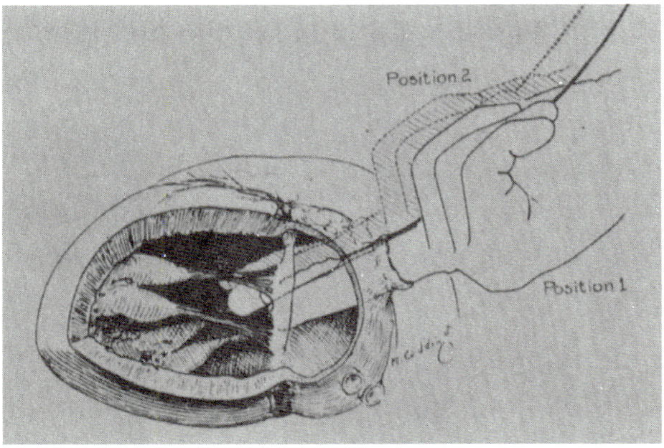

그림 8-10. 수타에 의해 최초로 시행된 승모판막 협착증에 대한 손가락 확장법을 보여 주는 모식도

나간 것으로 추정되었다.

보스턴 그룹의 추가 연구

한편 보스턴 그룹의 내과의사 레빈(Samuel Levine)은 대부분의 내과 의사들과는 달리 승모판막 협착증에서 수술의 필요성을 인정하고 외과의사 카틀러를 격려해가며 1923년 그들의 첫 수술 이후 6명의 환자를 더 수술하게 하였다. 그러나 수술 결과는 1929년에 그들이 발표한 것과 같이 그 결과가 몹시 실망스러운 것이었다. 수술 환자들은 앞서 언급한 첫 환자를 제외하고는 6명 모두가 수술 후 6일 이상을 생존하지 못하였다(그림 8-11).

한편 그때까지는 아무도 동물에서 실험적으로 승모판막 협착증을 만들지 못하였기 때문에 그들은 사람에서의 수술만을 통해 수술의 효과를 알 수밖에 없었다. 그러던 중 1930년대 초 카틀러 밑의 레지던트였던 파워즈(John Powers)는 하버드의대 실험실에서 최초로 개에서 실험적으로 승모판막 협착증을 인위적으로 만든 뒤 수술 실험을 하였다. 실험 내용은 카틀러의 방법대로 판막의 일부를 절제한 뒤 동물이 그로 인한 판막의 폐쇄부전증을 견딜 수 있는지 그 여부를 보는 것이었다. 실험 결과는 사람에서와 마찬가지로 모든 실험동물이 수술로 인한 판막의 폐쇄부전증을 견디지 못하고 사망하였다. 결국 파워즈는 승모판막의 부분절제는 생리적으로 타당하지 못하다는 결론을 내렸다. 그 대신 그는 승모판막 협착증 수술의 가능한

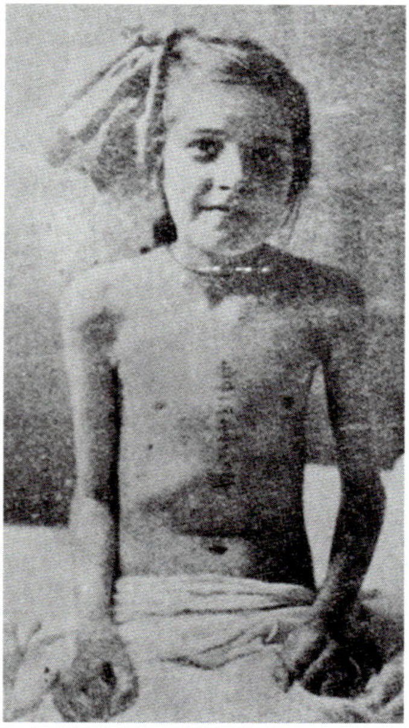

그림 8-11. 카틀러 등이 당시 수술한 승모판막 협착증 환자들 중 유일한 생존자였던 11세 된 소녀

방법으로 과거 수타의 손가락 확장 방법을 사용하거나 또는 판막의 아주 작은 부분을 여러 단계로 나누어 절제할 것을 제안하였다. 그 후 파워즈는 다른 도시의 병원으로 옮겼는데 그곳에는 실험시설이 없어 더 이상의 실험은 하지 못하였다.

이후 승모판막 협착증 수술은 일시적으로 침체 상태에 빠졌으며 전반적으로 심장수술은 2차 대전 시작 때까지 심장외상의 봉합이나 비후된 심막의 제거술 등을 제외하고는 별다른 진전을 보지 못하였다.

3) 베일리와 승모판막 수술의 새 시대

꾸준한 실험연구

오랫동안 침체 상태에 놓여있던 승모판막의 수술은 1940년대 초 미국 필라델피아에 있는 하네만(Hahnemann)병원의 젊은 외과의사 베일리(Charles P. Bailey; 1911~1993)에 의해 새장이 열리게 된다(그림 8-12). 베일리는 승모판막 협착증에 대한 수술의 필요성을 절감하고 그에 따른 연구를 하려했으나 당장 실험에 필요한 돈이 없었다. 그는 다행히도 의대 생리학 연구소로부터 개 실험을 해도 좋다는 허락을 얻어 주로 학생 들이 실습을 끝낸 오후 늦게 실험실로 가서 밤늦게까지 연구를 하였다. 이런 연구과정을 통해 그는 심장수술에 대한 많은 지견을 터득하게 되었다. 예를 들면 승모판막의 일부를 절제하였을 때의 영향을 연구하면서 내측 판막첨(valve leaflet)이 절제되면 수분 내에 개가 사망 하지만 외측 판막첨을 절제했을 때는 24시간 까지 개의 생명이 유지된다는 점 등을 발견하였다.

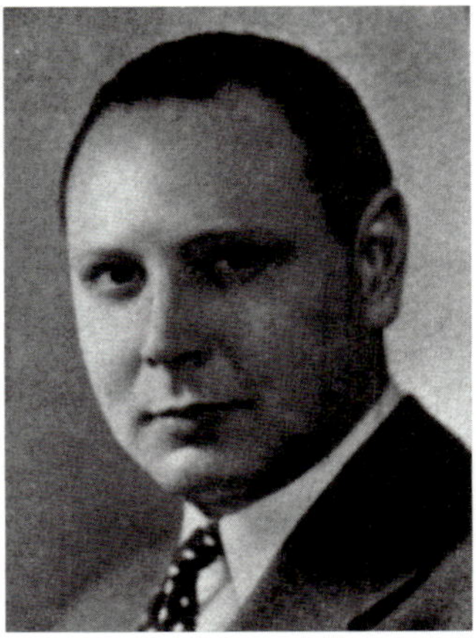
그림 8-12. 베일리(Charled Bailey)

수년간의 실험연구 끝에 베일리는 이제는 사람에서 실제로 수술을 시행할 때가 되었다고 생각하게 되었다. 비록 1920년대의 쓰라린 경험들이 이런 수술에 수반되는 큰 위험성을 예고하고 있었지만, 그는 승모판막 협착증에 대한 내과적 치료법의 한계를 생각할 때 어떤 위험을 감수하고라도 수술을 시행하여 보는 것이 가치가 있는 일이라고 생각하였다. 당시 승모판막 협착증 환자에 대한 신빙성 있는 자료들에 의하면 심부전증이 일단 시작된 후 환자들의 평균 생존기간은 4년 반에 불과하였다. 그리고 더욱 중요한 것은 표면에 드러난 통계상의 수치 자체 뿐 아니라 그동안 환자가 겪게 되는 처참한 고통을 생각해야 된다는 것이었다.

거듭되는 수술실패

1945년 11월 14일 마침내 베일리는 첫 수술을 시행하였다. 환자는 심한 승모판막 협착증을 가진 37세 된 남자로 심부전증과 반복되는 객혈을 호소하고 있었다. 그는 좌심방을 통해 삽입한 판막절개도(valvulotome)를 이용하여 좁아진 승모판막을 절개할 계획을 세웠다. 그는 이에 따라 심낭을 연 뒤에 먼저 좌심방 부속지(left atrial appendage)에 쌈지 봉합(purse string suture)을 하고 투관침(trocar)을 삽입하였다. 이때 갑자기 쌈지 봉합을 한 부분이 떨어져 나가면서 순식간에 수술시야가 피로 흥건히 젖었다. 베일리는 곧 겸자(clamp)로 지혈을 시도하였으나 순간적으로 너무 꽉 잠근 겸자 때문에 약한 좌심방 부속지가 더욱 찢어지면서 또 다시 대규모 출혈이 시작되었다. 그는 계속 겸자로 지혈을 시도하였으나 좌심방은 계속 찢어져 나가 나중에는 겸자로 잡을 좌심방 조직조차 남지 않은 상태가 되었다. 결국 환자는 출혈로 수술대 위에서 사망하고 말았다. 수술자체는 문자 그대로 대재난이었으나 이 수술을 통해 베일리는 좌심방 부속지와 같은 약한 조직에도 쓸 수 있는 겸자의 필요성을 인식하는 등 많은 것을 배우게 되었다.

베일리가 수술한 두 번째 환자 역시 심한 승모판 협착증을 가진 29세 된 여자 환자였는데 심부전증의 오랜 병력을 가지고 있었다. 1946년 6월 12일 시행된 이 수술에서는 베일리가 심낭을 열자마자 환자의 혈압이 60/50으로 갑자기 떨어지면서 상태가 나빠지기 시작하였다. 당황한 그는 수술을 중단하고 싶었지만 그때 수술장에 들어와 있던 환자의 담당 내과 의사는 승모판 협착증의 해소 없이 이대로 수술을 중단 하면 환자는 결국 마취와 지금까지의 수술의 영향으로 죽을 것이라고 수술을 계속 해줄 것을 주장하였다. 어쩔 수 없이 수술을 계속하게 된 베일리는 환자의 승모판막이 너무 심하게 좁아져 있어 판막을 통해 판막절개도를 넣기가 불가능한 사실을 알게 되었다. 절박해진 그는 임기응변으로 과거 영국의 수타(Henry Souttar; 1875~1964)의 수술 방법을 상기하면서 좌심방 부속지를 통해서 손가락으로 판막절개를 시행하였다. 곧 환자의 좁아진 승모판막이 몇 배로 넓혀지는 것이 느껴졌으며 다행히 판막의 폐쇄부전으로 인한 혈액의 역류는 감지되지 않았다. 그러나 수술 후 환자는 첫 24시간 동안은 조금씩 상태가 호전되었으나 갑자기 심한심부전증이 생기면서 사망하고 말았다.

환자의 부검 소견에서 승모판막의 양쪽 교련부(commissure)를 따라 찢어진 석회화된 판막이 관찰되었다. 환자가 사망한 가능한 원인으로는 수술로 찢어진 판막의 교련부위에서 가득 발견된 혈전이 지적되었다. 부검 시 이 환자의 심장을 관찰하면서 베일리는 승모판막의 교련부위를 따라 섬유화가 일어나 있는 두꺼운 부위를 절개하면 폐쇄부전증을 최소한으로 줄이면서 협착증을 해소 할 수 있을 것이라는 중요한 발견을 하였다. 이 발견은 현대적 개념의 승모판막 협착증 수술법의 시작으로 큰 의의가 있었다. 베일리는 이제는 거의 성공적인 수술의 가능성이 목전에 왔다고 생각하였다. 그러나 이미 전에 두 환자의 사망소식을 알고 있는 내과 의사들은 그에게 더 이상 환자를 보내 길 꺼려하였다.

그로부터 1년 반 후인 1948년 초의 어느 날 베일리는 신문을 보다가 미국 사우스캐롤라이나 주의 찰스톤에서 스미시(Horace Smithy; 1914~1948)란 외과 의사가 승모판막협착증 환자에서 성공적으로 외과적 치료를 했다는 기사를 읽게 되었다. 당시 스미시는 문헌을 통해 1920년대에 행해진 카틀러의 수술 실패와 파워즈의 실험 결과를 잘 알고 있었음에도 불구하고 그 나름대로 2년간에 걸친 치밀한 실험연구 끝에 카틀러의 수술 방법을 응용하여 7명의 환자에서 수술을 시도하였다. 카틀러의 방법과 차이점이 있다면 7명의 환자 중 4명에서는 좌심실 대신 좌심방 부속지를 통해 승모판막에 접근했던 것이었다. 7명의 환자 중 두 명은 수술 직후 사망하였으며 또 다른 한 명은 수술 10개월 후에 사망하였다. 그러나 나머지 환자 중 한 명에서는 현저한 증상의 완화가 관찰되었으며 다른 세 명에서도 약간의 증세 호전이 있었다. 20여년 전에는 모든 환자에서 실패로 끝났던 카틀러의 술식을 사용하여 4명의 환자에서 적어도 약간이나마 증상의 호전을 보이면서 수술을 성공한 것은 대단한 진전이었다. 그러나 불행히도 스미시는 그 자신이 바로 류마티스열의 합병증으로 인한 대동맥판막 질환 환자였다. 수술 시행 바로 그해에 증상이 급속히 악화되기 시작한 그는 죤스홉킨스병원의 의사에게 부탁하여 자기가 개발한 수술 방법으로라도 자신에게 시행해 줄 것을 부탁하였다. 그러나 그는 이 수술이 이루어지기 전에 34세의 젊은 나이로 요절하고 말았다(제 8장 심장판막질환 및 판막수술의 발달-4. 대동맥 협착증 수술 참조).

당시 승모판막의 부분적인 제거에도 불구하고 1920년대의 환자들과 달리 스미시의 환자들이 수술 후 판막의 폐쇄부전증을 견딜 수 있었던 것은 1920년대 이후로 현저히 진전된 마취기법이나 수혈법등 일반 수술 기법의 발달이 크게 기여한 것으로 볼 수도 있다. 어쨌든 스미시의 수술에 관한 기사는 베일리에게 큰 자극을 주게 되어 그의 도전심과 용기를 다시 한 번 불러일으켰다.

1948년 3월 2일 다시 베일리는 승모판 협착증과 반복되는 객혈이 있는 39세 된 남자 환자에서 수술을 시행하였다. 델라웨어 주의 윌밍톤이란 도시에 있는 메모리얼병원에서 시행된 이 수술은 그로서는 세 번째로 시도하는 수술이었다. 그는 먼저 좌심방 부속지를 통해 오른쪽 둘째손가락을 넣고 승모판막을 검사하였다. 그런 뒤 그는 힘들여 판막절개도를 사용하여 승모판막의 외측 교련부위를 따라 절개하였다. 환자는 수술 후 일단 순조로운 회복 과정을 거쳤다. 그러다가 수술 후 5일째에 환자는 수액의 과잉공급으로 인한 폐부종으로 사망하고 말았다.

베일리는 세 번째 수술을 한 뒤 몇 주 후에 미국 흉부의사 학회로부터 승모판막 협착증에 관해 강연을 해달라는 요청을 받았다. 그는 그 초청을 어쩔 수 없이 받아는 들였지만 정말 내키지는 않았다. 왜냐하면 그가 발표할 수 있는 업적은 3번의 수술 실패담 뿐 이였기 때문이었다.

마침내 성공하다

그러던 중 베일리에게 또 다시 수술의 기회가 돌아왔다. 이번에는 환자가 두 명이였는데 한 명은 필라델피아 종합병원으로 입원한 젊은 남자 환자로서 진행된 승모판막 협착증이 있었는데 적극적인 내과 치료에도 불구하고 상태가 좋지 않았다. 또 다른 한 명의 환자는 성공회 병원에 입원해 있는 24세 된 여자환자로 객혈과 가벼운 심부전이 있었으나 비교적 상태가 좋은 편이었다. 베일리에게 이번의 수술은 참으로 중요한 의미를 가지고 있었다. 이미 3번에 걸친 수술 실패로 그가 수술을 해왔던 필라델피아에 있는 5개 병원 중 3개 병원이 그에게 더 이상 수술의 기회를 주지 않기로 결정한 상태였다. 한번 더 수술을 실패한다는 것은 그로서는 필라델피아에서의 그의 외과 의사 생활의 마지막을 의미하는 것이었다. 베일리는 어쨌든 두 명의 환자를 다 수술해야겠다고 생각하고 대담한 계획을 세웠다. 그 계획은 만일 필라델피아 종합병원에서의 첫 수술이 실패하여 환자가 사망하더라도 그 소식이 성공회 병원에 알려져 수술이 취소되기 전에 재빨리 가서 두 번째 수술을 한다는 것이었다.

드디어 1948년 6월 10일 아침 베일리는 필라델피아 종합병원의 남자 환자를 먼저 수술하였다. 환자의 가슴을 열고 심장을 노출시킨 뒤 심장을 가볍게 건드리자 갑자기 부정맥의 한 종류인 다발성 기외수축이 나타났다. 그냥 수술을 계속하면 위험하다고 판단한 그는 수술을 중단하고 여러 가지 약제를 사용하여 부정맥을 없애려고 시도하였으나 별 효과가 없었다. 마침 정주용 퀴니딘을 개발한 듀란트(Tom Durant)가 샘플을 가지고 수술 장에 들어와 있었다. 베일리는 즉시 퀴니딘을 정맥으로 주사하기 시작하였으나 주입이 다 끝나기도 전에 심실세동(ventricular fibrillation)이 생겨 심장정지 상태가 되었다. 심폐소생술로 겨우 심장은 돌아왔으나 심장 박동은 여전히 약한 상태였다. 베일리는 좌심방 부속지로 급히 손가락을 넣어 승모판막을 확장해 보았지만 환자는 수술대 위에서 사망하고 말았다.

그는 미리 세워둔 계획대로 차로 성공회 병원으로 몇 분 안에 달려갔다. 필라델피아 종합병원에서의 수술 환자의 사망 소식은 아직까지 그 병원에 전해지지 않았다. 그는 바로 두 번째 환자인 젊은 여자환자의 수술을 시행하였다. 베일리는 역시 좌심방 부속지를 통해 넣은 손가락을 따라 칼을 넣은 후 승모판막의 외측 교련부를 따라 절개하였다. 순간 환자의 혈압이 갑자기 제로로 떨어졌으나 그가 손가락을 승모판막에서 제거하자 다시 정상화 되었다. 이번 수술은 정말 잘 진행되어 수술시간이 8분 밖에 걸리지 않았다. 환자도 수술 후 잘 회복되어 수술 후 4일째에는 건강하게 걸을 수 있게 되었다. 베일리는 마침내 성공 사례를 기록한 그의 이 수술법을 듀란트가 부른대로 〈승모판막 교련절개술(mitral commissurotomy)〉 이라고 명명하였다.

그로부터 10일 후에 시카고에서 미국 흉부의사학회가 열렸다. 베일리가 승모판막 협착증의 수술에 대해 발표하였다. 먼저 수술로 사망한 4명의 환자를 설명한 뒤 마지막 다섯 번째 환자를 설명하기 시작하였다. 승모판막에 손가락을 넣은 상태에서 환자의 혈압이 제로로 떨어졌다는 이야기에 이르러서는 모든 청중이 곧 이어질 또 하나의 사망소식을 기다리고 있었다. 그러나 결과는 놀랍게도 수술 성공의 뉴스였다. 발표가 끝난 직후 베일리는 막 기차를 타고 필라델피아에서 도착한 그 젊은 여자 환자를 학회장에 소개를 하였다. 그녀는 몇 가지 질문에 대답을 하고 수술 후에 훨씬 상태가 좋아 졌다고 말했다. 그리고나서 베일리는 학회장 앞쪽에 앉아 있던 그라암(Evarts Graham; 1883~1957)등 당대의 흉부외과의 권위들에게 환자의 심장잡음을 청진해 보기를 권유하였다. 호텔의 전임의사로부터 청진기를 빌려 환자의 심장 소리를 들은 그들은 승모판막 협착증의 심잡음이 완전히 사라진 것을 확인하였다. 그라암은 일어나서 베일리의 업적에 큰 찬탄을 보냈다. 이어진 토론에서 불과 4개월 후에 비극적인 죽음을 맞게 되는 스미시는 그가 최근까지 수술한 일곱 명의 승모판막 협착증 환자에 대해 설명하였다. 그는 판막절개에 생검(biopsy)에 사용되는 도구와 비슷한 판막절개도(valvulotomy)를 사용하였다고 하면서 베일리의 수술 방법이 훨씬 합리적이라고 말하고 그의 성공을 축하해 주었다.

베일리와 함께 승모판막 협착증 수술의 새장을 연 하켄과 브록

베일리가 첫 승모판막 교련절개술(commissurotomy)을 성공한지 불과 6일 후인 1948년 6월 16일에 미국 보스턴의 하켄(Dwight Harken; 1910~1993)도 똑같은 판막교련절개술의 개념을 가지고 27세 된 남자 환자에서 수술을 시행하여 성공하였다. 하켄은 카틀러의 문하생으로 세계 제 2차 대전 중에 많은 심장외상 환자에서 파편을 제거하는 수술을 통해 심장수술에 대한 광범위한 경험을 쌓고 이를 승모판막 수술에 활용하였다. 그는 특히 무려 130명의 심장외상 환자에서 단 한명의 사망자 없이 총알과 파편을 제거했던 것으로 유명하였다. 다만 그로서는 아쉽게도 불과 6일의 차이로 승모판막 교련절개술 최초의 시술자라는 명예를 놓치고 말았던 것이다.

그리고 영국의 런던에서도 브록(Russell Brock; 1903~1980)이 1948년 9월 16일 29세 된 여자환자에서 수타의 방법과 같이 손가락으로 좌심방 부속지를 통해 승모판막 교련절개술을 성공시켰다. 수술당시 브록은 미국에서 행해진 베일리와 하켄의 수술에 관해서는 모르고 있었다(그림 8-13).

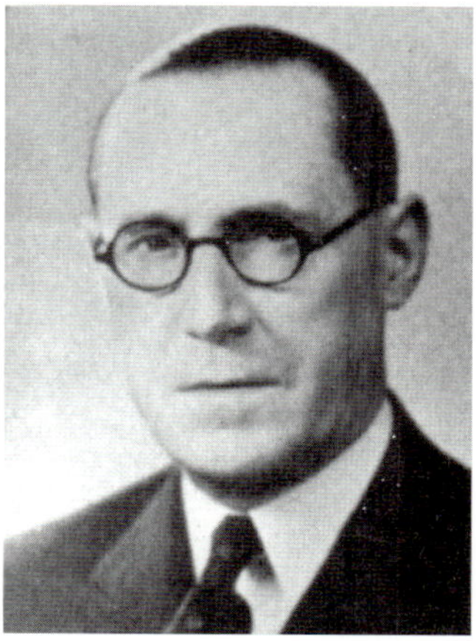

그림 8-13. 브록 (Russell Brock)

결국 베일리, 하켄, 그리고 브록은 함께 승모판막 수술의 새장을 연 사람들로 길이 기억되게 된다.

3. 승모판막 폐쇄부전증의 수술

승모판막 폐쇄부전증(mitral regurgitation)이란 심실의 수축기에 승모판막이 제대로 닫히지 못하는 병변으로, 이 때문에 혈류가 좌심실에서 좌심방 쪽으로 역류하게 되는 병변을 말한다. 폐쇄부전을 일으키는 승모판막의 양상은 다양해서 판막의 주위 즉 판막륜(annulus)의 확장 때문에 올 수도 있고 판막의 단열(cleft)로 오기도 한다. 또 건삭(chordae tendinae)의 파열이나 융합 등도 원인이 될 수 있고 때로는 판막첨(valve cusp)이 융합 변형이 되면서 협착증과 동시에 폐쇄부전을 일으키기도 한다(그림 8-14). 이러한 승모판막 폐쇄부전증의 대부분의 원인은 류마티스열에 기인한다. 일반적으로 승모판막 폐쇄부전증을 가진 환자들은 승모판막 협착증 환자들에 비해 증상이 가벼운 상태에서 비교적 오래 사는 것이 보통이다. 그러나 결국은 증상이 조금씩 심해지면서 심부전증이 오게 된다. 일단 심부전증이 생기면 상태가 급속히 악화되는 것이 보통이다.

승모판막 폐쇄부전증에 관한 수술법이 본격적으로 개발되기 시작한 것은 1950년대에 들어서였다. 당시 승모판막 폐쇄부전증의 치료를 위하여 소개된 수술법은 실로 다양하였다. 이러한 현상은 비록 일부 외과의사들이 그들의 수술 방법으로 간혹 좋은 수술 결과를 얻기도 하였으나, 결국은 어느 방법도 만족스럽지 못하였다는 현상을 대변하여 주고 있었다. 여기서 한 가지 흥미로운 사실은 당시 승모판막 폐쇄부전증에 관한 대부분의 수술 기법들이 저체온법과 체외순환법의 등장 이후에 소개되었음에도 불구하고, 심장을 직접 열고 직시 하에 수술을 하기 위한 방법보다는 여전히 폐쇄식(blind method)을 염두에 둔 수술 방법이었다

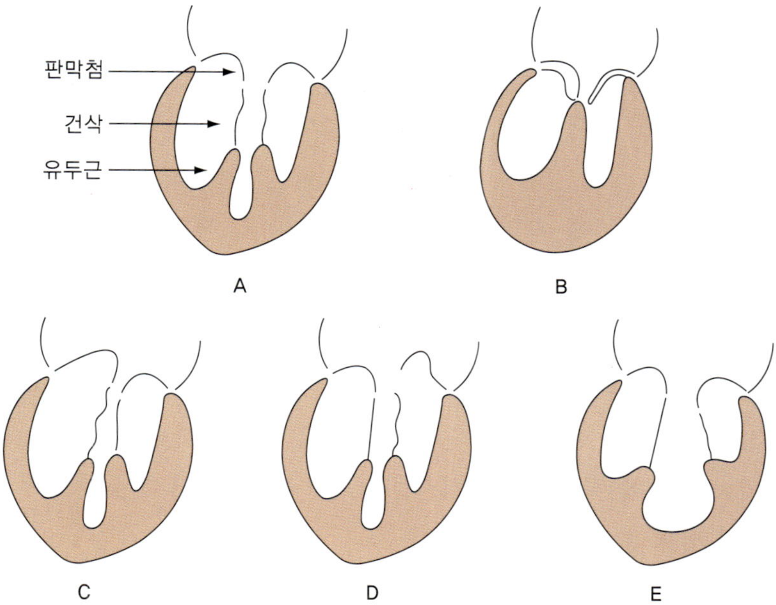

그림 8-14 승모판막 폐쇄부전증을 일으키는 가장 흔한 원인들. A. 판막륜(annulus)의 확장, B. 판막첨의 당김(retraction), C 건삭(chordae tendinae)의 길어짐이나 짧아짐, D. 건삭의 파열, E. 좌심실의 확장

는 것이었다. 이는 당시의 외과의사들이 여전히 개심술에 의한 수술 방법의 안전성에 확신을 갖지 못하고 있었기 때문에, 상태가 나쁘거나 심근의 기능이 저하된 상태의 환자에서 개심술(open heart surgery)을 시행하는 것을 가능하면 꺼렸기 때문이었다.

뮤레이의 실험에 착안한 베일리의 수술법

승모판막 폐쇄부전증 수술의 출발점은 일찍이 캐나다의 뮤레이(Gordon Murray)가 승모판막 협착증의 수술 연구를 하는 과정에서부터 시작되었다고 볼 수 있다. 당시 뮤레이는 1938년부터 승모판막 협착증의 수술법을 실험적으로 연구하고 있었다. 그는 수술로 승모판막의 협착증을 해소할 때 충분한 수술 효과를 보기 위하여 폐쇄부전증이 조장될 정도로 과감하게 판막을 절제하는 방법을 사용하였다. 그런 뒤에 그는 이 폐쇄부전증을 판막공 아래쪽에 힘줄(tendon)이나 정맥의 이식편을 빨래줄 처럼 부착시켜 줌으로써 교정하여 주는 방법을 시도하였던 것이다.

뮤레이의 실험 방법에 착안한 미국 필라델피아의 베일리(Charles Bailey; 1910-1993)는 직접 그의 방법에 따라 수술을 시도하였다. 차이점이 있었다면 베일리의 주된 목적은 뮤레이와는 달리 승모판막 협착증의 수술이 아니라 일차적으로 폐쇄부전증의 교정에 있었던 것 뿐 이었다. 그러나 수술 결과는 52명의 환자에서 38.5%의 높은 사망률을 기록하는 등 실망스러웠다. 폐쇄부전을 막기 위하여 판막공 아래에 부착시킨 조직편들은 대부분 얼마 되지 않아 모두 오그라들면서 마치 섬유 밴드처럼 되어버렸다.

베일리는 이때 같은 필라델피아에 있는 제퍼슨의대에서 템플튼(John Templeton)과 기본(John Gibbon; 1903~1973) 등이 1949년에 삼첨판막의 재건수술을 실험하면서 심낭막(pericardium)을 사용하여 비교적 좋은 결과를 얻었다는데 착안하였다. 즉 그는 폐쇄부전 교정용 조직이식편으로 정맥이나 힘줄 대신에 심낭막을 사용하여 보기로 결정하였던 것이다. 그러나 실망스럽게도 심낭막 역시 시간이 경과함에 따라 오그라들었다. 베일리는 이런 원인이 혈류의 공급이 차단된 상태의 이식편(free graft)을 사용했기 때문으로 판단하였다. 따라서 그는 다음번에는 혈류 공급이 유지된 상태에서의 이식편을 사용해보기로 결정하였다.

이에 따라 베일리는 수술 중 심낭막의 한 쪽 끝은 여전히 본래의 위치에 붙어있는 상태로 혈류공급을 유지시켜 주었다. 그리고는 다른 쪽 심낭막 조직의 일부를 매끄러운 부분이 바깥으로 가게끔 튜브처럼 만들어 준 다음, 심장의 앞쪽에서 뒤쪽으로 통과 시키면서 승모판막의 아래에 위치시켰다. 이때 심낭막으로 만든 튜브의 정확한 위치 선정은 좌심방으로 삽입한 손가락으로 만져가면서 결정하였다. 그리고 심장 뒤쪽으로 빠져나온 심낭막 튜브는 적절한 긴장도를 유지하게끔 당긴 다음 심근에 봉합하였다. 기대했던 대로 이렇게 이식된 심낭조직은 일정 기간이 지나도 오그라드는 성향을 보이지 않았다. 1950년 12월 베일리와 그의 동료들은 이 방법을 사용하여 수술한 7명의 환자에 관하여 그 결과를 발표하였다. 7명 중 2명은 판막의 협착증도 같이 있었기 때문에 승모판막 밑에 심낭튜브를 위치시키는 것과 동시에 교련절개술(commissurotomy)을 시행하여 주었다. 그들의 보고에 따르면 7명 중 6명에서 성공적인 결과를 얻었으며 나머지 한 명에서는 별반 효과를 보지 못한 것으로 되어 있었다.

베일리의 방법과 유사한 영국의 로간과 터너의 수술법

한편 영국 스코틀랜드의 수도 에딘버러에서는 1952년 외과의사 로간(Andrew Logan)과 내과 의사 터너(Richard Turner)가 란세트(Lancet)라는 의학잡지에 그들이 외과적으로 수술한 11명의 승모판막 폐쇄부전증 환자에 관하여 보고하였다. 환자들은 모두 상태가 아주 나쁜 환자들이였으며, 그들이 시행한 수술 방법은 베일리의 방법과 비슷하였다.

첫 환자의 수술은 1951년 10월 1일 시행되었다. 환자는 37세 된 여자 환자로 심한 객혈과 호흡곤란을 주 증상으로 하고 있었다. 수술은 역시 혈류공급을 유지한 상태의 심낭막(pericardium) 이식편을 소식자(probe)의 끝에 매달아서 좌심실의 앞쪽에서 심장 뒤쪽으로 통과시키면서 진행되었다. 심낭막 이식편의 위치 역시 좌심실로 삽입한 손가락으로 조절하였다. 그리고 심장의 뒤쪽으로 심낭막 이식편을 통과시킨 뒤에는 느낌으로, 심실이 수축할 때 심낭편이 판막공을 채워줄 수 있는 정도로 이식편을 당겨서 심근에 봉합하여 고정을 시켰다. 그 환자는 수술 후 순조롭게 회복되었으며 수술 10개월 후의 추적 검사에서 객혈도 없어지고 호흡 곤란도 사라진 것으로 보고되었다. 나머지 10명의 환자들에서도 비슷한 수술이 진행되었는데 로간 등은 이후에 시행한 5명의 환자들에서는 기술적인 편이성 때문에 심낭 이식편을 심장의 뒤쪽에서 앞으로 통과시켰다. 모두 9명의 환자에서 수술 후 증상의 호전이 있었다고 보고되었다.

베일리의 또 다른 시도들

승모판막 폐쇄부전증에 대한 수술증례가 늘면서 외과의사들은 승모판막의 폐쇄부전은 두 개의 판막첨(valve leaflet) 중에서 주로 뒤쪽 판막첨에서 생긴다는 사실을 알게 되었다. 따라서 폐쇄부전증을 교정하면서 전체 판막을 대상으로 수술하기보다는 주원인이 되는 뒤쪽 판막첨 부분만을 선택적으로 교정해주는 것이 좋지 않을까하는 의견이 당연히 대두되었다.

이러한 생각을 실행에 옮긴 사람은 역시 베일리였다. 베일리는 승모판막의 앞쪽 판막첨과 뒤쪽 판막첨사이의 간격이 벌어져 심실 수축 시에 서로간에 제대로 붙지 않음으로써 폐쇄부전증이 생긴 환자를 수술하게 되었다. 그는 승모판막의 벌어진 틈의 옆에 있는 뒤쪽 판막첨을 봉합하여, 판막첨 사이의 간격을 없애주는 방법을 시도하였다. 즉 그는 좌심방으로 삽입된 손가락으로 조절하면서 좌심실 벽으로 통과시킨 봉합사로 승모판막의 뒤쪽 판막첨에 실을 통과시킨 다음, 다시 이 실을 좌심실 바깥쪽으로 빼내어 결찰하는 방법을 사용하였다. 이때 봉합사로는 심낭막(pericardium) 조직으로 만든 것을 사용하였다.

그러나 베일리가 이 방법으로 수술한 72명의 환자 중에서 20명이나 사망하여 이 수술 방법이 안전하지 않다는 것을 보여 주었다. 무엇보다도 환자들의 수술 전 심장 상태가 워낙 나빠 심장이 수술조작 중에 쉽게 치명적 부정맥인 심실세동(ventricular fibrillation)을 일으켰던 것이 높은 사망률의 원인이었다. 그밖에 수술중 봉합사의 통과 때문에 심실 벽에 출혈이 생긴 경우 이를 조절하기가 종종 어려웠던 점도 큰 원인이었다. 그리고 수술로 사망한 환자의 부검 소견에서는 많은 경우에서 판막첨(valve leaflet)이 봉합사에 의해 찢겨져 있는 것이 발견되었다. 이런 이유들로해서 이러한 수술 방법은 위험할 뿐만 아니라 수술 기법 자체도 효과가 없는 것으로 판단되었다.

베일리는 그 다음 아이디어로 판막의 폐쇄부전증을 일으키는 결손 부위에다 어떤 물질을 갖다 붙여서 폐쇄부전을 교정해 보려는 방법에 관하여 연구를 하기 시작하였다. 연구 중에 1953년 베일리의 동료인 자미슨(William Jamison)은 양말 공장에서 여자 스타킹의 코를 만드는데 사용하는 루퍼(looper-재봉틀 실의 고리를 만드는 장치)의 원리에 입각한 수술기구를 개발하였다. 이 기구는 사용하는 데에 다소간의 어려움은 있었지만, 시술자가 이 기구를 손가락에 부착시켜서 심방을 통해 봉합사를 안전하게 원하는 장소에 위치시킬 수가 있었다. 베일리는 이 수술기구를 사용하여 나일론 봉합사를 먼저 수술하려는 판막부위에 위치시킨 뒤에, 심낭막 조각을 이것에 묶어서 필요한 부위에 갖다 붙이는 방법을 시도하였다. 즉 이 수술법의 아이디어는 심낭막 조각을 삽입하여 폐쇄부전증을 일으키는 판막 내의 틈을 메꾸어 줌으로써 폐쇄부전을 교정해 보자는 생각이었다. 이른바 루퍼(looper) 방법으로 불리던 이 수술법은 모두 25명의 환자에서 시도되어 4명의 사망자를 남겼다.

하켄의 수술법들과 베일리의 시도들에 대한 반론

당시 필라델피아의 베일리 팀에서 시행되고 있는 이러한 여러 가지 수술 방법들에 대해 당시 경쟁 관계에 있던 보스턴의 하켄(Dwight Harken; 1910~1993)은 매우 부정적인 견해를 보였다. 하켄과 베일리는 평소에도 학회장에서 서로 간에 가시에 찬 설전을 주고받을 때가 많았다(그림 8-15).

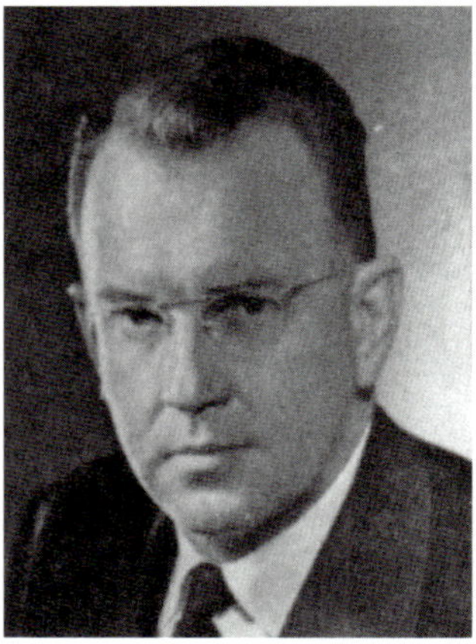

그림. 8-15. 하켄 (Dwight Harken)

하켄은 우선 승모판막의 폐쇄부전증을 교정하기위하여 심장 내에 심낭막 조직을 삽입해주는 생각 자체에 대해 비판적이었다. 그는 심장

내에 위치시킨 심낭막의 이식편은 결국 혈전 형성이나 조장하게 되고, 또 궁극적으로는 이식편의 위축현상을 일으키지 않을 수 없을 것이라고 생각하였다. 당시 이러한 그의 견해에는 많은 사람이 동의하였다. 그리고 만일 심낭막 이식편이 계속 그 자리에 유지되어 있을 수 있다 하더라도, 잘못하여 오히려 판막 구멍을 막아버릴 위험성도 있다는 것이었다. 또한 이러한 심낭막 이식편이 다행히 폐쇄부전을 일시적으로 치료해주는 효과를 보이는 경우에도, 결국 이에 따라 병으로 커져있던 심장이 작아지게 되면서 상대적으로 큰 면적을 차지하게 된 심낭막 이식편이 판막 구멍을 폐쇄시킬 수 있다고 생각되었다.

하켄은 이러한 문제점들을 지닌 베일리의 심낭막 이식편 수술법 대신에 판막첨의 유동성을 유지하는 데에 중점을 두는 새로운 수술법을 고안하였다. 즉 그는 판막첨 자체는 건드리지 않고 판막주위, 즉 판막륜(valve annulus) 사이를 가로질러 봉합사를 위치시켜 이를 좁혀줌으로써, 심실수축 시 앞쪽과 뒤쪽의 두 판막첨들이 서로 간에 빈틈없이 붙을 수 있도록 하였다. 이 수술방법은 판막첨 자체는 건드리지 않기 때문에 전술한대로 판막첨의 유동성을 유지시켜 줄 수 있는 장점이 있었다. 하켄이 이 방법으로 수술을 시행한 3명의 환자 중 한 명은 수술 후 곧 사망하고 다른 한명은 6개월 후 뇌색전증(cerebral embolism)으로 사망하였다. 그러나 세 번째 환자는 증상의 호전을 보여 수술 후 1년 이상 지난 뒤에 추적 검사를 하였을 때 여전히 좋은 상태를 유지하고 있는 것으로 보고되었다.

하켄의 이러한 수술 방법은 클리블랜드의 케이(Earle Kay)와 크로스(Frederick Cross)에 의해서도 채택되었다. 그들은 1955년 〈흉부외과 잡지(Journal of Thoracic Surgery)〉에 그들의 실험 결과를, 그리고 〈외과(Surgery)〉지에는 4명의 수술 환자에 대한 증례보고를 하였다. 그들의 첫 환자는 26세 된 여자 환자로 그들은 1954년 5월 28일 수술을 시행하였다. 환자는 수술 3개월 후에 시행한 추적검사 상 현저히 증상이 호전된 것으로 관찰되었다. 사망 례는 1례에서 있었는데 수술 16일째에 폐색전증의 의심아래 사망하였다.

다시 하켄의 이야기로 돌아가면 그는 승모판막 폐쇄부전증 수술의 다음 단계로 플라스틱으로 만든 유동성이 있는 배플(baffle-일종의 차단 장치)을 심장 내에 삽입하여 판막의 유동성을 유지한 상태에서 승모판막 폐쇄부전증을 교정하는 방법을 고안하였다. 그가 만든 첫 배플은 공 모양의 것이었다. 이 새로운 방법을 이용한 수술은 먼저 좌심방의 절개를 통해 이 공 모양의 배플을 승모판막 하부의 좌심실 쪽으로 밀어 넣는 것으로 시작되었다. 그런 뒤에 공의 가운데 구멍을 통해 봉합사를 통과시켜 공이 심장 내에서 대롱대롱 매달린 상태에서 이를 심실 벽에 고정시켰다.

이렇게 하면 좌심실이 수축할 때 이 공이 좌심실 내에서 승모판막 구멍 쪽으로 이동하여 판막 구멍을 막아 줌으로써 폐쇄부전증을 해소시켜 준다는 이론이었다. 그러나 공 모양의 배플은 종종 좌심실의 수축기에서 뿐만 아니라 이완기에서도 승모판막 구멍의 폐쇄를 쉽게 일으킨다는 것을 발견한 그는 이를 보완하기 위하여 다시 병 모양의 배플을 고안하였다.

하켄은 이 병 모양의 배플로 24명의 환자를 수술하였는데 환자들은 거의 다 심하게 병이 진행된 상태에 있었다. 24명의 환자 중 7명의 환자가 수술 직후 사망하였으며, 또 다른 7명은 그 후 사망하였다. 그러나 생존한 10명의 환자 중 8명에서는 상당한 증상의 호전을 본 것으로 보고되고 있다. 하켄은 이러한 결과에 여전히 만족할 수가 없었다. 배플을 사용한 수술법은 배플에 의한 혈전의 형성과 그에 따른 색전증(embolism)의 가능성이 항상 있었다. 또 수술시 배플을 정확히 바라는 자리에 위치시키기가 어려웠고 그리고 힘들게 위치시킨 배플도 제자리에 머물러 있지 않았다.

하켄은 이러한 문제점들을 극복하고 판막구멍 폐쇄의 가능성을 보다 줄이기 위한 목적으로 여러 가지 크기의 방추형 배플을 고안하였다. 그가 1954년에 발표한 것에 따르면 이 배플로 수술한 17명의 환자 중에서 3명의 환자만이 수술 직후에 사망하고 나머지 한명이 그 후 사망한 것으로 보고하였다.

미국 필라델피아의 글로버와 다빌라의 수술법

승모판막 폐쇄부전증의 수술에 관한 그 다음 아이디어는 미국 필라델피아 팀의 글로버(Robert Glover)와 다빌라(Julio Davila)에게서 나왔다. 그들은 당시 판막 자체를 건드리는 수술법에 관해서 회의를 가지고 이런 방향의 연구로는 효과적인 수술 방법을 얻지 못할 것으로 생각하였다. 그들은 좌심실이 병으로 확장되면 판막 둘레인 판막륜(annulus)도 따라서 넓어지고 이로 인해 판막첨(valve leaflet) 간의 간격이 점점 벌어져 판막의 폐쇄부전증이 조장되고, 이에 따라 심실은 더 확장되는 소위 악순환의 경과를 취한다는 것을 강조하였다. 그들은 이때 심장의 바깥쪽에서 판막륜 주위를 좁혀주는 수술을 시행하면 이러한 악순환을 막아줄 수 있을 것으로 판단하였다. 물론 이미 이전에 여러 연구자들이 실험적으로 승모판막 협착증을 만들기 위한 목적으로 유사한 방법들을 시도하였다가 다들 실패하고 말았지만 글로버 등은 용기를 잃지 않았다. 그들은 사체 및 동물 실험을 통해 수술방법에 관한 연구를 꾸준히 해나갔다.

마침내 1956년 5월 그들은 그들의 방법으로 수술한 27명의 환자들에 대한 결과 발표를 하였다. 환자들은 7살에서 52세까지의 연령 분포를 보였으며 모두 류마티스성 판막질환으로 진행된 상태의 심부전증에 시달리고 있었다. 이들 환자에서 사용된 수술법은 간단히 말해서 승모판막의 판막륜에 해당되는 심장둘레에 봉합사를 위치시켜 이를 졸라맴으로써 확장된 판막륜을 좁혀 주자는 것이었다. 판막륜은 쌈지 봉합법(purse-string suture)으로 좁혀 주었는데 이때 봉합물질로는 제대사(umbilical tape)나 면을 사용 하였다. 그리고 심장 뒤쪽의 심막횡동(transverse sinus) 부분에 들어가는 가운데 부분은 심낭막 조직으로 대체하였다. 판막륜을 좁히는 정도는 좌심방을 통해 삽입한 손가락으로 폐쇄부전증이 해소되는 정도를 검사하면서 조절하였다.

첫 수술은 1955년 1월 20일에 시행되었는데 환자는 잘 회복되어 수술 16개월째의 추적 검사 상 정상적인 상태를 보였다. 수술 환자 중 14명에서는 수술 전

이미 극심한 심부전증으로 아무런 치료 방법 없이 죽음만을 기다리던 환자였다. 이 그룹의 환자들에서의 수술 결과는 역시 나빴다. 그러나 생존한 몇 명의 환자들에서는 생존기간 중이나마 증상의 호전을 볼 수 있었고 한 환자는 8개월까지 수명을 연장할 수 가있었다.

폐쇄식 수술법의 딜레마

이밖에 다른 일부 학자들의 수술법을 포함하여 지금까지 소개된 수술 방법은 모두 승모판막을 직접 눈으로 보지 못하고 수술하는 일종의 폐쇄식 방법들이다. 따라서 수술로 기대할 수 있는 결과에는 어쩔 수 없는 한계가 있을 수밖에 없었다. 승모판막 폐쇄부전증에 대한 근본적인 수술 방법은 당연히 심장을 여는 개심술(open heart surgery)에 의해 직접 승모판막의 상태를 관찰하면서 수술하는 것만이 올바른 결과를 기대할 수 있기 때문이었다.

그러나 1950년대 당시 이미 체외순환법(cardiopulmonary bypass)과 저체온법(hypothermia)에 의한 개심술이 임상에 소개되었음에도 불구하고 전술한 바와 같이 이 방법들이 바로 승모판막 폐쇄부전증의 수술에 이용된 것은 아니었다. 무엇보다도 당시에는 승모판막 폐쇄부전증에 관한 확실한 수술방법이 확립이 되어있지 못한 상태여서 증상이 가벼운 초기의 폐쇄부전증 환자를 수술로 치료해 보자는 생각은 원칙적으로 받아들이지 않았다. 그리고 수술이 정작 필요한 상황에서는 환자의 상태가 매우 악화된 경우가 대부분이었다. 따라서 이때는 악화된 상태의 심장이나 기타 장기들이 당시의 조악한 체외순환법이나 저체온법을 견딜 수가 없었던 것이었다.

외과 의사들은 결국 보다 안전한 체외순환법이 개발 되거나 승모판막 폐쇄부전증의 만족할 만한 교정방법이 등장할 때까지 기다릴 수밖에 없었다. 그리고 그 동안에 그들은 그들의 여러 가지 폐쇄식 수술 방법으로 최선을 다할 수밖에 없었다. 이러한 이유들로 해서 당시 승모판막 폐쇄부전증의 수술방법의 개발에는 어떤 연속성을 발견하기가 어려웠다. 다양한 기법이 소개 되었으나 모두 단명에 그치고 말았으며, 그 기법을 개발한 사람 이외의 딴 외과 의사들에 의해서는 채택되는 경우 가 드물었다. 그러나 그 당시의 외과의사들이 어쩔 수 없는 상태의 환자들이 아무런 대책 없이 죽어가고 있는 것을 그대로 방치하지 않고 비록 그 가능성은 크지 않았더라도 희망이 있다고 생각되는 상황에서는 적극적으로 이를 치료해보려고 시도한 것은 큰 평가를 받을 일이었다.

판막 성형수술법의 한계와 재각광

앞서 소개한대로 1955년 이전에 개발된 여러 가지 천재적인(?) 수술기법들은 결국 뚜렷한 효과를 보지 못하다가, 1955년부터는 인공심폐기를 이용한 다양한 판막륜 성형술들이 소개되기 시작하였다. 1957년에는 미국의 릴리아이(C. Walton Lillehei; 1918~1999)와 메렌디노(Merendino)가 각각 독립적으로 판막륜 성형술을 기술하였으며, 1960년에는 므군(Dwight C. McGoon)이 건삭이 파열되어 승모판막의 일부가 독립적으로 움직이는 부분(flail segment)을 만드는 경우에 국소적으로 주름을 잡아주어(plication) 이를 교정하는 효과적인 수술방법을 개발하기도 하였다.

그러나 상당수의 환자들에서는 이러한 성형수술법이 한계가 있어, 결국 획기적인 치료 방법으로 효과적인 인공 심장판막의 등장을 기다리지 않을 수 없었다. 그러나 오늘날 인공심장판막의 본격적인 등장 이후에도 오히려 판막 성형수술은 인공심장판막에 본연적으로 내재된 합병증을 피할 수 있는 유력한 대체 수술 방법으로 다시 큰 각광을 받고 있다. 특히 1980년에는 프랑스의 유명한 외과의사 카펜티어(Alain Carpentier)의 판막성형술에 대한 획기적인 논문인 〈The French coprrection〉이 발표되면서, 이후 그를 현대 승모판막 성형술의 아버지로까지 불리게 한 계기가 되었다(그림 8-16). 물론 모든 환자들이 다 성형수술의 대상이 되지는 못하지만 수술이 가능한 환자에서는 환자 자신의 판막을 살리면

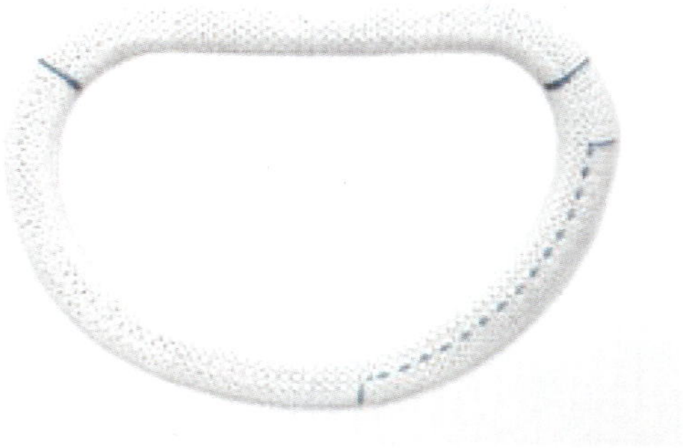

그림 8-16. 현대식 승모판막 성형술에 사용되는 인조판막 링의 한 종류

서 교정수술을 시도하는 것이 환자의 장기 경과에 가장 바람직한 것으로 인식되고 있는 것이다.

4. 대동맥판막 협착증의 수술

대동맥판막의 협착증(aortic valvular stenosis)을 일으키는 원인은 다양하다. 가장 흔한 병변은 류마티스열의 합병증에 의한 류마티스성 판막질환이다. 대동맥판막은 승모판막 다음으로 류마티스열에 의한 침범을 잘 받는 판막이기 때문에 류마티스성 대동맥 판막 환자에서는 승모판막에도 같은 병변이 있을 때가 많다. 류마티스성 병변 이외에 대동맥판막 협착증을 일으킬 수 있는 원인에는 판막의 변성 변화(degenerative change)나 선천성 요인도 상당 부분을 차지한다.

대동맥판막 협착증은 그 원인에 관계없이 일정 정도 이상의 압력차를 보이는 경우에는 수술적 방법에 의해 교정을 해주지 않고는 근본적인 치료가 불가능하다.

초창기 대동맥판막 협착증 수술의 문제점들

대동맥판막 협착증의 수술에 관해 초창기의 외과의사들은 승모판막 폐쇄부전증의 수술에서 직면한 것과 같은 똑같은 문제점에 봉착하게 되었다. 당시에는 어차피 만족할만한 수술 방법이 없었기 때문에 환자의 상태가 아주 나빠질 때까지 기다려 보는 것이 상례였다. 그러나 환자의 상태가 아주 나빠졌을 때는 이미 수술로 좋은 결과를 기대하기는 어려웠다.

당시 이러한 역설적인 상황을 낳게 된 데에는 대동맥판막 협착증 환자의 임상적 특성과도 연관이 있었다. 즉 대동맥판막 협착증 역시 승모판막 폐쇄부전증과 마찬가지로 상당 기간 동안 심각한 증상 없이 경과할 때가 많아 가벼운 대동맥 협착증을 가진 일부 환자에서는 평생 동안 특별한 증상이 없을 수가 있었다. 따라서 초창기의 외과의사들은 수술에 수반되는 위험성을 감안하여 대동맥판막 협착증 환자에서 증상이 생기기 전에는 수술을 시도하기를 꺼려하였던 것이다. 그러나 이러한 환자들에서 일단 증상이 생기기 시작하면 급속히 나쁜 경과를 밟게 된다. 증상은 종종 협심증으로 오게 되고 이어서 갑작스런 의식상실이나 점진적인 호흡곤란 등이 뒤따르게 된다. 심부전증이 생길 정도가 되면 수술로도 회복을 기대하기가 어려워진다. 근래에 와서는 첨단 진단기법의 도움으로 어떤 환자들에서 병변이 진행되어 심각한 증상이 생길 수 있는가를 예견하여 적절한 시기에 수술을 결정하는 판단이 가능하지만, 심장수술의 초창기에는 이러한 일이 거의 불가능하였다.

대동맥판막에 관한 수술기법 자체도 초창기에는 많은 문제가 있었다. 관상동맥의 입구가 대동맥판막 바로 위에 위치하고 있기 때문에 초기의 수술기법으로는 수술 중에 관상동맥 내에 공기가 들어가 치명적인 결과를 초래할 위험성이 항상 존재하였다. 그리고 대동맥판막 협착증에서는 좌심실이 보통 심하게 비대 되어있어 수술 중에 이로 인해 치명적인 부정맥인 심실세동(ventricular fibrillation)이 쉽게 왔다. 이렇게 생긴 심실세동은 종종 회복 불가능한 상태로 진행하면서 환자의 사망을 초래하기도 하였다. 더구나 대동맥판막 협착증에 폐쇄부전증까지 동반된 경우에는 판막의 협착 상태를 해소시키려는 시도가 자칫 잘못하여 오히려 판막의 폐쇄부전 상태를 악화시키는 결과를 초래할 수도 있기 때문에 이를 적절히 판단하는 데에도 많은 어려움이 따랐다. 그러나 어쨌든 이런 모든 문제점에도 불구하고 심장 의사들 사이에서는 대동맥판막 협착증이란 병변이 기적이나 기다리면서 가만히 지켜보고 있을 병이 아니라, 수술이라는 적극적인 치료만이 유일한 해결 방법이라는 데에 점진적인 공감대가 형성되고 있었다.

기지에 찬 투피에의 첫 수술시도

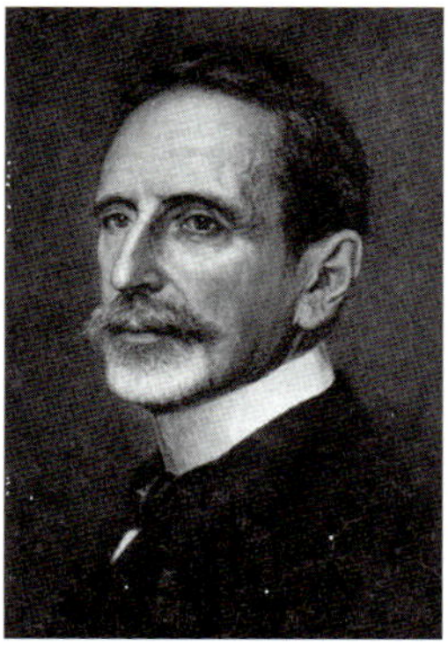

그림 8-17. 투피에 (Théodore Tuffier)

사람에서 처음으로 대동맥판막 협착증을 수술하려고 시도한 사람은 프랑스의 유명한 흉부외과 의사 투피에 (Théodore Tuffier; 1857~1929)였다(그림 8-17). 그는 일찍이 1912년 대동맥판막 협착증으로 평소 심한 증상에 시달리고 있던 한 젊은 남자를 수술하였다. 그의 원래 계획은 수술칼로 협착이 생겨있는 대동맥판막 부위를 절개하는 것이었다. 그러나 그는 수술장에서의 최종 점검에서 환자의 대동맥의 앞쪽 벽이 상당히 약해져 있는 것을 발견하였다. 이에 착안한 투피에는 대동맥을 열지 않고 간단하게 대동맥 바깥쪽에서 손가락으로 약한 대동맥 벽을 대동맥판막 쪽으로 밀어 넣으면서 폐쇄식으로 협착된 판막의 손가락 절개를 시도하였다. 그는 손가락을 떼어낸 뒤 곧 이어 대동맥 벽의 진동이 약해진 것을 발견하고, 좁아진 판막이 손가락으로 성공적으로 확장되어 협착증이 해소된 것으로 판단하였다. 그 환자는 수술 12년 후의 추적 검사에서 증상이 호전된 가운데서 건강하게 살고 있는 것으로 보고되고 있다.

그로부터 오래 후에 미국 보스톤에서 활약하고 있던 하켄(Dwight Harken-승모판막 수술 참조)은 개와 사체를 이용한 실험을 통해 투피에의 수술 기법을 시험해보았다. 실험 결과는 투피에의 성공 보고와는 달리 그로서는 그 방법으로 대동맥판막을 확장 시킬 수가 없었다. 하켄이 이 실험 결과를 당시 그의 스승이었던 카틀러(Elliott Cutler)에게 보고하자 카틀러는 투피에를 변호하며 〈글쎄, 환자가 심장수술에서 살아남았다는 그 자체만으로도 그의 시절에는 대단히 훌륭한 일이었다.〉라고 응답하였다. 어쨌든 투피에의 이 기지에 찬 수술 이후에는 한동안 대동맥판막 협착증의 수술에 관해서는 아무런 진전이 없었다.

영국의 외과 의사 브록의 수술 시도들

1946년 영국의 브록(Russell Brock; 1903~1980)은 그가 근무하던 가이 병원의 부검실에서 그때까지 대동맥판막을 수술하기위해 이용하던 좌심실을 통한 경로 대신에 보다 안전하고 간단한 경로에 의한 수술 방법을 연구하고 있었다. 연구 끝에 그는 목에 있는 무명동맥(innominate artery) 이나 그 분지를 통해 판막 절개기구를 삽입하면 대동맥판막까지 바로 도달할 수 있다는 사실을 발견하였다. 브록은 이 수술 방법을 직접 수술에 적용하기로 결심하였다.

마침내 1947년 3월 적절한 환자가 나타났다. 이때는 브록이 승모판막 협착증에 대한 그의 첫 수술을 시행하기 1년 전이었다(승모판막 협착증 수술 참조). 환자는 40세 된 남자 환자였는데 수술은 3월 27일 시행되었다. 그는 먼저 환자의 목에 작은 절개를 가하고 무명동맥의 분지인 우측 쇄골하동맥(subclavian artery)을 노출시켰다. 쇄골하동맥을 통해 그는 별다른 어려움 없이 심장경(cardioscope)을 대동맥판막까지 통과시켰다. 심장경을 통해 그는 대동맥판막 구멍이 보이지 않을 정도로 대동맥판막을 가득 채운 석회화된 덩어리를 발견하였다. 브록은 이런 병변에서는 심장경의 끝에 달린 칼로 대동맥판막의 절개를 시도하는 것은 효과적이지 못할 것으로 현명하게 판단하고, 심장경을 제거한 뒤 더 이상의 수술 조작을 하지 않았다. 환자는 별 문제없이 수술에서 회복되었다. 브록은 그 이후에도 몇 차례 무명동맥으로 심장경을 삽입하여 그의 수술 방법을 시도해 보았으나 결과가 좋지 않아 곧 그 방법을 포기하고 말았다.

브록이 대동맥판막 협착증의 수술을 위해 시도하였던 또 하나의 방법은 좌심방으로 손가락을 넣은 뒤 승모판막을 통과시킨 후 손가락을 구부려서 대동맥판막에 도달시키는 방법이었다. 이 방법은 원래 1925년 영국의 수타(Henry Souttar–승모판막 협착증 수술 참조)가 그 가능성에 관해 이미 제안한 바가 있었다. 브록은 이 방법을 1950년에 한 환자에서 시도하였다. 그러나 수술 시 최대한 조심스럽게 한다고 하였는데도 브록은 손가락으로 대동맥판막 협착증을 해소시키려는 시도 중에 무엇인가 떨어져 나가는 느낌을 받았다. 곧이어 승모판막을 통한 심한 혈액의 역류가 느껴졌다. 환자는 수술 48시간 후에 사망하였는데 부검 소견 상 승모판막의 유두근(papillary muscle) 하나가 파열된 것이 발견되었다. 브록은 이 불행한 사고에 참으로 참담한 심정이었다. 그러나 그는 좌절하지 않고 1952년에는 특별히 제작한 기구를 좌심실을 통해 넣고 판막의 확장을 시도 하였다. 비록 초기에는 나쁜 상태의 환자를 포함하여 25~50%의 수술 사망률을 기록하였지만 이후 성적의 향상으로 5%까지 평균 사망률을 감소시킬 수 있었다. 그리고 수술 생존자의 70%에서 좋은 결과를 얻은 것으로 보고되고 있다.

그 자신이 대동맥판막 협착증으로 사망한 젊은 외과의사 스미시

한편 1940년대 말 미국 사우스캐롤라이나 주 찰스톤의 젊은 외과의사 스미시(Horace Smithy; 1914-1948)는 대동맥판막협착증의 수술 방법에 관해 연구를 시작하였다. 스미시는 그 자신이 류마티스성 대동맥판막 협착증 환자이기도 하였기 때문에 그 연구 결과에 그 자신의 생명도 걸려있었던 것이나 다름이 없었다. 그는 실험동물에서 대동맥과 좌심실 양쪽에서 판막절개도(valvulotome)를 넣고 대동맥판막첨을 절개해 보는 실험을 해나갔다. 그는 심실의 절개창이 봉합이 잘 된다는 이유로 대동맥을 통한 경로보다는 좌심실을 통한 경로를 선호하였다. 그러나 어떤 경로를 통하건 그는 실험 중에 많은 기술적 어려움에 봉착하게 되었다. 결국 그는 이러한 수술 방법이 비후되고 석회화된 대동맥판막을 절개하기에는 만족스럽지 못한 방법이라고 결론을 내렸다.

그러나 이러한 문제점에도 불구하고 그는 계속 연구를 진행하면서 대동맥판막의 일부를 절제할 수 있는 새로운 판막절개도를 개발해 나갔다. 대동맥판막의 일부를 제거하여 판막협착증을 해소해보자는 그의 이론적 근거는 판막의 일부를 절제 하더라도 그로 인한 어느 정도의 폐쇄부전증은 사람이 견딜 수 있다는 것이었다. 그러던 중 1948년 6월 20일 베일리가 승모판막협착증의 수술 성공 사례에 관한 역사적인 발표를 할 때 스미시는 학회장의 청중석에 자리 잡고 있었다(승모판막 협착증 수술 참조). 그날 저녁 베일리가 스미시를 방문했을 때 스미시는 베일리에게 그의 가슴을 청진해볼 것을 요청하였다. 베일리는 스미시의 심장음에서 전형적인 심한 대동맥판막 협착증의 심잡음을 들을 수가 있었다.

승모판막 협착증에 관한 베일리의 성공적인 수술 사례는 스미시에게 대동맥판막 협착증에서도 곧 만족할만한 수술 기법이 나오리라는 기대를 갖게 만들었다. 그러나 때는 너무 늦어 스미시는 그로부터 4개월 후에 대동맥판막 협착증으로 34세의 나이로 아깝게 사망하고 말았다.

베일리의 좌절과 도전

스미시의 사망에 강한 충격을 받은 베일리는 대동맥판막 협착증의 수술법을 개발하려고 가일층 노력하였다. 이 후 수년간 베일리와 그의 동료들은 실험적으로 여러 가지 방법을 시험하였다. 이런 저런 시도 끝에 1950년에 베일리는 스미시의 실험을 부분적으로 반복하여 판막의 일부를 절제하는 실험을 해나갔다. 그러나 16마리의 개를 이용한 실험에서 수술 사망률은 75%에 달하였다. 베일리는 이렇게 높은 수술 사망률은 판막첨의 절제로 인해 생긴 대동맥판막의 심한 급성 폐쇄부전증을 실험견들이 견디지 못하였기 때문인 것으로 결론지었다. 그는 따라서 대동맥판막 협착증을 수술할 때 가급적 폐쇄부전증을 일으키지 않도록 수술하는 것이 중요하다는 생각을 하게 되었다.

그러나 베일리가 1950년 3월 9일 26세 된 환자에서 시행한 첫 수술시도는 참담한 결과만을 낳았다. 그가 좌심실의 작은 절개창을 통해 절개도를 삽입하려 했으나 제대로 들어가지가 않았다. 그는 곧 이 절개도를 빼고 대신 확장기구(dilator)를 삽입하였다. 이번에는 대동맥판막까지는 잘 들어갔는데 어딘가에 걸려서 빠지지가 않았다. 그가 큰 힘을 들여 간신히 확장기를 제거하고 나자 환자의 심장은 곧 부전증에 빠지면서 그로부터 15분 후에 사망하고 말았다. 그러나 베일리는 용기를 잃지 않았다. 그는 여전히 만일 모든 일이 순조롭게만 진행된다면 협착이 있는 대동맥판막의 융합 부위를 따라 판막을 절개하는 것이 가능하다고 믿고 있었다. 그는 이에 따라 우산 모양의 끝이 달려있는 기구를 고안하였다. 이 기구는 반대쪽에 부착되어 있는 나사를 조작하여 우산 모양의 장치를 펼칠 수 있도록 설계되었다.

첫 수술이 실패한지 한 달이 채 경과하지 않은 4월 6일, 베일리는 여자 환자에서 우산 모양 끝이 달린 기구로 수술을 시행하였다. 베일리는 목에 있는 우측 경동맥을 통해 그 기구를 좌심실 유출로에 놓고 확장시킨 뒤 대동맥판막을 통해 강하게 당기면서 판막의 확장을 시도하였다. 사실 그 환자는 수술 전에도 대동맥판막 협착증과 함께 이미 상당한 정도의 판막 폐쇄부전증이 있었던 환자였기 때문에 그 수술이 어느 정도 환자에게 도움을 줄 수 있었느냐에는 다소간 논란이 있었다. 어쨌든 그 환자는 수술에서 순조롭게 회복되었다. 이 증례는 당시 일반인에게도 대단한 관심을 끌어 신문사들은 이 수술에 관하여 앞 다투어 취재하면서 기사를 실었다. 베일리는 이후 똑같은 수술을 두 차례 더 시도하였는데 한 환자에서는 증상의 호전을 본 것으로 보고되었으나, 다른 환자는 사망하였다. 그 환자의 사망 원인이 기구가 잘못 통과했기 때문으로 판단한 베일리는 기구의 삽입 장소를 심실 쪽으로 변경하였다. 그는 이 방법으로 1950년에서 1952년에 걸쳐 모두 11명의 환자를 수술하였다. 비록 환자들의 약 1/3에 해당하는 4명이 사망하였지만 생존자의 일부에서는 상당한 증상의 호전을 볼 수 있었다.

그러나 베일리는 이러한 성적에 만족하지 않고 보다 정확하고 확실하게 판막을 확장시킬 수 있는 기구의 개발을 연구하였다. 그가 도날드슨(Major Donaldson)이나 라젤레레(Henry Lazelere) 등 동료의 협조로 개발한 새로운 확장 수술기구는 협착이 있는 대동맥 판막의 구멍에서 자동적으로 적절한 크기로 팽창될 수 있는 기구로 세방향 방사(triradiate) 모양이었다. 베일리는 1952년 4월에 처음 심실을 통한 경로로 이 방법을 시행한 이래 많은 증례에서 이 방법을 시행하였다.

그러나 지금까지 설명한 수술 방법들은 대동맥판막을 직접 보지 못하고 수술을 하는 결정적인 취약점이 있었다. 베일리의 수술 방법도 결국은 대동맥판막의 구체적 상태에 관해서는 전혀 알지 못하는 상태에서 이루어질 수밖에 없었다. 따라서 베일리는 수술 기법의 다음 단계로 손가락으로 대동맥판막의 상태를 어느 정도 미리 파악하는 방법을 고안하였다. 그는 대동맥 벽의 일부를 겸자(clamp)로 잡은 뒤 이 부분에 절개를 가하고 심낭막(pericardium) 조직을 절개창에 갖다 붙였다. 그런 뒤에 겸자를 풀고 대동맥 벽에 봉합 된 얇은 심낭을 손가락으로 함몰시켜 대동맥판막까지 가게 한 다음 대동맥판막의 상태를 점검하였다. 그런 뒤에 그는 확장기를 좌심실에 넣어 대동맥판막을 확장하였다. 베일리는 1953년 3월 3일에는 손가락과 기구를 양쪽에서 동시에 삽입하여 수술의 정확성을 보다 더 기했다. 그리고 그 해 말에 한학회지에 보고된 수술 성적에 의하면 모두 11명의 환자를 수술하였는데 수술 사망환자는 3명이었다. 당시 베일리와 경쟁 관계에 있던 미국 보스톤의 하켄(Dwight Harken)도 뒤이어 이와 유사한 방법으로 수술을 시행하였다.

직시하의 대동맥판막 협착증 수술

대동맥판막을 직접 눈으로 보고 협착증을 수술하려는 첫 시도는 1954년 미국 클리블랜드의 클로우스(George Clowes)와 네빌리(William Neville)에 의해 한 학술 잡지(Surgical Forum)에 발표되었다. 환자는 55세 된 남자로 심한 대동맥판막 협착증과 중등도의 승모판막 협착증 및 폐쇄부전증, 그리고 이전에 생겼던 뇌경색증으로 인한 반측 마비가 있었다. 수술은 인공 심폐기하에서 시행되었는데 환자는 수술 한 시간 후 사망하고 말았다.

그러던 중 직시하에 성공적으로 대동맥판막 협착증을 수술한 첫 사례가 저체온법의 도움으로 이루어졌다. 1955년 미국의 스완(Henry Swan)은 저체온법으로 29세 된 남자환자에서 석회화된 대동맥판막 협착증을 직접 눈으로 확인하고 융합된 교련부위(commissure)를 절개하여 환자의 증상을 호전시켰다. 이어서

1956년 1월 26일에는 영국의 브록(Russel Brock)도 유사한 수술을 성공시켰다.

그리고 같은 달 31일에는 미국 미네소타대학의 릴리아이(C. Walton Lillehei; 1918~1999)가 인공 심폐기를 이용한 개심술로 대동맥판막의 협착 상태를 직접 눈으로 보고 수술을 시행하였다. 그는 인공심폐기에 그들 연구팀이 개발한 포말형 산화기(bubble oxygenator)를 사용하였으며, 수술 중 심장의 관류는 관상정맥동(coronary sinus)을 통한 역행성 관류법(retrograde perfusion)을 사용하였다. 당시 그가 관상동맥 대신 관상정맥동을 통해 관상정맥을 관류한 목적은 수축하는 심근에 보다 많은 혈액을 공급 하고 관상동맥에서 공기색전증이 생길 위험성을 제거하자는데 있었다. 당시 릴리아이의 환자는 석회화된 대동맥판막 협착증을 가진 37세 된 여자 환자였다. 그는 융합된 교련부위를 절개하고 판막에 붙어있는 칼슘 침착물의 일부를 제거해주어 판막첨의 운동성을 향상시켜 주었다. 그 환자는 수술 후 순조롭게 회복되었다.

대동맥판막 협착증의 수술법은 이러한 과정을 거치면서 발전하다가 그 후 실용적인 인공판막이 개발되면서 본격적인 궤도에 오르게 되었다.

5. 대동맥판막 폐쇄부전증의 수술

대동맥판막 폐쇄부전증(aortic regurgitation)의 가장 큰 원인은 류마티스열이다. 과거에는 매독이 그 다음으로 빈번한 원인을 차지하였다. 그밖에 아급성 세균성 심내막염(subacute bacterial endocarditis)도 중요한 원인을 차지하고 선천적 원인으로도 올 수 있다. 그리고 선천성 발육이상의 일종인 마르팡 증후군(Marfan' s syndrome)과 연관될 때도 종종 있다(그림 8-18).

후프나겔의 인조혈관 연구

대동맥판막 폐쇄부전증의 수술치료에 대한 도전은 미국 워싱턴에 있는 조지타운대학의 후프나겔(Charles Hufnagel; 1916~1989)에 의해 시작되었다(그림 8-19). 1940년대 초 당시 보스턴의 피터 벤트 브리감(Peter Bent Brigham) 병원에서 전공의로 근무하던 후프나겔은 실험외과 연구소에 배정되었다. 처음 그는 개에서 신장이식을 연구하는 팀에서 일을 하게 되었다. 이식된 신장은 면역학적 거부 반응으로 곧 망가져 버렸으나 놀

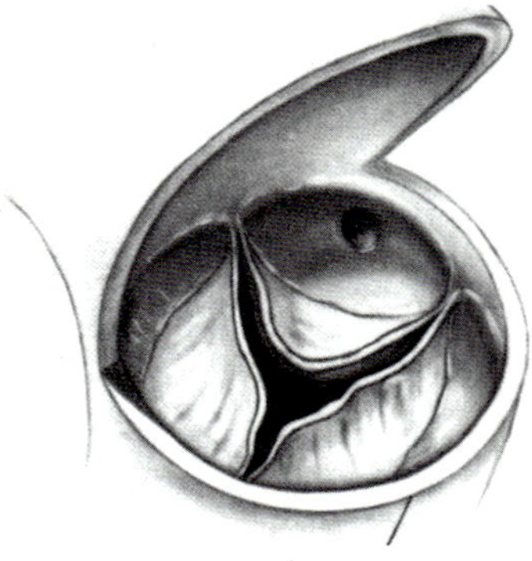

그림 8-18. 판막륜 확장으로 인한 대동맥판막 폐쇄부전증의 한 예

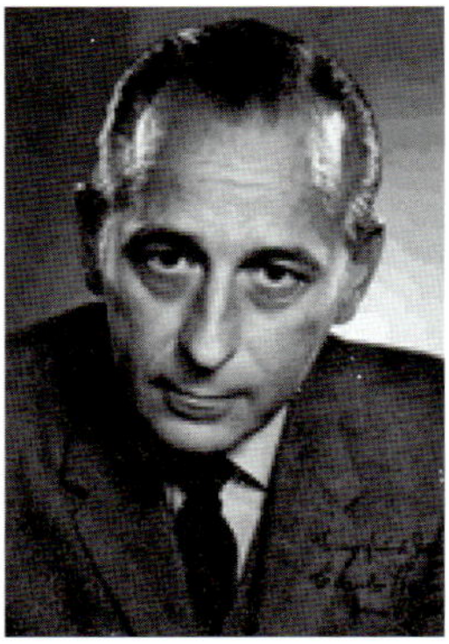

그림. 8-19 후프나겔 (Charles Hufnagel)

랍게도 혈관을 연결시켰던 부위에는 큰 손상이 없었다. 이에 착안한 연구팀은 다른 사람의 동맥과 같이 종이 같은 개체에서 채취한 동맥으로 만든 인조 혈관(arterial allograft) 즉 동종이식의 가능성을 연구하기 시작하였다. 당시에는 전쟁 중 외상으로 말초혈관이 손상을 입은 경우나 대동맥 축착증(coarctation of aorta)의 수술 등에 이용할 목적으로 인조혈관에 관한 연구가 관심을 끌고 있을 때였다. 수년간에 걸쳐 연구팀은 개를 이용한 동물실험이나 사체에서, 동종의 동맥으로 만든 인조혈관을 이식하는 방법과 이를 급속 냉각법으로 실험실에서 보존하는 방법을 연구하였다.

그들은 또한 이러한 생체조직을 이용한 인조혈관 이외에도 인공물질로 만든 인조 혈관의 가능성도 실험하였다. 인조혈관의 재질은 내구성이 강하면서 생물학적으로 주변 조직에 영향을 주지 않도록 비활성이어야 하였다. 또한 인조혈관의 내면은 매끈하면서 혈액 접촉표면에 혈전이 형성되지 않아야 하며, 인조혈관과 자가 혈관과의 연결부위는 출혈의 위험성이 없이 잘 봉합될 수 있어야 하였다. 광범위한 연구 끝에 연구팀은 적합한 재질로 메타크릴산메틸(methyl methacrylate; Plexiglas)이라는 플라스틱 제재를 찾아내었다. 메타크릴산메틸은 값이 싸고 가공하기가 쉬우며 매끄럽고, 혈전형성에 저항성이 있는 표면을 가진 것으로 판단되었다.

이제 남아있는 큰 문제는 이러한 플라스틱 튜브를 어떻게 흉부대동맥에 고정을 시키느냐하는 것이었다. 단순히 튜브 주위를 결찰 해버리는 것은 결찰부위 밑의 대동맥 조직에 괴사를 일으켜 시켜 수술 수일 후에 심한 출혈을 일으켰다. 이렇게 해서 개발된 것이 그림에서와 같은 〈다부위 고정 원리(multiple-point principle)〉 를 이용한 장치였다(그림8-20). 즉 유연하게 만든 나일론 링에 치아 모양의 구조를 일정한 간격으로 배치시켰다. 그리고 이를 잠그었을 때 링의 본체

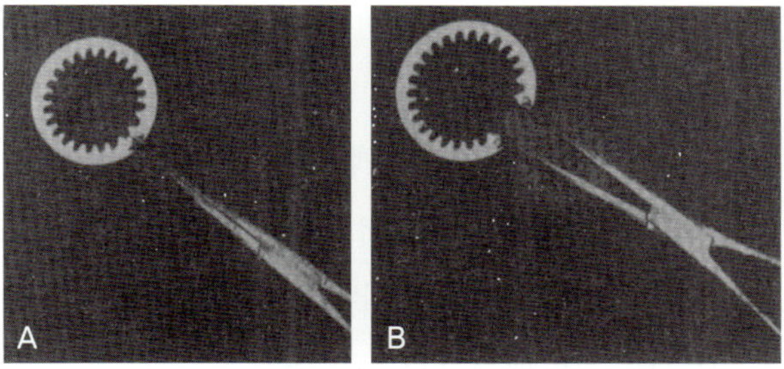

그림 8-20. 나일론 링 장치.
닫혀 있을 때(A)와 열려 있을 때 (B)의 모습

가 대동맥 조직을 꽉 조이지 못하도록 이빨의 길이를 조절하였다. 이런 방법으로 인조혈관을 제자리에 단단하게 고정은 시키되 치아 모양 구조 사이로 대동맥 조직에 혈류 공급은 되게 할 수 있었다. 후프나겔은 1947년에 이르러서는 이러한 장치의 메타크릴산메틸 인조혈관 튜브를 개의 흉부대동맥에 삽입하여 장기 생존례를 기록하기도 하였다.

그러나 여전히 당시의 많은 외과의사들은 이러한 종류의 인공 삽입물질을 개발하려는 시도는 아무런 가치가 없는 일로 생각하고 있었다. 한번은 당시 유명한 흉부외과 의사였던 엘킨스(Dan Elkins)가 보스턴을 방문하였다. 그는 후프나겔이 일하고 있던 실험실을 돌아보면서 후프나겔이 인조 혈관에 관한 실험을 하는 것을 목격하였다. 실험실을 돌아본 후 엘킨스는 실험실의 책임자인 카틀러(Elliott Cutler)와 환담하면서 〈당신은 왜 실험실의 그 젊은이에게 괜한 플라스틱 튜브(인조 혈관)의 연구에 시간을 낭비하게 하느냐〉 라고 말하였다. 그러나 인조 혈관의 장래에 굳은 믿음을 가지고 있었던 카틀러는 후프나겔을 계속 격려하며 연구를 계속하게 하였다.

후프나겔의 인공판막과 대동맥판막 폐쇄부전증의 수술

메타크릴산으로 만든 인조혈관 튜브의 기능에 어느 정도 확신을 가진 후프나겔 연구팀은 자연스럽게 그 다음 단계로 이러한 튜브를 인공 심장판막의 개발로 진전시켜 보자는 생각을 하였다. 후프나겔의 이러한 연구배경은 대동맥판막 폐쇄부전증에 관한 그의 도전의 바탕이 되었다.

그는 처음에는 대동맥판막 폐쇄부전증의 수술 방법을 찾기 위하여 개의 흉부대동맥에 다른 개의 대동맥판막에서 만든 동종이식편을 삽입하는 실험을 해나갔다. 당시에는 심장을 직접 열고 대동맥판막을 교체한다는 생각은 아예 할 수도 없던 시절이었기 때문이었다. 그러나 흉부대동맥내에 삽입 된 동종 이식판막은 시간이 지나면서 비후해지면서 유동성을 완전히 상실하였다. 결국 후프나겔은 이 방법을 포기할 수밖에 없었다. 후프나겔은 동종 이식판막의 대안으로 당시로는 참으로 획기적인 인공 대동맥판막의 개발에 착수하였다. 이때 인공 판막의 재료로 떠오른 것은 앞서 말한 메타크릴산메틸이었다.

그러나 인공 심장판막을 만드는 일에는 훨씬 더 많은 문제점들을 풀어나가야만 하였다. 우선 어떤 형태의 인공판막을 만드는가도 문제였다. 그는 실로 다양한 모양의 인공판막을 제작하여 실험해나갔다. 상당수의 인공판막은 그가 그의 집 지하실에 꾸민 제작실에서 만들어졌다. 실험을 하는 동안 혈전형성, 재질의 조기마모, 혈류장애 등 갖가지 문제점들이 끊임없이 제기되었다. 결국 최종적인 모델은 그림에서와 같이 튜브 내부에서 자유스럽게 움직이는 공 모양의 인공판막으로 결정되었다 (그림 8-21). 공은 비중이 1 이 되게끔 무게를 가볍게 하기 위하여 속이 빈 형태로 만들었다.

그리고 인공판막의 삽입 장소로는 역시 원래의 대동맥판막 위치 대신에 하행 흉부대동맥에 삽입하는 방법을 생각하였다. 이는 당시의 외과적 기술 문제에서 뿐만 아니라 이렇게 함으로써 인공판막을 원래의 대동맥 판막륜(aortic

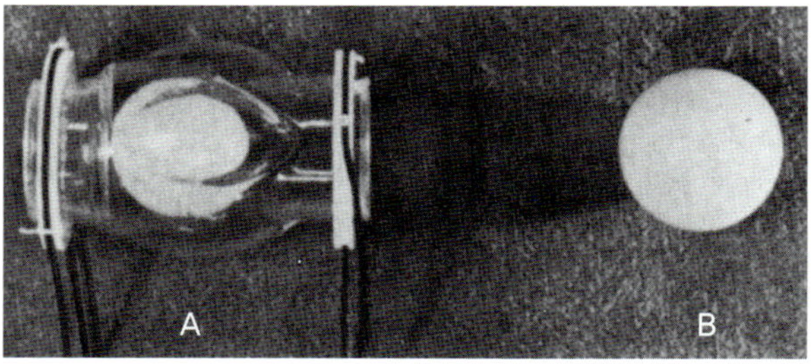

그림 8-21. 후프나겔 판막 완제품(A)과 조립되기 전의 플라스틱 공(B)

annulus)에 위치시킬 때, 인공판막과 대동맥 근위부(aortic root) 사이에서 생길 수 있는 혈전의 형성을 예방할 수 있다고 생각되었기 때문이었다. 그밖에 인공판막을 삽입하기 위해 관상동맥 입구 근처에 봉합사를 위치시킴으로서 생길 수 있는 관상동맥 폐쇄의 위험성도 줄일 수 있다는 것도 당시 그가 생각하였던 장점이었다. 그리고 그는 인공판막을 좌심실 바로 위에 있는 대동맥 판막륜에 삽입할 경우 만일 인공판막에 의한 기계적 혈류장애가 일어나게 되면 좌심실 기능에 바로 나쁜 영향을 줄 것을 두려워하기도 하였다.

어쨌든 후프나겔은 마지막 준비 단계로 100마리 이상의 실험견에서 공 모양의 인공판막을 흉부대동맥에 삽입하는 실험을 하였다. 실험견의 상당수에서는 수술 전에 대동맥판막 폐쇄부전증 상태를 미리 만들어 놓기도 하였다. 수술 후 인공판막은 잘 작동하였으며 5년 동안 아무런 문제가 없는 경우도 있었다. 혈전 발생이나 대동맥 자체에 특별한 문제점도 발견되지 않았다. 이제 그는 그가 개발한 인공판막이 사람에게 삽입되어도 문제가 없을 것으로 확신하였다.

후프나겔의 첫 수술 환자는 심한 대동맥판막 폐쇄부전증과 심부전증 그리고 협심증 증상이 있는 여자 환자로 병원 방사선과에 근무하고 있었다. 수술은 1952년 10월 조지타운대학병원에서 시행되었다. 후프나겔이 환자의 가슴을 열고 하행대동맥을 살펴보니 경도의 대동맥 축착증으로 인해 대동맥이 제법 좁아져 있는 것이 발견되었다. 이에 따라 상당한 기술적 어려움 속에 그는 가장 작은 크기의 인공판막을 삽입하고 앞서 말한 나일론 링으로 된 겸자(clamp)로 제자리에 고정하였다. 그리고 당시 몹시 심했던 인공판막에서 생기는 잡음을 줄여줄 목적으로 이발론(Ivalon)이라는 재료로 만든 스폰지를 수술 부위에 감싸주었다. 수술 후 환자는 잘 회복되었으나 인공판막의 잡음은 여전히 대단하였다. 어쨌든 환자는 정상적으로 근무에 복귀하여 수년간 잘 생활하였으나 결국 심장병 자체의 점진적인 악화로 사망하고 말았다.

후프나겔은 그 후에도 대동맥판막 폐쇄부전증을 가진 많은 환자에서 하행대동맥에 그가 개발한 인공판막을 삽입하였다. 다행히 그의 뛰어난 수술 수기에 힘입어 수술은 대부분 성공적이었다. 혈전 발생이나 인공판막이 제자리를 벗어나는 등의 합병증도 드물었다. 그러나 후프나겔의 수술법은 인공판막을 원래의 위치 대신에 하행 흉부대동맥에 삽입하는 근본적 한계 때문에 환자에게 일시적인 증상 완화 이상을 기대하기는 어려웠다.

초기의 메타크릴산메틸로 만든 공 모양의 인공판막이 가지고 있었던 심각한 문제점 중의 하나는 판막이 열리고 닫힐 때 들리는 짤까닥거리는 잡음이었다. 그 소리는 상당히 커서 조용한 방에서는 청진기가 없이도 옆 사람이 들을 수 있을 정도였다. 어떤 환자들에서는 인공판막이 작동하는 소리를 끊임없이 들어야 되는 그 자체로 노이로제가 생겨 이른바 심장성 신경증(cardiac neurosis)이 생기기도 하였다. 한 가지 흥미있는 예로 후프나겔의 환자 중에 평소 포커 게임을 즐기는 사람이 있었다. 그러나 그는 포커 게임을 할 때마다 몸 안에 들어 있는 인공판막의 잡음 때문에 대단히 불리한 상황에 직면하곤 하였다. 즉 그는 포커 게임 중 좋은 카드가 들어오면 이에 대한 흥분 상태가 심장의 박동을 자극하게 되고, 따라서 인공 판막의 소리가 훨씬 더 빠르고 시끄럽게 주위에 들리게 되어 어쩔 수 없이 중간에 카드를 포기하곤 하였던 것이다.

그러나 이러한 괴로운 인공판막 잡음이 어떨 때는 오히려 기대도 하지 않았던 장점을 제공해 줄 경우도 있었다. 당시에는 미국 전역에 걸쳐 대동맥판막 폐쇄부전증을 가진 환자들이 후프나겔의 공 모양 인공판막의 삽입 수술을 받기 위해 조지타운으로 몰려들었다. 이 환자들은 퇴원하여 자기들의 집에 돌아간 후 생활을 하다 만일 심장에 어떤 문제가 발생하는 경우에는 종종 후프나겔에게 바로 직접 전화를 하였다. 후프나겔은 이러한 환자들에서 흔히 문제가 되는 것이 심장부정맥이란 것을 알고 있었다. 따라서 그는 환자들에게 수화기 가까이에 입을 크게 벌리고 조용히 있게 하였다. 그리고 그때 전화기를 통해 들리는 인공판막의 소리를 청취함으로써 어떤 부정맥이 문제인가를 전화만을 통해서 종종 진단할 수 있었다. 그는 이렇게 진단된 상황을 근거로 그 지역의 의사들에게 환자들에 대한 적절한 치료를 의뢰하곤 하였다. 그러나 그도 결국 인공판막의 시끄러운 소리를 줄이기 위해 초기의 수차례 수술 후에는 인공판막의 공을 메타크릴산 메틸 대신 실리콘 고무로 코팅된 속이 빈 나일론 볼로 대체하였다. 이 새로운 재질의 인공판막으로 시끄러운 잡음을 상당부분 줄일 수가 있었다.

후프나겔의 이러한 일련의 업적은 판막질환에 대한 광범위한 도전의 시발점이 되였으며 이후 새로운 인공판막의 개발을 자극하는 계기가 되었다. 심장수술에 관한 그의 업적은 사람에서 실용적으로 사용될 수 있는 인공판막을 처음으로 디자인하고 이를 직접 수술 삽입한 것으로 요약될 수 있을 것이다.

후프나겔 이외의 도전들

물론 당시 대동맥판막 폐쇄부전증의 수술에 관심을 가졌던 사람이 후프나겔 뿐만은 아니었다. 그러나 수술 자체에 워낙 어려움이 많아서 이를 직접 실행에 옮긴 외과의사는 몇 명 되지 않았다.

승모판막 협착증 수술에서 소개된 바 있는 미국의 베일리(Charles P Bailey; 1911~1993)도 그중의 하나였다. 그는 대동맥판막 폐쇄부전증이 있는 환자에서는 확장되어 있는 대동맥이 문제라는 것을 인식하였다. 이에 따라 그는 대동맥 안에 삽입한 손가락으로 대동맥 둘레를 조절하면서 길고 가느다란 나일론 조각으로 좁혀주는 수술을 시도하였다. 그러나 이러한 수술법은 근본적으로 대동맥 판막의 모양이 정상적일 때에 그나마 어느 정도 효과가 있을 수 있는 방법이었다. 베일리는 또 다른 방법으로 공 모양의 차단장치인 배플(baffle)을 고안하였다. 그는 이를 대동맥 벽에 부착시켜 이 공이 좌심실의 수축 시에는 열렸다가 이완기에는 대동맥 판막 구멍을 막아주는 방법으로 대동맥판막 폐쇄부전증을 치료하고자 하였다. 그러나 베일리는 두 가지 수술 방법 중 어느 것으로도 만족스러운 결과를 얻을 수는 없었다.

대동맥판막 폐쇄부전종의 수술에 도전한 또 한명의 외과의사는 캐나다의 뮤레이(Gordon Murray)였다. 그는 동물실험을 통해 여러 가지 방법을 연구하였다. 그중의 하나는 과거 베일리가 대동맥판막 협착증의 수술에서 시도하였던 바와 같이 병변이 있는 판막 부위를 다른 개에서 떼어낸 판막이 포함된 대동맥의 일부로 대체하는 방법이었다. 그러나 이 방법은 대동맥판막의 이식편을 좌심실의 근육 벽에 직접 봉합해야 하는 기술적인 어려움이 있었다. 따라서 뮤레이는 이 방법 대신 대동맥판막에서 떨어진 하행 흉부대동맥 내에 판막을 삽입하는 방법을 연구하기 시작하였다. 그는 개를 이용한 동물실험에서 좌측 쇄골하동맥(subclavian artery) 아래쪽의 대동맥을 일부 절제하고 여기에 다른 개의 사체에서 제거한 판막이 포함된 대동맥 이식편을 연결하였다. 그런 뒤에 실험견의 원래의 판막에 인위적으로 손상을 입혀 심한 폐쇄부전증을 만들어 주더라도 하행 대동맥에 삽입된 새로운 대동맥판막이 적어도 10개월 가까이 제대로 기능하는 것을 관찰하였다.

이러한 실험결과에 고무된 뮤레이는 1955년 10월에 22세 된 남자환자에서 첫 수술을 시도하였다. 이식용 대동맥판막은 33세 된 남자의 부검 시에 채취하여 섭씨 4도의 생리적 식염수에 36시간 동안 보관되었다가 사용되었다. 수술 후 환자의 경과는 순조로워서 병으로 확장되었던 심장도 상당히 작아지고 수술 6년 후의 추적검사에 별다른 증상 없이 잘 지내는 것으로 보고되었다. 1960년까지 뮤레이는 심한 대동맥판막 폐쇄부전증 환자 3명을 더 수술하여 모두 증상의 호전을 본 것으로 보고하였다. 그는 그의 수술 방법이 대동맥 판막륜(aortic annulus)을 좁혀주거나 대동맥판막을 직접 교정해 줄 수 없는 경우에 도움을 줄 수 있을 것으로 믿었다. 그러나 그의 수술사례들은 그 숫자가 너무 적어 수술법의 정확한 가치를 평가하기가 힘들었다.

그리고 그로부터 얼마 후에는 류마티스성 판막질환의 수술법에 일대 혁신을 가져오게 되는 본격적인 인공판막의 시대가 다가오고 있었다.

인공심폐기를 이용한 대동맥판막 폐쇄부전증의 수술

인공심폐기가 대동맥판막 폐쇄부전증의 치료에 도입된 것은 1956년 5월 23일 미국 미네소타의 릴리아이(C Walton Lillehei; 1918-1999)가 대동맥판막 협착증과 폐쇄부전증이 동반된 52세 된 여자 환자를 수술하면서 부터였다. 당시 심장의 관류는 관상정맥동(coronary sinus)을 통한 역행성 관류법(retrograde perfusion)이 이용되었다. 릴리아이는 먼저 대동맥 판막 사이의 융합 부위를 해소시켜 주었다. 그러나 그는 곧 협착증이 해소된 상태의 판막첨(valve leaflets)들이 제대로 닫히지 못한다는 것을 발견하였다. 이로 인해 폐쇄부전증이 생기는 것을 염려한 릴리아이는 봉합사로 오히려 대동맥판막의 판막첨 3개 중 하나를 없애주었다. 결국 남아있는 두 개의 판막첨 만으로 판막은 새는 부위가 없이 제대로 작동하였다. 수술 후 환자의 증상은 크게 호전이 되었다. 릴리아이는 1958년 1월 8일에 이번에는 대동맥판막 폐쇄부전증만 단독으로 있는 환자를 수술 하였다. 환자는 45세 된 남자 환자로 역시 인공심폐기 하에서 관상정맥동의 역행성 관류법을 사용하여 수술이 시행되었다. 릴리아이는 이번에도 역시 판막첨을 두 개로 만들어주는 수술을 시행 하였다. 릴리아이의 이 수술법은 그 후에도 적절한 대상이 되는 환자에 한해서 한동안 널리 사용되었다.

6. 인공 심장판막의 개발

오늘날의 심장판막 수술에서 인공판막이 차지하고 있는 중요한 비중에 관해서는 새삼 강조할 필요가 없다. 근래에 와서는 원래의 자연적인 심장판막이 가지고 있는 막대한 장점을 고려하여 심장판막 병변을 가급적 재건수술(reconstructive surgery)로 교정해보려는 노력이 세계적으로 확산, 정착되어가고 있다. 그러나 아직도 많은 판막의 병변이 재건수술로는 회복이 불가능하기 때문에 여전히 인공 심장판막의 도움을 필요로 하고 있다.

초기의 개발품들

기계 인공판막(mechanical cardiac valve)을 최초로 사람의 수술에 사용한 사람은 1952년 대동맥판막 폐쇄부전증을 치료하기 위해 하행 흉부대동맥에 공 모양의 인공판막을 삽입한 미국의 후프나겔(Charles Hufnagel-제 8 장 심장판막질환 및 판막수술의 발달-5. 대동맥 폐쇄부전증 수술 참조)이었다. 후프나겔이 당시 삽입한 인공판막의 일부는 삽입 후 18년 후까지 그 기능을 유지한 것이 있을 정도였지만 인공판막을 원래의 대동맥판막 위치가 아닌 하행 흉부대동맥에 따로 삽입한 탓으로 바람직한 방법으로 인정받기에는 근본적인 한계가 있었다.

그러던 중 대동맥판막을 직접 눈으로 보면서 원래의 대동맥판막 위치에 인공판막을 직접 치환시킬 수 있게 된 데는 역시 1953년 미국의 기본(John Gibbon)에 의해 개발된 인공심폐기의 도움 덕분이었다.

원래의 대동맥판막 위치에 삽입하기 위해 개발된 첫 번째 인공 심장판막은 우리 몸의 원래 판막의 형태를 모방한 것이었다. 이른바 반슨(Bahnson) 판막으로 불렸던 이 판막은 테프론(Teflon)이란 재료를 이용하여 제작된 것이었다. 그러나 이 판막은 삽입 후에 곧 혈소판과 섬유소가 심하게 침착하면서 섬유 조직으로 덮이는 문제가 발생하였다. 그리고 불과 1~2년 후에는 이 섬유 조직이 수축하면서 인공판막의 가장자리가 안으로 말려 들어가게 되고, 이로 인해 인공판막이 제대로 작동되지 못하게 되었다. 또 상당량의 칼슘이 테프론에 침착하여 오래지 않아 판막을 망가뜨리기도 하였다.

이런 와중에 현대적 의미의 인공판막 치환 수술시대를 연 사람은 1960년 미국 보스턴의 하켄(Dwight Harken) 등이었다. 하켄은 당시 개발된 인공심폐기의 도움으로 직시 하에 먼저 병변이 있는 대동맥판막을 모두 제거하였다. 그런 다음에 그는 그가 개발한 〈이중 틀 속 공(double caged-ball)〉 모양의 인공판막을 관상동맥 입구 아래쪽에 있는 원래의 판막 위치에 삽입하였다(그림 8-22). 그는 이러한 수술을 모두 7명의 환자에서 시행하였다. 하켄이 당시 수술한 7명의

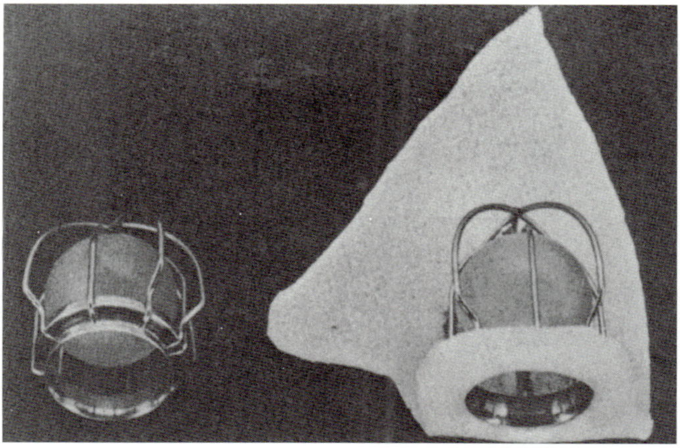

그림 8-22. 관상동맥 입구 하방에서 처음으로 성공적으로 삽입된 하켄의 '이중 케이지 인공판막(double caged ball valve). 하켄은 인공판막 원래의 케이지 만으로는 대동맥에 삽입된 후 안에 있는 플라스틱 공이 대동맥 벽에 접촉하여 운동성에 제한을 받을 것을 염려하여 그림에서와 같이 바깥쪽에 또 하나의 케이지를 만들어 주었다.

환자들은 모두 그 외의 다른 방법으로는 아무런 도움도 줄 수 없는 말기 상태의 심장병 환자들이었다. 수술 후 7명의 환자 중 5명은 수술 전의 좌심실 기능부전 때문으로 추정되는 이유로 사망하였다. 하켄은 수술을 더 진행하기 전에 나머지 두 환자들의 경과를 보기위해 1년간을 기다려보기로 결정하였다. 1년 후 그 환자들은 근무에 복귀하여 일을 하고 있었으며 인공판막으로 인한 혈구 파괴나 색전증(embolism) 등의 합병증도 관찰되지 않았다.

본격적인 인공판막 시대를 연 외과의사 스타와 공학기술자 에드워즈

1961년에는 〈Annals of Surgery〉 라는 외과 학술잡지 10월호에 인공판막의 개발사에 있어 대단히 중요한 논문이 발표되었다. 저자는 미국 포틀랜드주에 있는 오레곤 의대의 스타(Albert Starr; 1926~)와 엔지니어인 에드워즈(Lowell Edwards)였다(그림 8-23). 이 논문은 그들이 개발한 인공판막으로 승모판막 치환수술을 시행한 8명의 환자에 관한 보고였다.

원래 은퇴한 엔지니어이자 상당한 재력가였던 에드워즈는 1958년 스타의 사무실을 방문한 자리에서 스타에게 인체에 삽입 가능한 인공심장의 개발 연구를 함께 할 것을 제안하였다. 그러나 당시 오히려 인공 심장판막에 흥미를 가지고 있던 스타는 에드워즈에게 인공심장 보다는 인공판막의 연구를 함께 할 것을 제의하여 결국 같이 일하게 되었다.

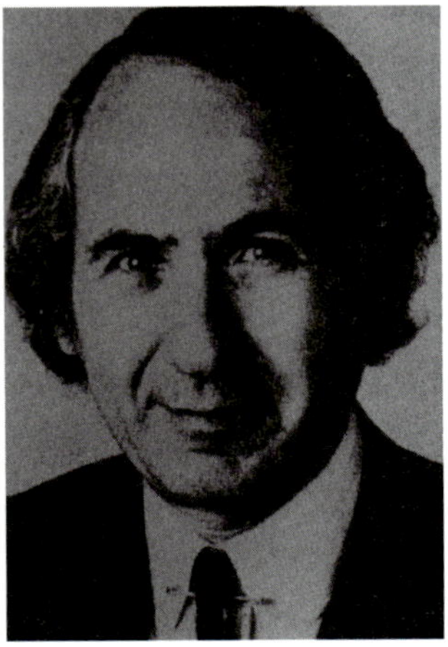
그림 8-23. 스타(Albert Starr)

그들은 처음에는 〈새장에 들어있는 공(ball-and-cage)〉 모양의 인공판막에 부정적인 견해를 가지고 있었다. 그러나 초창기에 개발된 반슨(Bahnson) 판막 등 당시에 이용 가능한 인공판막으로 승모판막을 치환했을 경우 당시 장기

생존자가 없었다는데 그들은 생각을 달리하고 이러한 형태의 인공판막에 대한 연구를 해볼 가치를 느꼈다. 스타는 에드워즈에게 공 모양으로 만들어진 후프나겔 판막(제 8장 심장판막질환 및 판막수술의 발달-5. 대동맥 폐쇄부전증 수술 참조)의 일반적인 특성에 관해 그림을 그리면서 설명을 하였다. 뛰어난 엔지니어였던 에드워즈는 곧 그러한 판막이 심장 내에 사용되기 위해서는 주위가 열려있는 새장(open cage) 모양을 이용해야 된다고 제안하였다. 그들은 하켄과 달리 하나의 새장만을 사용하였으며 인공판막을 수술적으로 삽입하기 좋게 인공판막 주위에 봉합을 위한 링(sewing ring)을 만들어 주었다.

그들은 곧 그들이 제작한 인공판막으로 동물실험을 시작하였다. 첫 번째 동물실험에서는 다행히 1년 이상 생존을 기록하였지만 그 후의 동물실험에서는 실험견이 인공판막 때문에 발생한 혈전 때문에 계속 사망하였다. 그러던 중 1958년 말 어느 화창한 봄날 오후, 스타는 오레곤 대학의 기초 과학건물 계단을 올라가다가 문득 혈전 발생의 원인이 되는 인공판막 부위에 실라스틱(Silastic) 이라는 물질을 입히면 어떨까하는 아이디어가 떠올랐다. 마침내 인공판막에 실라스틱을 입히면서 실험결과에 중요한 전환점이 왔다. 동물실험에서 80%의 높은 장기생존율을 기록하게 되었던 것이다. 그들의 실험은 1960년 여름까지 계속되었다. 그들의 실험소식은 당시 오레곤 대학의 순환기내과 과장이었던 그리스올드(Herbert Griswold)에게도 잘 알려지게 되었다. 그리스올드는 스타 등과 함께 그들이 개발한 인공판막으로 승모판막 치환수술을 받고 건강하게 생존하고 있는 실험견들을 보고 스타에게 이 수술법의 임상적용을 적극 제안하였다. 당시 외과과장이었던 던피(Dunphy)도 적극적으로 스타를 뒷받침해 주었다.

1960년 8월 25일 스타는 그들이 개발한 새로운 인공판막으로 첫 수술을 시도하였다. 환자는 33세 된 여자 환자로 7년 전에 승모판막 협착증으로 폐쇄식 교련절개술(closed mitral commissurotomy)을 받은 뒤 1960년 3월에 또 다시 개심술(open heart surgery)을 통해 승모판막 수술을 받았던 환자였다. 환자가 3월에 받은 수술은 당시 환자가 앓고 있던 승모판막 폐쇄부전증을 치료할 목적으로 시행되었다. 즉 안쪽으로 말려 들어간 한쪽 판막첨(valve leaflet)에 이발론(Ivalon) 이라는 재료로 만든 스폰지를 부착시켜 폐쇄부전을 교정시켜 주는 수술이었다. 환자는 그 이후에도 승모판막 폐쇄부전증이 호전되지 않고 계속 심부전증이 심해지자 마침내 인공판막 치환수술을 받기로 결정하였던 것이다. 그러나 불행히도 그 환자는 수술 10시간 후에 잘못 혈관내로 공기가 대량 유입되면서 공기색전증(air embolism)으로 사망하고 말았다. 스타는 이 수술의 경험을 통하여 인공심폐기에 의한 수술 시에는 심장수술이 끝나고 혈액 순환을 재개시킬 때, 심장으로부터 공기를 철저히 제거해야 되는 문제의 중요성을 새삼 인식하게 되었다.

스타가 시행한 두 번째 수술은 같은 해 9월 21일에 시행되었다. 환자는 52세된 남자 환자로 승모판막 협착증과 폐쇄부전증이 같이 동반된 환자였다. 그 환자는 수술 후 별다른 문제없이 잘 회복되어 트럭 배차원으로서의 수술 전 직업에 복귀할 수가 있게 되었다. 이후 스타와 에드워즈가 함께 개발한 스타-에드워즈 판막(Starr-Edwards valve)은 당시로는 매우 만족할 만한 임상 성적과 함께 점차 주위의 신뢰성을 얻어나갔다. 1962년 마침내 스타-에드워즈 인공판막이 상업적으로 본격 생산되기 시작하자 그 당시에 사용되고 있거나 개발되고 있던 다른 형태의 인공판막들은 점진적으로 사라지게 되고 스타-에드워즈 인공판막이 세계적으로 널리 사용되게 되었다(그림 8-24).

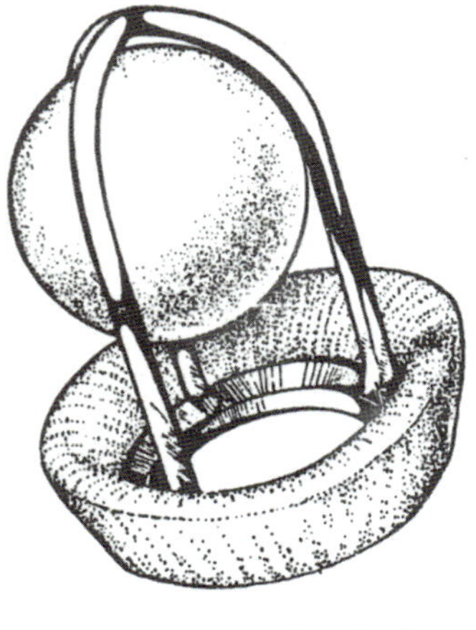

그림 8-24. 스타-에드워즈(Starr-Edwards) 인공판막

그러나 새장에 들어 있는 공 모양(ball-and-cage)의 인공판막은 판막의 중앙에 위치한 공이 혈류의 흐름에 장애를 주는 결정적인 취약점이 있었다. 이로 인한 인공판막 전후의 압력차는 무시할 수 없는

정도여서 특히 작은 대동맥을 가진 환자에서는 더욱 현저한 문제가 되었다. 그러나 이러한 취약점에도 불구하고 스타-에드워즈 인공판막은 여러 가지 변형을 거치면서 오랫동안 인공판막의 대표적인 제품으로 널리 사용되었다. 오늘날에는 옆으로 기울어진 디스크 형태의 인공판막이 등장하면서 스타-에드워즈 판막 보다 훨씬 작은 크기에다 개선된 혈류 상태를 보장해줌으로써 스타-에드워즈 인공판막을 대체하고 있으나 이 제품이 인공판막의 개발사에 차지했던 비중은 실로 지대하였다.

디스크 형태의 인공판막

스타-에드워즈 인공판막 이후로 큰 크기와 혈류 장애 그리고 혈구 파괴 등 '새장에 들어있는 공' 모양 판막의 문제점을 개선할 목적으로 새로운 디스크 형태의 판막이 소개되기 시작하였다.

1965년에 외과의사 케이(Kay)와 공학기술자 샤일리(Donald Shiley)가 디스크 형태의 인공판막을 처음 고안하였다. 샤일리는 기계기술자 출신으로 처음에는 최초의 인공 심장판막 제조회사인 에드워즈 연구소(Edwards Laboratories)에서 일하였으나 곧 그 자신의 회사(Shiley Laboratories)를 설립한 사람이었다. 그러나 경첩(hinge)이 없는 편평한 모양의 이 케이-샤일리 판막은 판막 전후의 압력차가 과거의 공 모양 인공판막과 크게 다를 바가 없어 큰 장점을 제공해주지는 못하였다.

그러던 중 테프론(Teflon)으로 된 경첩이 있는 경사형 디스크판막(tilting disc vlave)을 일본의 심장외과의사 와다(Jura Wada)가 고안하였다. 그가 개발, 제작한 와다-카터(Wada-Cutter) 인공판막은 판막 전후의 압력차가 이전의 케이-샤일리 판막에 비해 크게 감소하는 등 기능 개선이 있었으나 전반적인 성능은 만족스럽지 못하였다. 경사형 디스크 형태의 판막의 사용이 본격화된 것은 1969년 스웨덴의 외과 의사 비요르크(Viking O. Björk)가 앞서의 샤일리와 함께 새로운

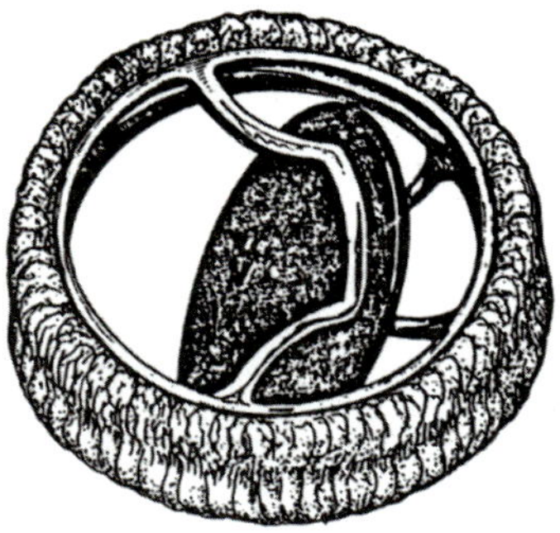

그림 8-25. 비요르크-샤일리(Björk-Shiley) 인공판막

형태의 경사형 디스크판막인 비요르크-샤일리 인공판막(Björk-Shiley valve)을 제조하면서부터였다. 당시 비요르크는 평소 기존의 인공판막들의 성능에 큰 문제점을 느끼고 효율적인 새로운 인공판막의 개발에 관심을 기울이고 있었다. 어느 날 그는 일본 호카이도에 가서 와다를 직접 만나 그가 개발한 경첩형 디스크판막의 우수성을 듣고 이를 사용하기 시작하였다. 그러나 비요르크는 곧 와다의 디스크판막에는 경첩 부분에 문제점이 있는 것을 발견하였다. 즉 이러한 형태의 인공판막은 체내에 삽입된 후 경첩 부분에서 종종 과도한 섬유소 침착이 일어나게 되고, 이로 인하여 인공판막의 작동이 제대로 되지 않을 때가 많았다. 그리고 경첩 부위에서 국소적인 마모가 일어나 종종 색전증(embolism)의 원인이 되기도 하였다.

이에 따라 비요르크는 와다의 경사형 디스크판막은 판막 전후의 압력차를 줄이는 데는 확실히 효과가 있는 구조이지만 경첩(hinge)을 사용하는 것은 피해야 한다는 결론을 얻게 되었다. 이때 샤일리가 경첩 없이 자유스럽게 움직일 수 있는 디스크형 인공판막의 구조에 관해 아이디어를 내였다. 그들은 곧 델린(Delrin)이란 물질로 만들어진 그들의 경사형 디스크판막인 비요르크-샤일리 인공판막을 제작하고 실험 끝에 이를 임상에 사용하여 좋은 성적을 거두기 시작하였다(그림 8-25). 그리고 1971년에는 소독 시에 수분을 흡수하여 팽창을 일으키는 델린 디스크의 취약점을 제거하기 위하여 열분해 탄소(pyrolytic carbon)로 만든 디스크를 사용하기 시작하였다. 그리고 1975년에는 수술 후 인공판막을 방사선 사진으로 볼 수 있게끔 디스크 내에 방사선 비투과성 물질을 넣은 디스크가 개발되기도 하였다. 샤일리는 1979년 회사를 파이저(Pfizer)로 넘기고 은퇴하였다.

그러나 비요르크-샤일리 인공판막은 그 후 일부 환자에서 버팀구조의 골절(strut fracture) 문제로 의료사고가 생기면서 오래 동안 복잡한 의료분쟁과 연관되어 큰 고초를 겪게 된다. 현재 경사형 디스크판막으로는 Omniscience 등 여러 제품들이 시장에 소개되어 여전히 널리 사용되고 있고, 1977년부터 소개된 두 개의 반월형 디스크로 된 이엽(bileaflet) 형태의 인공판막도 크게 호응을 얻고 있다.(그림 8-26).

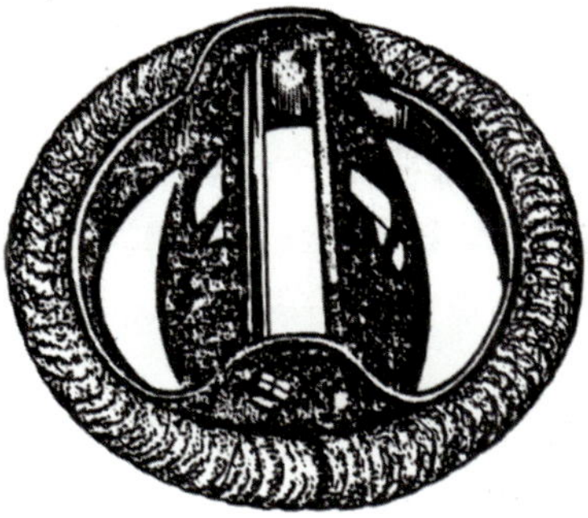

그림 8-26. 세인트 쥬드 이엽(St. Jude bileaflet) 인공판막

이상에서 소개한 것과 같은 기계 인공판막은 무엇보다도 내구성이 강해 한 번 치환하면 환자의 평생 동안 인공판막의 변성이나 기능부전이 일어나는 경우가 매우 드물다는 큰 장점이 있다. 그러나 기계 인공판막의 경우 수술 후에 인공판막으로 인하여 생기는 혈전의 형성을 방지하기 위해 영구적으로 항응고제를 사용하여야 하는 큰 단점이 있다. 이러한 항응고제의 사용에는 필연적으로 치명적인 출혈의 위험성이 항상 동반되게 되는 것이다. 이런 측면에서 다음에 소개하는 조직판막은 비록 내구성에 있어서는 기계 인공판막에 비해 떨어지지만 생체 조직이니 만큼 혈전 방지를 위한 항응고제 사용을 피할 수 있는 현저한 장점이 있다.

조직판막의 개발

한편 1960년대 말 이후로 생체 조직으로 만든 여러 가지 형태의 조직판막(tissue valve)의 개발연구가 활발히 진행되기 시작하였다. 조직판막의 가장 큰 장점은 기계판막에 비해 혈전색전증(thromboembolism)이 거의 발생하지 않는다는 점이었다.

조직판막 개발단계의 처음에는 환자 자신의 몸에서 떼어낸 대퇴근막(fascia lata) 이나 또는 동종개체의 경질막(dura mata)으로 만든 제품들이 한동안 사용되었다. 그러나 이들 조직판막들은 삽입한지 얼마 되지 않아 변성이 일어나는 문제 즉 내구성의 문제가 심각하게 대두되어 곧 임상에서 사라지고 말았다.

사체에서 채취한 동종의 심장판막조직이나 다른 동물에서 떼어낸 이종 판막조직을 바로 인체에 삽입하여 사용하는 방법도 한때 광범위하게 사용되었다. 그러나 이 판막들은 인체 삽입 후에 섬유화가 심하게 일어나면서 판막의 기능부전이 생겨 곧 이에 대한 열기가 사라지고 말았다.

그러던 중 1960년대 말 프랑스 파리의 심장외과 의사 카펜티어(Alain Carpentier)와 미국의 한콕(Warren Hancock)에 의해 글루타르알데하이드(glutaraldehyde)로 처리된 돼지판막이 등장하였다(그림 8-27). 오늘날 카펜티어-에드워즈 조직판막과 한콕 조직판막으로 각각 불리는 이 두 조직판막은 모두 돼지의 대동맥판막에서 제작된 것이었다. 당시에 그들은 소, 양, 돼지 등 여러 동물들의 판막을 연구한 결과 돼지의 것이 사람의 것과 가장 비슷하다는 것을 발견하였다. 한콕의 경우에는 당시 호주의 외과의사 바라트-보이스(Barratt-Boyes)가 판막조직을 화학적으로 고정시키더라도 항혈전성을 여전히 유지할 수

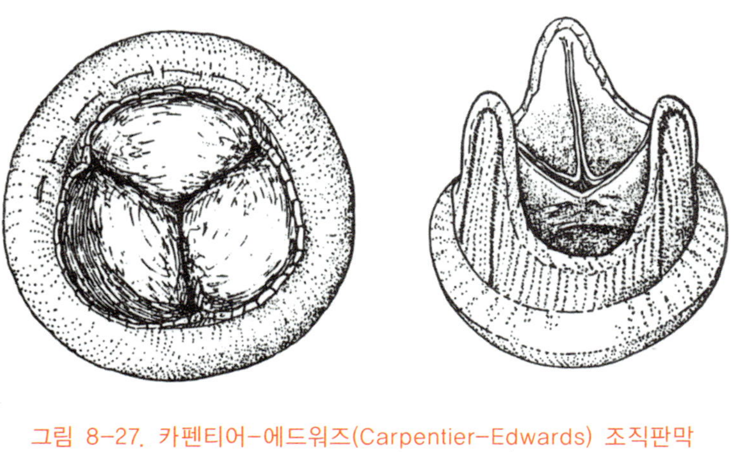

그림 8-27. 카펜티어-에드워즈(Carpentier-Edwards) 조직판막

있다는 사실을 증명하자, 어차피 화학적으로 고정되어 판막 조직이 죽게 되면 사람의 판막이던 동물의 판막이던 관계가 없을 것이라는 데에 착안을 하여 동물조직 판막의 개발에 착수하였다.

그러나 문제는 적합한 고정액을 찾는 문제였다. 처음에는 포르말린으로 시도를 하였으나 결과가 좋지 않았다. 1966년 당시 35세의 외과 부교수였던 카펜티어는 적절한 고정액을 찾기 위해서는 화학적 지식이 필요한데, 이에 관한 그의 화학적 기초가 너무 약한 것을 인식하였다. 그는 과감히 일주일에 이틀은 병원 업무를 포기하고 화학과에 등록하여 화학 지식을 보강하였다. 마침내 그는 고정액 중에 글루타르알데하이드가 가장 염증 반응을 덜 일으키는 적합한 고정액임을 밝혀내었다. 한콕도 곧이어 글루타르알데하이드를 사용하여 동물 조직판막을 제작하였다. 이런 과정을 통해 개발된 카펜티어-에드워즈 조직판막과 한콕 판막은 오늘날 심장수술에서 가장 많이 사용되고 있는 조직판막으로 자리 잡고 있다.

이어서 1971년에는 영국의 이오네스쿠(Marian Ionescu)가 소의 심낭을 이용한 조직판막을 개발하였다(그림 8-28). 이 판막은 처음에는 이오네스쿠 자신의 연구실에서 소량씩 제조되어 사용되었으나 1976년부터는 샤일리 회사로부터 상업적으로 생산되기 시작하면서 이오네스쿠-샤일리 판막이란 이름으로 불리게

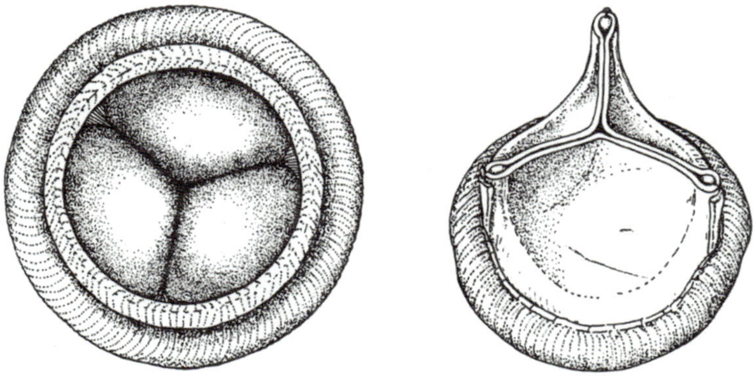

그림 8-28. 이오네스쿠-샤일리(Ionescu-Shiley) 조직판막

되었다. 이 판막도 역시 돼지판막과 마찬가지로 글루타르알데하이드로 처리되었다. 그러나 불행히도 이 판막은 인체 삽입 후 판막의 석회화나 파열 등의 합병증이 자주 발생하여 그 후 이 판막은 사용되지 못하였다.

조직판막의 장점은 전술한 바와 같이 수술 후 일부 환자를 제외하고는 영구적인 항응고제의 사용을 필요로 하지 않는다는 데 있다. 그러나 조직판막은 아직까지의 제조 공법으로는 그 내구성에 한계가 있기 때문에 궁극적으로 이상적인 판막으로 자리 잡기에는 결정적인 문제가 있다. 결국 최종적인 해답을 줄 수 있는 완전한 인공판막의 개발은 앞으로 많은 연구와 꾸준한 인내심의 결실로만 나타나게 될 것이다.

제9장

관상동맥질환과 수술법의 발달

1. 관상동맥질환
   1) 협심증(angina pectoris)
   2) 심근경색증
2. 초기의 관상동맥질환 수술 (1)
   1) 심장의 신경 지배를 차단하는 방법
   2) 심장의 대사 요구를 낮추는 방법
3. 초기의 관상동맥질환수술 (2)
   1) 심외막 자극술과 조직 이식술
   2) 관상정맥동을 이용한 수술법
   3) 내유동맥을 이용한 수술법
4. 관상동맥 우회수술법
   (coronary artery bypass grafting)의 정립

1. 관상동맥질환 (협심증과 심근경색증)

심장이 건강한 상태를 유지하기 위해서는 관상동맥(coronary artery)을 통한 적절한 혈류의 확보가 무엇보다도 중요한 조건 중의 하나이다(그림 9-1). 그러나 대동맥의 근위부에서 나와 심장의 근육에 혈류를 공급하는 역할을 하는 이 관상동맥은 혈관 벽에 생기는 변성 변화(degenerative change)로 인해 내경이 좁아지게 되는 협착성 병변을 흔히 일으킨다(그림 9-2). 관상동맥이 좁아지게 되면

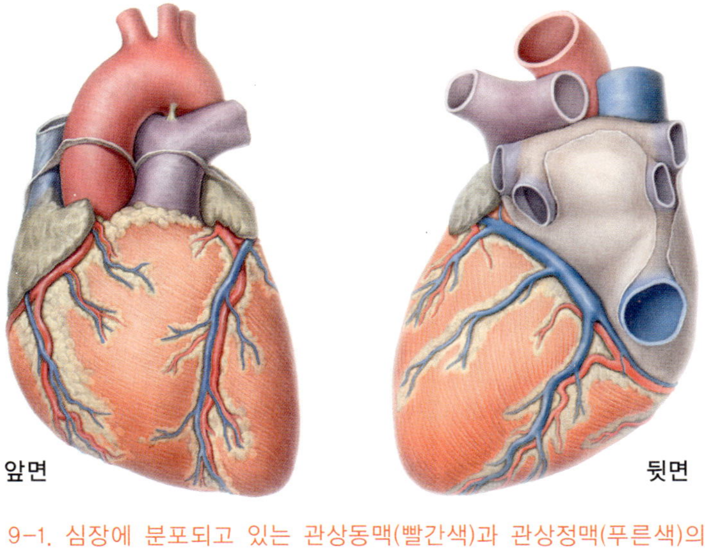

그림 9-1. 심장에 분포되고 있는 관상동맥(빨간색)과 관상정맥(푸른색)의 모습

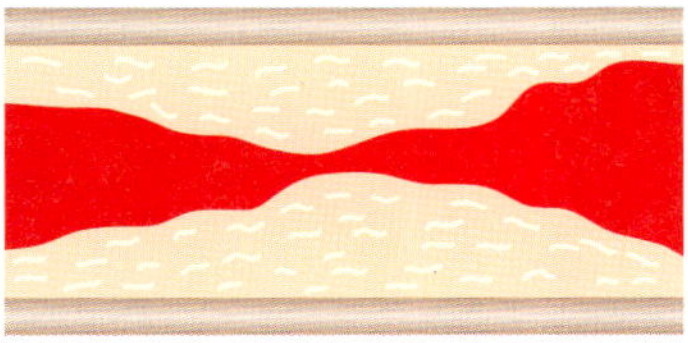
그림 9-2. 관상동맥 협착 내부의 모습을 보여주는 모식도

안정 상태에서 휴식을 취하고 있을 때는 그런대로 심장에 혈류를 공급할 수 있으나 운동이나 감정적 자극에 대한 반응으로 심장의 운동량이 증가할 때는 그 활동에 상응하는 충분한 혈류를 공급할 수 없게 된다. 이 때문에 가슴 앞쪽을 가로 지르는 격심한 통증이 생기게 되고 휴식을 취하면 비로소 해소되는 전형적인 증상을 보이게 된다. 이러한 상태를 의학적으로는 협심증(angina pectoris)이라고 부른다.

협심증 보다 더 심각한 상태는 좁아진 관상동맥 내에서 천천히 흐르던 혈액이 갑자기 응고를 일으키면서 혈전을 만드는 이른바 관상동맥 혈전증(coronary thrombosis)이 될 때 생긴다. 관상동맥 혈전증이 생기면 그 관상동맥으로부터 혈류를 공급받던 심장근육 부위의 혈류가 차단되어 괴사를 일으키게 된다. 임상적으로는 운동이나 감정의 변화에 관계없이 어느 때고 갑자기 심한 흉통이 생기면서 오랫동안 지속된다. 그리고 이 흉통은 휴식으로도 완화되지 않는다. 이러한 상태를 심근경색증 (myocardial infarction) 이라고 부른다.

협심증이나 심근경색증이 뚜렷한 의학적 실체로서 큰 관심의 대상이 되기 시작한 것은 그렇게 오래 전의 일은 아니다. 그러나 고대 이집트의 미라에서도 관상동맥 협착증 소견이 발견되는 것으로 미루어 보아 질병 자체는 인류의 역사와 더불어 함께하였을 것으로 추정된다.

1) 협심증(angina pectoris)

관상동맥과 관상동맥 질환에 대한 역사적 기록

관상동맥 자체는 인류 생명의 태동과 함께 존재하였겠지만 이에 대한 구체적인 기술은 1538년에 발간된 〈Six Tables〉 이란 책에서 겨우 시작되었다고 볼 수 있다. 이 책에서 르네상스 시대의 위대한 해부학자 베살리우스(Andreas Vesalius;

1514~1564)는 칼카르(Van Kalkar)가 그린 그림과 함께 관상동맥에 관해 언급하고 있다. 그러나 관상동맥의 해부학적 구조에 관한 명확한 기술은 훗날 1706년 프랑스의 해부학자 뷰상(Raymond Vieussens; 1641~1715)에 의해서 이루어졌다. 그리고 관상동맥의 기능 즉 심근에 혈류를 공급하는 역할에 관해 처음으로 기록된 것은 유명한 혈액순환의 원리의 발견자 하비(William Harvey; 1578-1657)가 그의 저서 〈동물에 있어서의 심장과 혈액의 운동에 관한 해부학적 연구(Exercitatio Anatomica de Motu Cordis et Sanguinis in Animalibus)〉를 통해서였다.

관상동맥에 생기는 병변에 관한 구체적인 인식은 의사들이 환자들의 임상 증상과 부검 소견들을 연관지어 연구하기 시작하면서 비로소 싹트기 시작하였다. 부검을 통한 질병 연구를 처음 본격적으로 이용한 사람은 유명한 이탈리아 파도바 대학의 해부학자이면서 병리학자인 모르가니(Giovanni Morgagni; 1682~1771)였다. 그는 1761년에 발간된 편지묶음 형식으로 된 그의 저서 〈질병의 위치와 원인(De Sedibus et Causis Morborum)〉에 수록된 16번째 편지에서 〈사체를 해부하고 검사하는 사람은 적어도 무엇인가를 의심하는 것이나마 배울 수 있지만 해부학을 무시하고 부검에 참여하지 않는 사람은 의심조차 할 수 없다〉라고 언급하고 있다. 그의 책에 실린 편지 중에는 여러 군데서 심장병에 관한 기술을 볼 수가 있는데 예를 들어 24번째 편지에서는 탈장이 꼬여(strangulated hernia) 사망한 노인에서 관상동맥을 포함한 여러 동맥들의 혈관 벽이 마치 뼈처럼 딱딱하고 두껍게 변해져 있는 상태를 관찰한 것을 기술하였다. 다만 여기서는 이렇게 좁아진 동맥의 변화와 환자가 살아 있을 때의 증상과 연관하여서는 어떤 언급도 없었다. 그러나 그는 다른 보고를 통해 여행 중 갑자기 사망한 42세 된 여자의 부검 소견에 관해 언급하면서 그녀가 생전에 오랫동안 운동 시에 심한 흉통과 더불어 왼쪽 팔의 마비감과 호흡곤란을 호소하고 이때 휴식을 취하면 증상의 완화가 있었다는 사실을 기록하였다. 이 보고는 명백히 관상동맥 질환에 관한 묘사였지만, 실제 관상동맥 질환이 하나의 뚜렷한 임상적 병변으로 널리 인식된 것은 영국의 의사 헤베르덴(William Heberden; 1710~1801)의 공헌이었다.

영국의 의사 헤베르덴의 협심증에 관한 기술

헤베르덴은 영국의 런던에서 태어났다. 케임브리지의 세인트 존 대학을 졸업한 그는 케임브리지와 런던에서 의학공부를 하여 1739년 의사 자격을 취득하였다. 런던에서 본격적인 의사 생활을 시작한 그는 어렸을 때부터 가졌던 신앙심과 함께 타고난 성실성과 일에 대한 헌신적인 자세로 그의 동료와 환자들로부터 모두 큰 존경을 받았다. 18세기 당시 헤베르덴의 동료 의사 대부분은 옛날부터 전해오는 의학 이론에 관해 과학적 근거 없는 토의나 일삼으면서 시간을 보내고 있었다. 그러나 그는 직접 환자의 병상에서 면밀한 관찰을 통해 질병을 연구하고 이를 기록하여 나갔다(그림 9-3). 40년 이상의 의사생활을 통해 헤베르덴은 매달 그의 임상기록들을 검토하여 질병의 진단과 치료에 도움이 될 것으로 판단되는 정보는 착실히 모아 나갔다. 이러한 자료들은 그가 현역에서 은퇴한 후인 72세 때 라틴어로 지은 유명한 책 〈질병의 역사와 치료에 관한 주석(Commentaries on the History and Cure of Diseases)〉의 바탕이 되었다. 이 책은 그의 아들이 번역한 영어판과 함께 그의 사망 이듬해인 1802년 발간되어 19세기 초 가장 널리 읽혀진 의학 서적의 하나가 되었다.

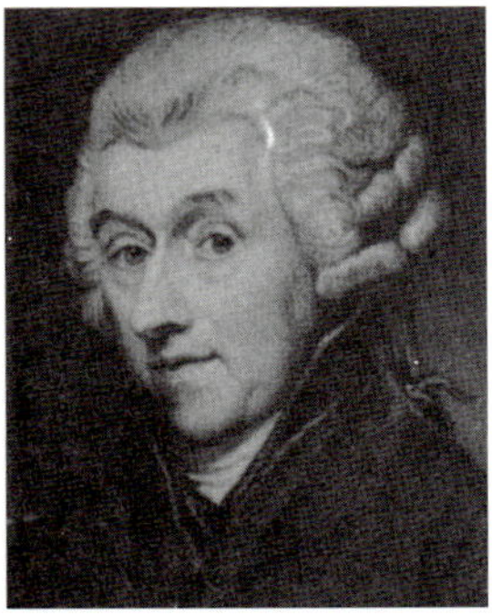
그림 9-3. 헤베르덴 (William Heberden)

협심증에 관한 그의 기술은 1772년 런던 의사학회 회보에서 처음으로 발표되었고, 그의 책에서는 제 70장에서 상세히 언급되었다. 그가 이 질병에 관해 처음으로 명명한 용어 〈협심증(angina pectoris)〉 중 angina는 '질식하는 것처럼 억누른다.' 라는 뜻의 그리스어 agkhone에서 유래하였다.

당시 협심증에 의하여 생긴 흉통에 관한 헤베르덴의 묘사는 오늘날에도 더 이상의 첨삭이 필요 없을 정도로 완벽한 것이었다. 그는 기술하기를 〈관상동맥 질환이 있는 사람은 걷고 있는 도중 특히 언덕길을 오르거나 식사 직후에 갑자기 가슴에 통증과 함께 아주 불쾌한 기분을 느끼게 된다. 이 통증이 계속되거나 심해지면 바로 목숨을 잃을 것 같은 느낌을 준다. 그러나 그 사람이 걷는 것을 멈추는 순간 이러한 불편감은 사라진다.〉고 하였다. 그는 또한 시간이 지남에 따라 병은 점점 진행되어 환자가 조금만 움직여도 흉통이 생기고 마침내는 기침을 하거나 대변을 볼 때 그리고 말을 할 때조차 증상이 생긴다고 기술하였다. 그리고 이러한 상태는 감정적인 흥분으로 더 악화된다는 것도 언급 하였다. 헤베르덴은 이 밖에도 그의 환자 중 어떤 사람에서는 안정 상태에서도 지속되는 흉통이 발현되기도 하고 또 어떤 사람들은 갑자기 쓰러지면서 사망하기도 한다는 것을 기록하였다.

관상동맥 질환으로 사망한 환자의 부검 소견에 관해서는 헤베르덴은 단 1 례만 언급하였는데, 그는 〈숙련된 해부학자가 부검을 시행하였는데 심장은 대동맥의 작은 부위가 뼈처럼 단단해져 있는 것(ossification)을 제외하고는 판막에서나 동맥에서나 근처의 정맥에서 아무런 이상이 발견되지 않았다.〉 라고 기술하고 있다. 이는 당시 그가 관상동맥 질환을 일으키는 원인 병변에 대해서는 알고 있지 못했다는 의미가 된다. 따라서 그가 당시 이러한 가운데서 환자에 대한 주의깊은 관찰과 여기서 얻은 정보만으로 관상동맥 질환의 증상에 관해 정확한 기술을 한 것은 놀랄만한 업적이라 할 수 있다. 어떻게 생각하면 헤베르덴과 같이 관찰력이 예리한 의사가 질병의 병리에 관해 잘 알지 못했다는 것은 흥미로운 일이기도 한 일이다. 이에 관하여 그는 그의 책의 서문에서 쓰기를 〈앞으로 이 책의 내용에 보다 더 의미 있는 추가를 하기 위해서는 질병의 치료 기록과 부검 소견의 비교 연구가 반드시 필요할 것이다. 나 자신은 늙은 나이를 고려할 때 더 이상 이러한 일을 할 수가 없다.〉 라고 그의 심정을 피력하였다.

관상동맥 질환에 관한 제너의 발견과 스승 헌터에 대한 인간적 연민

헤베르덴에 이어서 관상동맥 질환에 관하여 보다 진전된 기여를 한 사람은 바로 종두법으로 유명한 영국의 제너(Edward Jenner; 1749~1823)와 그의 친구인 내과의사 파리(Caleb Parry; 1755~1822) 였다.

천연두에 대한 백신의 개발로 우리에게 널리 알려진 제너는 당시 영국의 한 시골에서 일반의사로 개업을 하고 있었다(그림 9-4). 그는 협심증에 관심을 가지고 이로 인해 사망한 환자의 심장을 연구해 나갔는데, 이를 위해 다른 도시에서 비슷한 연구를 하고 있던 친구 파리와 수시로 편지 연락을 주고받으며 그들의 의견을 교환하였다. 제너와 파리는 초등학교 시절부터 친구 사이였다. 당시 제너가 파리에게 쓴 편지 중 하나에서 그는 다음과 같이 기술하고 있다; 〈심장을 부검하던 중 갑자기 칼이 무언가 딱딱한 돌 같은 느낌의 것에 부딪혔다. 나는 순간 낡고 곧 무너질 것 같은 천장을 쳐다보면서 천장의 석고가 떨어졌나 하고 생각하였다. 그러나 자세히 살펴보니까 그 원인이 발견되었다. 관상동맥 벽이 돌처럼 딱딱하게 변해있었던 것이다.〉

이 편지를 포함해서 제너가 당시 관상동맥 질환에 관하여 언급한 그 밖의 유사한 기록들이 제대로 발표만 되었으면 그는 협심증의 원인으로써 관상동맥 병변을 최초로 인식한 사람으로 확실히 역사에 기록될 수 있었을 것이다. 그러나 당시 제너는 의도적으로 이러한 그의 발견들을 공식적으로 발표하는 것을 자제하였다. 그 이유는 간단하였다. 당시 협심증으로 고생하고 있던 그의 존경하는 스승인 유명한 외과의사 헌터(John Hunter)를 좌절시키지 않기 위해서였다. 제너는 그가 21세 때 영국의 소드부리(Sodbury)라는 도시에서 2년간의 외과의사 연수를 끝내고 또 다른 2년간을 런던에서 헌터 밑에서 보낸 이후로 그를 진심으

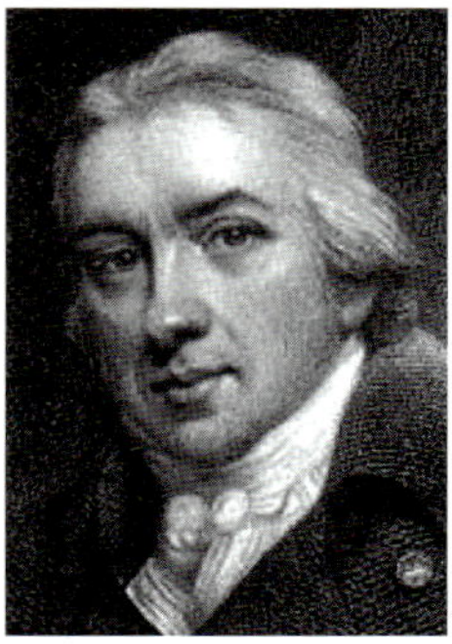

그림 9-4. 제너 (Edward Jenner)

로 존경하고 있었다. 제너와 헌터는 비록 21년이라는 큰 연령 차이가 있었지만은 학문적인 자세에는 많은 공통점을 가지고 있었다. 두 사람 모두 의학뿐만 아니라 생물학에도 많은 관심을 가졌던 것도 그 대표적인 한 예였다. 제너는 파리에게 보낸 한 편지에서 〈만일 관상동맥 병변이 협심증의 원인이란 것을 인정한다면 그 참담한 병리소견을 볼 때 의사들은 아무 것도 해줄 방법이 없을 것이다. 나는 만일 스승 헌터가 이 사실을 알게 되면 치료에 관한 모든 희망을 잃을 것이 두렵다.〉 라고 이야기하였다.

관상동맥 질환으로 사망한 외과의사 헌터

헌터(John Hunter; 1728~1793)는 스코틀랜드 태생의 탁월한 외과의사이자 해부학자로 런던의 세인트조지 병원의 교수로 근무하였다(그림 9-5). 그는 상당히 강하고 격정적인 성격을 지녔던 사람으로 알려졌는데 이를 단적으로 보여주는 몇 가지 에피소드가 있었다. 당시에는 외과의사들이 문하생들을 교육시키는 대가로 돈을 받고 이를 서로 똑같이 나누어 가지는 것이 관행이었다. 그러나 헌터는 이런 방식을 거부하고 그가 다른 사람에 비해 더 많은 일을 하기 때문에 그만큼 많은 돈을 받아야 한다고 당시로는 파격적인 주장을 하여 주위와 큰 충돌을 일으켰다. 또 그는 당시 세인트조지 병원에서 시행하고 있던 환자의 병상 옆에서만 학생 교육을 시키는 방식은 옳지 못하다고 지적하고 인근의 세인트바쏠로뮤 병원에서와 같이 정식 강의제를 도입해야 한다고 강하게 주장하였다. 그러나 그의 동료 의사들은 그의 이러한 의견에 강력히 반대하기 시작하였고 이 문제의 해결을 위해 병원 내에 관련 특별위원회가 조직되기도 할 정도였다.

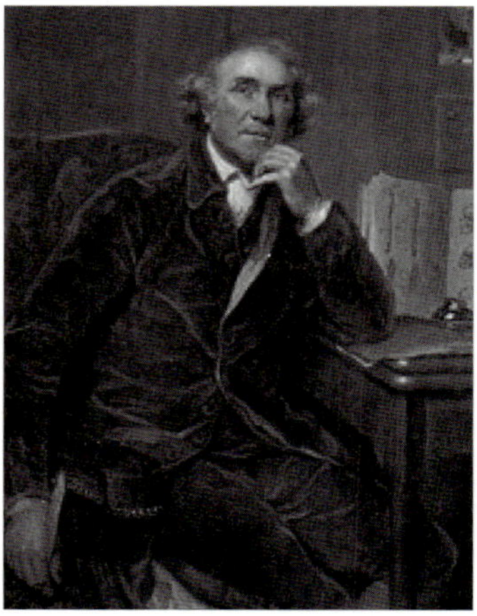

그림 9-5. 헌터 (John Hunter)

1793년 10월 16일 헌터는 두 명의 젊은이를 그 밑의 학생으로 입학시키기를 원하여 그날 열린 병원의 주례회의에서 승인을 요청하였다. 그러나 그 두 학생은 입학에 필요한 충분한 자격 증명을 갖지 않고 있었다. 회의석상에서 두 명의 의사가 그들의 입학을 격렬히 반대하였다. 이어서 격심한 논쟁이 벌어지고 이에 화를 주체하지 못한 헌터는 회의장을 떠났다. 그러나 회의장 밖으로 나가자 말자 그는 갑자기 쓰러지면서 곧 바로 사망하고 말았다.

당시 헌터의 사망 원인에 관해서 많은 논란이 있었던 것은 사실이었다. 한 권위 있는 의사는 그가 사망한 원인은 1767년 매독에 관한 실험을 위해 그가 매독 환자에서 얻은 고름을 그 자신에게 접종한 결과라고 주장하였다. 매독 역시 대동맥의 근위부에 심한 병변을 일으켜 대동맥 판막을 망가뜨리고 관상동맥의 입구를 좁게 만들어 협심증과 같은 증상을 일으킬 수 있는 것이다. 그러나 헌터의 심장을 부검한 의사 홈(Everard Home)의 소견을 보면 매독이 아니라 관상동맥 병변에 합당한 소견이 기록되어 있다. 그의 기록에 따르면 헌터의 관상동맥은 뼈처럼 단단하게 변했을 뿐만 아니라 대동맥판막 역시 비슷한 골성 변화(bony change)를 보였다고 하였다. 이러한 변화는 매독에서처럼 판막이 미란형(erosive type)으로 파괴되는 경우와는 완전히 다른 소견이었다.

제너의 친구 파리의 연구 업적

한편 제너의 친구 파리(Caleb Parry) 역시 독립된 연구를 통해 관상동맥 질환에 관해 제너와 비슷한 결론을 내렸다. 그는 1788년 이에 관해 지방의 한 학술회의에서 발표하기도 하였으며, 헌터의 사망 후 6년 후인 1799년에는 협심증에 관한 책을 발간하였다. 이 책에서 그는 관상동맥에 병변이 생기면 휴식 시에는 그런대로 혈류가 공급되지만 운동 시에는 혈류가 모자라 협심증의 증상이 생긴다는 것을 명백히 기술하였다.

이러한 관상동맥 질환에 관한 개념은 또 다른 영국의 의사 번스(Allan Burns)

에 의해 일보 진전되었다. 그는 그의 책에서 관상동맥이 딱딱하게 변성되었을 (ossified) 때는 운동이나 감정적 격정 등 심장의 활동을 증가시킬 수 있는 모든 행위가 위험의 요인이 될 수 있다는 것을 기술하였다. 번스는 애석하게도 맹장염 파열로 31세의 나이로 사망하여 더 이상의 학문적 업적은 기록하지 못하였다.

2) 심근경색증

관상동맥 질환은 죽종(atheroma)이라고 부르는 혈관의 변성 변화 때문에 혈관 벽이 두꺼워지고 내경이 좁아져서 생기는 병이다. 이 때문에 심장이 운동 시에 충분한 혈류를 공급받지 못해 협심증 증상이 생기게 된다. 이렇게 좁아진 관상동맥을 통해 천천히 흐르던 혈류에 갑자기 혈전이 생기면서 완전히 관상동맥을 막아 혈류가 차단될 때가 있는데, 이런 상태를 관상동맥 혈전증(coronary thrombosis) 이라고 한다. 혈류 완전 차단의 결과로 해당 부위의 심근에 심근경색증(myocardial infarction)이 생기게 되면 종종 치명적인 상태로까지 진행 되는 것이다.

관상동맥 질환을 기술한 초창기 의학자들 사이에는 협심증과 이 보다 더 위험한 상태인 관상동맥 혈전증 사이를 구별하지 못했기 때문에 많은 혼란이 있었다. 앞서 말한 헌터의 사망 원인 뿐 아니라 헤베르덴과 파리가 기술하였던 심한 협심증 환자의 많은 경우가 실제는 관상동맥 혈전증이었을 것이라는 데는 의심의 여지가 없다. 이러한 관상동맥 혈전증의 진단을 처음으로 내린 사람은 독얼 태생의 미국의사 함머(Adam Hammer)였다.

살아있는 사람에서 처음 관상동맥 혈전증 진단을 내린 함머

독일의 한 작은 마을에서 태어난 함머(Adam Hammer; 1818~1878)는 하이델베르그에서 의학교육을 받았다. 의사 자격을 취득한 그는 이후 만하임이란 도시에서 의사 생활을 시작하였다. 그는 1848년 당시 유럽 대륙을 휩쓸었던 혁명에

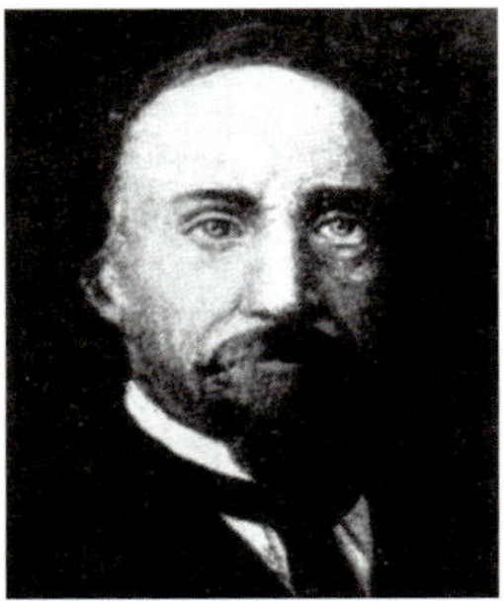

그림 9-6. 함머 (Adam Hammer)

참가하였다가 실패하자 미국으로 이민을 가서 세인트루이스에 정착하였다. 미국에서 새롭게 의사 생활을 시작한 그는 탁월한 임상 능력으로 많은 동료 의사들로부터 곧 큰 존경을 받게 된다(그림 9-6).

그러던 중 그는 1876년 5월 4일 한 의사의 부탁으로 매우 위험한 상태로 정확한 병의 진단에 어려움을 겪고 있던 어떤 환자를 진찰하게 되었다. 그 환자는 34세 된 남자 환자로 갑자기 쓰러진 상태에서 심장이 매우 늦게 뛰고 있었다. 함머는 그 환자에서 나타난 여러 가지 증상을 분석하면서 특히 갑자기 시작되고 점차적으로 악화되어 가는 증상의 양상에 주의를 기울였다. 그는 종합적으로 환자의 증상은 관상동맥의 일부분이 혈전으로 완전히 막혀 심근으로 가는 혈류가 갑자기 차단되면서 생긴 것으로 추정하였다. 그가 그의 생각을 옆에 있는 동료 의사에게 이야기하였을 때 그 의사는 매우 당혹스런 표정을 지으면서 〈내 일생에 그러한 병명을 들어본 적이 없다.〉 라고 내뱉듯이 말하였다. 여기에 대한 함머의 응답은 〈나도 역시 들어 본적은 없다.〉 였다.

그 환자는 그로부터 불과 수 시간 만에 사망하였기 때문에 함머로서는 환자의 가족으로부터 부검 동의를 얻는데 많은 어려움이 있었다. 그는 뒷날 말하기를 당시 미국에서는 환자의 사망 후 부검 동의를 얻는 것이 쉽지 않아서 환자의 치료비를 면제해 주는 조건을 제시하거나 심지어 그의 개인 돈을 보상으로 지불할 때도 있었다고 하였다. 결국 어렵게 이루어진 동의로 부검을 한 결과 함머가 예상했던 대로 관상동맥 하나를 막고 있는 혈전이 환자의 사망 원인으로 밝혀졌다.

그 이후로 관상동맥 환자의 일부 특히 보다 젊은 환자에서는 함머가 보았던 환자에서처럼 평소 협심증의 병력 없이 갑자기 관상동맥에 혈전이 생길 수 있다는 사실이 인식되기 시작하였다. 이 현상은 보통 협심증 병력과 함께 이미 관상동맥의 심한 협착을 보이는 나이 많은 환자에서와는 달리 이런 환자들에서는 평소에는 관상동맥이 가벼운 협착만을 보이기 때문이었다.

이 환자들의 일부에서는 관상동맥에 혈전이 생겼다가 저절로 회복되고 이후 다시 재발하는 경우도 발생하였다. 그러나 관상동맥 혈전증이 구체적으로 처음 인식되기 시작할 당시에는 이러한 일은 불가능한 것으로 생각되었다. 왜냐하면 당시에는 관상동맥은 피가 돌아갈 수 있는 우회로 즉 부행혈로(collaterals)가 없는 직선 혈관으로만 생각하였기 때문이었다. 따라서 어느 정도 이상 크기의 관상동맥이 혈전으로 막히면 반드시 치명적인 결과가 온다고 믿었다. 이후 이러한 견해의 잘못을 지적하면서 관상동맥에는 부행혈로(collaterals)가 있고 이 부행혈로들은 건강한 상태에서는 혈류가 없다가 일단 큰 관상동맥이 막힐 경우 혈류의 개통이 시작된다는 사실을 처음 규명한 사람은 미국 시카고의 의사 헤릭이었다.

관상동맥 부행혈로의 존재를 기술한 헤릭

헤릭(James Bryan Herrick; 1861~1954)은 1888년 미국 러쉬(Rush) 의대를 졸업 한 이후 왕성한 연구 활동을 통해 많은 논문을 학술지에 기고하였다(그림 9-7). 그가 협심증에 관해 처음으로 논문을 쓴 것은 1910년이었고, 1912년에는 미국의사회지에 〈관상동맥의 갑작스런 폐쇄의 임상 양상〉이라는 중요한 논문을 발표하였다. 이 논문에 의하면 관상동맥에 일단 혈전이 생기면 그로부터 회복이 불가능하다는 견해가 생긴 이유는 독일의 콘하임(Julius Cohnhelm; 1839~1884)을 필두로 한 병리학자들의 실험 결과 때문이었다. 1881년 콘하임은 실험적으로 동물에서 관상동맥을 결찰하여 혈류를 차단시켰을 때 실험동물들이 100% 사망하는 것을 관찰하고 이를 보고하였던 것이다.

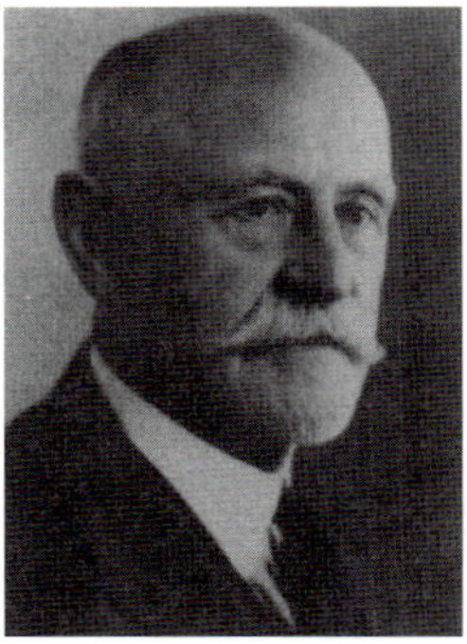

그림 9-7. 헤릭 (James Bryan Herrick)

그러나 헤릭은 다른 여러 학자들의 추가 연구에는

이에 반대되는 결과가 나왔다는 것을 지적하였다. 그는 실제 부검에서 관상동맥 혈전증이 증명된 그의 환자들 중에서도 살아있을 때는 관상동맥 혈전증으로 인한 증상이 생긴 후에 수일 동안 생존하거나 심지어 수차례 이러한 고비들을 반복해서 넘긴 환자도 있다는 것을 상기시켰다. 이에 따라 그는 관상동맥 혈전증 환자의 궁극적 예후는 막힌 관상동맥의 크기와 심근의 상태 그리고 적절한 부행혈로의 여부에 달려있다고 결론을 내렸다. 또한 그는 관상동맥 병변이 비교적 심하지 않은 젊은 환자에서 혈전이 발생하였을 때에는 사망률이 높은데 반해 병변이 심한 고령의 환자에서는 사망률이 상대적으로 낮은 이유도 후자에서는 병변이 오랫동안 진행하면서 부행혈로가 그동안 충분히 발달할 시간적 여유가 있었기 때문으로 해석하였다.

관상동맥 혈전증의 인식에 걸린 상당한 시간

오늘날의 관점에서 생각하면 당시의 의료계가 관상동맥 혈전증을 하나의 뚜렷한 병리학적 실체로 받아들이는 데에 상당한 시간이 걸렸던 것은 매우 이상한 일이었다. 여기에는 여러 가지 이유가 있을 수 있었다. 앞서 말한대로 함머(Adam Hammer)가 일찍이 1876년에 살아있는 환자에서 처음으로 관상동맥 혈전증의 진단을 명확히 내렸음에도 불구하고 그의 논문이 비중이 약한 학술지에 실렸던 탓으로 이러한 사실이 널리 알려지지는 못하였다. 또 그로부터 30년이 훨씬 지나 헤릭의 논문으로 당시 미국 의사들 사이에서는 이 병에 대한 관심이 다시 일어났지만 영국 등에서는 당시 제 1차 세계대전 개전의 영향 등으로 큰 반향을 불러일으키지 못하였다. 심지어 1915년 영국 케임브리지대학의 내과교수 알부트(Clifford Allbutt) 같은 사람은 한 논문에서 관상동맥 질환이 협심증의 원인이라는 사실 조차 부인하기도 하였다. 또한 유명한 영국의 심장내과 의사 맥켄지(James Mackenzie)도 1913년 발간된 〈심장질환(diseases of the heart)〉이란 책의 제3판에서 관상동맥 혈전증이라는 용어를 사용하지 않고 심근의 약화를 나타내는 증상의 복합체로서 협심증을 사용하기도 하였다.

그러나 시간이 지남에 따라 관상동맥 질환의 병리 및 임상 양상이 차례차례 명쾌히 규명되기 시작되었다. 오늘날 협성증이나 혈전증으로 인한 심근경색증은 서구에서는 말할 것도 없고 우리나라를 포함한 동양권에서도 중요한 사망 원인의 하나로 자리 잡고 있다.

2. 초기의 관상동맥질환 수술 (1)

관상동맥 질환에 있어 가장 바람직한 목표는 병이 발생하지 않도록 예방하는 것임에 틀림없으나 이러한 목표는 어디까지나 하나의 이상에 지나지 않는다는 것은 주지의 사실이다. 일단 관상동맥에 동맥경화증(atherosclerosis)이 발생하게 되면 이는 다른 동맥에서의 병변과 마찬가지로 기본적으로는 내과적 치료가 우선이 된다. 그러나 내과적 치료로 한계가 있는 경우에는 외과적 수술치료가 중요한 역할을 담당 하게 되는 것이다.

관상동맥 경화증으로 인한 협심증을 수술로 치료해 보자는 생각은 비교적 근래에 와서 거론되기 시작하였고, 이를 실제로 실행에 옮긴 것은 훨씬 뒤의 일이였다. 이는 관상동맥 질환 자체의 임상 빛 병리양상이 정확히 규명된 것이 불과 얼마 되지 않는다는 점을 고려하면 그렇게 놀라운 일도 아니었다.

관상동맥 병변에 대하여 효과적인 수술방법을 개발하기 위하여 초창기 외과의사들은 여러 가지 다양한 방법들을 생각해 내었으나 큰 방향은 다음과 같은 3가지로 요약될 수 있다. 즉 (1) 심장의 신경 지배를 차단하는 방법, (2) 심근의 대사 요구를 낮추는 방법, (3) 심근의 혈류를 증가시키는 방법 등이 그것이다. 물론 이 3가지 방법 중에서 심장의 신경 지배를 차단하는 방법과 심근의 대사 요구를 낮추는 방법은 지금에 와서는 단지 역사적 관심거리 이상을 제공해 주지는 않는다. 그리고 심근의 혈류를 증가시키는 방법 중에서도 오늘날 그나마 객관적 타당성을 어느 정도 인정받고 있는 것은 바인버거(Vineberg)의 내유동맥 이식법 정도이다. 그러나 관상동맥 수술 초창기에 시도된 이들 방법들을 잘 살펴보면 당시 관련 외과의사들의 도전적 열정과 함께 오늘날 잘 확립되어있는 수술 방법의 정립 과정을 음미할 수 있는 귀중한 기회가 된다. 여기서는 편의상 먼저 신경 지배를 차단하는 방법과 심근의 대사 요구를 낮추는 방법에 관해 설명을 하고 심근의 혈류를 증가시키는 방법에 관해서는 그 다음 장으로 따로 독립해서 이야기하고자 한다.

1) 심장의 신경 지배를 차단하는 방법

역사적으로 관상동맥 질환을 치료할 목적으로 처음 수술법을 제안한 사람은 프랑스 파리의 생리학 교수 프랑스와-프랑크(Charles Emile François-Franck)로 알려져 있다. 그는 일찍이 1899년에 협심증의 치료에 흉-경부 교감신경 절제술 (thoraco-cervical sympathectomy)을 제안하였는데 그 목적은 물론 흉통을 해소시켜 보자는 것이었다. 당시의 프랑스 의사들은 갑상선 기능항진증(thyrotoxicosis)을 치료하기 위해 목에 있는 교감신경계의 일부를 제거하는 방법을 사용하고 있었다. 프랑스와-프랑크가 진찰하였던 갑상선 환자 중에서는 대동맥염과 협심증 증상을 같이 갖고 있는 환자들이 있었는데 그는 이런 증상이 갑상선 질환에 연유한 것으로 생각하였다. 이에 따라 그는 심장으로 가는 교감신경을 절제하면 갑상선 기능항진증을 보다 완전히 치료할 수 있게 되고 따라서 협심증도 사라지게 할 수 있다고 생각하였던 것이다.

프랑스와-프랑크의 이러한 생각을 환자에게 처음 적용한 사람은 루마니아의 수도 부카레스트의 외과의사 요네스코(Thomas Jonnesco; 1860~1926)였다. 물론 지금에 와서는 아무런 논리적 타당성이 없는 일이지만 당시 유럽대륙에서는 간질, 녹내장, 편두통 등 각종 질환의 치료에 교감신경 절제술을 흔히 시행하고 있었다. 요네스코도 30년에 가까운 그의 의사 생활 중에서 대부분의 열정을 교감신경 절제술에 쏟은 사람 중의 한 사람이었다. 그는 1916년 4월 2일 프랑스와-프랑크의 생각을 실천에 옮겼다. 환자는 28세 된 환자로 매독성 대동맥염에 의

한 협심증 증상이 있는 환자였다. 요네스코는 환자의 교감신경 중 왼쪽 목의 신경절(cervical node) 마지막 두 개와 첫 번째 가슴 신경절(thoracic node)을 제거하였다. 환자가 퇴원하기 전에 요네스코는 오른쪽에서도 똑같은 제거수술을 받기를 권유했으나 환자는 그때까지의 결과에 만족한다면서 퇴원하였다. 4년 후에 환자는 협심증에서 완전히 해방되어 심한 일도 할 수 있다고 말한 것으로 되어있다. 그러나 실상 협심증에 대해 교감신경 절제술을 처음 시행한 사람은 요네스코가 아니었다. 이러한 사실은 1925년 한 논문의 토론에서 아버지와 함께 그 유명한 메이요 클리닉을 세웠던 메이요 형제 중의 한 사람인 찰스 메이요(Charles H. Mayo; 1865~1939)가 그로부터 12년 전인 1913년에 그러한 수술을 시행하였다고 밝힘으로써 알려졌다. 갑상선과 신경계통의 전문 외과의사였던 찰스 메이요가 수술하였던 환자는 당시 육군 대령이었는데 목의 교감신경 절제술을 받고 더 이상 협심증에 시달리지 않았다고 보고되고 있다.

1920년대 이후로도 협심증에 대해 여러 형태의 교감신경 절제술이 시행되어졌다. 일부 그룹에 의해서는 척수로 들어가는 감각 신경뿌리를 차단하는 척수신경 후근절단술(posterior rhizotomy) 이란 수술이 시행되기도 하였다. 때로는 알코올을 신경 조직에 투입하여 이를 차단시키는 방법을 사용하였다. 당시에 협심증을 해소시킬 목적으로 각종 신경차단법이 범람하자 승모판막의 수술에 크게 기여한 유명한 외과의사 카틀러(Elliott Cutler) 같은 사람은 1927년, 수술 방법이 너무 많아서 어느 한 수술 방법의 효과를 정확히 평가하기가 어려울 정도라고 불평을 털어놓았다. 당시 전반적으로 신경차단법(denervation procedures)을 받은 환자의 약 75~85% 에서 증상의 호전을 경험하였고 수술 사망률은 10-20% 정도로 보고되었다.

그러나 신경차단법은 그 효과에 있어 명백한 한계가 있었다. 교감신경 절제술로 혹시 협심증의 흉통이 완화된 경우에도 수술로 인한 또 다른 불편감이나 통증을 낳기도 하였다. 심한 경우에는 수술 전 보다 전반적으로 상태가 더 나빠질 때도 있었다. 교감신경 절제술을 한쪽만 시행한 경우 반대쪽 가슴의 흉통은 지속되는 경우도 있었다. 결론적으로 비록 협심증에 대해 심장의 신경 지배를 차단하는 방법이 적지 않은 환자에서 증상의 완화를 가져오기도 하였지만 그 시행 방법이 획일적이지 못한데다 결과마저 일정하지를 못해서 그 효과를 정확하게 판단하는 데는 문제가 많았던 것이었다.

교감신경계란 우리 몸의 불수의적 기능(involuntary function)을 조절하는 자율신경계의 한 부분이다 (그림 9-8). 심장에 관한 교감신경계의 기능은 심장 주위의 신경총(nerve plexus)으로부터의 감각 자극을 뇌로 전달하는 것이다. 초창기의 일부 연구자들은 이러한 감각 신경섬유를 절제하여 차단시키면 심근으로의 혈류를 개선시킬 수 있다고 믿었고 이것이 바로 신경차단 수술의 이론적 근거가 되였다. 실제 1930년대 말에 시행된 일부 실험 결과들은 이 이론을 뒷받침하여 교감신경 절제술을 하면 관상동맥의 폐쇄를 어느 정도는 예방할 수 있는 것으로 보고하기도 하였다. 그러나 이 실험결과들의 진위를 떠나 이러한 시술 방법들이 비록 어느 정도의 증상 완화 효과가 있다고 하더라도 그 작용기간이 단기간밖에 지속되지 않기 때문에 오늘날에는 이 방법이 실제 임상에 적용할 정도로의 가치가 있는 것으로는 전혀 인정받지 못하고 있는 것이다.

2) 심장의 대사 요구를 낮추는 방법

갑상선 제거 수술을 통한 협심증의 치료

협심증을 치료하기 위해 신체의 대사 요구를 낮추는 방법 또한 앞서의 신경지배 차단법과 마찬가지로 근본적인 치료 방법이라기보다는 심장의 부담을 감소시키는데 그 일차 목적이 있는 치료 방법이었다. 이러한 생각 역시 갑상선 질환의 치료에서부터 연유 되었다. 20세기 초반에는 갑상선 기능 항진증 환자에서 갑상선 제거수술이 흔히 시행되었는데 때때로 아전 갑상선 절제술 (subtotal thyroidectomy)을 받은 환자에서 심부전증이 동시에 호전되는 것이 관찰 되었다. 이것이 발전하여 심장병의 치료에 갑상선 제거수술을 직접 적용해 보자는 생각

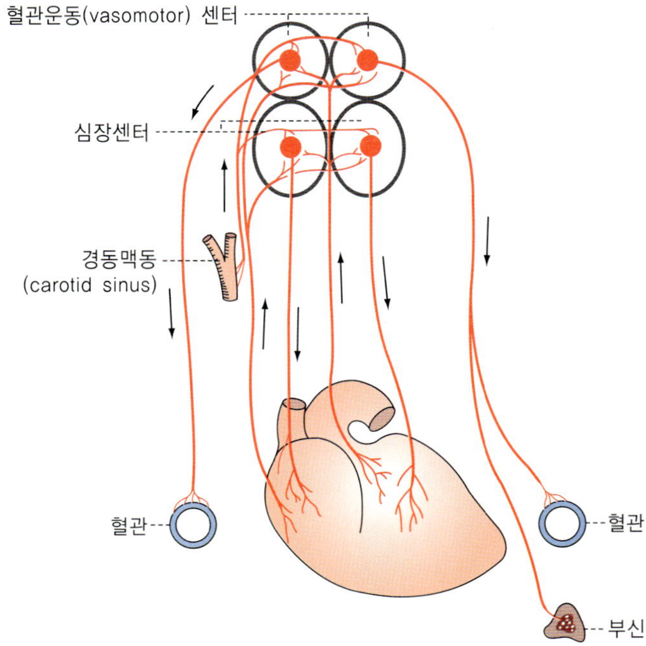

그림 9-8. 뇌의 자율 신경센타와 심혈관계를 연결시키는 교감 및 부교감 신경들

이 1927년 바로 미국 보스톤의 카틀러(Elliott Cutler; 1888~1947) 등에 의해 제안 되었다.

카틀러 등은 1927년 6월 27일 61세 된 한 여자 환자에서 갑상선 아전절제술을 시행하였다. 그 환자는 심한 울혈성 심부전증(congestive heart failure)이 있었던 환자였는데 카틀러는 그녀의 증상이 갑상선 기능항진증 때문인 것으로 판단하고 갑상선 절제수술을 결정하였던 것이다. 수술장에서 눈으로 직접 본 소견으로는 갑상선이 정상적인 상태로 생각되었지만 수술을 진행하였다. 수술 후 조직검사 결과 역시 정상적인 갑상선임이 확인되었다. 환자는 그러나 갑상선의 병변 여부에 관계없이 4년간의 추적 관찰 기간 중에 상당한 증상의 호전을 보였다. 카틀러는 이 결과에 고무되어 정상 갑상선이라도 일부분을 제거해주면 병적인 심장의 부담을 덜어줄 정도로 충분히 신체의 대사를 낮추는 것이 가능할 것으로 생각하게 되었다. 이 생각에 따라 그는 1932년 6월 15일 처음으로 협심증을 치료하기 위한 목적으로 갑상선 아전절제술을 시행하였다. 환자는 53세 된 남자 환자였는데 수술 결과 증상의 호전이 관찰되었다고 보고되었다. 같은 해 10월 17일에는 역시 미국의 베쓰 이스라엘 병원의 내과의사 블룸가르트(Hermann Blumgart)와 외과의사 버린(David Berlin) 등도 비슷한 수술을 시행하였다. 그들은 이후 모두 20명의 환자에서 같은 수술을 시행하여 효과를 보았다고 보고하였다. 곧이어 카틀러는 블룸가르트의 제안에 따라 43세 된 환자로 협심증과 심부전증이 있는 환자에서 이번에는 갑상선 전부를 제거하는 수술을 시도하였다.

이상이 협심증의 치료에 갑상선 수술이 도입된 유래였다. 그러나 곧 이 방법의 문제점들이 지적되었다. 갑상선 제거수술로는 협심증의 근본 병변을 해결할 수 없을 뿐만 아니라 이렇게 감소된 대사 요구 자체도 결국 병든 심장으로서는 과도할 수밖에 없다는 것이었다. 당시 갑상선에 대한 수술, 또는 간혹 시행되었던 알코올 주입 등이 얼마간 협심증의 증상을 완화 할 수 있었던 것은 아마도 그로 인한 신경 경로의 차단 때문이 아닌가 하고 생각되기도 한다. 왜냐하면 흔히 갑상선 수술 후 대사율이 미처 떨어지기도 전에 협심증의 증상 완화가 나타나기도 하였고, 갑상선을 한 쪽만 먼저 제거하였을 경우 그 쪽만 통증완화가 관찰되었기 때문이었다. 어쨌든 협심증에 대한 갑상선 절제수술의 이용은 여러 가지 문제점이 있었다. 무엇보다도 이 치료법은 수술 사망률도 높았을 뿐만 아니라 오히려 갑상선 절제로 인한 합병증으로 근육의 강직(tetany), 회귀 후두신경(recurrent laryngeal nerve) 손상에 따른 음성변화, 그리고 심한 점액수종(myxedema) 등이 종종 발생하였다. 이런 이유들로 해서 협심증에 대한 갑상선 수술법은 겨우 10년 정도 지속되다가 곧 임상에서 자취를 감추고 말았다.

갑상선 치료 약제를 심장병의 치료에 이용하려고 시도한 블룸가르트

그러나 협심증과 갑상선을 연관지어 치료하려는 시도 자체가 완전히 사라진 것은 아니었다. 1940년대 중반 갑상선 기능항진증의 치료에 티오우라실(thiouracil)이란 약제가 소개되었다. 이 약제가 협심증이 동반된 심부전증의 치료에 사용되었다. 그러나 약제의 독성과 함께 환자가 일생 동안 약을 복용해야 하는 문제, 그리고 그 결과가 불규칙하다는 점에서 이렇다 할 성공을 거두지는 못하였다.

이런 중에서도 앞서 말한 하버드의대의 블룸가르트는 갑상선 기능을 저하시킴으로서 심장병을 치료 할 수 있다는 그의 믿음을 끈질기게 추구해 나가고 있었다. 핵의학의 개척자 중의 한 사람으로도 유명한 그는 방사선 요오드(radioactive iodine)가 임상에 소개되자 이 약제를 그러한 목적에 사용하였다. 방사선 요오도는 갑상선에 선택적으로 들어가서 방사선을 유리하여 갑상선의 기능을 파괴함으로써 갑상선 기능항진증을 치료하는데 사용되는 약제였다. 블름가르트는 이 치료법을 1947년에 시작하여 1952년에는 협심증 환자 26명에서의 치료 결과를 학술지인 순환기(Circulation) 잡지에 보고하였다. 보고에 따르면 13명에서 증상의 호전이 있었다. 그러나 이러한 결과도 관상동맥 질환에서의 지방대사 문제와 갑상선 기능부전이 오면 그에 따라 혈중 콜레스테롤이 증가하는 것을 생각하면 그 의미가 상실되었다.

3. 초기의 관상동맥질환수술 (2)
-심근의 혈류를 증가시키는 방법-

심장을 공급하는 혈관인 관상동맥은 크게 좌측 관상동맥과 우측 관상동맥으로 나누어진다. 이들 두 관상동맥들은 계속 분지를 이루며 심장에 분포하면서 심근 말단부까지 혈액을 공급하게 된다. 이때 두 관상동맥 분지 사이의 연결은 건강한 보통 심장의 경우에는 거의 없다시피 한 것이 대부분이다. 그러나 만일 관상동맥의 일부분이 좁아지거나 또는 완전히 막히게 되면 관상동맥 사이의 연결 통로가 현저히 늘어나게 된다. 이렇게 우회로 즉 부행혈로(collaterals)가 생기는 과정은 필요에 따라서는 상당히 신속히 진행될 수가 있다.

심장은 관상동맥 이외에도 내유동맥(internal mammary artery)과 같은 주변의 다른 동맥들의 분지로부터도 소량의 혈류를 받고 있다. 심장으로의 혈류가 보다 더 필요할 때에는 이러한 경로로부터 혈류가 증가하게 되고 또 이들은 관상동맥 사이의 연결 통로들과 합쳐지기도 한다. 다시 말해서 심장이 어떤 원인에 의해서 정상적인 경로를 통한 혈류공급이 제대로 이루어지지 않으면, 평소에는 작동하지 않던 연결 통로들이 열리면서 심장으로의 혈류 공급을 늘리려고 하는 것이다. 그러나 이러한 생리적인 보상 기전만으로는 관상동맥 질환 환자에서 그 증상을 해소시키기에는 뚜렷한 한계가 있다. 따라서 이를 효과적으로 해결해 주기 위하여 수술적인 방법으로 우회로의 생성을 보다 적극적으로 조장해 주거나 또는 직접 우회로를 만들어 주려는 생각이 당연히 대두되었다.

1) 심외막 자극술과 조직 이식술

베크와 유착부위의 혈류를 심장에 공급하는 아이디어

관상동맥 질환으로 심근의 혈류가 감소한 환자에서 수술적 방법으로 혈류 공급을 도와주려는 첫 시도는 1932년 미국 클리브랜드 웨스턴 리저버(Western Reserve) 의대의 외과의사 베크(Claude Beck; 1894~1971)에 의해 실험적으로 시작되었다(그림 9-9). 베크가 이 문제에 관심을 가지게 된 것은 그의 동료 모리츠(Alan Moritz)를 통해 1903년에 독일의 의학자 토렐(Christen Thorel; 1880~1935)이 보고하였던 한 증례 발표를 접하고 나서부터였다. 토렐이 당시 증례 보고한 환자는 사망 후 부검 소견 상 좌측과 우측 두 주 관상동맥이 모두 폐쇄된 소견을 보였으나 임상소견을 종합할 때 환자는 그러한 상태에서도 한 동안 생존했던 것으로 추정되었다. 토렐은 그 환자의 부검 시에 심장 주위에서 염증에 의한 심한 조직 유착(adhesion) 상태를 관찰하고 환자의 심장은 바로 이 유착 부위에서 형성된 혈관으로부터 생존에 필요한 혈류를 공급 받았을 것으로 생각하였다. 모리츠 자신도 허드슨(Hudson)과 위른(Wearn) 등과 함께 실험적으로 심장과 심낭막 사이의 유착 내에서 혈류 연결의 통로를 발견하였다. 베크는 여기에 아이디어를 얻어 만일 이것이 사실이라면 심장 주위의 다른 혈관으로부터 혈류 공급원을 얻어 이를 이용하여 심장의 표면에 인위적으로 유착 상태를 만들면 관상동맥 질환 환자를 치료할 수 있지 않을까 하고 생각하게 되었다. 실제 베크 자신도 평소 심장을 압박하고 있는 염증성 유착을 제거하는 수술을 할 때 유착 부위를 절개하면 잘라진 끝으로부터 왕성한 출혈이 생기는 것을 관찰한 경험들이 있었다.

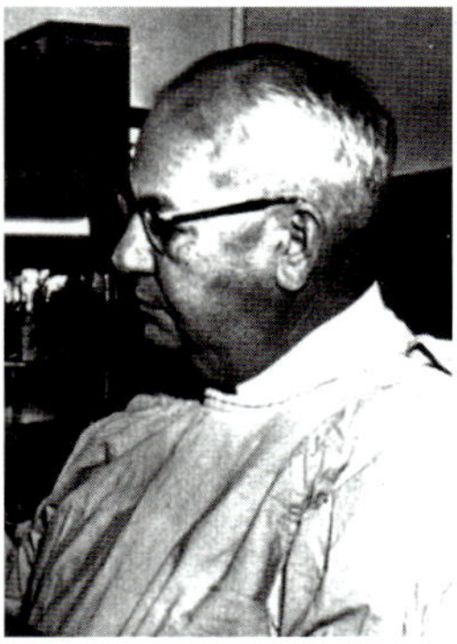

그림 9-9. 베크
(Claude S Beck)

베크의 수술 아이디어와 임상 적용

베크는 이러한 그의 생각을 증명해 보고자 즉시 실험에 착수하였다. 그는 수천 례의 동물 실험을 진행한 결과 인위적으로 심외막(epicardium)에 염증을 일으켜주면 심장의 표면과 주위의 조직 사이에 유착이 생겨 이를 통해 심장으로의 혈류 공급이 일어난다는 것을 파악하였다.

베크는 1935년 2월 13일 마침내 그의 생각을 직접 임상에 적용하였다. 환자는 48세 된 남자 환자로 광부 출신이었다. 평소 심한 관상동맥 협착증으로 인한 협심증에 시달렸던 그는 1935년 2월 클리브랜드의 레이크사이드 병원에 입원하였다. 입원 중에 베크로부터 새로운 수술법에 관해 이야기를 들은 그는 생각 끝에 수술에 동의하였다. 그러나 그 환자는 수술을 받기 전 잠시간이나마 집으로 가서 가족과 함께 시간을 보내고 싶어 하며 일단 퇴원하였다. 그러나 귀가한 바로 그날 밤 심한 흉통이 생기자 이에 불안을 느낀 환자는 곧 다시 입원하였다. 수술은 2월 13일 시행되었다. 베크는 심장 주위의 유착 조장을 위하여 숫돌을 사용하여 심낭막(pericardial cavity)의 내부를 문질러서 거칠게 만들고 심장 바깥 면을 부분적으로 벗겨내었다. 그리고 심장 바깥 면에는 보다 더 자극을 주기 위해 뼈가루를 뿌렸다. 그런 뒤에 베크는 이 두 거칠어진 표면 사이에다 혈관이 연결된 좌측 대흉근의 일부를 옮겨 심어서 이를 심장 좌심실 벽에 봉합시켰다. 환자는 수술 후 잘 회복되었다. 수술 7개월 후 그는 스스로 흉통이 없어졌다고 주장하였고, 정원사로서의 새 일을 시작하였다. 그해에 발표된 증례 보고에서 베크는 그때까지 한 번도 시행된 적이 없는 새로운 수술 방법을 용기 있게 받기로 결정했던 그 환자에게 감사하는 뜻에서 그 환자의 이름을 실명으로 밝히기도 하였다.

베크의 수술 이후 여러 가지 변형된 수술법이 그 자신이나 다른 사람들에 의해서 개발되어 수술에 사용되었다. 심낭막을 자극하기 위한 물질도 자극성 연고(paste), 모래, 석면, 페놀 그리고 이발론(Ivalon) 스폰지 등 여러 가지가 사용되었다. 심근의 새로운 혈액 공급원으로는 베크가 처음 사용한 대흉근 외에도 대망(greater omentum), 폐, 비장, 피부 또는 소장의 일부 등이 이용되었다. 베크는 동물실험에서 이러한 새로운 혈류 공급원을 심장에 유착시키는 수술을 한 후에는 설사 좌측과 우측 관상동맥을 거의 다 폐쇄시켜도 동물이 살아날 수 있다는 것을 증명해 보였다. 당시 이런 종류의 수술에 의한 수술 사망률은 38% 로 높은 편이었으나 생존한 환자의 약 90% 에서 증상의 호전이 있었다고 주장되었다.

오숀네시와 심장대망 고정술(cardio-omentopexy)

대망(greater omentum)은 복강 내의 위에서부터 인접 기관으로 연장되는 복막의 주름으로, 풍부한 혈관분포와 쉽게 다른 부분으로 옮겨 심을 수 있는 특성 때문에 외과적으로 많이 이용되는 조직이다. 관상동맥 질환의 수술에 대망을 처음 이용한 사람은 영국의 젊은 의사 오숀네시(Laurence O' Shaughnessy)였다(그림 9-10). 그는 영국의 뉴캐슬의대를 졸업하고 처음 전공의 시절을 독일에서 유명한 외과의사 사우에르브루흐(Ferdinand Sauerbruch) 밑에서 지내면서 흉부외과에 관심을 가지기 시작하였다. 그는 1930년에 흉부식도의 수술법에 관심을 가지고 식도의 병변을 절제한 후 나머지 식도를 안전하게 연결하는 방법을 연구하기 시작하였다. 연구 끝에 그가 생각해낸 방법은 식도를 연결한 후에 배에 있는 대망의 일부를 가슴 속으로 끌어올려 연결부 주위를 감싸줌으로써 연결 부위가 터지는 것을 방지하는 것이었다.

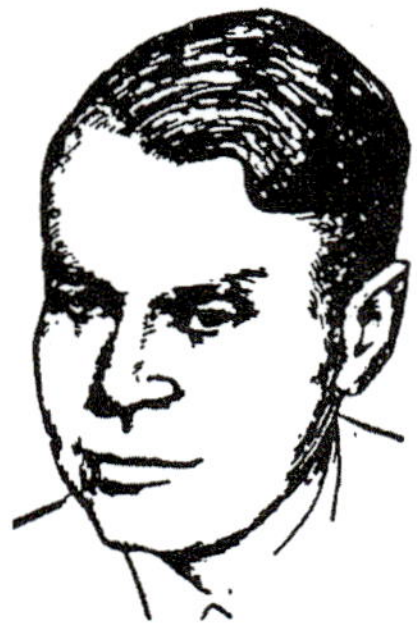

그림 9-10. 오숀네시 (Laurence O'Shaughnessy)

그리고 당시 그가 관심을 가지고 연구를 하였던 또 하나의 분야는 관상동맥 질환이었다. 그는 식도 연결 부위의 보강에 사용하던 대망을 관상동맥 질환에서 심장의 혈류 공급원으로 사용하는 가능성에 관해 연구를 시작하였다. 1931년 영국으로 돌아온 뒤 1933년 한 농장에서 동물실험을 시작한 그는 심장에 대망을 유착시키면 새로운 혈관 공급이 신속하면서 활발하게 일어나는 것을 관찰하였다. 그러던 중 어느 날 그는 우연히 그레이하운드 종의 개가 심부전증에 잘 걸린다는 기사를 읽고 이 병에 걸린 그레이하운드를 대상으로 대망을 이용한 그의 수술법을 시도하였다. 수술 후 실험 개는 다시 달릴 수가 있게 되었다. 다음 단계의 실험으로 그는 그레이하운드의 좌측 관상동맥을 결찰한 뒤 대망을 심장에 유착시켜 주었다. 실험 개는 수술에서 회복된 후 상당한 정도의 운동능력을 보여 주였다.

이러한 실험 결과를 토대로 오숀네시는 1936년 1월 4일 64세 된 남자 환자에서 처음으로 대망을 이용한 그의 수술법을 시도하였다. 그는 그 후 1938년까지 20명의 환자를 수술하였다. 이 과정에서 그는 첫 수술 이후 병든 심장에다 대망을 유착시키기 위해 직접 봉합을 시도하는 것이 좋지 않다고 생각하고, 봉합 대신에 대망과 심장 사이에 알루로나트(aleuronat) 라는 특수 유착제를 사용하여 유착을 시도하였다.

당시 외과의사로서의 그의 명성은 널리 전파되어 외국의 많은 의사들이 그의 병원을 방문하였으며 그 또한 프랑스, 독일, 미국 등지에서 초청받아 여러 차례 강연을 하기도 하였다. 그러나 정작 심장대망고정술(cardo-omentopexy)이라고 불리었던 이 수술법의 결과는 그렇게 만족스러운 것은 아니었다. 수술 사망률도 높았으며 생존자들의 상당수에서 증상이 재발되었다. 그러나 그는 수술 후 6개월 이상 생존한 환자에서는 모두 어느 정도 증상이 호전되었다고 주장하고 이 수술법의 효용성을 포기 하지 않았다. 물론 그도 이 수술법이 관상동맥 질환의 치료에 있어 궁극적인 해결책이 아니라는 것은 알고 있었다.

그가 이 문제에 관해 실험실에서 계속 연구를 해나가던 중 세계 제2차 대전이 발발하였다. 그는 자원 입대하여 프랑스 내의 영국군 전상자 보호소에서 근무하였다. 그러나 불행히도 그는 던커크(Dunkirk; 도우버 해협에 임한 프랑스의 도시로 1940년 영국군이 독일군의 포위 아래 여기에서 철수하였음)란 도시에서 흉부 관통상으로 인한 긴장성 기흉(tension pneumothorax)으로 사망하고 말았다.

불과 40세의 나이로 전도양양했던 흉부외과 의사로서의 생을 마감한 그의 죽음은 당시 심장외과의 발전에 큰 손실이었다. 그의 사망 후 〈영국 의학잡지(British Medical Journal)〉에 실린 조사에는 〈독일에서 개발된 가장 훌륭한 생각중의 하나를 영국에서 토대를 만들어 보급하려던 사람이 독일인의 손에 죽음을 맞이한 것은 참으로 비극적인 아이러니이다.〉 라고 적혀 있었다.

폐를 이용한 혈액공급

1950년대에 들어서서도 관상동맥 질환 환자의 심장에 수술이라는 방법으로 새로운 혈류 공급원을 제공해보려는 시도는 계속되었다. 연구자들은 위장, 공장(Jejunum), 피부 등 여러 가지 장기를 대상으로 실험을 해나갔는데 실제 어느 정도 진전된 결과를 얻은 것은 폐를 이용하는 것이었다.

폐를 심장에 대한 새로운 혈류 공급원으로 이용해 보자는 생각은 사실은 이미 1937년에 독일의 외과의사 레찌우스(Albert Lezius)에 의해 처음 제안된 것이었다. 그는 폐가 훌륭한 혈류 공급원이 될 수 있다고 생각하고 심낭을 제거한 뒤 아크리플라빈(acriflavine) 이라는 소독약을 심장의 표면에 바르고 근처의 폐를 이 부위에 봉합하여 부착시켜 주였다. 실험 후 그는 폐의 혈관과 관상동맥 사이에 연결이 이루어진 것을 방사선 검사로 확인할 수 있었다. 비교적 간단한 이 수술법은 1950년대에 여러 외과의사들에 의해 채택되어 실제 임상에 사용되었다. 그러나 수술 결과가 만족스러웠다는 일부 보고에도 불구하고 실제 수술 증례 수는 많지 않았다.

심외막(epicardium) 자극법과 조직이식법

관상동맥 질환 환자에서 앞서 말한바와 같은 새로운 혈류공급원을 심장에 부착시키는 수술법을 이용할 때, 이식된 조직의 심장 유착을 보다 용이하게 할 목적으로 인위적으로 유착성 심낭염(adhesive pericarditis)을 만들어 주었다. 때로는 다른 조직의 이식 없이 유착성 심낭염만을 치료 목적으로 만들어 주기도 하였다. 유착성 심낭염을 만들어 주기 위해서는 심낭 내에 여러 가지 자극성 물질을 주입하여 무균성 염증(sterile inflammation)을 만들어 주어야 하였다. 이렇게 되면 심낭막이 혈관이 포함된 유착으로 붙으면서 심장에 새로운 혈류를 공급할 수 있게 된다는 이론이었다.

영국의 오숀네시가 대망을 이용한 그의 수술법에 알루로나트라는 특수 유착제를 사용하였던 것에 대해서는 이미 언급한바 있다. 그러나 다른 조직의 이식 없이 심낭의 유착만을 관상동맥 질환의 치료에 이용했던 사람은 미국 뉴욕의 톰프슨 (Samuel Thompson)과 라이스베크(Milton Raisbeck)였다. 톰프슨 등은 1938년 11월 25일 39세 된 관상동맥 질환 환자에서 심낭을 열고 소독된 활석(talc)을 주입 하였다. 그들은 활석을 주입하기 전에 활석 자극에 의한 부작용으로 치명적인 부정맥인 심실세동(fibrillation)이 발생하는 것을 예방하기 위하여 미리 심장 표면에 2% 노보케인을 도포하였다. 수술 후 환자의 증상은 현저히 개선되었다. 톰프슨은 그 후 이 수술법을 계속 사용해나가 그로부터 14년 후에는 수술을 받은 환자의 대부분에서 임상적으로 증상이 개선되었다는 내용이 담긴 증례보고를 하였다. 그의 수술법의 장점은 수술시간이 짧다는 것이어서 대부분의 수술을 20분 전후에 끝낼 수가 있었다. 그가 대부분이 심한 상태의 심장병 환자였던 초기의 환자군 16명 중에서 수술 때문에 사망한 경우가 단지 4명에 지나지 않았던 것도 이러한 짧은 수술시간의 덕분이 큰 것으로 생각된다. 당시 염증 유발제로는 활석 이외에도 탄화규소(carborundum), 우골 분말(powdered beef bone) 또는 규석(asbestos) 등 여러 가지 물질들이 사용되었다.

그러나 부분적으로 고무적인 결과 보고에도 불구하고 이러한 종류의 수술법이 궁극적으로 어떤 기전에 의해 효과를 나타내느냐에 관해서는 상당한 이론이 있었다. 왜냐하면 심장의 표면을 덮고 있는 심외막은 근본적으로 유착 부위의 혈관이 심근으로 들어가는데 장애물 역할을 할 수 있기 때문이었다. 이러한 이론적인 장애물을 제거해 보려는 시도는 전술한 바와 같이 베크가 그의 수술법에서 유일하게 시행하였고 뒷날 1955년에는 미국 보스턴의 하켄(Dwight Harken)이 같은 목적으로 95% 석탄산을 사용하여 심외막을 제거한 뒤 활석 분말을 주입하는 방법을 사용하기도 하였다.

한편 심장에 대한 새로운 혈류 공급원으로서 다른 조직을 이식시키는 수술법은 그렇게 오래가지 않아서 곧 시들해졌다. 왜냐하면 전반적으로 큰 효과가 있어 보이지도 않고, 일부 나타나는 효과들도 단순히 심외막을 제거하여 심낭막과 심장 사이의 유착만을 시켜주어도 기대할 수 있기 때문이었다. 더구나 유착으로 인한 심근의 혈류공급 효과도 환자들의 주관적인 이야기들과는 종종 다르게 명확한 객관적 증거를 얻지 못할 때가 많았다. 어떨 때는 환자의 증상 호전이 유착으로 인해 새롭게 혈류공급이 일어났다고 생각하기에는 너무 빠른 시점에서 나타나기도 하여 이런 경우 단순히 자극성 물질의 투여로 기존에 존재하던 관상동맥 사이의 연결들이 더욱 확장된 결과가 아닌가 하고 해석되기도 하였다.

2) 관상정맥동을 이용한 수술법

판상정맥동의 부분적 폐쇄법(베크 I 수술법)

초창기 관상동맥 질환의 수술에 지속적인 관심을 가지고 있던 외과의사 베크(Claude Beck; 1894~1971)는 1941년 종래 그가 사용하던 대흉근 이식법을 중단하고 그 대신 심장의 정맥 순환로를 차단시켰을 때 나타나는 영향에 관하여 연구를 시작하였다. 베크는 이 연구 결과를 바탕으로 오늘날 베크 I 수술법으로 불리는 새로운 수술법을 개발하였다. 이 수술법의 요지는 간단히 말해서 관상정맥동(coronary sinus)을 부분적으로 폐쇄시켜 주는 것이었다. 관상정맥동은 심장 정맥들이 심장 내로 환류되는 경로로서 그 개구부는 우심방에 위치하고 있는 구조이다(그림 9-11).

베크 I 수술법의 이론적 근거는 다음과 같았다. 즉 만일 울혈성 심부전증(congestive heart failure)이 있어 이 때문에 혈류의 속도가 느려지게 되면 말

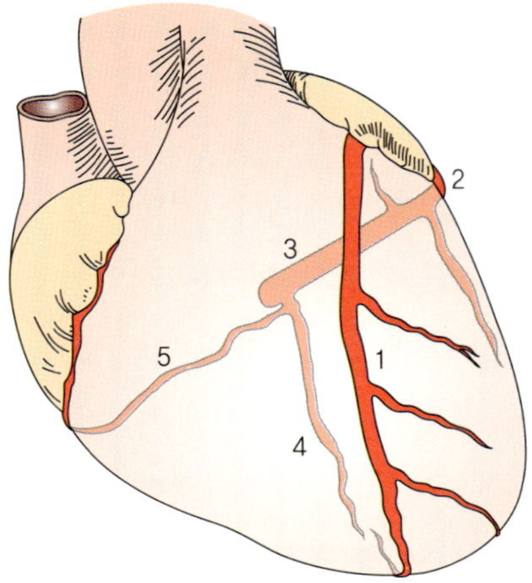

그림 9-11 관상정맥동의 모식도. 심장의 정맥은 대부분 관상정맥동을 통해 우심방으로 들어간다. 그림에서 전심실간 정맥(anterior interventricular vein, 1번)은 대심장 정맥(great cardiac vein, 2번)과 연결된다. 이들은 정맥 환류의 중심지가 되는 관상정맥동(coronary sinus, 3번)이 되어 우심방으로 개통된다.

초 조직에서 그만큼 혈액 속의 산소를 받아들일 수 있는 기회가 증가하게 된다. 이런 현상을 심장에 응용하여 심장의 정맥피가 심장 내로 돌아오는 주된 경로인 관상정맥동을 부분적으로 폐쇄시켜 주면 심근 내에 울혈 현상이 생기게 된다. 그러면 심근 내에서 혈류의 속도가 늦어지게 되고 이에 따라 심근의 산소 이용량이 증가할 수 있게 된다는 것이다. 그리고 이와 동시에 관상정맥동 폐쇄는 주위의 작은 혈관들에도 영향을 주어 이들을 확장시킴으로서 심장으로의 혈류 공급을 증가시킬 수 있다는 것이다. 물론 시간이 경과함에 따라 부행혈로(collaterals)의 발달로 울혈이 사라지겠지만 이때 역시 관상동맥 사이의 연결통로가 개방 확장됨으로서 혈류 공급의 증가 효과를 기대할 수 있다는 것이었다.

관상정맥동을 대상으로 이런 목적의 수술을 해보자는 생각은 1931년 미국 마운트 사이나이 병원의 그로스(Louis Gross)와 블룸(Lester Blum)에 의해 시작되었다. 그들은 협심증으로 인한 통증으로 시달리던 환자가 만일 우측 심부전증이 생겨 심근의 울혈이 생기게 되면 종종 흉통이 사라지는 현상을 관찰하였다. 그들은 또 실험적으로 실험 개의 관상정맥동을 완전히 폐쇄시킨 후에는 주 관상동맥을 결찰시키더라도 실험동물이 생존할 수 있다는 것을 보여주었다. 그들은 곧이어 관상정맥동을 부분적으로 폐쇄시켜도 비슷하게 만족할 만한 결과를 얻을 수 있다고 보고하였다.

1935년에는 캐나다 몬트리올의 포터(Mercier Fauteux)가 비슷한 개념의 수술 방법을 연구하기 시작하였다. 그는 원래는 관상동맥 주위의 교감신경을 제거하는 동시에 옆에 있는 정맥을 결찰한다는 생각을 가지고 있었으나 곧 결찰을 관상정맥동으로 들어가는 정맥의 하나인 대심장정맥(great cardiac vein)에서 시행하는 쪽으로 방향을 바꾸었다. 그는 1940년에 그의 수술법을 처음으로 환자에 적용한 뒤 1946년에는 관상동맥 혈전의 병력이 있는 환자 16명에서 수술을 시행하고 이를 보고하였다. 환자 중 11명은 심한 협심증으로 수술 전 거의 활동을 할 수 없는 상태였다. 수술 후 환자 중 11명은 생존하였고 수술 후 6년이 지난 65세 된 환자에서는 일을 할 수 있었다고 보고하였다.

베크 또한 1954년에 그의 베크 1 수술법을 임상에 적용하였다. 그는 먼저 종래에 그가 심장유착술에서 시행하였던 방법과 같이 심장 표면과 심낭 내면을 기계적으로 자극시킨 뒤 염증 유발제를 주입하여 심장 표면에다 심낭과 종격동의 지방 조직을 부착시켰다. 그리고 수술의 다음 단계로 바로 관상정맥동을 부분적으로 폐쇄시키는 수술을 시행하였다.

관상정맥동의 동맥화 (베크 II 수술법)

한편 베크는 1946년 2월부터 오늘날 베크 II 수술법이라고 불리는 새로운 수술법의 실험 연구를 시작하였다. 베크 II 수술법의 요지는 관상정맥동을 동맥처럼 만들어 관상정맥동이 심근의 정맥피를 환류 시키는 경로 역할을 하는 것이 아니라 오히려 심근에 혈류를 공급하는 역할을 하게하자는 것이었다. 즉 동맥을 관상정맥동에 연결시켜 줌으로서 이 동맥이 관상정맥동을 통해 거꾸로 심근에 혈류를 공급하게 하자는 생각이었다.

이러한 아이디어의 근원은 1898년 미국 하버드 의대의 프라트(Frederick Pratt)의 실험으로 거슬러 올라갈 수 있었다. 프라트는 당시 관상동맥을 통한 혈류의 공급 없이는 심장이 박동을 유지할 수 없다는 종래의 개념을 반박하기위한 실험을 하고 있었다. 그는 실험 끝에 심장이 비록 관상동맥을 통한 정식 경로가 아니더라도 혈류 공급을 받을 수 있는 두 개의 경로를 증명해 보였다. 이 두 개의 경로 중 하나는 심장 벽에 존재하는 작은 정맥으로 심방이나 심장으로 직접 혈액을 환류 시키는 테베시안 정맥(Thebesian vein) 이라고 불리는 경로였다. 또 다른 하나가 바로 관상정맥동이었다. 그는 〈미국 생리학잡지(American Journal of Physiology)〉 에서 관상동맥의 말초 혈관들이 다 막혔을 때도 심장이 수개월 심지어 수년간 생존할 수 있는 것은 이러한 혈류공급원의 존재 때문인 것으로 해석하였다.

물론 그 후에 잘 알려진 바와 같이 관상동맥은 완전히 폐쇄되더라도 주위에서 혈류 공급을 받을 수 있는 유사시 연결통로를 가지고 있기 때문에 프라트의 당시 실험에서 내린 결론처럼 관상동맥 폐쇄 이후에 이러한 정맥 시스템에 전적으로 의존하여 생명이 유지된다는 견해는 옳다고는 볼 수 없다. 그러나 아무튼 프라트의 실험 40여년 후에 이 문제에 다시 관심을 환기시킨 사람은 미국 텍사스 의대의 로버츠(Joseph Roberts)였다. 그는 처음 개를 이용한 실험에서 좌심실의 압력이 관상동맥의 압력보다 높아질 때에는 테베시안 정맥을 통해 좌심실의 혈액이 역으로 심근으로 들어가는 것이 가능하다는 것을 혈관조영 검사로 증명하였다. 그러나 그의 실험에서 보다 더 중요한 발견은 만일 동맥을 관상정맥동이나 관상정맥에 연결시켜 주면 허혈상태에 있는 심근에 혈류를 재공급시켜 줄 수 있다는 결과였다. 이 실험을 위해 로버츠는 유리로 만든 캐뉼라를 사용하여 완두동맥(brachiocephalic artery), 쇄골하동맥(subclavian artery), 무명동맥(innominate artery) 등의 동맥들과 관상정맥동을 연결시켜 주었다. 연결 후 관상정맥들은 확장되면서 마치 동맥처럼 맥박을 나타내고 혈액의 색깔도 동맥피와 같은 모습을 보였다. 그리고 이후 관상동맥들을 여러 부위에서 결찰 시켜보아도 심장은 박동을 계속 유지할 수가 있었다.

베크는 그의 베크 II 수술법을 1948년 1월 27일 처음 임상에 적용하였다. 그는 동맥 혈류의 공급원으로 상완동맥을 사용하여 이를 관상정맥동에 연결시키고 관상정맥동의 입구는 막아주어 연결된 동맥 혈류가 우심방으로 들어가는 것을 방지하였다. 그의 수술법은 곧 연결 혈관에서의 혈전형성을 방지하고 환자를 보다 잘 견디게 할 목적으로 두 단계로 나누어 수술하는 방법으로 변형되었다. 즉 첫 단계에서는 동맥을 관상정맥동에 연결시키는 수술만을 시행하고, 이로부터 2-6주 후에 두 번째 단계로 관상정맥동을 부분적으로 폐쇄시켜 주었다. 베크 II 수술법은 비록 혈전 때문에 연결 혈관이 조기 폐쇄되거나 또는 심근내 작은 정맥들이 높은 동맥압 때문에 손상을 받는 일이 생겼지만, 생존자에서는 대체적으로 효과를 나타내었다. 그러나 두 단계의 수술을 요하는데다가 15-20%의 비교적 높은 수술 사망률로 보편화되지는 못하였다.

3) 내유동맥을 이용한 수술법

내유동맥 결찰법

1950년대에는 앞서 소개한 방법들 이외에도 많은 의학자들이 여러 가지 아이디어를 내어 병든 심장에서 심근의 혈류 공급을 재개해 보려는 노력을 시도하였다. 그 중에서 1954년 이탈리아의 바테자티(M. Battezzati)와 타그리아페로(A. Tagliaferro), 그리고 마르치(G. De Marchi) 등이 옛날의 아이디어를 다시 재현하여 시행한 내유동맥(internal mammary artery) 결찰법이 대표적인 한 예였다(그림 9-12).

이 수술법은 원래 같은 이탈리아의 피에쉬(D. Fieschi) 가 1939년 처음으로 제안하고 그의 권유로 조자(Luigi Zoja)와 세사-비안키(Domenico Cesa-Bianchi) 등이 이미 한 차례 임상에 적용한바 있는 방법이었다. 내과의사였던 피에쉬는 실험적으로 가슴 속 심장 옆에 위치하고 있는 동맥인 내유동맥을 이용하여 심근에 혈류를 공급하는 방법에 대한 연구를 하였다. 즉 내유동맥을 심막횡격막 분지(pericardiophrenic branch)가 나오는 지점 바로 아래쪽에서 묶어주

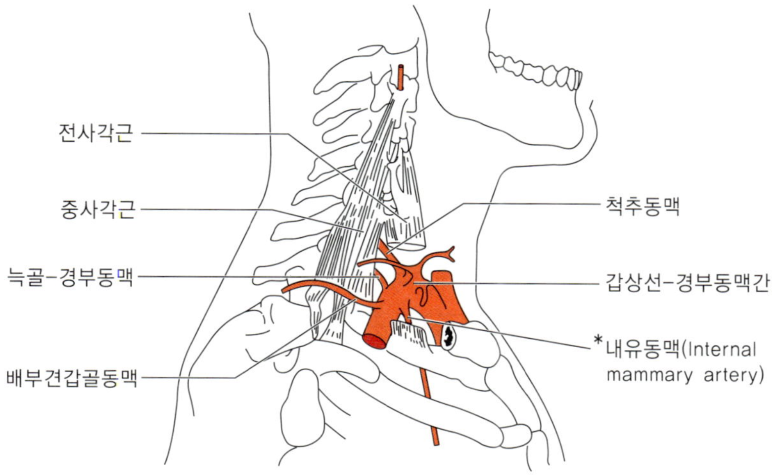

그림 9-12. 우측 쇄골하 동맥의 분지를 보여 주는 모식도. 내유동맥이 쇄골하 동맥(subclavian artery)의 첫 분지로서 늑골 밑으로 하행하고 있는 것이 보인다.

면 내유동맥의 혈류가 더 이상 아래쪽으로 빠져 나가지 못하여 오로지 이 분지 쪽으로만 가게 되고, 결국 이 분지의 관상동맥 연결로를 통해 심근으로 혈류가 보낼 수 있다고 주장하였다. 이러한 연구결과에 확신을 가진 그의 권유로 1939년 외과의사 조자와 세사-비안키 등은 심근 경색증을 가진 한 환자에서 내유동맥 결찰을 시도하였다. 수술은 국소마취 상태에서 진행되었으며 수술 2년 후 환자의 상태는 양호하였고 더 이상 심장발작(heart attack)을 경험하지 않았다고 하였다.

바테자티 등이 1954년에 시행한 수술도 같은 내용의 방법이었다. 그들은 그해 12월 12일 첫 수술을 시행한 이래 1955년에는 모두 11례의 증례를 학술지에 보고함으로써 학계의 관심을 끌었다. 그들의 수술방법은 국소마취 상태에서 제 2 늑간을 열고 내유동맥을 박리하여 역시 심막횡격막 분지 아래쪽에서 이를 묶어 주는 것이었다.

내유동맥 결찰법의 가장 큰 장점은 간단하다는 것이었다. 우선 전신 마취를 하지 않아도 수술이 가능하였고 수술 사망률도 거의 없었다. 결과도 괜찮은 것으로 보고되었다. 그러나 여전히 이 수술법이 구체적으로 어떻게 심근의 혈류를 증가시키는지에 대해서는 의문이었다. 실제 많은 학자들이 연구를 거듭하였지만 내유동맥의 결찰이 심근의 혈류를 증가시킨다는 뚜렷한 증거를 찾지 못하였다. 결국 후속 연구를 통해 당시 환자들의 증상 호전은 심리적인 측면이 주된 요인일 것으로 판단되었다. 즉 1959년 콥(Leonard Cobb)은 협심증을 가진 환자들을 두 그룹으로 나눈 뒤 한 그룹은 내유동맥 결찰을 받게 하고 다른 그룹에서는 피부를 절개한 뒤 내유동맥을 결찰하는 흉내만을 내었다. 수술 후 두 그룹간의 환자의 반응은 동일하였다. 또 하나 흥미 있었던 사실은 내유동맥 결찰을 한쪽만 시행하였을 경우 그쪽의 흉통만 없어졌다는 것이었다. 이 문제는 아마도 수술시 모르는 사이에 한쪽 신경지배가 차단되었기 때문으로 해석되기도 하였다. 어쨌든 뚜렷한 객관적 증거 없이 일부 환자에서 증상의 호전이 관찰되었던 이 수술법은 오늘날 외과적 플라세보(surgical placebo) 효과의 대표적인 한 예로 남게 되었다. 결국 이 수술법은 1950년대 중후반에 일시적으로 성행되다 곧 자취를 감추고 말았다.

바인버거와 내유동맥 심근이식법

1940년대 초 캐나다의 탁월한 외과의사 뮤레이(Gordon Murray)는 관상동맥 질환을 치료할 목적으로 내유동맥을 심근에 심어주는 실험을 시행하였다. 그의 이론은 수술로 심근에다 내유동맥을 이식해주면 이 내유동맥이 심근내의 작은 혈관(sinusoid)들과 연결을 만들어 심근의 혈류를 증가시킬 수 있다는 것이었다. 그러나 정작 실험 결과가 기대와는 다르게 나타나자 그는 이 방법이 더 이상 임상적인 가치가 없는 것으로 결론을 내렸다.

그러나 같은 캐나다의 바인버거(Arthur Vineberg; 1903~1988)는 뮤레이와 동일한 방향의 연구를 계속하여 큰 진전을 이루게 된다(그림 9-13). 몬트리얼 태생의 바인버거는 뛰어난 외과의사이자 생리학자로 당시 몬트리얼에 있는 로얄 빅토

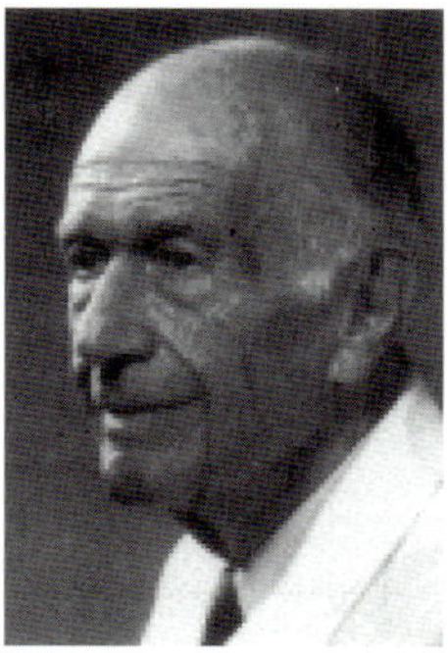

그림 9-13. 바인버거 (Arthur Vineberg)

리아병원의 심장외과의사 및 맥길(McGill)의대의 교수로 근무하고 있었다. 세계 제 2차 대전에서 캐나다군의 군의관으로 참전한 그는 전쟁이 끝난 1945년 내유동맥을 심근에 이식시키는 방법으로 심근의 혈류공급을 증가시켜 보려는 연구를 시작하였다. 그는 이식된 내유동맥이 관상동맥 질환 환자에서 나타나는 관상동맥 부행혈로(collaterals)들과 연결될 수 있다고 믿었다. 1946년 그는 이러한 기본 개념에 따른 실험 결과에 대하여 〈캐나다의사학회지(Can Med Assoc J)〉 에 발표하였다. 이 보고에 따르면 그는 좌측 내유동맥을 아래쪽에서 절단한 뒤 그 절단된 끝을 관상동맥 근처의 좌심실 벽에 만든 터널 속으로 이식하는 수술을 실험적으로 시행하였다(그림 9-14).

내유동맥 심근이식법에 대한 그의 수술 이론은 다음과 같았다. 즉 만일 어떤 동맥을 절단하여 출혈이 되는 상태에서 다른 근육에 이식시키면 단순히 큰 혈종

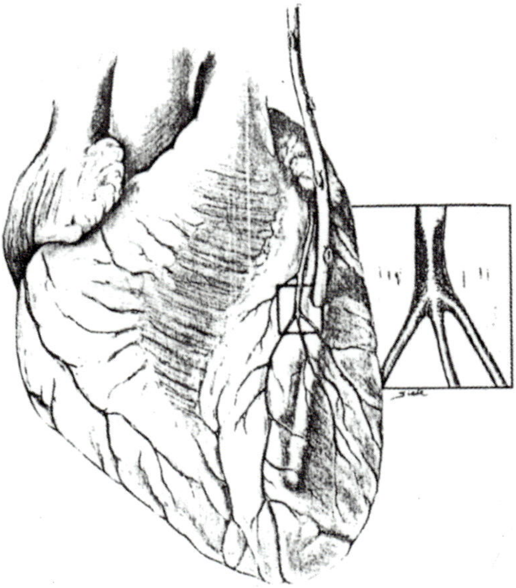

그림 9-14. 바인버거 술식의 모식도.
관상동맥 협착 부위 근처에 있는 심근에 터널 모양으로 이식되어 있는 내유동맥을 보여 주고 있다.

(hematoma) 만이 생기게 될 것이다. 그러나 심장은 일반적인 근육과는 달라서 일종의 스폰지로 비유될 수가 있다는 것이다. 다시 말해서 심장은 초기 발달 단계에는 마치 스폰지와 같이 부드럽고 느슨한 구조로 되어있는데, 이 때문에 혈액이 그 속을 스며들듯이 들어가고 또 짜내듯이 빠져나가는 현상을 통해 심장이 혈액속의 산소를 섭취하게 된다는 것이다(실제 물고기와 같은 하급 척추동물들은 이와 같은 방법을 사용하고 있다). 그러다가 태아가 점점 발육하면서 스폰지 구조와 같았던 심장은 점점 탱탱하게 되고 이때 아주 작은 관상동정맥과 모세혈관들이 스폰지 조직에서 빠져 나오게 된다는 것이다. 따라서 관상동맥 사이의 연결 통로가 허혈의 자극으로 인하여 개통되던지 아니면 어떤 수술적 방법에 의해 개통되던지 간에 활성화되면 결국 심장이 혈액을 더 잘 흡수시킬 수 있는 부드러운 스폰지 상태로 되돌아가는 것으로 해석될 수 있고, 따라서 이 상태에서 내유동맥이 심장 근육에 이식되어도 혈종이 생기지 않고 혈액이 심근으로 공급될 수 있다는 이론이었다.

실제 그의 실험에서도 내유동맥을 좌심실 벽에 이식시킨 후 혈종이 관찰되지도 않았고, 이식된 내유동맥이 이웃한 관상동맥의 분지들과 연결되는 것이 관찰되었다. 그러나 이러한 바인버거의 이론과 실험결과에 대하여 당시의 주위 반응은 매우 미미하였으며 대부분 부정적인 것이었다.

1950년 바인버거는 드디어 그의 실험연구 결과를 처음으로 사람에게 적용하였다. 수술 3년 후에 캐나다 의사회지에 실린 보고를 통해 그는 환자의 상태가 수술 전에는 완전히 운동능력이 없던 상태에서 수술 후에는 숲속을 10마일이나 걸을 수 있을 정도로 변하였다고 기술하였다. 바인버거는 그 후 좌심실에 보다 더 많은 혈액을 공급해줄 목적으로 심낭의 지방조직을 좌심실 표면에 부착시켜주는 방법을 추가하였다. 그리고 1963년에는 같은 목적으로 심장의 심외막과 심낭을 제거한 후 복부에서 대망(greater omentum)을 끌어 올려 심장을 덮어주는 시술을 같이 해주기도 하였다. 물론 이러한 약간의 수술 방법 변화와는 관계없이 내유동맥을 심근에 이식시키는 그의 기본 방침에는 아무런 변화가 없었다.

1964년에 바인버거는 〈흉부질환(Diseases of the Chest)〉 이란 책에서 그때까지 수술을 시행한 140례의 환자에 대해서 보고를 하였다. 전체 환자의 수술 사망률은 33%였다. 이러한 수술 사망률은 꽤 높은 것이었지만 대부분 초기에 기록된 것이고 1954년에서 1964년 사이에 수술한 환자의 사망률은 1.8%에 불과하였다. 1964년 당시 여전히 생존하고 있었던 109명의 환자 중 91명은 운동 시 흉통이 없거나 가볍게 있는 정도였다. 증상이 악화된 경우는 8명이었다.

그러나 바인버거가 그의 아이디어를 실제 임상에 적용하여 수술을 시행한 이후로 주위의 부정적인 반응이 더욱 거세어지기 시작하였다. 많은 의사들은 바인버거의 수술 방법은 결국 혈종의 형성과 함께 이식된 혈관의 폐쇄를 낳을 것으로 생각하면서 바인버거의 생각을 믿으려 하지 않았다. 다른 사람들이 시행한 동물 실험의 결과들도 일관성이 없어 긍정적인 것과 부정적인 것 양쪽으로 상충되었다. 지금의 해석으로는 당시 그러한 상반된 결과들이 나온 것은 실험 조건의 차이 때문이었을 것으로 간주 되고 있다. 즉 정상 심장을 가진 실험동물에서 실험을 하였을 때는 내유동맥 이식수술의 결과가 좋지 않았지만 관상동맥이 이미 어느 정도 폐쇄되었던 심장에서의 실험에서는 그 결과가 좋았다는 것이었다. 당시의 수준으로는 관상동맥 질환을 가진 사람의 심장과 유사한 조건의 실험모델을 일관되게 만들기도 어려웠고 또 실험 진행 자체에도 어려움이 있었기 때문에 이러한 결과는 어느 정도 이해가 되는 일이었다.

바인버거의 수술 방법은 이런 이유들 때문에 1960년대 중반까지도 제대로 인정받지 못하고 있다가 그 후 점차 주위의 호응을 받게 되면서 곧 널리 사용되게 되었다. 오늘날에 와서는 일부 기능적인 측면의 문제점에도 불구하고 대체적으로는 당시 바인버거가 주장하였던 기본 이론의 타당성을 인정하는 방향으로 가고 있다.

바인버거 수술법의 타당성을 입증해준 손스의 연구결과

바인버거의 수술법의 이론에 뒷받침을 해준 결정적인 연구 결과는 미국 클리브랜드 클리닉(Cleverand Clinic)의 손스(F. Mason. Sones, Jr; 1918~1985) 등에 의해 나왔다. 1958년 클리브랜드 클리닉의 소아심장과와 심장연구소의 책임자로 있던 손스는 관상동맥조영술(coronary arteriography)을 개발하기 시작하였다(제 2장 심장병 진단법의 개발-7. 손스와 관상동맥조영술 참조).

바인버거가 클리브랜드 클리닉으로 손스를 방문한 것도 바로 손스가 관상동맥조영술을 개발하기 시작한 바로 다음 해였다. 바인버거는 손스에게 새롭게 개발한 관상동맥 조영술로 그가 수술한 환자들의 수술 결과를 알 수 있겠는지를 상의하였다. 손스는 관상동맥 조영술의 검사 능력에는 확신을 가지고 있었지만, 그의 동료이자 외과의사인 에플러(Donald B. Effler)와 함께 바인버거의 내유동맥 이식법 자체의 효용성에 대해서는 회의적이었다. 그러나 어쨌든 바인버거는 손스에게 검사를 의뢰하기 위해 수술이 성공적으로 시행된 5명의 환자를 보내기로 약속하였다.

이듬해인 1960년 손스는 바인버거가 처음 보낸 3명의 환자를 검사하였다. 검사 결과 3명의 환자 모두 이식된 내유동맥의 폐쇄가 관찰되었으며 그중의 한 환자에서는 심지어 관상동맥 질환의 증거조차 보이지 않았다. 이에 손스는 바인버거의 수술법에 대한 그의 의심을 공개적으로 이야기하기 시작하였다. 그러나 1961년에 추가로 바인버거가 보낸 2명의 환자들에서는 정 반대의 결과가 나왔다. 2명의 환자 모두가 심한 관상동맥 협착증 환자였는데 이식된 내유동맥이 관상동맥의 부행혈로와 연결되어 개통되어 있으면서, 협착부 아래의 관상동맥이 뚜렷이 조영되는 것을 관찰할 수 있었던 것이다. 이러한 결과에 고무된 클리브랜드 클리닉의 외과의사 에플러는 바인버거의 수술 방법을 연구하기 위하여 몬트리올로 찾아 갔다. 그리고 그가 클리브랜드로 돌아온 뒤 바인버거 술식에 대한 대규모의 임상 및 혈관 조영술 연구가 이루어졌다. 마침내 1965년 10월 에플러는 제

38차 미국 심장학회 과학분과에서 수백 명의 환자들을 토대로한 연구 결과를 발표하면서 바인버거의 수술법은 타당성이 있다고 결론을 내리게 되었다.

그 이후로 바인버거의 수술법은 널리 사용되게 되었다. 그러나 결국 내유동맥의 심근 이식을 통한 혈류공급의 양에는 한계가 있을 수밖에 없어 임상적으로 일관된 좋은 효과를 기대하기는 힘들다는 의문이 점점 대두되었다. 결국 관상동맥 협착에 대한 가장 확실한 수술 방법으로 다음에 소개되는 관상동맥 우회수술이 본격적으로 등장하면서 바인버거의 내유동맥 이식수술법은 점차 임상에서 사라지고 말게 된다.

4. 관상동맥 우회수술 (coronary artery bypass grafting)의 정립

초창기의 실험연구

심혈관 계통의 많은 수술법과 마찬가지로 관상동맥에 대한 우회수술의 실험연구도 1910년 탁월한 실험외과 의사였던 카렐(Alexis Carrel; 1873~1944)에 의해 시작되었다(제 5장 본격적인 심장수술의 시작을 가능하게 해준 발견들 참조). 그는 실험적으로 경동맥 (carotid artery)을 떼어낸 뒤 이 이식편(free graft)을 하행 흉부 대동맥과 좌측 주 관상동맥 사이에 연결하여 관상동맥에 혈류를 공급해 보려고 하였다. 이러한 종류의 실험에는 수술 성공을 위하여 실험 중 적절한 순환 보조장치가 필요하였지만 당시에는 제대로 된 장치들이 없었기 때문에 실험동물들은 모두 사망하고 말았다. 그러나 그는 이 연구가 지니고 있는 임상적인 중요성에 관해 충분히 인식하고 있었다. 따라서 그는 〈미국 외과학회 회보(Transactions of the American Surgical Association)〉 에 실린 한 글에서 〈이런 종류의 수술법은 관상동맥 입구의 석회화(calcification)로 생긴 협심증 치료에 큰 역할을 할 수 있을지도 모른다. 〉 라고 예견하였다. 그러나 당시 의학계의 반응은 시큰둥한 것이었다. 당시 20세기 초의 심장외과의 전반적인 수준을 되돌아볼 때 카렐의 이러한 앞선 견해가 당시의 의료계에 그렇게 심각하게 받아들여지지 않았다는 것은 사실 놀라운 일은 아니었다.

그 후 관상동맥 수술에 관한 현대적 관점의 실험 연구는 외과의사들로 부터가 아니라 병리학자들로 부터 시작되었다. 그들은 환자들이 살아있었을 때의 증상을 사망 후 부검 소견에서 보이는 병변과 연관시켜가며 관상동맥 질환에 관해 면밀히 조사해 나갔다. 미국 보스턴에 있는 베쓰 이스라엘 병원의 쉴레진거(Munroe Schlesinger)도 그런 병리학자 중의 하나였다. 1940년 그는 부검 시에 관상동맥 안으로 여러 가지 색깔의 방사선 염색물질을 넣고 X-선 촬영을 하였다. 그리고 그는 그 방사선 사진들을 참고로 관상동맥을 해부하면서 이를 연구해 나갔다. 그는 이 연구를 통해 대부분의 관상동맥 협착 부위는 길이가 5 mm 이하이고 관상동맥 입구에서 3 mm 이내에 위치하고 있다는 것을 발견하였다.

이 발견은 관상동맥 질환을 수술적으로 치료하는 방법을 연구하던 사람들에게는 대단히 고무적인 사실이었다. 왜냐하면 협심증을 일으키는 대부분의 협착 병변이 전체 관상동맥을 광범위하게 침범하지 않고 근위부에만 국소적으로 존재한다는 사실은, 이 병변을 우회하는 수술을 하거나 또는 직접 협착을 해소시켜 주는 수술을 하면 협착증으로 인한 증상이 해결될 수 있다는 가능성을 뜻하기 때문이었다. 그러나 당시에는 심장혈관 외과수술법이 여전히 취약한 상태를 벗어나지 못하고 있을 때였기 때문에 이 연구결과를 바로 임상에 적용하지는 못하였다.

그러다가 1945년 스웨덴의 크라푸드(Clarence Crafoord; 1899~1983) 와 미국의 그로스(Robert Gross; 1905~1988) 가 각각 독립적으로 대동맥 축착증(coarctation of aorta) 수술을 처음 시행하였다. 그들은 대동맥의 좁아진 부위를 절제하고 남아있는 양쪽 끝을 성공적으로 재연결시켜 줌으로써 혈관수술의 새장이 열리게 되었다. 그리고 그 후 그로스는 한 대동맥 축착증 환자에서 대동맥의 좁아진 부위를 절제한 후 절제 간격이 너무 넓어 단순히 재연결을 시키기에는 기술적으로 어렵다고 판단하고 사체로부터 얻은 동맥이식편(arterial graft)을 그 사이에 삽입하여 연결을 시도하였다. 그로스의 이러한 시도 이후 사체의 동맥이나 정맥 이식편 또는 다양한 인조혈관들을 이용한 동맥 우회술이나 동맥 치환술이 발전되기 시작하였다.

뛰어난 외과의사 뮤레이와 데미코프의 실험연구

캐나다 토론토의 뮤레이(Gordon Murray)는 앞서 몇 번 소개된 대로 초창기 심장외과의 발달에 많은 공헌을 남긴 뛰어난 외과의사였다. 그의 업적 중의 하나로 그는 아마도 관상동맥에 대한 직접 수술법을 처음으로 실험적으로 연구한 사람이었을 것이다. 그는 1940년부터 관상동맥 봉합술에 관한 실험을 거쳐 1954년에는 실험개에서 떼어낸 경동맥이나 또는 쇄골하 동맥을 사용하여 성공적으로 관상동맥 우회수술을 시행하였다. 그는 이러한 수술이 임상적으로 적용되기 위해서는 방사선 검사로 관상동맥 내부의 상태를 완전히 파악하는 것이 중요하다는 것을 언급하였는데 물론 당시로는 큰 난제 중의 하나였다.

한편 이식수술 분야에 큰 족적을 남긴 러시아의 유명한 심장외과의사 데미코프(Vladimir Demikhov; 1916~1998) 도 비슷한 시기에 뮤레이와 비슷한 연구를 하고 있었다(그림 9-15)(제 11장 심장 이식수술 및 인공심장 이식수술-1. 심장 이식수술 참조). 그는 실험개에서 좌측 내유동맥(mammary artery)을 좌하전 관상동맥의 기시부 바로 밑에다가 연결시켜 주였다. 그의 첫 실험은 1952년 4월 29일 시행되었으나 이때는 치명적 부정맥인 심실세동이 발생하여 실험개가 사망하고 말았다. 1953년 7월 29일 마침내 첫 성공 사례를 기록한 그는 이후의 실험에서는 계속하여 실험동물이 장기간 생존하는 성과를 거둘 수가 있었다. 1955년에 들어서 데미코프는 사람의 사체나 또는 살아있는 비비원숭이(baboon)를 사용하여 실험을 더욱 진전시켜 나갔다. 당시 그의 아이디어 중의 하나에는 3방향(three-way) 플라스틱 튜브를 사용하여 내유동맥과 협착부위 이후의 관상동맥의 두 분지 사이를 연결시키려는 시도도 있었다. 그러나 당시 의료계를 주도하고 있었던 서구 사회에서는 1962년 데미코프의 연구 결과들을 담은 책이 영어로 번역

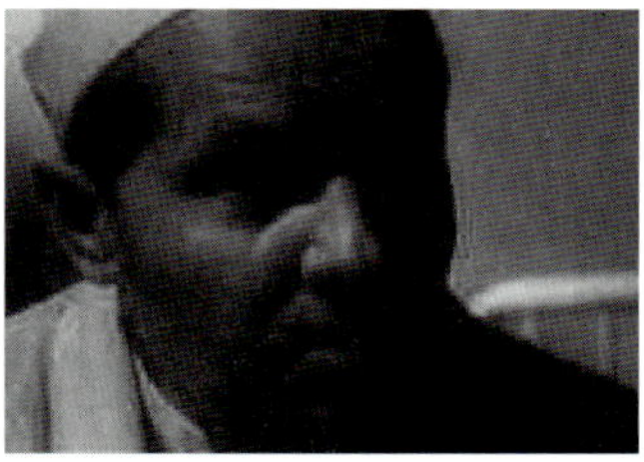

그림 9-15. 데미코프 (Vladimir Demikhov)

되어 출판될 때까지 그의 실험 결과들을 전혀 모르고 있었다.

클리브랜드 클리닉과 파발로로의 개가 그리고 비극

훗날 밝혀진 대로 실제 관상동맥 수술의 태동은 이미 다른 곳에서 그 싹이 트고 있었지만(바로 뒤의 Dr Goetz와 Dr Kolesov 관련 내용 참조), 당시 서구 의료계에서의 본격적인 관상동맥 우회수술법의 정립은 마침내 1967년 미국의 클리브랜드 클리닉에서 이루어졌다. 당시 심장외과의사 파발로로(René Favaloro; 1923~2000)는 심장혈관외과 과장 에플러(Donald B. Effler; 1915~2004)와 관상동맥 조영술의 아버지로 불리는 손스(F Mason Sones)의 도움 하에 관상동맥질환에 대한 수술 치료법을 연구해 오고 있었다. 아르헨티나 태생의 파발로로는 아르헨티나의 작은 시골에서 마을의사로 일하고 있던 중 우연한 기회로 인연이 되어 클리브랜드 클리닉으로 연수를 오게 되었다. 우수한 능력과 특유의 성실함으로 관상동맥 수술에 대한 연구를 해 오던 그는 1967년 5월 9일 마침내 환자의 다리에서 채취한 대복재정맥(greater saphenous vein)을 이용하여 사람에서 관상동맥 치환수술을 성공적으로 시행하였다. 그 해 말에는 대복재정맥의 한 쪽은 상행 대동맥에 연결하고 다른 한 쪽은 절제한 관상동맥의 끝에 연결시켜 주는 수술을 시행하였다. 그리고 그 이듬해인 1968년 초에는 대복재정맥의 한쪽 끝은 대동맥에 그리고 다른 쪽 끝은 협착부위 아래쪽의 관상동맥 옆에 부착시켜 주었다. 이 측측문합 방법(side-to-side anastomosis)은 오늘날 시행되고 있는 관상동맥 우회수술법의 모델이 되었다(그림 9-16).

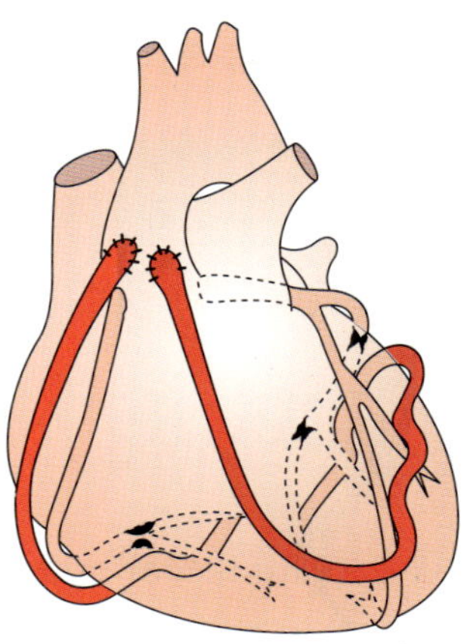

그림 9-16. 현대적 관상동맥 우회수술법을 보여 주고 있는 한 모식도

파발로로는 이후 1971년 아르헨티나의 의학 발전을 도모할 목적으로 귀국한

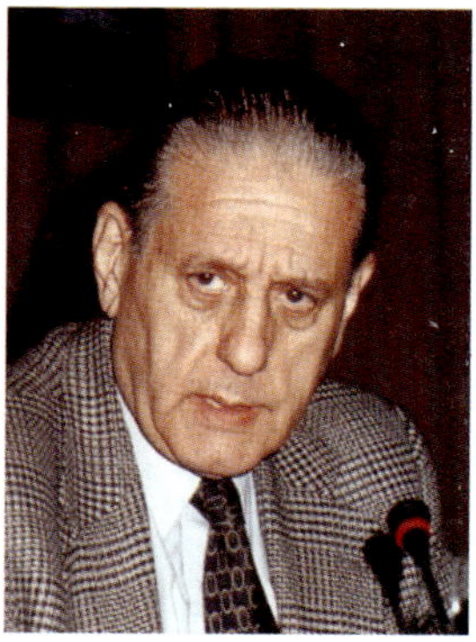
그림 9-17. 파발로로 (Rene Favaloro)

뒤 1975년 클리브랜드 클리닉을 모델로 하여 〈Favaloro Foundation〉을 설립하였다. 〈Favaloro Foundation〉은 수많은 성과를 거두었으나 불행히도 아르헨티나에 큰 경제위기가 닥쳤다. 2000년 빚더미에 올라 선 그는 〈Favaloro Foundation〉을 살리기 위해 백방으로 호소를 하였으나 실패를 거듭하였다. 마침내 그해 7월 29일 그는 권총 자살로 생을 마감하고 말았다(그림 9-17). 총구의 목표는 그가 평생 그토록 귀중하게 여겼던 바로 그 심장이었다.

한편 훗날 실제 관상동맥 우회수술의 첫 시행자는 1960년 5월 2일 이 수술을 시행한 괴츠(Robert H Goetz; 1890~2000)라는 주장이 제기되었다. 독일 태생의 괴츠는 미국의 한 병원(Albert Einstein College of Medicine-Bronx Municipal Hspital Center)에서 근무하던 당시 이 수술을 시행하였던 것으로 알려졌다. 그러나 이 수술은 당시 완전한 논문으로 제대로 발표되지도 않았으며 관상동맥 연결 방법도 특별히 제작된 금속 링을 봉합사로 졸라매는 형식으로 시행되는 등 정통적인 방법이 아니었기 때문에 오래 동안 그 사실이 제대로 인정받지 못하고 있었다. 다만 현대적 의미의 관상동맥 우회수술법의 실제 창시자로 알려진 러시아의 콜레소프(Vasilii Kolesov)도 그의 논문에서 괴츠의 업적을 언급할 정도로 오늘날 그 사실성 자체는 인정받고 있다.

관상동맥우회수술에 내유동맥의 이용에 기여한 미국의 그린

내유동맥(internal mammary artery)은 가슴 속에 있는 작은 동맥으로 흉골(sternum) 양쪽 가장자리를 따라 주행하는 혈관이다. 내유동맥은 다리에 있는 정맥인 대복재정맥(greater saphenous vein)과는 달리 동맥이기 때문에 관상동맥 수술에서와 같은 동맥압력의 노출에 당연히 잘 적응되어 있으며 해부학적으로도 매우 편리하게 좌측 내유동맥은 가장 중요한 관상동맥인 좌하행 관상동맥(left anterior coronary artery)에 가깝게 위치하고 있다. 또 내유동맥은 그 이유는 완전히 규명되고 있지는 않지만 동맥경화증이 잘 생기지 않는 동맥으로도 알려져 있다. 이런 여러 가지 이유 때문에 내유동맥은 그 작은 크기로 대복재정맥에 비해 수술적으로 다루기가 어려움에도 불구하고 장기적으로 개통성이 우수하기 때문에 오늘날 외과의사들에게 관상동맥 우회수술의 도관으로서 가장 선호되고 있는 자가혈관이 되고 있다.

미국 뉴욕대학에서는 1964년 심장외과의사 스펜서(Frank C. Spencer) 등이 관상동맥 우회수술에 내유동맥을 직접 연결하여 사용할 수 있는 가능성에 관해 실험적인 증명을 하였다. 그리고 1968년에는 같은 뉴욕대학의 그린(George Green)이 미세수술법으로 내유동맥을 직접 좌하행 관상동맥에 문합시키는 방법을 시행하였다(그림 9-18). 이 수술은 훗날 바로 뒤에 소개되는 러시아의 콜레소프의 수술이 서구에 알려지기 전에는 당시 최초의 내유동맥 사용 수술로 알려졌었다.

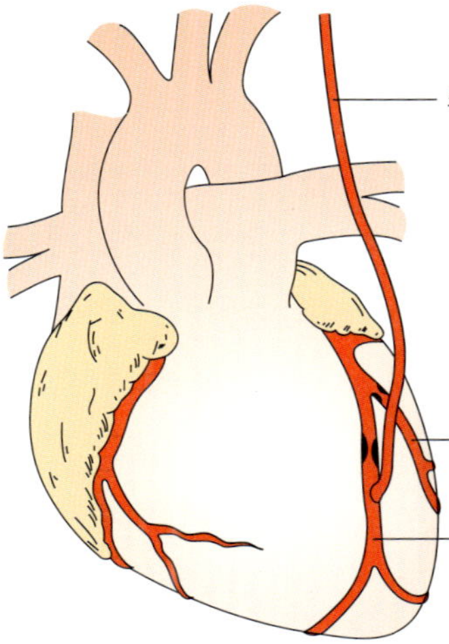

그림 9-18. 내유동맥을 이용한 관상동맥 우회수술법의 모식도.

이를 기점으로 복재정맥에 비해 우수한 장기 개통 능력을 보이는 것으로 확인된 내유동맥의 관상동맥수술 이용법이 본격적으로 그 문을 열게 되었다.

그린은 1965년 10월 15일 열린 미국 심장학회의 학술대회에서 클리브랜드의 외과의사 에플러(Donald B Effler)가 바인버거 수술법의 유용성을 발표할 때 바로 그 학회장에 자리하고 있었다. 그는 당시 수술현미경을 이용한 미세혈관 수술법에 관한 그의 논문을 발표하기 위하여 학회에 참석한 상태였다. 그는 에플러의 발표를 듣고 단순히 내유동맥을 이용하여 부행혈로(collaterals)만을 연결시켜 주어도 좋은 결과를 기대할 수 있다면, 내유동맥을 직접 관상동맥에 연결시켜 주면 훨씬 더 좋은 결과를 볼 수 있지 않을까 하고 생각하게 되었다. 이후 계속된 실험연구 끝에 그는 1968년 2월 뉴욕재향군인 원호병원에서 마침내 내유동맥과 좌전하행 관상동맥 사이의 직접 연결을 성공적으로 시행하였던 것이었다.

관상동맥 우회수술의 실제적인 창시자인 러시아의 심장외과 의사 콜레소프

일찍이 1964년 2월 25일에 러시아 상트 페테르부르크(옛 레닌그라드)에 있는 상트 페테르부르크 병원의 심장외과 의사 콜레소프(Vasilii I. Kolesov; 1904~1992)는 협심증이 있는 44세 된 환자를 수술하면서 좌측 내유동맥과 관상동맥 중 회선동맥(circumflex artery)의 변연분지(marginal branch) 하나 사이를 단단문합(end-to-end anastomosis)으로 연결해 주었다(그림 9-19). 수술은 심장이 박동하는 상태에서 수술용 확대경을 사용하여 시행되었는데 수술 3년 후의 추적 검사에서 환자는 더 이상의 협심증 재발이 없었다고 보고되었다. 콜레소프는 이듬해인 1965년 1월에도 57세 된 또 다른 환자에서 유사한 수술을 시행하였다. 역시 심장이 박동하는 상태에서 이번에는 단측문합법(end-to-side anastomosis)으로 좌측 내유동맥을

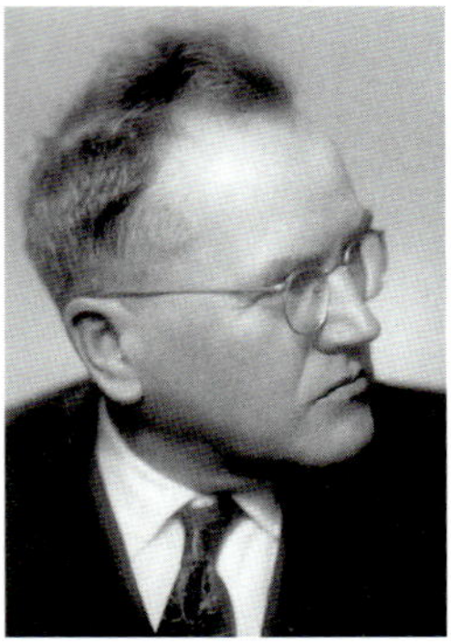

그림 9-19. 콜레소프 (Vasilii Kolesov)

좌하행 관상동맥의 중간부위에 연결하였다. 환자는 수술 후 74세로 사망할 때까지 17년간 협심증이 없는 상태에서 생활할 수가 있었다. 이후 그는 계속 관상동맥 수술을 해나갔다.

콜레소프의 1964년 수술은 그의 병원이 1967년 5월 미국 클리브랜드에서 파발로로가 관상동맥 우회수술을 성공적으로 시행할 때까지 세계 유일의 관상동맥 수술센터로서의 역사적 위치를 갖게 만들었다.

1904년 러시아 태생의 심장외과 의사 콜레소프는 상트 페테르부르크에서 의학교육을 받았다. 상트 페테르부르크는 당시 뛰어난 의학자들을 많이 배출한 도시로 1877년 문맥-대정맥 단락(portocaval shunt)을 실험하는 중에 세계 최초의 혈관 문합술을 시행하였던 에크루(Nicolai V. Eck)나 소화 생리에 관한 그의 업적으로 1904년 노벨 의학 및 생리학상을 수상한 유명한 생리학자 파블로프(Ivan P. Pavlov)도 모두 이 도시 출신이었다. 또 확장기 혈압의 측정 방법을 소개한 코르토코프(Nicolai F. Korotkov)도 바로 상트 베테르부르크가 배출한 학자였다.

콜레소프는 1931년부터 의사 생활을 하면서 1953년에서 1976년까지는 상트 페테르부르크 제 1병원의 외과 과장을 역임하며 많은 학술적 업적을 남겼다. 특히 그는 관상동맥 질환의 수술법에 많은 관심을 가지고 있었다. 그는 외과 과장으로 있던 기간 중에 132례의 관상동맥 우회수술을 하였는데 대부분 박동 상태의 심장에서 시행하였다. 관상동맥 질환 수술에 관한 그의 업적들은, 앞서 말한 최초로 내유동맥을 사용한 관상동맥 우회수술을 시행한 것 이외에도 다양하였다. 즉 그는 1967년에 관상동맥수술에 기계봉합법 (mechanical suturing)을 소개하였고, 1968년에는 급성 심근경색증이나 불안정 협심증에서도 처음으로 내유동맥을 이용한 관상동맥 우회 수술법을 도입하였다. 그는 또한 1968년 12월에는 역행성(retrograde) 내유동맥 이용법 그리고 1969년에는 양측성(bilateral) 내유동맥 이용법을 각각 소개하였다.

콜레소프는 관상동맥질환에 대해 우회수술법을 시행한 실제적인 창시자이면서 이에 관련된 수많은 업적을 남겼지만, 당시의 다른 러시아 의사처럼 당시 세계 의료계를 주도하고 있던 서방세계에 그 업적이 알려져 그에 상응하는 평가를 받기까지에는 많은 시간이 걸려야만 하였다.

관상동맥 우회수술법의 정립

1970년대에 들어 관상동맥 우회수술법은 점차 간단하고 안전하게 시행되면서 세계적으로 광범위하게 보급되었다. 더구나 수술 중 심장을 일시적으로 안전하게 정지시킬 수 있는 포타슘 심마비액(cardioplegic solution)의 등장은 전반적으로 심장수술을 보다 안전하고 정확하게 시행될 수 있게 도와주었다.

한편 1970년대 초반에는 관상동맥 우회수술에 복재정맥을 사용하는 것이 일종의 유행이었기 때문에 보다 복잡하고 기술적으로 까다로운 내유동맥의 사용은 보편화되지 않았다. 그러나 1980년대 초 복재정맥의 장기 개통성의 문제점이 대두되고 이런 관점에서 내유동맥의 우수성이 증명되기 시작하였다. 이에 따라 내유동맥을 특히 좌측 관상동맥 질환의 경우에는 반드시 사용하는 것이 좋다는 생각이 등장하였고 이러한 견해는 점차 의료계에 널리 확산이 되어 오늘날에 이르게 되는 것이다.

제10장
현대적 심장수술로의 항해

1. 헤파린의 발견

1) 윌리암 호웰과 제이 맥린 두 사제의 만남

헤파린(heparin)은 혈액응고를 방지하는 가장 대표적인 약제로, 혈액 내에서 안티트롬빈(antithrombin)이란 물질과 결합하여 트롬빈(thrombin)의 작용을 억제하는 작용을 한다. 트롬빈은 섬유소원(fibrinogen)을 섬유소(fibrin)로 전환시켜 혈액을 응고시키는 마지막 단계의 역할을 하기 때문에 결과적으로 트롬빈 작용의 억제는 항응고 작용을 나타내게 된다(그림 10-1).

헤파린은 그 강력한 항응고 작용으로 인해 임상에서 각종 혈전색전증(thromboembolism)의 치료 및 예방에 널리 쓰이고 있다. 그리고 혈액이 우리 몸 밖에서 혈관 이외의 인공표면과 필연적으로 접촉할 수밖에 없는 인공심폐기를 이용한 심장수술에서 혈액이 응고되는 것을 막아주는 결정적인 역할을 하고 있다. 만일 헤파린이란 약제가 없었더라면 오늘날 현대적 개념의 심장수술은 그 존재 자체가 어려웠을 것이라고 말할 수 있다. 이렇게 임상에서 중요한 위치를 차지하고 있는 헤파린은 그 발견과 개발의 과정에서도 자못 극적인 요소를 갖추고 있어 오늘날 후학들에게 뜻 깊은 생각의 기회를 마련해 주고 있다.

제자 맥린과 스승 호웰의 첫 만남

1915년 9월 미국 볼티모어에 있는 유명한 존스홉킨스 의대의 생리학 교실에서는 작은 키에 부드러운 인상을 가진 50대 중반의 한 교수가 한 청년을 면담하고

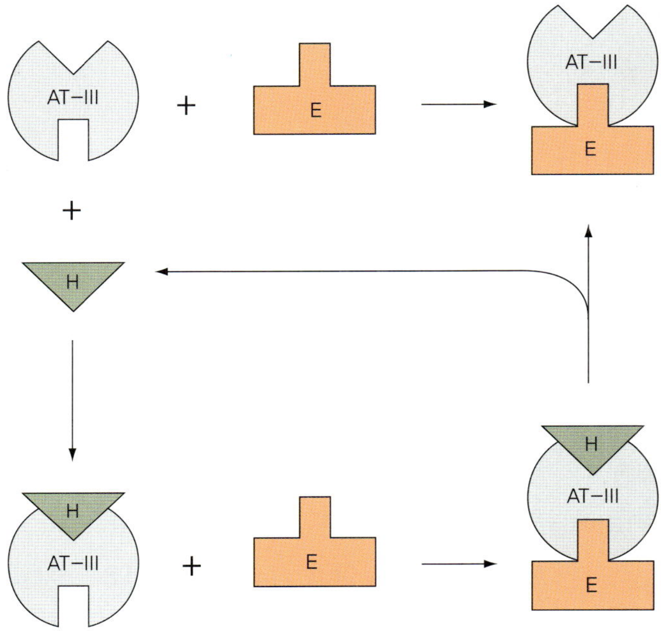

그림 10−1. 헤파린의 작용 기전을 설명하는 모식도. 헤파린(H)은 먼저 안티트롬빈(AT−III)과 결합하여 헤파린−안티트롬빈 복합체를 만든다. 이 복합체는 트롬빈(E)과 결합함으로서 그 작용을 억제하여 결국 항응고작용을 일으킨다. 복합체를 형성하였던 헤파린은 그림에서와 같이 곧 다시 떨어져 나가 다른 안티트롬빈과 결합한다.

있었다. 그 청년은 샌프란시스코에 있는 캘리포니아 대학에서 이학학사 학위를 받고 1년간의 의대 생활을 끝마친 25세의 맥린(Jay McLean; 1890~1957)이란 학생이었다. 그는 당시 명문 존스홉킨스 대학에서 공부를 하고자 볼티모어에 와서 2학년으로 막 편입 허가를 받은 상태였다. 맥린은 학비를 벌기위해 2학년 편입은 당분간 미루고 그 기간 동안 연구소에서 일해 보기로 결심하고 생리학 교실로 찾아갔던 것이다.

고교시절 맥린은 외과의사였던 아버지와 삼촌의 영향으로 장차 외과의사가 될 것을 꿈꾸었다. 당시 그는 만일 외과의사가 되면 보통 외과의사와 같이 단순히 해부학에 기초를 둔 외과의사가 아니라 생리학에 기초를 둔 보다 다른 측면의 외과의사가 되겠다고 결심을 한바 있었다. 그는 면담 교수에게 생리학 교실의 연구과제에 참여하고 싶다는 의사를 밝히면서 연구는 1년 안에 완성되어 결과를 발표할 수 있는 것이면 좋겠다는 희망을 아울러 밝혔다.

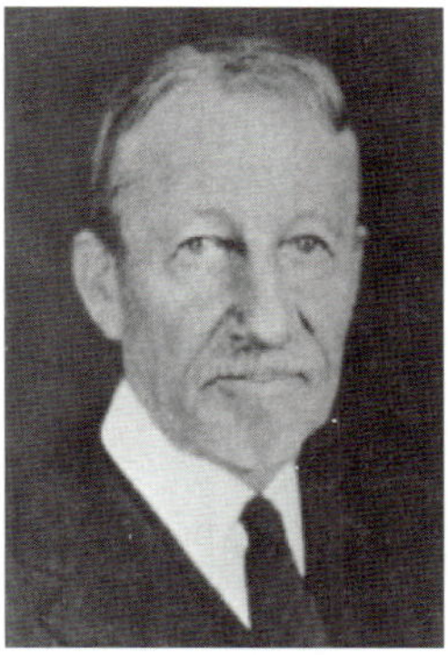

그림 10-2. 호웰 (William H Howell)

맥린이 그 때 면담하고 있었던 교수는 당대에서 생리학의 최고 권위로 인정받고 있던 호웰(William H. Howell; 1860~1945)이었다(그림 10-2). 당시 그가 저술한 생리학 교과서는 미국 전역의 모든 의과 대학에서 사용되고 있을 정도였다. 또 호웰은 의료 행정가로서도 탁월한 능력을 보인 학자였다 그는 33세의 젊은 나이에 이미 당시 신설된 존스홉킨스 대학의 생리학 주임교수에 부임한 이래 39세 때는 존스홉킨스 대학의 학장으로 취임하여 이후 12년간 재임하게 된다. 그리고 45세 때는 미국 생리학회의 회장으로 피선되어 이후 6번이나 연임하게 된다.

볼티모어 태생의 호웰은 일찍이 그의 스승이었던 마틴(H. Newell Martin) 교수의 지도에 따라 1884년에 〈혈액응고 시 형성된 섬유소의 기원(the origin of fibrin formed in the coagulation of the blood)〉 이라는 박사학위 논문을 쓴 이래 줄곧 혈액응고에 관한 연구에 관심을 가져오고 있었다. 당시 그가 관심을 가지고 있었던 과제 중의 하나가 혈액응고를 빨리 유발시키는 물질들에 관한 것이었다. 그는 이러한 물질들을 혈전형성(thromboplastic) 물질이라고 불렀다. 당시 가장 강력한 혈전형성 물질 중의 하나로 세팔린(cephalin)이란 물질이 있었는데 주로 뇌 조직으로부터 추출되기 때문에 그렇게 명명된 것이었다. 세팔린은 인(phosphorus)을 함유하고 있는 지방성 물질로 당시에는 인지질(phosphatid-오늘날의 phospholipid) 로 불리어졌다.

호웰이 맥린을 만나던 그 즈음에 그는 세팔린이야말로 모든 포유동물의 조직에서 응고 작용을 주도하는 활성 물질로 추정하고 있었다. 호웰은 맥린에게 자연스럽게 세팔린에 관한 연구 과제를 주었다. 맥린의 주된 임무는 세팔린의 혈전형성 작용이 과연 세팔린 자체에 의한 것인지 아니면 추출물에 섞여 있는 다른 물질 때문인지를 정확히 가려내는 것과, 간이나 심장 등으로부터 추출된 다른 종류의 인지질도 비슷한 혈전형성 작용을 갖고 있는지를 규명하는 것이었다.

맥린의 실험과 헤파린의 우연한 발견

일단 연구 과제를 맡은 맥린은 곧 실험을 시작하였다. 샌프란시스코에서 태어나서 성장한 맥린은 외과의사였던 부친이 그가 불과 4살 되던 해에 사망하자 가세가 급격히 기울기 시작하였다. 맥린은 성격적으로 그렇게 원만하지는 못했던 것으로 알려져 있다. 그의 모친이 재혼한 이후에는 계부와 사이가 무척 좋지 않아, 이 때문에 그가 캘리포니아 대학에 들어가 얼마 되지 않아서는 계부가 더 이상 학자금을 대기를 거부하였다. 또 맥린은 당시 샌프란시스코에서 저명한 외과의사로 활동 중이었던 삼촌과도 그다지 사이가 원만하지 못하였다. 캘리포니아 대학에서도 그다지 좋은 평판을 받지는 못해서, 그가 볼티모어로 올 때 죤스홉킨스로 보낸 캘리포니아 대학 학장의 편지도 그에 관해 그렇게 긍정적이지는 못하였다. 호웰의 연구실에서도 호웰이나 그 밖의 스탭들과 부드러운 관계는 유지하지 못하고 있었다.

아무튼 그런 가운데서도 맥린은 수개월간 열심히 연구에 임하였다. 연구 결과 그는 추출된 세팔린 그 자체가 강력한 혈전형성 작용을 가지고 있다는 것을 규명하였다. 그런 뒤에 맥린은 심장과 간으로부터도 유사한 추출물을 만들었다.

그는 실험의 다음 단계로 심장과 간의 추출물 속의 세팔린이 변패(deterioration)되어 가는 속도에 관심을 가지고 있었다. 그는 이를 알아보기 위하여 추출물을 이용하여 시간 경과에 따른 세팔린의 혈전형성 효과의 감소 정도를 실험하였다. 예상했던 대로 비교적 빠른 속도로 세팔린의 변패로 인한 혈전형성 작용의 감소가 일어났다. 그러다가 맥린은 우연히 세팔린의 혈전형성 효과가 없어진 후에 오히려 세팔린과 반대로 혈액응고를 억제시키는 새로운 물질이 추출물 내에 있는 것을 발견하였다. 혈액응고를 억제하는 물질에 관해서는 생각도 하지 않고 있었던 그는 처음에는 실험 결과를 의심하였다. 그러나 몇 번이고 실험을 되풀이하여 같은 결과를 얻게 되자 그는 새로운 물질의 존재에 확신을 가지기 시작하였다.

그는 곧 호웰의 방으로 가서 그가 실험 중에 혈액응고를 억제하는 안티트롬빈(antithrombin) 같은 물질을 발견하였다고 의외의 실험 결과에 관해 보고를 하였다. 맥린의 얘기를 듣고 난 호웰은 미소를 지으며 〈안티트롬빈은 단백질인데 네가 다루고 있는 추출물은 인지질들(phosphatides)이다. 혹시 실험 중에 추출물에 다른 물질이 오염된 것은 아닌가?〉 라고 되물으며 맥린의 말을 믿으려 하지 않았다. 호웰의 회의적인 반응에 부딪힌 맥린은 기르고 있던 고양이의 피를 작은 비커에 담고 그가 발견한 혈액응고 억제제를 섞은 뒤에 호웰의 실험실로 가지고 가서 만일 혈액응고가 일어나면 얘기를 해달라고 하였다. 물론 혈액응고는 일어나지 않았다.

마침내 1년 후 맥린의 실험 결과는 1916년 8월에 미국 생리학회지에 〈세팔린의 혈전 형성 작용(the thromboplastic action of cephalin)〉이라는 제목으로 발표되었다. 맥린이 단독 저자로 되어있는 이 논문에서 심장과 간에서 추출된 세팔린은 근본적으로 뇌에서 얻어진 세팔린과 비슷한 작용을 나타낸다는 것이 확인되었다. 그리고 이들 추출물 중에는 세팔린과 다른 용해도를 가진, 인을 함유한 다른 성분이 존재하며 이 성분은 오히려 혈액응고를 억제하는 작용을 한다는 중요한 사실이 또한 기술되었다.

이전에도 이들 추출물 속에 다른 용해도를 가진 성분이 존재한다는 사실은 이미 알려져 있었다. 단지 과거에는 이 성분들이 그 전부터 알려져 온 쿠오린(cuorin-심장으로부터의 성분)이나 헤파르포스포스파티드(heparphosphophosphatid-간으로부터의 성분) 같은 물질인 것으로 생각하고 있었을 뿐이었다. 더구나 이러한 물질들과 혈액응고 억제 작용과의 상관관계는 전혀 생각지도 못하고 있었다. 그러던 것이 맥린의 실험에 의해 명백하게 혈액응고 억제 효능이 있는 것으로 밝혀진 것이었다.

그러나 맥린이 발표한 이 논문에서 심장과 간으로부터의 추출물 성분에서 혈액응고 억제 작용을 나타내는 물질이 있다는 내용은 논문의 제목이나 서론 그리고 결론부에서는 한 줄도 언급되지 않았다. 다만 본문에서만 겨우 다섯 문장 정도로 기술되는 형태로 발표되었다. 실로 중요한 의미를 지니고 있었던 맥린의 당시 발견이 이처럼 간단히 취급된 데는 그만한 이유가 있었다. 그 이유는 다름이 아니라 당시 호웰은 혈액응고 억제작용에 관한 맥린의 실험결과가 확정적인 것이 아닌 것으로 생각하였다. 따라서 그는 처음에 이 실험 결과를 세팔린의 혈전형성 작용에 관한 논문에 구체적으로 포함시키는 것 보다는 좀 더 연구를 해서 별개의 논문으로 발표하는 것이 좋겠다고 생각하였다. 그러다가 맥린과의 의논 끝에 일종의 절충안으로 논문의 결론에는 넣지 않고 본문에만 짧게 언급한다는 조건으로 허락을 내렸던 것이었다.

여기서 아직 명쾌히 밝혀지지 않은 한 가지 의문이 생긴다. 호웰이야말로 맥린의 연구 과제에 대한 최초의 제안을 하였고 실험을 직접 지도해 나갔던 사람이었다. 그럼에도 불구하고 호웰은 왜 맥린이 발표한 논문에 공동저자로 참여하지 않았을까?

호웰의 연구실을 떠난 맥린

어쨌든 맥린은 당시에는 그가 발견한 연구 결과가 어떤 중요한 의미를 지니고 있는지를 알지 못한 채 1916년 여름 볼티모어를 떠났다. 떠난 이유는 필라델피아의 펜실베니아 대학에서 피어스(Robert Pearce)라는 교수 밑에서 세팔린 정제(purification)에 관한 연구팀의 일원으로 일하기 위해서였다. 펜실베니아 대학에서 맥린은 이학석사 학위를 받고 그의 두 번째 논문인 〈세팔린의 혈전형성 작용과 불포화도 사이의 관계 (The Relation Between the Thromboplastic Action of Cephalin and its Degree of Unsaturation)〉를 발표하였다.

이후 맥린은 그로부터 24년 후에나 겨우 다시 의학 논문을 쓸 정도로 학문의 길과는 거리가 있는 파란만장한 길을 걷게 된다. 1917년 여름에는 프랑스에 있는 미군의 엠브란스 부대에 잠시 근무하였던 맥린은 그해 10월 존스홉킨스로 돌아와 학업을 계속하여 1919년 에 졸업을 하게 된다. 졸업 후 그는 유명한 외과의사 할스테드(William Stewart Halsted; 1852~1922) 밑에서 외과 전공의 과정을 마치고(그림 10-3), 1924년 뉴욕에 있는 병원에 잠시 취직한 후 곧 개업을 하게 된다.

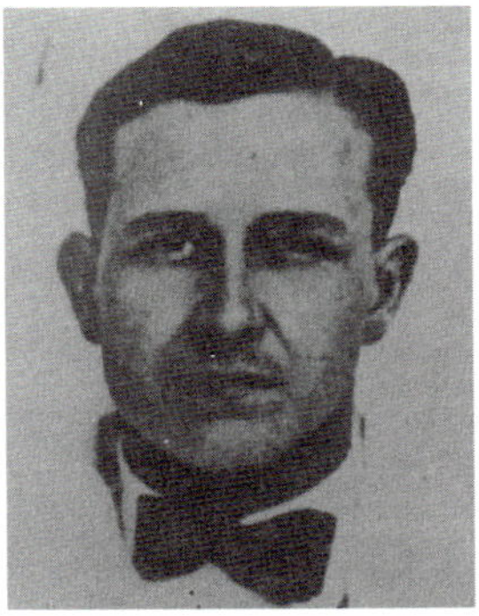

그림 10-3. 외과전공의 시절의 맥린

그런 뒤에 1930년대 초에 병으로 1년여간 어려운 투병 생활을 한 맥린은 그 이후부터는 주로 암에 대한 방사선치료를 주 전공으로 생활하였다. 맥린은 그 동안에도 간간히 헤파린에 연관된 연구를 해보았지만 특별한 성과를 얻지는 못하였다. 1939년 그는 뉴욕을 떠나 오하이오 주에 있는 콜롬부스 시에서 다른 의사 한명과 함께 치료방사선과를 개업하였다. 그러나 개업은 제대로 되지 않고 동료와의 사이도 좋지 않아 힘든 생활을 보내야만 하였다.

그러다가 맥린은 헤파린의 항응고작용을 처음 발견한지 24년만인 1940년 즉 그의 나이 50세 때, 이미 주위로부터 잊혀져가고 있던 헤파린의 발견에 대한 그의 공적을 인정받고자 처절한 개인적 투쟁을 하기 시작하였다.

헤파린에 대한 호웰의 추가연구

한편 호웰은 1916년 맥린이 필라델피아로 떠난 후에도 연구 과제였던 추출물 중의 항응고 성분에 큰 관심을 가지고 있었다. 그는 또 다른 의대생인 홀트(L. Emmett Holt, Jr.)를 조수로 쓰면서 그 물질의 정제에 관한 연구를 계속하여 나갔다. 그는 이러한 연구 결과에 대해 1917년 뉴욕의 한 학회에서 강연하였다.

그리고 이듬해인 1918년 호웰은 미국 생리학회지에 〈혈액응고의 두 가지 새로운 인자들-헤파린과 프로안티트롬빈(Two New factors in Blood Coagulation-Heparin and Pro-Antithrombin)〉 이라는 논문을 흘트와 공동 저자로 발표하면서, 비로소 헤파린이라는 용어를 처음으로 사용하였다.

헤파린이라는 용어는 이 물질이 다른 조직에서도 발견되지만 특히 간에서 많이 존재한다는 데서 그렇게 명명되어졌다. 또 호웰의 연구팀은 이 헤파린이란 물질은 이전에는 같은 물질이라고 추정되던 쿠오린이나 헤파르포스포스파티드와는 화학적 구조상 완전히 다른 물질이란 것을 규명하였다. 호웰은 1917년의 강연에서나 1918년의 논문에서 모두 다 헤파린의 발견에 기여한 맥린의 공적을 언급하였다.

호웰은 그 이후로도 1930년 70세의 나이로 은퇴할 때까지 혼자서 실험을 해가면서 헤파린에 관한 연구를 계속하였다. 그러나 헤파린에 관한 그의 이후의 논문들에서는 더 이상 맥린에 관해서 언급하지 않았다. 또 호웰은 1924년 한 동료에게 보낸 편지에서, 당시 만들어지고 있는 헤파린은 근본적으로 맥린의 것과는 관계가 없고 자기의 방법에 의해 만들어진 것임을 강조하기도 하였다. 호웰은 또 헤파린에 관한 추가 연구를 통하여 헤파린의 성분은 종래의 생각처럼 인을 함유한 인지질이 아니고 복잡한 탄수화물 구조라는 것도 밝혀내었다.

헤파린은 당시 한 회사에 의해 상업적으로 생산되기도 하였지만 당시에는 높은 순도의 정제품을 대량으로 만드는 데에는 기술적인 한계가 있었다. 더구나 당시 헤파린은 그 대단한 잠재적 효용 가치에도 불구하고 임상적으로 제대로 인식이 되지 못하고 있었다. 이에는 몇 가지 이유가 있었다. 당시 무엇보다도 헤파린을 필요로 해야 할 혈관외과 분야는 고작 혈관 손상 시 단순히 혈관을 묶어주는 방법이 주종을 이룰 정도로 초보적인 단계를 벗어나지 못하고 있었다. 당연히 헤파린과 같은 효능의 약제가 절실히 필요한 심장수술 같은 수술은 상상도 하지 못하고 있을 때였다. 게다가 호웰 자신도 새롭게 맡은 학교(the school of hygiene and public health)의 행정 문제에 시간을 뺏기고 있었고 또 그의 성격상 상업적인 일에는 그렇게 큰 관심이 없었던 것도 큰 이유 중의 하나였다.

맥린의 인간적 갈등

1940년 맥린은 헤파린에 대한 자기의 발견 업적이 점점 잊혀져가고, 오로지 호웰의 공헌으로만 점점 굳혀져가고 있는 상황을 타개해 보려는 몸부림을 시작하였다. 그러나 이때 호웰의 나이는 이미 80세로 그의 관심은 다른 곳에 가있었다. 그는 생리학회의 학회 활동 이외에도 그의 유명한 생리학 교과서의 제14판 개정 작업에 몰두하였다. 그러던 중 1945년 호웰은 훌륭한 생리학자이자 탁월한 행정가로서의 생을 85세를 일기로 심근 경색증으로 사망하였다.

한편 헤파린의 발견에 대한 자신의 업적을 인식시키려는 맥린의 노력은 그다지 성공적이지 못하였다. 맥린 그 자신도 자기 업적을 알리고 싶은 욕망과 함께 자칫 잘못하면 스승인 호웰을 헐뜯게 되는 결과를 초래할까봐 갈팡질팡하였다. 또 맥린은 여러 관련 학자들과 함께 헤파린에 관한 단행본을 만들어 보려고 시도하였으나 관련 학자들의 소극적인 반응으로 실패하고 말았다. 1940년대에 만들어지던 헤파린은 이미 맥린이 관여하였던 간의 성분이나 또는 인지질과는 직접적인 관련이 없었다. 당시 헤파린은 소의 폐에서 제조되고 있었으며 화학 성분도 인지질이 아니라 황을 포함하고 있는 복합 탄수화물로 규명되었다.

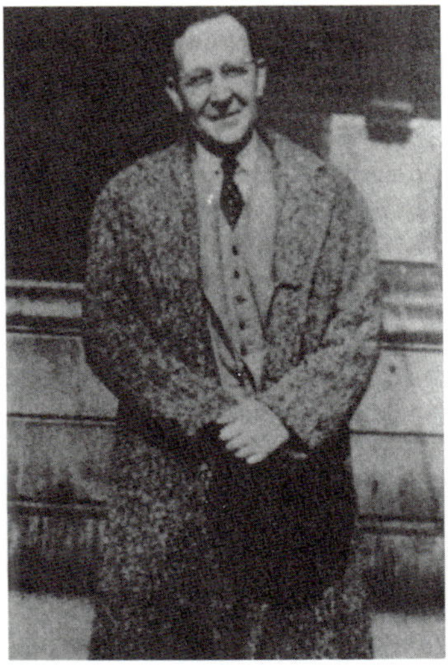
그림 10-4. 1942년, 52세 때의 맥린

어쨌든 맥린은 콜롬부스에서의 7년 동안의 자기 홍보운동이 제대로 결실을 맺지 못한 상태에서 워싱턴으로 떠났다(그림 10-4). 그곳에서 맥린은 암치료국의 행정책임자로 일하다가, 1949년에는 조지아 주의 한 암센터의 치료방사선과 과장으로 부임하였다. 맥린은 이후 그 곳에서 계속 근무하면서 헤파린의 발견에 관한 그의 자서전을 쓰던 중, 1957년 11월 67세의 나이로 심근경색증으로 사망하였다.

맥린의 자서전은 그의 사망 후 미완성인 채로 1959년 1월 순환기(Circulation) 학회지에 〈헤파린의 발견 (The Discovery of Heparin)〉이란 제목으로 발표되었다. 한편 맥린의 사망 이후 그의 미망인은 맥린의 노벨상 수상을 위해 백방으로 노력하였으나 결국 실패로 끝났다.

그러다가 맥린이 사망한지 6년 후에 뉴욕 과학원의 후원으로 존스홉킨스 대학에 그의 추모패가 걸리게 되었다. 당시에도 맥린의 공적에 관한 설왕설래로 추모패의 크기나 문안에 대해서 다소간 논란이 있었다. 그리고 마침내 현판식을 거쳐 오늘날 존스홉킨스 대학 약리학 교실의 엘리베이터 옆 벽에 걸려있는 맥린의

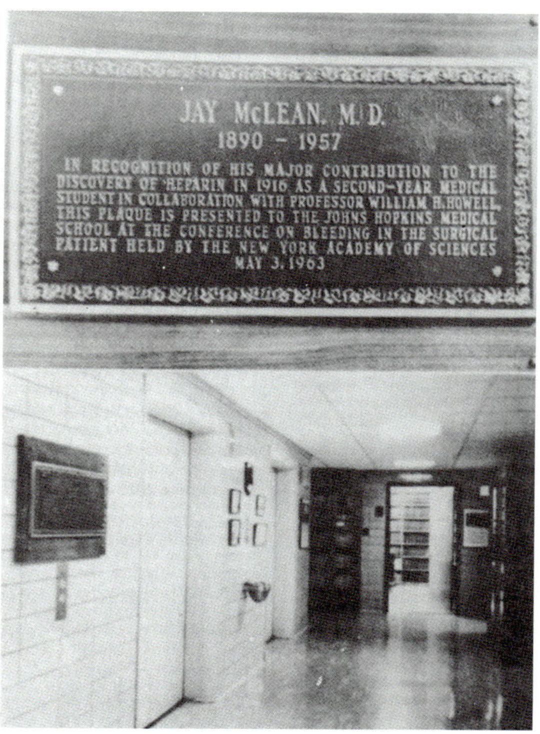

제이 맥린(Jay McLean, M.D.)
1890~1957
1916년 의대 2학년 때 호웰 교수와의 공동 연구로 헤파린의 발견에 기여한 그의 공헌을 기리며,
이 기념패는 뉴욕과학원 주최로 열린 외과 환자의 출혈에 관한 학회에서 존스홉킨스 의대에 증정됨.
1963년 5월 3일

그림 10-5. 존스 홉킨스 대학 약리학 교실의 엘리베이터 옆 벽에 걸려있는 맥린의 추모패

추모패에는 그림에서와 같은 글이 새겨져있다(그림 10-5).

당대의 뛰어난 생리학자이면서 훌륭한 의료행정가로 널리 존경받던 호웰과 불우한 어린 시절과 순탄치 못한 의사 생활을 보낸 맥린은 사제지간으로 우연히 만나 헤파린에 얽힌 그들의 이야기를 그렇게 남기고 모두 다 역사의 뒤안길로 사라져 갔던 것이다.

2)캐나다 토론토 연구팀과 헤파린

1920년대에 시행된 각종 동물실험에서 항응고제로서의 헤파린의 가치가 본격적으로 증명되기 시작하였다. 그러나 당시 헤파린을 상업적으로 제조하는데는 기술상의 어려움이 있는데다 역가도 낮고 생산 비용도 많이 들었다. 게다가 기술상의 문제로 헤파린에 불순물이 많이 포함되어 이로 인한 발열, 오한, 두통, 구토 등의 합병증 등이 빈번히 발생하였다. 따라서 헤파린을 사람에서 임상적으로 활용해 보려는 시도는 생각만큼 순조롭지가 않았다. 이에 따라 당연히 많은 사람들이 순도 및 역가가 높은 헤파린의 제조 방법에 관심을 가지기 시작하였다. 캐나다의 유명한 생리학자 베스트 (Charles Herbert Best; 1899-1978) 도 바로 그 중의 한사람이었다.

인슐린의 발견에도 공헌한 생리학자 베스트의 헤파린 연구

베스트는 1899년 미국과 캐나다의 접경 지역에서 일하던 한 캐나다 출신 개업의사의 아들로 미국 메인주 펨브로크라는 도시에서 태어났다. 고등학교 때부터 부친에 의해 캐나다의 토론토로 보내진 그는 1921년 토론토 대학에서 생리학 및 생화학 과정을 끝마치고 곧 반팅 (Frederick Banting; 1891~1941) 이라는 젊은 캐나다 외과의사의 연구팀에 합류하게 되었다. 당시 반팅은 당뇨병을 연구하고 있었는데 이를 위해 베스트의 생리 및 생화학적 지식을 필요로 하였던 것이다. 반팅과의 이 인연이야말로 향후 베스트가 학문적 명성을 쌓아 가는 데에 결

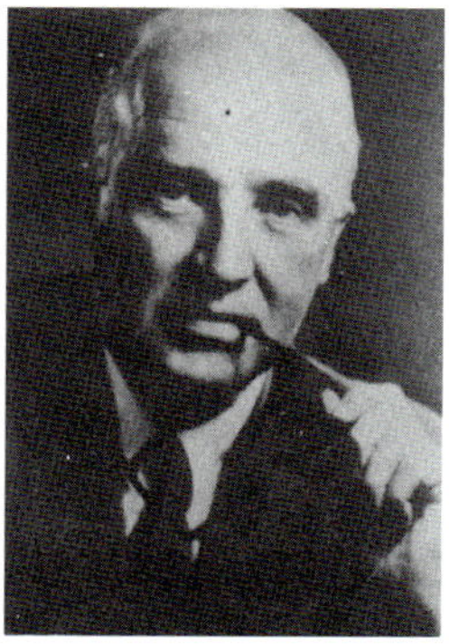

그림 10-6. 베스트
(Charles h Best)

정적인 계기가 되었다. 그들의 연구 결과로 1922년 마침내 인슐린이 처음 만들어졌다. 이 업적으로 인해 1923년에 맥레오드(John James Rickard Macleod; 1876~1936)와 함께 노벨의학 및 생리학상을 수상하게 된 반팅은 이후 공개적으로 인슐린 발견에 있어 베스트의 큰 공헌을 주지시켰다. 반팅은 베스트가 노벨상 수상에서 제외된 데 대해 매우 안타깝게 생각하여 그가 받은 상금의 반을 자발적으로 베스트에게 나누어 주기도 하였다. 그해에 마침 토론토 의대에 들어가 불과 의대 1년생이였던 베스트는 당시 캐나다인들로부터 가장 존경받는 인물 중의 하나로 부각되기 시작하였다. 그리고 그러한 명성은 그가 사망할 때까지 그대로 유지되었다(그림 10-6).

1927년 베스트는 영국 런던으로 가서 그의 과학박사 학위(Doctor of Science Degree)에 관한 연구를 하던 중 혈액응고 문제에 봉착하게 되었다. 그는 실험 중의 혈액응고를 해결하기 위하여 항응고제로 헤파린을 사용해 보았다. 그러나 사용 결과 그는 당시 제조되고 있던 헤파린의 조악성에 크게 실망 할 수밖에 없었다. 그는 보다 우수한 품질을 지닌 실용적인 헤파린의 필요성을 절감하고 이를 개발하기 위해서는 결국 따로 연구팀을 구성해야 한다고 생각하게 되었다.

그 후 토론토로 돌아온 베스트는 1929년 토론토대학에 소속된 연구기관인 콘노트(Connaught) 연구소의 부소장으로 부임하였다. 그리고 이듬해인 1930년에는 토론토대학 생리학교실의 주임교수로 임명되었다. 콘노트 연구소는 당시 양질의 생체용 약품 생산을 목적으로 1914년 막대한 외부 재원에 의하여 설립된 연구소였다. 베스트는 연구소의 젊은 유기화학자인 찰스(Arthur Charles)와 스코트(David Scott)에게 인슐린에 관한 연구 대신 헤파린의 추출과 정제에 관한 연구를 시작할 것을 부탁하였다. 그들은 곧 본격적인 연구를 시작하였다. 그들이 처음 시작한 개와 소의 간을 이용한 실험에서는 다소간 실망스런 결과를 얻었다.

그러나 그 후부터는 대체적으로 순조로운 진전을 보여 1933년 무렵에는 상당히 정제된 헤파린을 만들 수 있게 되었다. 그리고 1934년에는 소의 간 보다는 소의 폐(beef lung)가 보다 값이 싸고 효과적인 헤파린의 공급원이 될 수 있음을 알아내었다. 그로부터 2년 후인 1936년에는 종래의 바륨 염(barium salt)을 이용한 헤파린 제조법 대신 대규모 생산이 용이하고 독성이나 역가 측면에서 장점을 지닌 소디움 염(sodium salt)을 이용한 제조법을 확립하였다. 마침내 1936년에 들어서 콘노트 연구소는 과거 미국 볼티모어에서 상품화된 헤파린보다 100배 이상의 역가를 지닌 우수한 헤파린을 제조할 수가 있게 되었다.

그 후에도 베스트는 동료들과 헤파린에 관한 연구를 계속하였다. 1938년 그는 헤파린이 체외순환로 (extracorporeal circuit)에서 24시간까지는 혈전의 형성을 완전히 예방할 수 있다는 연구결과를 발표하였다. 베스트의 이 연구결과는 장차 혈액투석법(hemodialysis)과 심폐바이패스법(cardiopulmonary bypass)의 개발에 결정적인 길을 열어놓게 되었다. 그는 또 이어서 1939년에는 헤파린이 관상동맥의 혈전증이나 또는 심근경색증에 이차적으로 오는 심벽혈전(mural thrombi)의 형성을 막을 수 있다는 연구보고를 하였다.

그러다가 세계 제2차 대전 이후부터는 베스트는 연구의 관심을 딴 분야로 돌렸다. 그는 그 후 각종 연구 활동과 함께 그가 저술하였던 생리학 교과서의 개정 작업을 하면서 여생을 보냈다. 베스트는 1978년 토론토 종합병원에서 79세를 일기로 대동맥류(aortic aneurysm)의 파열로 사망하였다.

지금 생각해보면 만일 그때 베스트가 실용적이면서 순도 높은 헤파린의 제조법을 연구하지 않았다면, 또 그 헤파린을 이용하여 여러 가지 임상적용 가능성에 관한 연구 결과들을 내지 않았다면, 심장혈관수술, 혈액투석, 장기이식 등 오늘날의 첨단수술들은 아마도 오랫동안 제자리를 찾지 못하였을 것이다. 실로 헤파린에 관한 베스트의 이 업적이야말로 그가 1921년에 참여하였던 인슐린의 개발 연구에 비견할만한 큰 공헌이었던 것이다.

독선적이면서도 탁월한 능력의 외과의사 뮤레이의 헤파린 연구

베스트가 헤파린에 관한 연구를 할 때 외과의사 한사람과도 공동연구를 하였었다. 그 외과의사는 기막힌 솜씨로 실험모델을 고안하면서 연구를 진행시켜 나갔다. 헤파린에 관련된 실험을 진행하면서 그는 실험동물에서 먼저 혈관내막(intima)을 인위적으로 손상시켜 동맥 및 정맥의 혈전을 만들었다. 그런 뒤에 그는 이 때 헤파린을 사용하면 혈전이 생기는 것을 효과적으로 예방할 수 있다는 점을 증명해 나갔다. 또 그는 헤파린을 이용하면 혈관 수술에서 이전처럼 단순하게 혈관을 묶어주는 방법 대신 혈관을 복구시켜 주는 수술도 가능하다는 것을 밝혀나갔다. 이 외과의사가 바로 당대에 캐나다에서 가장 유명한 외과의사였던 뮤레이 (Gordon Murray; 1894~1976)였다(그림 10-7).

뮤레이는 캐나다 온타리오 태생으로 1913년 토론토 의대에 들어가 중간에 약 4년간의 군복무를 프랑스에서 마친 뒤 1921년에 의대를 졸업하였다. 그는 졸업 후에 런던과 뉴욕 등지에서 뛰어난 외과의사들 밑에서 외과 전공의 수업을 받았다. 그 후 그는 수석 전공의로 토론토 종합병원에 돌아온 뒤 1929년에는 스탭으로 임명되었다. 훌륭한 외과의사이면서 뛰어난 연구자이기도 하였던 뮤레이는 성격상 다소간 독선적인 데가 있었다. 그는 당시 토론토의 주위 동료들을 토론토에서만 공부하여 한정된 수련 경험밖에 없는데다 연구에는 별반 관심이 없는 사람들로 평가절하 하였다. 그리고 그는 종종 토론토에 머물기로 한 그의 결정을 공개적으로 후회하기도 하였다. 그의 이런 성격과 언행 탓으로 뮤레이는 주위 동료 특히 상급자와의 관계가 매우 좋지 않았다. 그러나 뮤레이는 그의 탁월한 능력에다 특유의 카리스마가 있는 분위기로 환자나 학생들 사이에서는 큰 존경과 사랑을 받았다.

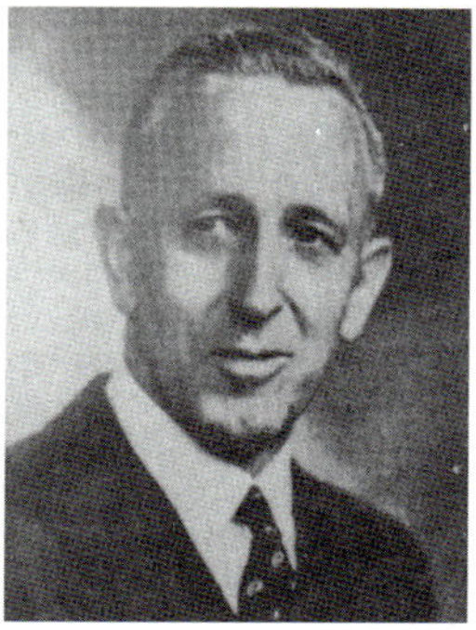

그림 10-7. 뮤레이 (Gordon Murray)

뮤레이의 혈관외과에 대한 관심이 널리 알려지게

된 것은 1934년 동맥색전제거술(arterial embolectomy)에 대한 그의 임상경험이 처음으로 발표되고 난 뒤였다. 당시 이 보고에 실련 수술 성적은 그런 종류로는 세계 문헌에 보고된 것 중 가장 증례 수가 많았으며 (17례) 수술 결과도 우수하였다. 뮤레이가 평소 혈관외과에 대한 관심이 많다는 것을 알고 있었던 생리학자 베스트는 그의 연구팀에서 새롭게 제조한 헤파린을 이용하여 외과적 유용성에 관한 실험 연구를 하여줄 것을 뮤레이에게 부탁하였다.

뮤레이와 베스트는 1934년에 곧 공동연구를 시작하였다. 연구 끝에 이듬해인 1935년에는 소에서 만들어낸 정제된 헤파린을 사용하여 토론토 종합병원에서 첫 임상 적용을 하기에 이르렀다. 이 후 5년간에 걸쳐서 진행된 뮤레이의 헤파린에 관한 임상실험은 헤파린의 임상경험에 관한한 당시 뮤레이를 북미 대륙에서 독보적인 존재로 만들었다(비슷한 시기에 유럽에서는 대동맥 축착증을 처음 수술한 사람으로 널리 열려진 유명한 외과의사 크라푸드(Clarence Crafoord)가 스웨덴의 조르페스(Erik Jorpes) 등이 개발한 헤파린을 공급받아 비슷한 경험을 하고 있었다).

뮤레이의 연구 업적 때문에 헤파린은 손상된 혈관에서 혈전이 형성되는 것을 예방하여 줄 뿐 아니라, 혈관 연결수술 후 그 개통성을 현저히 향상시켜 준다는 사실이 증명되었다. 이로 인해 콩팥 이식수술 시에도 더 이상 혈관연결을 시킨 이식된 콩팥에서 혈전이 발생할 것을 걱정할 필요가 없게 되었다. 뮤레이는 또한 실험을 통하여 헤파린의 적정 투여량과 적정 투여기간을 처음으로 정하기도 하였다.

그러나 모든 일이 다 그러하듯이 헤파린이 이렇게 새롭고도 중요한 임상 영역을 확보해 나가는 데에 있어 반드시 순조로운 과정만 있었던 것은 아니었다. 당시 적지 않은 의사들은 여전히 이 새로운 약제의 임상 적용에 대해 일말의 불안감과 함께 상당한 불신을 갖고 있었다. 예를 들어 당시 토론토 종합병원에서 상당한 영향력을 가지고 있던 한 내과 의사는 헤파린의 임상 적용에 워낙 강력한 거부감을 표시하여 한동안 헤파린의 임상실험은 내과 병동을 피하여 외과 병동이나 인근의 다른 병원들에서만 이루어지기도 하였다.

이러한 우여곡절을 겪으면서 뮤레이는 혈관외과와 헤파린에 관한 많은 연구 논문들을 1938년에서 1940년에 걸쳐 미국과 영국의 각종 유수한 학회에 발표하였다. 그리고 이러한 연구 결과들은 그 후 외과의 새로운 분야를 여는데 큰 이바지를 하게 된다. 혹자는 이와 연관하여 만일 근대 혈관외과의 아버지를 고른다면 당연히 뮤레이의 차지가 될 것이라고 주장하기도 한다.

뮤레이는 이 책의 여러 부분에서도 언급되었듯이 이 밖에도 각종 심혈관 수술의 정립에 많은 업적을 남겼다. 그는 또 인공신장을 이용한 혈액투석을 북미에서는 처음으로 사람에서 성공적으로 시도하기도 하였다. 그러나 뛰어난 능력을 가진 사람들이 흔히 그러하듯이 그에게도 인간적인 큰 흠은 있었다. 앞서 언급한 대로 독선적인 성격이 강하였던 뮤레이는 그의 자서전에서도 그의 연구에 호의를 보이지 않았던 사람들에게 노골적인 비판을 가하였다. 또 그는 그의 논문들에서도 공개적으로 그의 연구는 병원이나 대학에서의 연구비 보조 없이 사적인 연구 기금만으로 진행되었다고 밝혔다.

설사 그러한 일이 사실이라 하더라도 대학과의 관계가 원만할리가 없었다. 게다가 만년에 가서 그는 토론토에서 정제된 새로운 헤파린이 제조된 계기는 그가 심혈관수술에서 헤파린의 존재로 필요로 하였기 때문이라고 설명하고, 1960년대 초에 저술한 책들에서는 베스트의 이름을 언급하지도 않았다.

그러나 어쨌든 뮤레이는 만년에는 그 자신의 연구소를 설립하여 누구의 간섭도 받지 않고 그 자신의 연구를 할 수 있게 되었다. 그 연구소에서 그는 암환자를 면역요법으로 치료 하는 방법과 외상에 의한 반신불수 환자의 수술치료법 등을 연구하다가 1976년 뇌졸중으로 사망하였다. 그때 그의 나이 82세였다.

2. 초기의 심방중격 결손증 수술법

1930년대 말에서 1940년대 초에 걸쳐 개방성 동맥관(PDA) 및 대동맥 축착증(COA)의 교정 수술, 그리고 팔로씨 4징증(TOF)의 단락수술 (shunt operation) 등 심장 바로 옆에 있는 혈관들을 대상으로 한 수술들이 잇달아 성공하였다. 그리고 1945년, 당시 전 세계를 혼란과 파괴의 구렁텅이로 몰아넣고 있던 제 2차 세계대전이 끝나자 많은 심장외과 의사들의 관심은 자연스럽게 심장 내의 병변의 수술로 집중되었다. 이때 심장수술의 첫 대상으로 떠오른 것이 바로 대표적 선천성 심장 기형의 하나인 심방중격 결손증(atrial septal defect, ASD)이었다(그림 10-8).

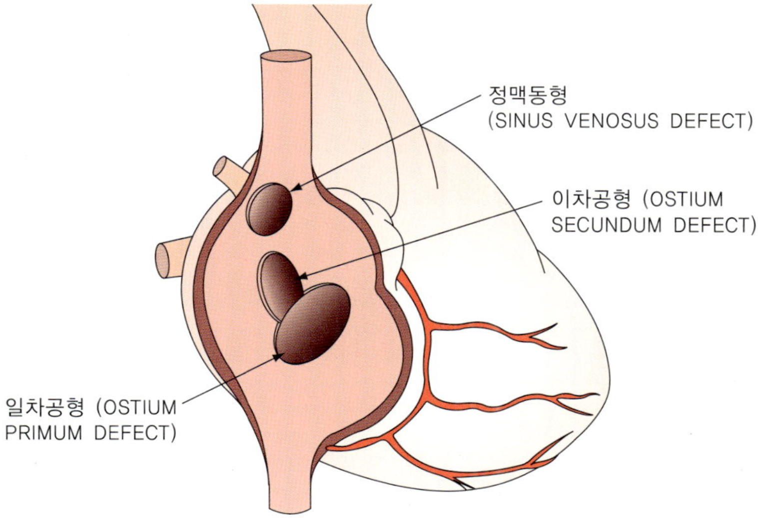

그림 10-8. 심방중격 결손의 종류. 이 중 이차공형 심방중격 결손이 가장 흔하게 나타난다.

심방중격 결손증은 우선 발생 빈도가 높아 임상에서 흔하게 접할 수 있는 심장 기형이었다. 그리고 중요한 것은 해부학적인 위치의 특성 때문에 다른 심기형에 비해 상대적으로 보다 용이하고도 안전하게 수술 시도를 해볼 수 있다는 장점이 컸다. 이 때문에 심방중격 결손에 대한 수술은 심장 내 수술의 첫 도전 대상으로서 수많은 학문적 도전의 중요한 시험장이 되게 된다.

캐나다 외과의사 뮤레이의 첫 시도

심방중격 결손증에 대한 수술을 동물실험을 통해 처음 시도하였던 사람은 1947년 미국 샌프란시스코 병원의 콘(Roy Cohn)이었다. 그러나 이러한 수술을 실제 사람에서 처음으로 적용한 것은 1948년 캐나다 토론토의 유명한 외과의사 뮤레이(Gordon Murray; 1894~1976)에 의해서였다(그림 10-7 참조).

당시에는 심장을 직접 열고 심장 속의 병변을 수술하는 이른바 개심술(open heart surgery)은 엄두도 내지 못할 때였다. 따라서 당시 뮤레이는 우심방 바깥쪽에서 촉감에 의존하여 결손이 있음직한 심방중격 부위를 파악한 다음, 굵은 봉합사를 우심방으로 통과시켜 이를 결찰해 주는 방법을 고안하였다(그림 10-9). 동물실험을 거쳐 그가 처음 이 방법을 시도한 환자는 매우 큰 우심방을 가진 심방중격 결손증 환자로서 12세 된 여아였다. 이 수술에서 뮤레이는 계획한 대로 결손 부위로 생각되는 주변으로 우심방 벽을 통하여 두개의 봉합사를 통과시킨 다음 이를 결찰 하였다. 환자는 다행히 수술에서는 잘 회복되었다. 그러나 수술 14개월 후에 시행한 그 환자의 심도자(cardiac catheterization) 검사 소견에서는 여전히 심방중격 결손을 통한 좌우 심장 사이의 혈액

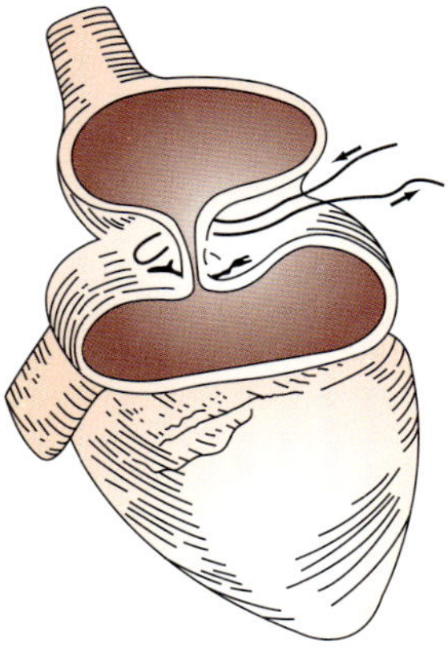

그림 10-9. 뮤레이의 심방중격 결손 수술법의 모식도

교통이 관찰되었다.

당시 심방중격 결손을 없애기 위하여 뮤레이가 시행한 수술 방법의 조악성을 고려해볼 때, 그러한 수술 결과는 어쩌면 당연할 수밖에 없었다. 결국 뮤레이의 수술 방법은 육감에 의해 외부에서 봉합사를 이용하여 결손을 폐쇄하려는 데에 따른 기술상의 결정적인 문제로 더 이상 호응을 얻지 못하고 곧 사라지고 말았다.

여러 가지 기발한 수술 방법들

뮤레이의 첫 수술 시도 이후에도 심장을 열고 직접 심방중격 결손을 확인하지 못 한다는 한계 속에서 심방중격 결손을 막아 보려는 부단한 연구가 계속되었다. 그리고 이러한 노력들의 결과로 여러 가지 기발한 천재적인(?) 방법들이 소개되기 시작 하였다.

1949년 미국의 도드릴(Forest Dodrill)은 심방중격 결손 수술을 위한 특수한 수술기구(double ring clamp)를 고안하여 이를 발표하였다(그림 10-10). 그러나 그는 이 기구를 동물실험에만 사용하였을 뿐 사람에서는 시행하지 못하였다.

1950년에는 마리온(Marion)과 터메트(Termet)가 또 다른 수술 방법을 고안해 내었다. 그들의 방법은 먼저 우심방 부속지(right atrial appendage)를 우심방 안으로 밀어 넣은 뒤 이를 심방중격 결손을 통해 좌심방으로 통과시키는 것이었다. 그런 뒤에 좌심방으로 들어온 우심방 부속지의 끝을 좌심방의 측벽에 봉합함으로서 심방중격 결손을 폐쇄시키자는 아이디어였다. 그들은 이 방법으로 한

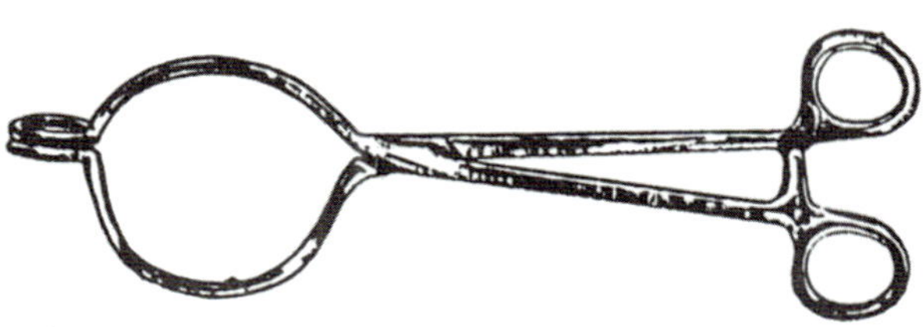

그림 10-10. 도드릴의 이중 링 겸자

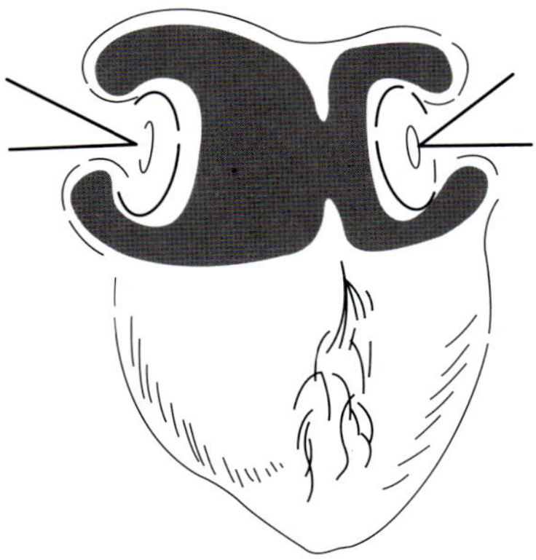
그림 10-11. 스완의 심방중격 결손 수술법 모식도

환자에서 성공적으로 심방중격 결손을 폐쇄시킬 수 있었다고 보고하였다.

같은 해인 1950년 미국 콜로라도 의대의 스완(Henry Swan) 등도 심방중격 결손을 수술하기 위한 기발한 방법을 제안 하였다. 그들은 먼저 곡선으로 된 소식자(probe)를 이용하여 우심방 부속지에서 심방중격 결손을 통해 좌심방 부속지 까지 굵은 봉합사를 통과시켰다(그림 10-11). 그리고는 양쪽 심방의 부속지 바깥쪽에서 봉합사의 끝에 플라스틱 단추를 달았다. 그런 뒤에 이 봉합사를 쪼여 줌으로서 양쪽 심방부속지들이 안으로 말려 들어가게 하여 자연적으로 심방중격 결손이 폐쇄되게끔 하였다.

그 이듬해인 1951년에는 미국 조지타운 대학의 후프나겔(Charles Hufnagel)과 질레스피(John Gillespie)도 심방중격 결손을 플라스틱 단추로 막아주는 또 다른 수술방법을 고안하였다. 그들은 여기에 편리하게 사용할 수 있는 특수한 기구를 제작하였다. 그러나 그들의 수술 방법은 동물실험에서는 성공하였지만 사람에서는 실패하고 말았다.

역시 같은 해인 1951년 메린디노(Merindino)는 환자의 지방으로 채워진 심낭주머니(pericardial bag)로 심방중격 결손을 막는 또 하나의 기발한 수술 방법을 발표하였다.

한편 유럽 쪽에서도 1950년에 덴마크 코펜하겐의 외과의사 손더라르드(Søndergaard)에 의해 심방중격 결손을 수술하기 위한 새로운 수술 방법이 제안되었다. 그의 방법은 먼저 우심방과 좌심방사이의 자연적인 고랑(groove)을 깊숙이 박리해 들어가는 것이었다. 그런 뒤에 박리된 고랑을 통해 결손 주위의 심방중격 조직에 주머니 끈 모양(purse-string) 봉합을 하고 이를 결찰함으로써 심방중격 결손을 폐쇄시키는 방법이었다. 손더가르드의 발표 이후 그의 수술 방법은 어느 정도 효과를 인정받아 상당한 호응을 얻었다. 그 후 수년 동안 이 수술 방법은 스칸디나비아 국가에서 뿐만 아니라 미국 등지에서도 약간의 변형을 거치면서 임상적으로 많은 외과의사들이 사용하였다.

베일리의 심방중격 고정술

한편 미국 필라델피아에서는 당시 〈폐쇄식 승모판막 교련절개술 (closed mitral commissurotomy)〉의 시술자로 유명한 베일리 (Charles Bailey; 1911~1993)가 심방중격 결손의 수술에 적극적인 관심을 보이고 있었다(제 8장 심장판막 질환 및 판막수술의발달-2. 승모판막 협착증의 수술 참조). 그는 처음에는 앞서 말한 스완의 수술 방법 등을 사용하여 심방중격 결손종의 수술을 시도해 보았다.

그러나 그의 초기 환자들에서의 수술 성적은 지극히 실망스런 것이었다. 베일리가 수술한 처음 9명의 환자 중 4명은 단순히 심방중격결손만 있는 경우였고, 나머지 5명은 승모판막 협착증 등 다른 심장병과 동반된 경우였다. 수술 후 환자들은 여러 가지 이유들로 대부분 곧 사망하였다. 살아남은 환자들에서도 수술 후 검사에서 심방중격결손이 여전히 남아 있는 것이 발견되었다.

베일리는 이런 실망스런 결과 속에서도 특유의 끈기를 발휘하여 꾸준히 사망한 환자들의 부검을 통해 수술 방법의 연구를 계속하여 나갔다. 어느 날 그가 마지막 사망 환자의 부검을 하던 중에 베일리는 문득 심방중격결손을 성공적으로 수술할 수 있는 나름대로의 방법을 떠올렸다. 그 방법은 근본적으로는 그가 이전에 승모판막에 대해 시행하였던 폐쇄식 교련절개술과 비슷한 방법이었다. 이 방법은 먼저 우심방 부속지의 일부에 주머니 끈 모양 봉합(purse-string suture)을 한 다음에 봉합 부위 안쪽의 부속지 조직을 절제하는 것이었다. 그리고는 절제한 부분을 통해 수술 의사의 둘째 손가락을 우심방 안으로 넣었다. 이

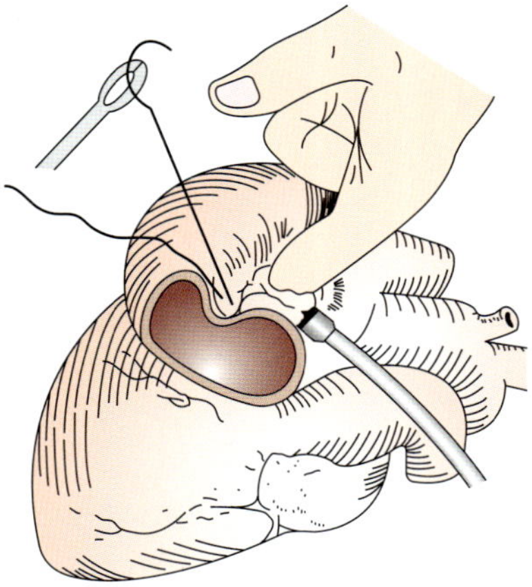

그림 10-12. 베일리의 심방중격 고정술 (atrioseptopexy)

때 절제한 우심방 부속지 부위로부터의 출혈은 주머니 끈 봉합을 손가락 주위로 쪼여 줌으로서 해결하였다. 그런 뒤에 우심방 내에 삽입한 손가락으로 심방중격 결손의 윤곽을 손가락으로 파악한 뒤 그림에서와 같이 우심방 벽 쪽에서 결손의 봉합을 시도하는 것이었다(그림 10-12).

베일리는 이러한 그의 수술 방법을 심방중격 고정술(atrioseptopexy) 이라고 명명하였다. 1952년 1월에 베일리는 이 방법으로 큰 심방중격 결손을 가진 38세의 여자 환자를 수술하였다. 수술은 다행히 성공적으로 진행되었다. 이후 베일리는 상당수의 심방중격 결손증 환자에서 이 수술 방법을 시행하였다. 그러나 물론 수술 증례가 많아질수록 수술 결과는 다소간 좋아졌으나 아무래도 전체적으로는 여전히 만족스러운 결과를 얻지는 못하였다.

그로스의 심방 우물법

비슷한 시기에 미국 보스턴의 그로스(Robert E. Gross; 1905~1988)도 눈으로 병변을 직접 보지 못하는 상황에서 폐쇄식으로 심방중격 결손을 수술하는 또 다른 방법을 고안해 내었다. 세계 최초로 개방성 동맥관(PDA)을 수술한 것으로도 유명한 외과의사 그로스는 그의 새로운 수술 방법을 〈심방우물법(atrial well method)〉 이라고 명명하였다.

이 수술 방법은 고무제품으로 만든 깔때기 모양의 구조물을 우심방에 부착시켜 이른바 우물과 흡사한 형태를 만들어 주는 것으로 시작되었다(그림 10-13). 그리고는 깔때기의 안쪽 아래에서 우심방의 일부를 절제하였다. 그러면 곧 우심

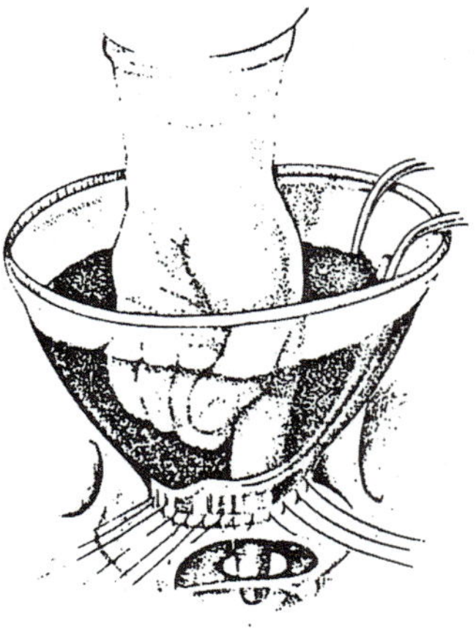

그림 10-13. 그로스의 심방 우물법 (atrial well method)

방으로부터 출혈이 되면서 깔때기로 피가 차나가지만, 결국 우심방의 낮은 압력 때문에 어느 정도 이상은 출혈이 지속되지 않게 되었다. 이때를 기다렸다가 곧 깔때기를 통해 손가락을 우심방에 넣었다. 비록 깔때기에 채워진 피 때문에 심방중격 결손을 직접 육안으로 볼 수는 없지만 손가락으로 심방중격 결손을 촉진할 수는 있었다. 이렇게 심방중격 결손의 윤곽을 손가락으로 직접 느끼면서 결손부위를 폐쇄하는 것이었다.

그로스는 이 수술 방법을 이용하여 9세 된 소년에서 처음 수술을 시행하여 성공하였다. 그는 그 후 많은 환자에서 이 방법을 사용하였다. 그러나 그로스의 심방우물 수술법은 당시의 다른 외과 의사들에게는 기술적으로 상당히 어려운 수술 방법으로 간주되었다. 이에 따라 당시 그로스 이외의 다른 외과의사들은 이 방법으로 그렇게 좋은 결과는 얻지 못하였다.

저체온법에 의한 심방중격 결손증 수술

한편 1950년대 초부터 체표면 냉각을 통한 저체온법(hypothermia)을 이용하여 심방중격 결손을 수술해 보자는 아이디어가 꾸준히 연구되어 오고 있었다(제10장 현대적 심장수술로의 항해-3. 저체온법 참조). 이 방법은 무엇보다도 심방중격결손을 직접 눈으로 확인하고 수술을 할 수 있다는 큰 장점이 있었다. 그러던 중 마침내 1953년에는 미국 세인트루스의 루이스(John Lewis)에 의하여 처음으로 저체온법을 이용한 심방중격결손 수술이 성공적으로 시행되었다. 이후 저체온법을 이용한 심방중격결손 수술은 전 세계적으로 광범위하게 사용되어졌다.

그러나 역시 심방중격 결손에 대한 가장 안전하고도 확실한 수술 방법은 인공 심폐기를 이용한 현대적 의미의 개심수술 방법이었다. 인공 심폐기를 이용한 심방중격 결손의 수술은 1953년 미국 필라델피아의 기본 (John Gibbon)에 의해 처음으로 성공됨으로서 심장수술의 흐름에 실로 획기적인 전기를 맞게 된다(제10장 현대적 심장수술로의 항해-5. 기본과 인공심폐기 참조).

3. 저체온법

앞서 말한바와 같이 심장의 내부를 직접 보지 않고 심방중격 결손을 폐쇄식으로 수술하는 데에는 필연적인 어려움이 뒤따랐다. 당연히 혈액이 없는 수술 시야에서 심장의 내부를 직접 눈으로 확인하면서 수술할 수 있는 방법의 개발에 많은 외과 의사들의 관심이 점차 집중되었다. 이러한 외과 의사들의 꿈을 실현시켜줄 수 있는 방법으로 심장으로 유입되는 혈류 차단법(inflow occlusion)과 저체온법(hypothermia)의 두 가지 방법들이 떠올랐다

심장으로의 혈류 유입 차단법

심장으로의 혈류 유입 차단법은 오래 전부터 외과의사들이나 생리학자들이 동물실험에서 실험적으로 심장수술을 시행할 때 사용해오던 방법이었다. 당시 학자들은 실험을 통해 상대정맥(superior vena cava)과 하대정맥(inferior vena cava)을 통해 심장으로 들어오는 심장의 유입 혈류를 완전히 차단하더라도 상당수 동물들이 1분 내지 1분 30초 정도는 견디어낼 수 있다는 것을 알았다. 이러한 시간은 아주 충분하지는 않으나 신속히 수술을 진행하는 경우에는 간단한 심장내의 병변을 직접 눈으로 보면서 수술을 시도해 볼 수 있을 정도의 시간이었다. 그러나 실제 사람의 심장수술에서 이러한 방법을 사용해 보려는 시도는 그 위험성을 걱정하여 감히 하지 못하고 있었다.

그러던 중 1940년대 말 당시 미국 미네소타 대학의 외과의사였던 바르코

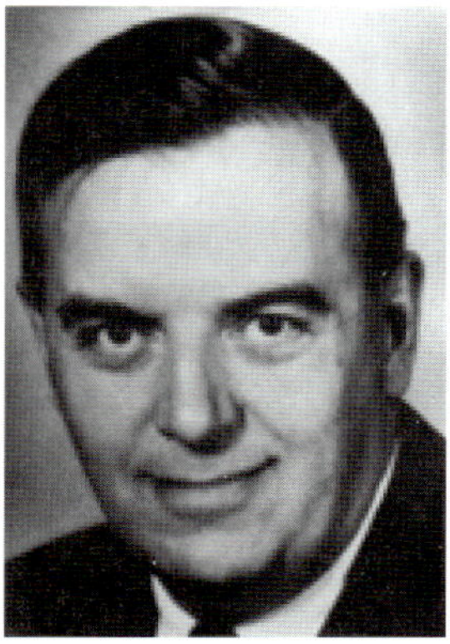
그림 10-14. 바르코 (Richard L Varco)

(Richard Varco; 1912~2004)가 팔로 4징증 환자에서 폐동맥 판막의 협착을 해소하기 위한 목적으로 유입혈류 차단법을 처음 임상에 도입하였다(그림 10-14). 미네소타 의대 출신의 바르코는 연구에 대한 열정과 우수한 수술 능력을 지닌 당대의 대표적인 외과의사로 1953년에는 세계 최초로 비만 해소를 목적으로 장수술을 시행하기도 하였다.

바르코는 수술 시 그가 계획한대로 상대정맥과 하대정맥을 일시적으로 막으면서 심장으로의 혈류 유입을 차단시키자 심장은 몇 번의 박동 후에 곧 안에 들어있던 혈액이 대동맥으로 빠져나가 없어지면서 거의 비어있는 상태가 되었다. 이때 바르코는 미리 박리해 둔 폐동맥을 신속히 겸자(clamp)로 잡고 겸자 아래쪽의 폐동맥을 절개하였다. 절개된 폐동맥을 통해 폐동맥 판막을 직접 눈으로 확인하면서 그는 유착되어 있는 판막의 교련부위(commissure)를 따라 이를 절개하여 좁아진 판막을 확장시켜 주었다. 그런 뒤에 바르코는 재빨리 폐동맥의 차단 겸자를 풀면서 동시에 다른 겸자로 폐동맥의 절개 부위를 잡은 다음 상대정맥과 하대정맥의 차단을 풀었다. 이후부터는 서두를 필요 없이 여유 있게 폐동맥의 절개부위를 봉합하였다. 바르코는 이러한 수술 방법을 6명의 환자에서 시도하여 4명에서 좋은 결과를 얻어 내었다고 보고하였다.

이후에도 1951년 2월에는 미국 덴버의 한 육군병원에서 스완(Henry Swan; 1913~1996)이 비슷한 방법을 이용하여 총상을 입은 19세 된 한 군인의 우심실을 열고 심실중격에 박혀있던 파편을 제거하는데 성공하였다. 훗날 인공 심폐기를 개발한 미국 필라델피아 제퍼슨대학의 기본(John Gibbon) 역시 심장판막 질환을 가진 상태가 좋지 않은 환자에서 이 방법으로 수술을 시행하기도 하였다.

그러나 심장 유입혈류 차단법은 이러한 산발적인 시도에도 불구하고 불과 1~2분내의 한정된 시간 안에 심장 내의 수술 조작을 끝내야 한다는 시간상의 제한 이 큰 단점으로 지적되었다. 따라서 이런 약점을 보완하기 위하여 많은 학자들은 자연스럽게 〈만일 저체온법으로 환자 심장의 산소 요구량을 어느 정도 이하로 줄여 줄 수만 있다면 그 정도만큼 심장 유입혈류의 차단 시간을 연장시킬 수 있지 않을까?〉 라는 생각을 하게 되었다. 이러한 생각이 계기가 되어 심장수술에 저체온법을 이용하려는 연구가 그 후 활발히 진행되게 되었다.

저체온법을 임상에 처음 적용한 신경외과 의사 페이

저체온법을 역사적으로 임상의학에 처음 사용한 수술은 심장수술과는 전혀 관계없이 1936년 미국 필라델피아에 있는 템플대학의 신경외과 의사였던 페이(Temple Fay)에 의해 이루어졌다. 그는 인체에서 생기는 악성종양이 손이나 발 같이 체온이 낮은 부위에서는 거의 생기지 않는다는데 착안을 하여, 〈만일 악성종양이 생긴 부위에 저체온법을 사용하여 체온을 낮추어주면 악성종양을 치료하는데 도움을 주지 않을까?〉 라는 생각을 하게 되었다. 그는 곧 그 생각을 실천에 옮겨 보기로 결정하였다.

1936년 7월 처음 이 방법이 시행된 환자는 자궁경부암(cervix cancer)이 골반으로 광범위하게 전파되어 이로 인해 견디기 힘든 통증을 호소하는 환자였다. 의료진은 자궁 속 종양이 위치한 부위에다 특별하게 제작한 금속 캡슐을 삽입시켰다. 이 금속 캡슐 안에는 차가운 얼음물이 순환하고 있었다. 국소적인 저체온법에 의한 치료를 시작한지 이틀 후에 환자의 통증이 없어지기 시작하였다. 그리고 계획된 치료를 끝마친 3주 후에는 환자는 통증이 없는 상태에서 체중도 다소간 늘었다. 그때 환자의 악성 종양의 일부를 떼어내어 조직 검사를 해본 결과 종양 내에서 어느 정도의 세포변성(degeneration)이 관찰되었다. 이후 동료의사 스미스(Laurence Smith)의 도움으로 시행된 추가 조직 검사들에서도 국소 저체온법(local hypothermia)이 악성 종양세포의 변성 변화를 일으킬 수 있다는 뚜렷한 결론을 얻게 되었다.

그들은 이러한 결과들에 크게 고무되었다. 그래서 다음 단계로 이번에는 표재성으로 위치하지 않고 몸 안 깊숙이 생긴 악성 종양의 치료에 전신 저체온법(general hypothermia)을 이용해 보기로 결정하였다. 첫 대상은 유방암 환자였는데 이미 암이 몸 전체에 광범위하게 전이된 소견을 보이고 있었다. 그 환자는 1938년 11월 전신 저체온법을 시행 받았는데 어느 정도 통증이 완화되었다. 이후 수년간 페이 등은 진행된 전이암(metastatic cancer)으로 인해 심한 통증에 시달리는 환자를 대상으로 100명 이상에서 이 방법을 시행하였다. 그러나 전체적인 결과는 만족스럽지 못하였다. 환자들은 저체온법으로 얼마간의 통증 완화는 보였으나 궁극적으로 악성 종양 자체의 진행에는 의미있는 변화를 보이지는 못하였다.

전신 저체온법은 그 밖에도 당시 여러 의사들에 의해 정신분열증(schizophrenia), 백혈병 (leukemia), 마약중독(drug addiction) 등 다양한 질환의 치료에 간헐적으로 시도되기도 하였으나 좋은 효과를 볼 수는 없었다.

심장수술 시의 환자관리에 저체온법을 적용한 마취과 의사 맥퀴스톤

저체온법이 정작 심장수술에 처음 이용된 것은 외과의사가 아닌 미국 시카고의 마취과 의사 맥퀴스톤(William McQuiston)에 의해서였다. 그는 당시 유명한 흉부외과 의사였던 포츠(Willis Potts)와 함께 일하고 있었다. 그러나 그는 당시 저체온법을 심장수술을 위한 목적으로 사용한 것이 아니라, 상태가 좋지않은 소아 환자의 심장수술 시에 단순히 신체의 대사 요구량(metabolic demand)을 감소시켜 줄 목적 로 사용하였다.

당시 맥퀴스톤은 청색증 심기형 환자에서는 그렇지 않아도 저산소증에 시달리는데 만일 수술이라는 큰 부담이 가해지면 더욱 산소 공급의 문제가 심각해질 것이라는 생각을 하면서 이 문제의 해결에 고심하고 있었다. 저체온법은 이론적으로 이런 환자들에서 대사 요구량을 현저히 감소시켜 저산소증을 일시적으로 견딜 수 있게 하는 좋은 방법의 하나가 될 수 있었다. 맥퀴스톤은 평소 성인에서 여러 가지 병을 저체온법을 이용하여 치료한 결과에 관한 논문들을 읽으면서 저체온법에 많은 관심을 가지고 있었다. 결과적으로 그는 저체온법 자체는 근본적으로 안전한 술식이라는 생각을 가지게 되었다. 남은 문제는 성인과는 달리 매우 약한 상태의 어린 환자에서 구체적으로 어떻게 저체온법을 적용하는가에 있었다. 마땅한 전례가 없었기 때문에 이 문제는 맥퀴스톤 스스로 풀어나갈 수밖에 없었다.

맥퀴스톤은 연구 끝에 수술대 위에서 얼음 주머니와 함께 환자의 밑에 매트리스를 깔고, 이 매트리스 속으로 차가운 냉각수를 순환시켜 저체온을 얻는 방법을 고안하였다 그는 이 방법으로 대부분의 환자들에서 직장 온도(rectal temperature)로 섭씨 33~34도 정도의 저체온 상태를 얻을 수가 있었다. 그는 1948년 5월, 4개월 된 남아에서 처음으로 그의 생각을 실천에 옮겼다. 이후 그는 100명이 넘는 환자에서 저체온법을 적용하였다. 이 방법으로 맥퀴스톤은 환자들의 산소 요구량을 크게 줄여줌으로써 상태가 좋지 않은 많은 심장병 환자들을 대상으로 수술 중 저산소증으로 인한 위험성을 크게 감소시킬 수가 있었다.

심장수술에 처음 저체온법을 이용한 비겔로의 연구와 그 밖의 학자들

맥퀴스톤과 거의 비슷한 시기에 캐나다 토론토대학의 비겔로(Wilfred Bigelow; 1913~2005)는 저체온법을 이용하여 심장 내부를 직접 보고 수술할 수 있는 방법의 개발에 큰 관심을 가지고 연구를 해나가고 있었다(그림 10-15).

캐나다 마니토바 주의 브란돈이란 곳에서 태어난 비겔로는 훗날 캐나다 심장외과의 아버지라고까지 불린 훌륭한 외과의사였다. 그는 1941년 토론토 종합병원의 레지던트 시절에 동상으로 손가락을 절단해야만 했던 한 젊은 환자를 담당하게 되었다. 자연스럽게 동상에 대해 관심을 갖게 된 그는 뜻밖에 그 때까지 동상에 관한 연구가 제대로 이루어지지 않고 있다는 것을 알고는 매우 놀랐다. 이

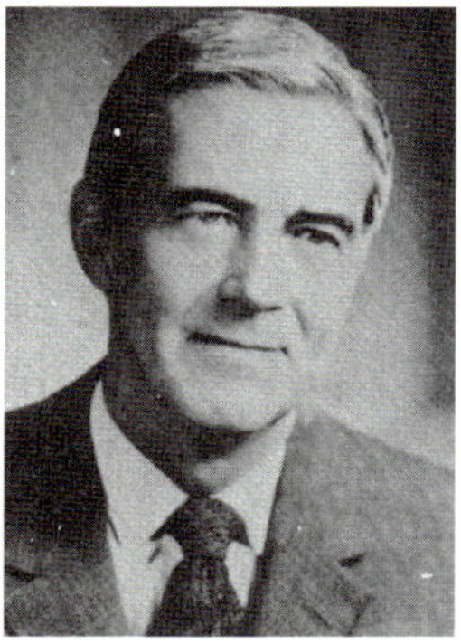

그림 10-15. 비겔로 (Wilfred Bigelow)

에 저체온에 대한 연구를 한번 해보라는 담당 교수의 권고는 그 후 그의 오래 동안의 저체온 연구의 시발점이 되었다.

심장수술에 본격적으로 뛰어든 비겔로는 궁극적인 심장수술의 성공은 역시 병변을 직접 눈으로 확인하고 수술하는 것이라고 확신하였다. 그리고 이를 위해 저체온법은 환자의 체온을 떨어뜨려 대사 요구량을 감소시킴으로서 그 기간 동안 심장의 혈액 순환을 차단한 채 수술할 수 있는 시간적 여유를 줄 수 있다고 생각하게 되었다. 마침내 그는 1949년 개를 이용한 동물실험을 통해 처음으로 저체온법 심장수술을 시행하였다. 실험동물은 펜토탈 마취하에 냉각 담요로 체온을 섭씨 20도까지 떨어지게 하였다. 냉각 도중 몸이 추위 때문에 심하게 떠는 현상(shivering)은 큐라레를 투여하여 방지하였다. 섭씨 20도의 체온에서 실험개는 심박출량, 맥박수, 혈압, 그리고 산소 소비량이 현저히 감소하였다. 비겔로는 이때 심장으로 들어오는 상대정맥과 하대정맥을 겸자(clamp)로 잡아 일시적으로 혈액의 유입을 차단시켰다. 그리고는 실험적으로 심장수술을 시행하여 보았다. 수술 경과시간이 길면 길수록 동물의 사망률은 높았으나, 15분까지 혈류 차단에 성공할 수 있었다. 전체적으로는 실험개의 약 반이 혈액순환 차단 중 또는 체온을 다시 올리는 과정에서 사망하였다.

비겔로는 실험동물의 체온을 다시 올리는 과정에서 생기는 사망 원인의 대부분은 치명적 부정맥인 심실세동(ventricular fibrillation)이 발생하기 때문이란 사실을 파악하였다. 그는 이렇게 심실세동이 생기는 주된 이유는 체온을 올릴 때 동물의 심장 체온과 주변 온도 사이의 심한 온도 차이 때문이라고 생각하였다. 따라서 그는 이러한 온도 차이를 줄이기 위해 무선 주파(radiofrequency) 재가온 장치라는 새로운 장치를 개발하였다. 비겔로는 이 장치를 실험동물에 사용해 본 결과 마침내 재가온에 연관된 사망률을 없앨 수가 있었다. 비겔로는 1951년에는 원숭이를 사용한 실험에서 13마리 중 12마리를 혈액순환이 차단된 상태에서 24분까지 유지한 후 생존시키는 데에 성공하였다. 비겔로의 이러한 실험 업적들은 그 자신은 비록 사람에서는 이 수술법을 시행하지는 못하였지만, 많은 학자들로 하여금 심장수술에 저체온법의 이용 가능성에 큰 관심을 갖게 하는데 결정적인 역할을 하였다.

비겔로가 저체온법 심장수술을 연구하던 1949년 어느 날 한 실험개에서 체온을 낮추어나가던 중 섭씨 21도 쯤에서 개에서 갑자기 치명적 부정맥인 심실세동이 발생하였다. 곧 심장마사지를 시행하였으나 허사였다. 이때 그는 우연히 손에 쥐고 있던 소식자(probe)로 심장을 한번 콕 찔렀더니 심장이 강하게 박동하는 것을 보았다. 한번 더 시도해보니 결과는 같았다. 옆에 있던 마취과의사는 심장 박동 시에 혈압이 측정되는 진정한 심장수축이라고 말하였다. 여기에 고무된 그는 이후 전기 자극만으로도 심장을 박동시킬 수 있다는 사실을 발견하였다. 이 일이 바로 비겔로가 인공심박조율기(artificial pacemaker)의 최초 발명자의 한 사람으로 기록되게 되는 사건이 되었다.

미국 필라델피아의 하네만(Hahnemann)의대의 쿡슨(Brian Cookson), 넵튠(Wilford Neptune), 베일리(Charles Bailey) 등도 저체온법에 관심을 가지게 된 그룹 중의 하나였다. 그들은 열 차례에 걸친 예비 동물실험을 통해 저체온법으로 상대정맥과 하대정맥을 12분간 비교적 안전하게 차단할 수 있는 방법을 개발하였다. 이 정도의 시간은 외과의사가 우심방이나 우심실을 절개하여 심장 안의 병변에 관하여 어느 정도의 수술 조작을 할 수 있는 충분한 시간이었다. 그들은 이 방법으로 개 실험에서 80% 이상의 생존율을 기록할 수가 있었다.

그들은 곧 임상 적용에 착수하여 1952년까지 심방중격결손증, 승모판막 질환, 대동맥전위증 등 모두 6명의 심장 환자에서 저체온법을 이용한 심장 수술을 시도하였다. 그러나 당혹스럽게도 수술 결과는 좋지 않아서 6명의 환자 중 4명이 바로 사망하였으며 이중 3명은 심실세동으로 사망하였다. 나머지 환자들에서도 결과는 좋지 않았다. 쿡슨 등은 그들의 경험을 바탕으로 저체온법은 선천성 심기형을 가진 소아에서는 유용할 수 있으나, 오래된 성인의 심장병에서는 심근의 상태가 좋지 않아 냉각상태를 잘 견디지 못할 것이라는 결론을 내렸다. 그리고 그들은 심방중격결손증의 경우에 저체온법에 의한 수술 방법은, 수술 중 좌심방이 심방중격결손을 통해 공기에 노출되어 전신동맥이나 관상동맥의 공기색전증(air embolism)이 생길 위험성이 커서 적합하지 않다는 결론을 내렸다.

저체온법을 이용한 루이스의 성공적인 첫 심방중격 결손증 수술

그러나 이러한 필라델피아 그룹의 예견은 1952년 9월 2일 미네소타 의대 팀에 의해 처음으로 저체온법을 이용한 성공적인 심방중격결손증 수술이 이루어짐으로써 완전히 틀리고 말았다. 당시 미네소타 대학에서는 외과 과장이었던 완겐스틴(Owen H Wangensteen; 1898~1981)의 지도력 하에 궁극적인 목적인 개심술의 성공을 위해 두 방향의 연구를 진행하고 있었다. 하나는 루이스(John Lewis; 1916~1993)와 바르코(Richard Varco; 1912~2004)에 의해 주도되고 있던 저체온에 의한 개심술이고 또 다른 하나는 릴리아이(C Walton Lillehei; 1918~1999) 팀에 의한 체외순환 개심술이었다. 루이스 팀에는 브라질에서 온 외과 펠로우 타우픽(Mansur Taufic; 1915~2005)이 합류하였다.

그들은 캐나다 비겔로의 실험 결과에 고무되어 저체온법을 임상에 적용하기 위해 적극적으로 연구를 진행하였다. 그들은 이를 위해 실험동물로 개를 사용하여 체온을 섭씨 26~28도까지 낮춘 뒤 상대정맥과 하대정맥을 최고 8분까지 차단하여 심장 내의 혈액을 최소화시켜 깨끗한 시야를 만들었다. 그리고 먼저 인위적으로 심방중격 결손을 만들었다. 그리고는 이를 직접 눈으로 보고 심방중격 결손을 봉합하는 실험을 해나갔다. 충분한 동물실험으로 자신을 얻은 그들은 이제는 직접 사람에서 수술을 시도해보기로 결정하였다(그림 10-16).

마침 수술에 적합한 환자를 발견하였다. 환자는 큰 심방중격결손을 가진 5세 된 여아였다. 수술은 1952년 9월 2일 미네소타 대학병원에서 루이스가 집도하고

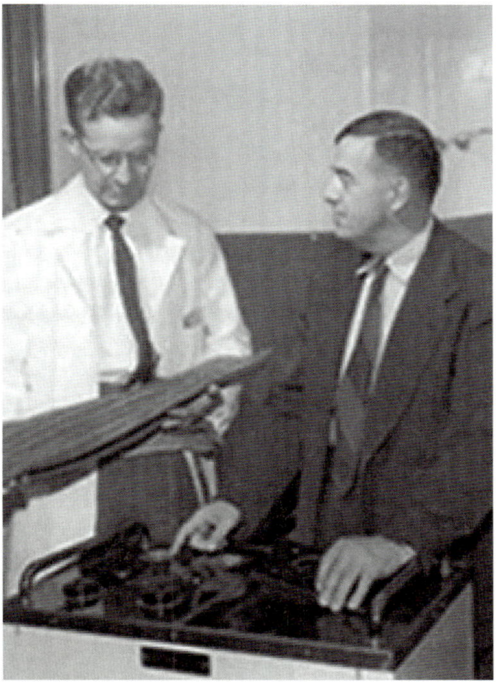

그림 10-16. 1952년에 촬영된 이 사진에서 세계 최초의 개심술에 사용된 냉각기 뒤에서 루이스(왼쪽)와 바르코가 이야기를 나누고 있다. 루이스는 들고 있는 것은 고무로 만든 냉각 담요이다.

바르코가 제 1조수를 서고 릴리아이와 타우픽이 제 2조수를 선 상태에서 진행되었다. 환자는 마취 후에 냉각 담요로 2시간 10분 만에 섭씨 28도(직장 온도)까지 냉각되었다. 루이스는 가슴을 열고 상대정맥과 하대정맥을 겸자(clamp)로 잡은 뒤 재빨리 우심방을 열고 직시 하에 심방중격 결손을 봉합하였다. 대정맥들의 차단 시간은 5분 30초였으며 전체 수술시간도 58분밖에 걸리지 않았다. 수술 후 환자는 35분간의 재가온 과정을 통해 섭씨 36도까지 체온이 올려졌다. 이후 환자는 별 문제없이 회복되었고 그 후 결혼하여 두 아이를 가졌으며 여자 목수로서 직업에서도 훌륭히 일을 해나갈 수 있었다.

이 수술이 혈액이 없는 수술 시야에서 눈으로 병변을 직접 보면서 시행한 첫 성공적인 심장 내 수술이었다. 실제적으로 세계 최초의 개심술(open heart surgery)이었던 것이다.

루이스는 이 수술 이후 1955년까지 모두 33명의 환자에서 저체온법을 이용한 심장수술을 시행하였는데 전체 환자의 사망률은 12%였다.

스완의 목욕통 냉각법

한편 미국 콜로라도 의대에서는 외과의사 스완(Henry Swan; 1913~1996)과 그의 마취과 의사였던 버츄(Robert Virtue)가 이끄는 또 다른 팀이 역시 저체온법을 이용한 심장수술의 연구에 골몰하고 있었다.

그들은 실험 도중 저체온을 시키는 과정에서 치명적 부정맥인 심실세동(ventricular fibrillation)이 발생할 수 있는 심각한 문제에 봉착하였다. 그들은 인위적으로 환자를 과다호흡(hyperventilation) 시켜 심실세동을 방지해보다가 이 방법이 여의치 않을 때는 포타슘 클로라이드(potassium chloride)를 관상동맥 내에 주입하여 심실세동을 치료하곤 하였다. 또 하나의 문제는 혈액이 없는 박동 상태의 심장을 열다가 대기 중의 공기가 심장 안으로 들어가 치명적인 공기색전증(air embolism)을 일으키는 위험성이었다. 이를 방지하기 위해 수술 시 식염수를 심낭에 부어 심장을 잠기게 함으로서 공기가 심장 안으로 들어갈 수 없게 하였다. 이런 여러 가지 시도 끝에 마침내 스완 등은 임상적용이 가능한 저체온법을 개발하였다.

이 방법은 목욕통(bathtub) 속에 얼음물을 채운 뒤 환자를 넣어 체온을 21~27 도까지 떨어뜨리는 것이었다(그림 10-17). 그런 뒤에 환자를 목욕통에서 꺼내어 수술을 한 다음 가슴을 닫고 다시 목욕통에 넣어 이번에는 재가온을 시키는 것이다. 그들의 첫 환자는 11세 된 남자 환자로 스완 등은 이 방법으로 먼저 목욕통에서 환자를 34도까지 냉각시켰다. 그런 뒤에 환자를 수술대 위에 옮긴 뒤 우심실을 열고 폐동맥판막 절개술을 실시하였다. 환자의 체온은 추가로 체온이 하강하는 현상(after-drop) 때문에 수술 중 섭씨 28도까지 떨어진 다음 이 상태로 지속되었다. 그리고 심장에 대한 수술 조작이 끝난 후에 환자를 다시

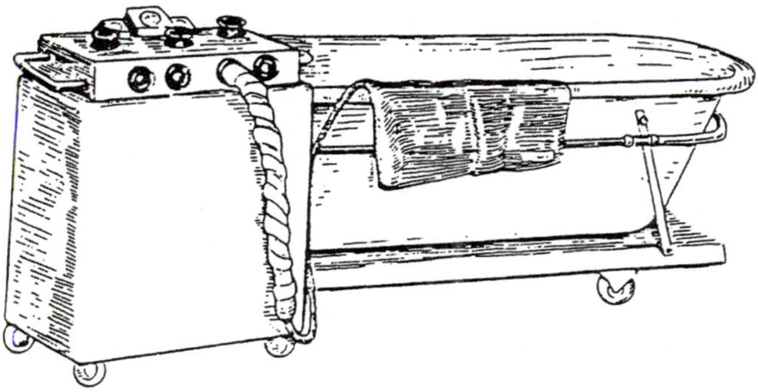

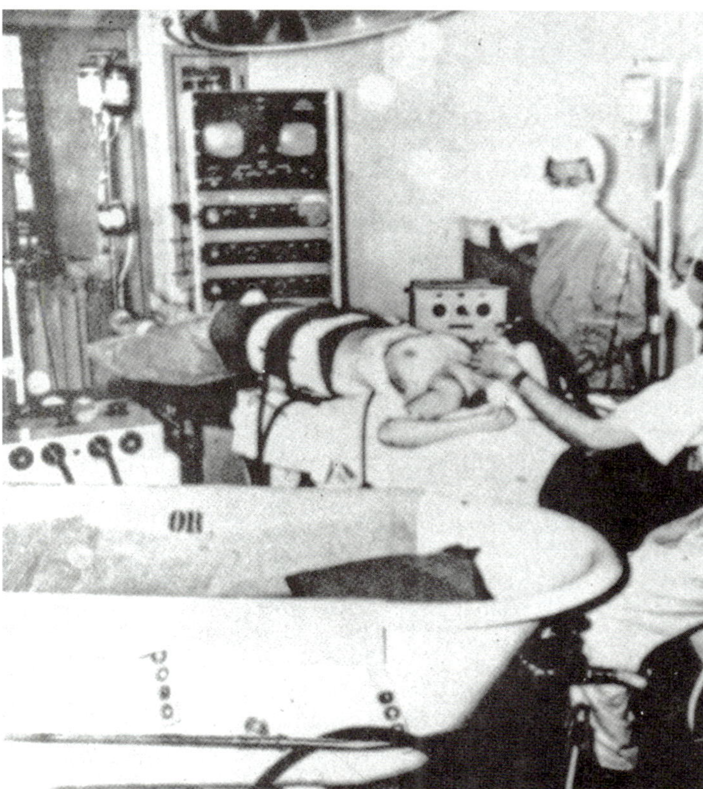

그림 10-17. 스완이 당시 저체온 개심술에 사용하였던 목욕통의 모식도(위)와 실제 수술 장면(아래). 이 저체온용 목욕통은 미국 콜로라도 종합병원에서 500례 이상의 개심 수술에 사용되었고, 현재 미국 스미쓰니안 박물관에 보관되어 있다.

재가온 시켰다. 수술 후 환자는 특별한 문제없이 잘 회복되었다.

1953년의 상반기 6개월 동안 스완 등은 대부분이 소아였던 환자 15명에서 그들의 저체온 수술 방법을 사용하여 수술을 시행하였다. 환자 15명 중 9명은 폐동맥판막 협착증이였고, 나머지 4명은 심방중격결손증이었다. 수술 사망은 단지 1례밖에 없었다. 당시 스완 등의 연구결과와 수술기법 등은 심장수술에서 저체온법의 사용을 보편화시키는 데에 큰 공헌을 하였다.

뵈레마와 델로름의 혈류냉각에 의한 저체온법

한편 유럽에서는 저체온을 만드는 방법 중 지금까지 소개 된 표면 냉각법(surface cooling) 이외에 또 하나의 방법인 혈류 냉각법(blood stream cooling)이 개발되고 있었다. 혈류 냉각법은 환자의 표면을 찬 냉각수나 얼음으로 냉각시키는 표면 냉각법과는 달리 환자의 혈액 자체를 냉각시켜 줌으로써 몸 안에서부터 환자를 냉각시켜 가는 방법이었다.

1948년 네덜란드 암스테르담의 뵈레마(Ite Boerema)는 혈류를 직접 냉각하여 저체온법을 만드는 방법을 연구하기 시작하였다. 이 해는 표면 냉각법이 본격적으로 임상에 소개되기 수년 전으로, 앞서 설명한대로 미국 시카고의 마취과 의사 맥퀴스톤이 처음으로 환자에게 저체온법을 시행하고 캐나다 토론토 대학의 비겔로가 저체온법의 실험연구를 시작한 해였다.

개를 실험동물로 사용한 뵈레마는 혈류냉각에 의한 저체온 상태를 얻기 위하여 먼저 실험견의 대퇴동맥(femoral artery)을 캐뉼라로 삽관한 뒤 여기서 나오는 동맥 혈액을 얼음으로 둘러싸인 나선 유리관으로 통과시켰다. 그는 이렇게 냉각된 피를 다시 같은 다리의 대퇴정맥을 통해 몸 안으로 되돌려 보냈다. 뵈레마는 처음에는 이러한 혈류 냉각법을 이용하여 혈류냉각의 효과 자체만을 연구하였다 .그러나 실험이 진행됨에 따라 그는 혈류냉각에 의한 저체온 상태에서 실험동물의 가슴을 연 뒤 10~15분간 심장의 혈류를 차단하고 심장 내부를 조작하는 실험까지 성공적으로 할 수 있게 되었다. 뵈레마의 이러한 연구 결과는 1951년 네덜란드의 한 학술지에 게재되었다.

그로부터 1년 남짓 후에는 유명한 의학잡지 란세트에 1949년에 실험을 시작한 영국 에딘버러의 델로름(Edmund Delorme)의 혈류 냉각법에 관한 논문이 실렸다. 그의 혈류 냉각 방법은 근본적으로 뵈레마의 실험 방법과 유사하였다.

그러나 당시 뵈레마나 델로름의 혈류냉각 방법은 몇 가지 큰 단점들로 인하여 주위로부터 그다지 인정을 받지 못하였다. 그들의 방법으로는 무엇보다도 혈류냉각이 진행되면서 체온이 떨어지게 되면, 그에 따라 심박출량도 같이 감소하여 추가로 효과적인 냉각이 이루어지기 어렵다는 단점이 컸다. 또 혈류 냉각법을 시행하기 위해 대퇴동맥 같은 말초동맥을 사용할 때 혈관 연축(spasm) 등이 일어날 가능성도 무시할 수 없었다.

영국의 로스와 브록이 제안한 새로운 혈류냉각법

그러자 얼마 후에 새로운 혈류 냉각법이 등장하게 되었다. 1954년 영국 런던의 가이 병원의 로스(Donald Ross)와 브록(Russel Brock) 등에 의해 개발된 이 방법은 소위 정맥-정맥 냉각법(veno-venous cooling)으로 불리는 것으로 종래의 동맥-정맥 냉각법(arterio-venous cooling)의 단점을 피할 수가 있었다. 로스 등은 먼저 상대정맥에 캐뉼라를 삽관한 뒤 이 캐뉼라를 통해 혈류를 냉각 장치로 통과시키고, 이를 다시 기계 펌프장치를 이용해서 하대정맥을 통하여 몸으로 되돌려 보내는 방법을 사용하였다(그림 10-18).

로스 등의 이 방법은 냉각을 시작하기 전에 먼저 가슴을 열어야 하기 때문에 외과의사가 먼저 심장 상태를 보고 저체온법이 필요하다고 생각될 때 이를 선별하여 택할 수 있는 장점이 있었다. 또 표면 냉각법을 사용할 때 체표면을 섭씨 0도의 차가운 온도에 노출시킴으로써 올 수 있는 피부나 피하조직 그리고 신경의 손상 등을 피할 수 있었다. 그리고 냉각의 속도와 깊이를 조절하기 어려운 표면

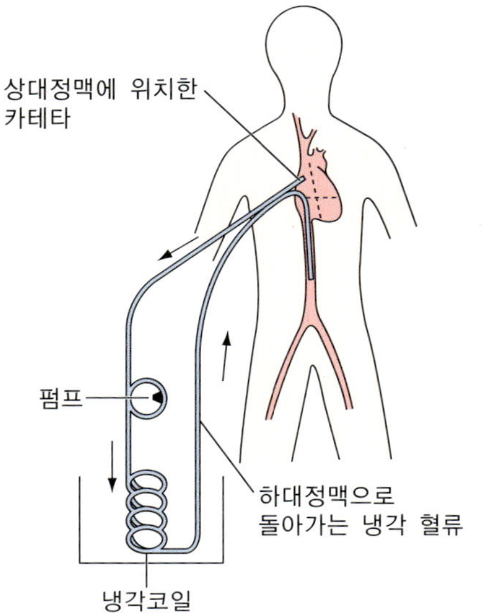

그림 10-18. 로스와 브록 등에 의한 정맥 냉각법의 모식도

냉각법과는 달리, 체온이 비교적 빨리 부드럽게 떨어지고 일단 요구하는 시점에 도달한 다음에는 캐뉼라를 제거하여 깨끗한 시야에서 수술할 수 있는 장점도 있었다. 또한 신체 내부로부터 바깥쪽으로의 냉각법이기 때문에 표면 냉각법에서 보는 추가 체온하강 현상(after-drop)도 없었다.

그러나 정맥-정맥 냉각법 역시 체내로 냉각 혈류를 순환시키는 데는 저체온에도 불구하고 심장의 기능이 계속 원만히 유지되어야한다는 큰 한계가 있었다. 이런 이유 때문에 당시의 혈류 냉각법은 전술한 명백한 장점들이 있었음에도 불구하고 표면 냉각법만큼 인기를 얻지는 못하였다.

심장수술에서 저체온법의 한계와 효용

앞서 말한 대로 심장을 냉각혈류의 펌프로 사용하는 방법이나 또는 표면 냉각법 등은 근본적으로 사람에서 체온을 섭씨 28~30도로 낮추는 이른바 중등도 저체온법 밖에 얻을 수가 없었다. 이 이하로 체온을 낮추려 시도하였다가는 심한 저체온으로 인하여 필연적으로 심장의 정지를 초래할 수밖에 없었다. 물론 이 정도의 저체온으로도 10분 정도는 안전하게 심장 내에서 수술조작을 할 수 있어 심방중격 결손 등의 간단한 수술을 하는 데는 별 문제가 없지만, 보다 더 시간이 걸리는 수술에는 결정적인 한계가 있었다.

당연히 보다 안전하고 여유 있는 수술 시간을 제공하여 줄 수 있는 방법의 개발에 관심이 모아졌다. 해답은 심폐우회술(cardiopulmonary bypass)이었다. 심폐우회술에서는 환자의 심장과 폐의 작용이 오래 동안 중단되더라도 그 기능을 대신해 줄 수 있는 외부 장치가 있기 때문에 안전하게 수술을 진행할 수 있는 결정적인 장점이 있었다. 초창기의 심폐우회술은 결과적으로 두 가지 방향에서 확립되어 갔다. 한 가지는 미네소타 대학의 릴리아이(C Walton Lillehei)가 시작한 획기적인 교차순환법(cross-circulation)이었고, 또 다른 하나는 기본(John Gibbon)이 효시가 되는 인공 심폐기(artificial heart-lung machine)의 개발이었다. 물론 릴리아이 자신도 교차순환법 성공 이후 궁극적으로는 인공 심폐기에 의한 개심술 정립에 기여하였다.

심폐우회술의 정립과 함께 개심술의 일차적 방법으로서 저체온법에 대한 관심은 점차 줄어들었다. 그러나 저체온법은 오늘날 인공 심폐기를 이용한 심장수술 시에도 심근의 보호를 위해 여전히 가치 있는 보조 수단으로서의 역할은 계속되고 있다.

4. 인공 심폐기 개발의 실험적 토대

심장이 잠시 박동을 멈추고 혈액이 제거된 상태에서, 심장 내의 병변을 직접 눈으로 확인하면서 시간에 쫓기지 않고 편안하게(?) 수술을 하는 것은 초창기 심장외과 의사들에게는 꿈의 과제였다. 그러나 불과 수분간만 박동을 멈추어도 치명적인 결과를 초래할 수밖에 없는 심장의 역할을 감안할 때 오래 동안 이 꿈은 그야말로 꿈에 지나지 않았다. 결국 궁극적인 문제의 해결점은 일시적으로 심장이 멈추더라도 심장의 혈액 펌프로써의 기능과 함께 폐의 산화(oxygenation) 기능까지 대신하여 줄 기계를 발명하는 것으로 귀착될 수밖에 없었다. 뒷날 인공 심폐기(heart-lung machine) 또는 펌프 산화기(pump oxygenator)로 불리는 이 역사적인 장치의 개발에는 앞서 말한 저체온법의 경우에서와 마찬가지로 기초 의학자들이 먼저 그 토대를 만들어 놓기 시작하였다.

생리학자들의 실험을 위한 인공 심폐기 연구

19세기 이후부터 생리학자들은 생체 내 장기들의 기능을 연구하기 위하여 이들 장기들을 몸에서 분리해낸 다음 영양 및 산소 공급을 위해 이들을 인위적으로 관류(perfusion) 시키는 방법을 연구해 오고 있었다. 그들은 이를 위해 몸 밖에서 효과적으로 혈액을 산화시키고, 또 이 산화된 혈액을 장기 내로 다시 관류시킬 수 있는 장치를 개발하는 데에 관심을 기울이고 있었다.

역사적으로 체외순환의 가능성에 관해 처음 명시적으로 언급된 것은 프랑스의 의사이자 철학자였던 르갈르와(Julien-Jean-Cesar-Legallois; 1770~1814)에 의해서였다. 그는 1813년 그의 글에서 신체 장기의 기능을 인위적인 외부 순환에 의해 유지시킬 수 있을 것이라고 명백히 전망하였다. 그 후 여러 생리학자들에 의해 다양한 방법의 인공 관류 방법이 소개되었으나 모두 일시적으로 혈액의 흐름을 중단 시킨 상태에서 산소화(oxygenation)를 시킨 다음 다시 재개시키는 방법이었다. 그러던 중 독일 라이프지그의 본 프레이(M von Frey)와 그루버(M Gruber)는 1885년 처음으로 체외에서 혈류가 중단시키지 않은 상태에서 혈액을 산화(oxygenation)시킬 수 있는 첫 인공 심폐기를 고안하였다(그림 10-19). 그들은 혈액의 산화를 위해 경사진 회전 실린더를 사용하였다. 즉 혈액을 산소로 가득 채워진 실린더의 위쪽 끝에서 주입하면 이 혈액이 회전하는 실린더의 내면에 얇게 퍼지면서 산화가 일어나는 것이다. 이렇게 산화된 혈액은 전기로 작동되는 10cc 주사기를 혈액 펌프로 하여 동물의 몸에서 떼어낸 장기를 관류시키는데에 사용되었다.

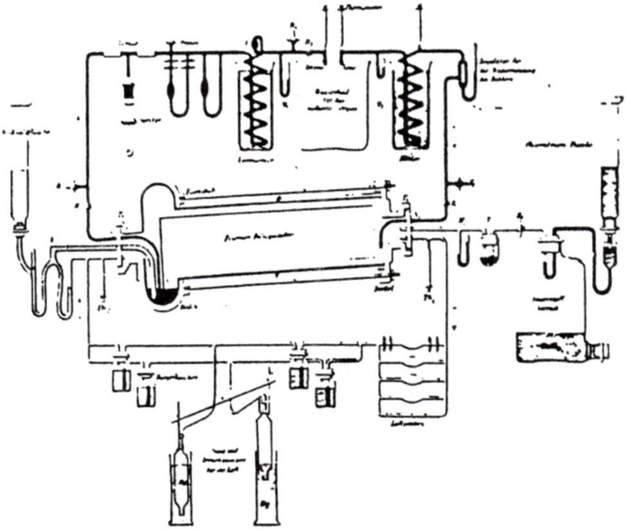

그림 10-19. 폰 프레이와 그루버가 개발한 인공 심폐기의 모식도

이후 1895년 독일 스트라스부르그(Strassburg) 약리연구소의 조수였던 자코비(Carl Jacobi) 는 또 다른 방법으로 혈액을 산화시키는 장치를 개발하였다. 그는 실험동물의 폐 또는 폐엽(lung lobe)을 적출한 뒤 먼저 이를 인공호흡으로 환기시켜 주었다. 그리고 적출된 폐 내로 혈액을 통과시켜 산소화시킨 뒤 몸에서 분리된 장기를 관류시키는 실험을 하였다. 또 1885년에는 포터와 브래들리에 의해 롤러펌프도 소개되었다.

이러한 노력들을 바탕으로 분리 장기에 대한 실험적 관류도 생리학자들에 의해 보편적으로 시행되고 있었다. 이렇게 보면 이미 19세기에 본격적 체외순환에 필요한 핵심 요소들은 대부분 준비가 되어 있던 셈이었다. 그러나 이 체외순환 기법이 심장이 완전히 제거된 상태에서 우리 몸의 전체 순환을 담당할 수 있을 정도의 가능성에 대해서는 당시로서는 생각조차 하기가 어려웠다. 이때 등장한 사람이 바로 오래 동안 그 업적이 묻혀있었던 러시아의 의과학자 브루코넨코였다.

러시아의 약리학자 브루코넨코의 인공 심폐기 개발과 예언

많은 생리학자들이 실험의 필요상 인공 심폐기의 개발에 관심을 기울이고 있는 가운데 이러한 인공 심폐기의 개념을 이용한 체외 순환법(extracorporeal circulation)이 심장수술에 사용될 수 있는 가능성에 관해 처음 언급한 사람은 러시아의 약리학자 브루코넨코 (Sergei S Brukhonenko; 1890~1960)였다.

1920년대 초에 브루코넨코는 수혈에 관한 연구를 하면서 롤러(roller) 형태의 혈액펌프를 사용하였다. 그러다가 1926년 그는 동료 체추린(S L Tchetchuline)과 함께 새로운 인공 심폐장치를 고안하였다(그림 10-20). 그들은 개를 실험동물로 사용한 실험에서 그들이 개발한 장치로 실험개를 체외에서 순환시킬 수 있는 방법을 연구하였다. 당시 'autojector' 로 이름이 붙여진 이 인공심폐기에서 혈액 펌프로는 두 개의 기계적으로 움직이는 격막 장치(mechanically actuated diaphragm)가 사용되었고, 산화기로는 또 다른 개로부터 적출해낸 폐가 이용하

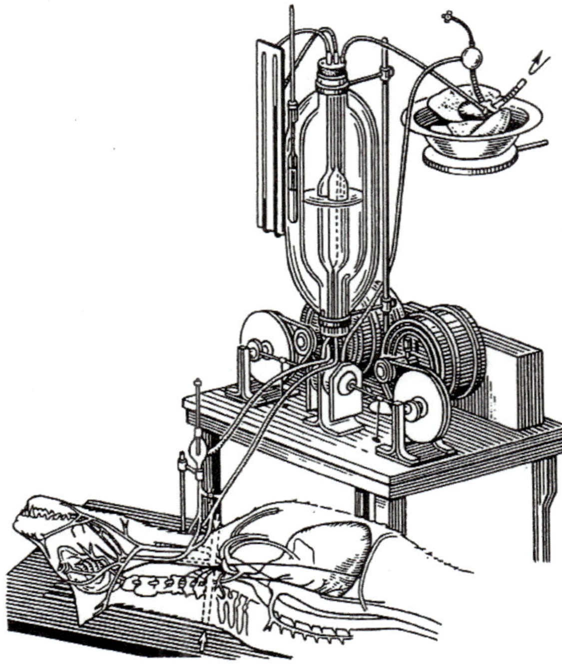

그림 10-20. 브루코넨코의 인공심폐기

였다. 이 실험에서는 먼저 혈액펌프를 이용하여, 실험동물의 정맥 혈액을 적출되어 있는 다른 개의 폐로 통과되게 하였다. 이렇게 다른 개의 폐에서 산화된 혈액은 두 번째 혈액펌프를 통해 실험견의 동맥으로 재주입되었다.

브루코넨코는 이 장치를 이용하여 2년간에 걸쳐 여러 가지 실험들을 해나갔다. 일부 실험에서는 실험견의 심장을 멈춘 후에도 수 시간 동안 인공 심폐기 만으로 실험견을 생존시킬 수가 있었다. 또 비록 잠깐 동안이긴 하였으나 일단 멈추었던 실험동물 심장의 박동을 다시 재개시킬 수 있었던 경우도 세 차례나 있었다.

브루코넨코는 물론 그가 당시 개발한 인공 심폐기 장치가 실제 사람에 적용되기에는 여전히 많은 기술적인 문제점들을 갖고 있다는 것을 충분히 인식하고 있었다. 그러나 1928년 한 학술잡지에서 그는 당시로는 참으로 놀랄만한 예상을 다음과 같이 피력하였다. 〈만일 이 방법이 제대로만 완성된다면 기능이 좋지 않은 심장을 일시적이나마 대신할 필요가 있는 임상적 상황에서 유용하게 사용될 수 있지 않을까? 이는 깊이 따져 볼 필요도 없이 현재까지의 우리들의 연구결과에만 근거를 두더라도 가능하고, 심지어는 일시적으로 정지된 심장에다 수술을 시행하는 것조차 가능하다고 본다. 물론 이러한 일이 현실화되기 위해서는 기술적인 면이 보다 충분히 보완되어야만 한다. 한 개체의 혈액순환 전체를 인공적으로 대신할 수 있게 되는 것은 심장수술(예를 들어 심장판막수술)이라는 꿈에 길을 열어주는 것과 같다.〉

실제 브루코넨코의 인공심폐 장치는 1929년에서 1937년 사이에 외과의사 테레빈스키(Nicolai Terebinski; 1880~1959)에 의해 심장수술에 관한 동물실험에 사용되었다. 1940년 그 결과를 발표한 테레빈스키는 260례 이상의 동물실험에서 실험견의 심장에 인위적으로 심장판막 병변을 만들어 준 다음에 브루코넨코 장치를 이용한 수술로 이 판막 병변을 성공적으로 교정하였다고 보고하였다. 그러나 이 인공심폐 장치에는 다른 개의 폐를 산화기로 사용하였기 때문에 이대로는 근본적으로 임상 적용이 불가능하였다. 이에 브루코넨코는 1936년 새롭게 기포형 산화기(bubble oxygenator)를 개발하여 연구해 나갔다.

1941년 이제 임상적용을 목표로 한 인공심폐 장치가 완성되자 테레빈스키와 브루코넨코는 실제 사람에서 적용할 기회를 간절히 기다렸다. 그러나 그때 마침 발생한 세계 제 2 차 대전으로 그들은 그 꿈을 포기할 수밖에 없었다. 전쟁 후에도 그들은 각자의 일로 바빠 더 이상 인공심폐 장치를 이용한 심장수술은 진척되지 못하였다. 다만 브루코넨코는 그의 장치를 심장수술 대신 심장정지가 온 환자의 응급 구조용으로 사용하는 방법을 시도하였다. 그러나 불행히도 이마저도 생존자가 없어 실패로 끝나고 말았다.

브루코넨코는 1890년 토목기사의 아들로 태어나, 10대 때 이미 새로운 모델의 자전거를 만드는 등 기계과학적 재능을 보였다(그림 10-21). 1914년 모스코바 대학 의과대학을 졸업한 그는 세계 제 1차 대전에 군의관으로 참전하였다. 전쟁터에서 수많은 심혈관 외상 환자를 경험하면서 외상 수술 시에 일시적으로 인공

관류를 해 줄 수 있는 장치가 있으면 큰 도움이 될 것으로 생각하였다. 이 생각은 결국 전쟁이 끝난 후 그가 인공심폐 장치를 개발하는 동기가 되어 주었다.

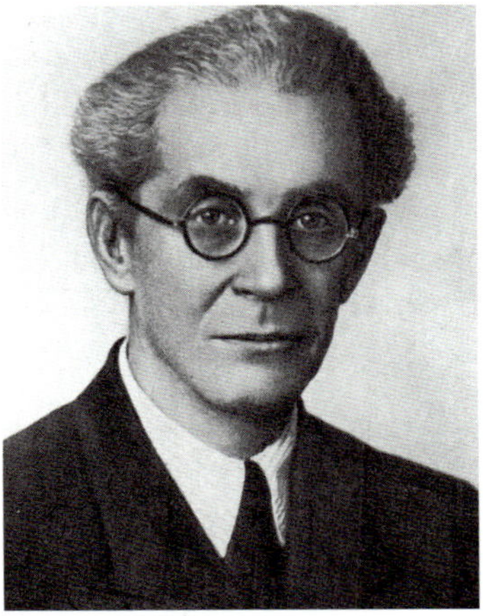

그림 10-21. 브루코넨코 (Sergei S Brukhonenko)

브루코넨코는 그가 개발한 인공심폐 장치의 효용성을 알리기 위해 매우 엽기적인(?) 실험을 진행하였던 것으로도 잘 알려져 있다. 1928년 6월 1일 열린 제 3차 러시아 생리학자 학회의 학회장에서 그는 여러 외국인 학자들 앞에서 놀라운 광경을 연출하였다. 쟁반 위에 올려진 개의 절단된 머리가 그의 인공심폐 장치로 생명을 유지하고 있는 것을 보인 것이다. 머리만 남아 있는 이 개는 주위의 자극에 반응하였을 뿐만 아니라 우유 섭취까지 한 것으로 기록되었다. 이는 당시 러시아 당국에 의해 일종의 과학 국력의 상징으로 과시되기도 하였으나 서구 사회에서는 충격적 호기심과 함께 강한 인도적 우려감을 표시하였다. 이 절단된 개머리의 사진은 오늘날에도 인터넷을 통해 널리 유포되어 여전히 세간의 화제가 되고 있다.

5. 기본과 인공 심폐기

1) 1931년 보스턴의 밤

1931년 미국 보스톤의 어느 날 밤이었다. 마사추세츠 종합병원의 수술장에는 53세 된 여자 환자가 수술대에 누워 있었고, 그 옆에는 한 젊은 외과의사가 그 환자를 지키고 있었다. 그녀는 15일 전에 담낭 제거술을 받은 후 그날 오후 3시경에 구토와 함께 예리한 가슴 통증을 호소하였다. 환자는 현저하게 혈압이 강하하고 맥박과 호흡수가 증가하는 소견을 보였다. 다리 정맥에서 발생한 혈전이 떨어져 나가면서 폐동맥을 막아 생긴 심한 폐동맥 색전증(pulmonary embolism)으로 진단하고 환자는 침상에 누운 그대로 외과 팀에 의해 수술장으로 옮겨졌다.

그 당시 폐동맥 색전증에 대한 유일한 수술 방법은 어떤 보조순환 장치의 도움도 없이 폐동맥을 가능한 한 신속히 절개한 후 혈전을 제거하고, 다시 폐동맥을 닫아주는 이른바 트렌델렌부르그(Trendelenburg) 수술법이 전부였다. 그때까지 유럽 전체에서 이 수술을 받은 142명의 환자 중 생존자는 단지 9명에 불과하였으며, 그나마 그때까지 미국에서는 단 한 차례의 수술 성공사례도 없었다. 따라서 당시에는 이렇게 높은 수술의 위험도를 감안하여 환자의 상태가 그야말로 사망하기 일보 직전에 이르러 다른 특별한 방법이 없을 때 마지막 수단으로 수술을 시도해 보는 것이 관례였다.

그날도 환자를 수술장으로 옮긴 이유는 수술장에서 계속 관찰을 하고 있다가 만일 환자의 죽음이 임박했다는 판단이 서면 즉시 마지막 수단으로 수술을 시행하기 위해서였다. 따라서 그날 밤 환자를 책임 맡고 지키고 있던 젊은 외과의사의 일은 매 15분마다 환자의 혈압과 맥박을 재면서 만일 결정적인 이상이 있으면 환자의 담당 주치의였던 처칠(Edward Churchill) 교수에게 연락을 하는 일이 전부였다. 이튿날 새벽 1 시경 환자의 혈압이 점점 낮아지고 의식이 희미해졌다. 마침내 아침 8시에 혈압을 더 이상 측정할 수 없을 지경에 이르자 처칠의 집도하에 즉시 수술이 시행되었다.

처칠 교수는 먼저 환자의 좌측 가슴을 전측부 개흉술(anterolateral thoracotomy)로 연 다음 대동맥과 폐동맥을 심장에서 나오는 기시부에서 겸자(clamp)로 차단하였다. 그런 뒤에 그는 폐동맥을 횡절개로 열고 폐동맥에 가득 차있는 혈전을 제거하였다. 그리고는 또 다른 겸자로 폐동맥의 절개부위를 차단한 뒤 대동맥과 폐동맥을 차단하고 있었던 겸자들은 풀어 주었다. 마지막으로 폐동맥 절개 부위를 봉합하여 주었다. 전체 수술에 소요된 시간은 불과 6분 30초밖에 걸리지 않았다. 당시 마취의사 옆에서 수술을 지켜보던 젊은 외과의사에게는 실로 경이로운 솜씨였으나 환자는 결국 심장수술의 부담을 견디지 못한 채 수술대 위에서 그대로 사망하고 말았다.

이때의 젊은 외과의사가 훗날 심장외과 나아가서는 의학사의 한 분수령이 되는 인공 심폐기(heart-lung machine)를 개발하고, 이를 직접 수술에 적용하여 세계 최초로 성공함으로써 오늘날의 개심술을 있게 한 기본(John Heysham Gibbon Jr.; 1903~1973)이였다(그림 10-22). 그는 이때 17시간 남짓 꼬박 그 환자를 지켜보는 동안 〈만일 어떤 인공적인 장치를 이용하여 이 환자의 정맥으로부터 혈액을 받아내고 산소를 공급해 준 다음 다시 환자의 동맥으로 되돌려 보낼 수만 있다면 얼마나 좋을까 ?

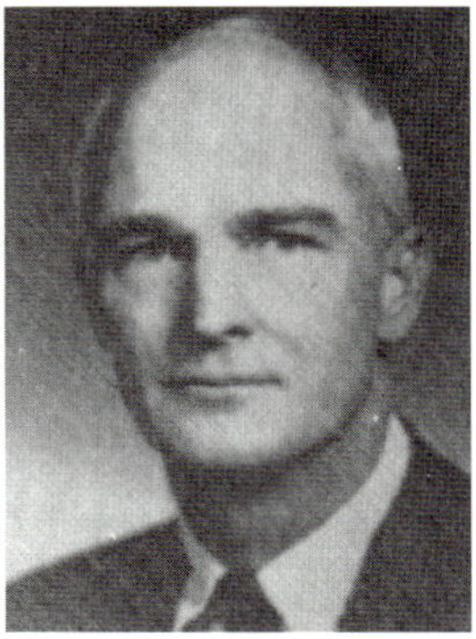

그림 10-22. 기본 (John Gibbon)

그러면 이 환자에서 상태를 개선시켜줄 수 있을 뿐 아니라 이 시간 동안 폐동맥 색전 제거술(embolectomy)을 안전하게 해줄 수 있지 않을까?〉 하고 생각하게 되었다. 기본은 그날 가졌던 이 생각으로부터 이후 꾸준한 연구를 한 끝에 마침내 그로부터 22년만인 1953년에 인공 심폐기를 사용한 첫 개심술을 성공하게 된다.

2) 실용적 인공 심폐기의 개발과 임상 적용

기본은 폐동맥 색전증 환자를 직접 경험한 얼마 후, 처칠 교수의 테크니션으로 있던 메리 홉킨슨(Mary Hopkinson)과 결혼하고 일단 고향인 필라델피아로 돌아갔다. 이 후 3년 동안 기본은 오전에는 임상외과 의사로서의 일을 보고 오후에는 훗날 하버드대학의 생리학 교수를 역임하게 되는 랜디스(Eugene Landis) 박사의 지도하에 연구를 하면서 바쁜 하루하루를 지냈다. 그렇게 지내는 3년 동안 그는 주위의 여러 외과의사들에게 인공 심폐기에 대한 그의 생각을 말해 보았으나 거의 모두가 그 가능성에 대해 부정적인 반응을 보였다. 그럼에도 불구하고 그의 생각은 효과적인 인공 심폐기의 개발에서 떠날 줄을 몰랐다.

밤거리의 고양이를 잡는 외과의사

1934년 기본은 처칠 교수 밑의 외과 펠로우로 다시 보스턴에 돌아왔다. 처칠 역시 인공 심폐기에 대한 기본의 생각에 긍정적이지 못했으나 어쨌든 기본을 외과 연구펠로우 자격으로 1년간 다시 받아들였다. 마사추세츠 종합병원의 한 건물에서 연구 공간을 얻은 그는 아내와 함께 인공 심폐기의 개발에 본격적으로 뛰어들었다.

당시 가장 중요하고도 어려운 부분은 역시 효율적인 산화기(oxygenator, artificial lung)의 개발이었다. 기본은 관련 문헌을 섭렵하고 주위의 자문도 받아가면서 효율적인 산화기의 개발에 골몰 하였다. 그는 산화 과정 중에 혈액 손상을 줄이고 혈액 내에 거품이 생기는 것을 방지하려면 수직으로 된 회전 실린더를 사용하면 좋겠다는 생각으로 연구를 진행시켜 나갔다.

그러나 그의 의욕에도 불구하고 당시에는 연구소에 대한 정부 차원의 재정 지원이 매우 빈약하였다. 따라서 기본은 종종 연구비 부족으로 기계를 만들고 실험해 나가는데 큰 곤란을 겪곤 하였다.

기본은 초창기의 동물실험에서는 주로 고양이를 실험동물로 사용하였다 그러나 당시 연구비 문제나 기타 관련 문제로 인해서 종종 실험용 고양이의 조달이 여의치 않을 때가 많았다. 그럴 때마다 기본은 실험을 위하여 미끼용 참치와 마대를 둘러매고 그 당시 보스턴에 많이 있었던 집 없는 고양이를 잡기위해 주변 언덕 등 밤거리를 헤매고 다니곤 하였다.

아내와의 춤

기본의 초기의 실험 목표는 폐동맥을 인위적으로 폐쇄시킨 뒤 인공 심폐기에 의한 체외 순환만으로 실험동물의 생명이 유지될 수 있는지를 보는 것이었다. 동물실험의 진행은 먼저 고양이를 에테르로 마취시킨 후 체외순환 장치에 연결하면서 시작되었다. 그런 뒤에 기본은 폐동맥 색전증(pulmonary embolism)의 임상 상황을 모방하기 위하여 겸자(clamp)를 폐동맥에 위치시킨 후 혈압이 떨어질 때까지 서서히 이를 조여 들어갔다. 이때 혈압이 떨어지면 즉시 인공 심폐기를 작동시켜 어떻게 회복되는지 그 반응을 관찰하였다.

거듭된 연구 끝에 드디어 1935년 5월 10일 기본은 고양이의 폐동맥을 겸자로 완전히 잡은 상태에서 인공 심폐기에 의한 체외 순환만으로 정성적인 혈압을 유지시키는데 성공하였다. 기본은 뒷날 그때를 회상하면서 〈실험의 성공을 확인하고 너무나 기뻐 아내와 나는 만세를 크게 외치고 서로 끌어안은 뒤 연구실을 춤추고 돌았다.〉라고 말하였다. 그러나 그 후 인공 심폐기로 체외순환을 시행 받은 실험동물을 장기간 살려 보려는 노력은 높은 사망률만 기록한 채 실패로 끝나고 말았다. 어쨌든 기본은 1934년에서 1935년에 걸친 그의 인공 심폐기의 연구 첫 해의 성과로서 폐동맥을 완전히 차단한 상태에서도 인공 심폐기에 의한 체외 순환만으로 심폐기능을 정상적으로 유지시킬 수 있다는 사실을 증명할 수가 있게 되었다.

보스턴에서의 외과 펠로우 생활을 마치고 기본은 다시 필라델피아로 돌아갔다. 1936년에서 1941년까지의 이 기간 동안 기본은 펜실베니아 의과대학 외과 연구소에서 일하였다. 그는 인공 심페기에 대한 2 단계 실험으로 인공 심폐기의 사용이 실험동물의 장기에 어떤 손상을 미칠 수 있는지를 알아보는 실험을 해나갔다.

기본은 그때 유명한 심장외과 의사 드베키(Michael Debakey)가 개발한 롤러 펌프(roller pump)를 이용하여 새로운 모델의 인공 심폐기를 만들었다. 드베키 펌프는 1934년 개발된 것으로 원래 드베키는 이 펌프를 수혈용으로만 사용하였다. 그런데 기본은 이 드베키 펌프를 사용하면 다른 펌프에서와 같이 번거로운 판막 장치를 사용할 필요가 없는 점에 착안하여 그의 인공 심폐기에 이 펌프를 사용하였던 것이었다. 그 밖에 기본은 당시 가장 중요한 문제인 보다 많은 양의 혈액에 효율적으로 산소를 공급하는 문제를 해결하고자 산화 실린더를 크게 만드는 시도를 하였다.

그러나 이렇게 만들어진 인공 심폐기를 실험해 본 결과 고양이에서는 그런대로 효과적이었으나 개같이 몸집이 큰 동물이나 또는 나아가서 궁극적으로 사람에게서 사용될 때는 산소화(oxygenation)된 혈류를 몸에 충분히 공급하기에는 부족한 것으로 판단되었다. 따라서 기본은 보다 효과적인 산소화를 위하여 더 큰 산화기를 만들어 보려고 시도하였다. 그러나 마침 이때 발발된 제 2 차 세계대전 때문에 그는 군의관으로서의 복무를 위해 이러한 연구들을 잠시 중단할 수밖에 없었다.

세계 제 2차 대전 후 IBM 과의 공동연구

전쟁이 끝난 후 기본은 제퍼슨 의과대학의 교수로 필라델피아에 다시 돌아왔다.

인공 심폐기의 연구를 재개하면서 그는 계속 최대의 난관으로 남아있는 많은 양의 혈액을 효율적으로 산화시키는 문제에 다시 도전을 시작하였다. 이를 위해 기본은 아무래도 보다 전문적인 기계공학자의 도움이 필요하다고 생각하였다.

그러던 중 마침 당시 의대 학장이 그에게 전쟁 중 비행사로 근무하였던 경력을 가진 의과대학 신입생 한명을 만나볼 것을 추천하였다. 그 학생은 전쟁 전 이미 피아노 건반을 누르면 종이에 자동적으로 그 악보가 기록되는 새로운 기계를 발명하였던 경험이 있었다. 그는 기본에게 그가 그 기계를 개발할 때에 IBM(the International Business Machines)의 기술자들에게 많은 도움을 받았었다고 이야기 하였다. 그 학생의 권유로 기본은 1946년 크리스마스 휴가 때 뉴욕에 있는 IBM 본부를 방문하여 IBM의 연구소장을 만났다. 기본이 건네준 인공 심폐기에 관한 그의 논문들에 대해 긍정적인 평가를 하게 된 연구소장은 즉시 당시 IBM의 회장이었던 왓슨(Thomas Watson; 1874~1956)과의 면담을 주선해 주었다. 왓슨 역시 기본의 아이디어에 큰 가능성을 발견하고 도움을 주기로 약속하였다(그림 10-23). 기본이 필라델피아에 돌아온 얼마 후 IBM으로부터 5명의 전문기술자들이 그의 사무실로 왔다. 그때부터 기본은 IBM과 같이 일하면서, 그는 의학적 아이디어를 제공하고 필라델피아에 상주하게 된 IBM의 기술자들은 기계 디자인에 관한 실제적인 일을 하게 되었다. 그러나 그들은 혈액의 산소화 과정에서 거품(foam)을 전혀 만들지 않고 혈액을 효율적으로 산소화시키는 특별한 방법은 발견하지 못한 채 기존의 수직 회전 실린더를 더 크게 만드는데 주력하였다. 그들의 협동 연구의 결과로 고안된 인공 심폐기의 최종제작은 IBM의 엔디코트 연구소에서 만들어졌다.

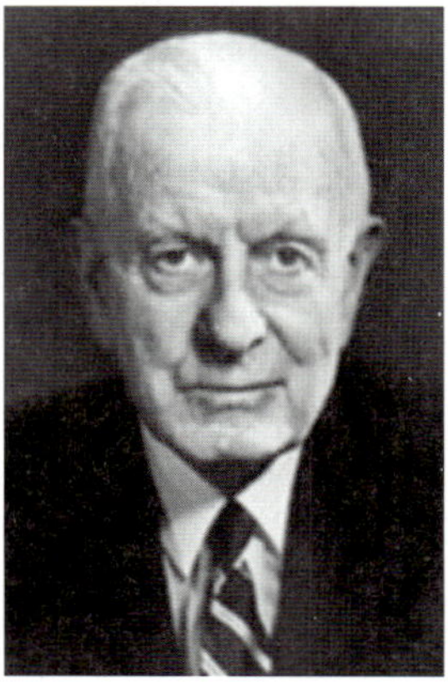
그림 10-23. 왓슨 (Thomas Watson)

이렇게 해서 만들어진 첫 인공 심폐기는 기본원리에 있어서는 전쟁 전에 기본이 제작하였던 것과 비슷한 것이었다(그림 10-24). 즉 첫 인공 심폐기의 기본 구성은 수직으로 된 회전하는 큰 원주 모양 산화기와 함께 약간 변형시킨 드배키 롤러 펌프로 이루어져 있었다. 혈액 펌프는 용혈을 최소화하게끔 디자인되고 산화기는 외부 공기가 혈액 안으로 들어가지 못하도록 고안되었다. 그리고 전체 인공 심폐기 회로는 체온과 비슷한 온도로 유지되고 있는 큰 캐비닛 안에 놓이도록 하였다. 기본은 이렇게 만들어진 인공 심폐기로 비교적 몸집이 작은 개들을 사용하여 심장 내부의 수술을 하는 실험을 성공적으로 시행할 수가 있었다. 그러나 그들이 개발한 산화기로는 보다 많은 혈액량을 가진 몸집이 큰 동물에서는 효율적인 혈액의 산소화가 힘들었다.

그러던 중 1940년대 말 기본의 연구소에서 일하던 스톡스(Thomas Stokes)와 플릭(John Flick)이라는 두 명의 외과 레지던트가 새로운 아이디어를 내였다. 그들은 〈만일 혈액과 접촉하는 회전 실린더의 내면을 기존의 매끄러운 표면이 아니라 와류(turbulent flow)를 생성하게끔 만들면 혈액산화의 효율이 훨씬 커질

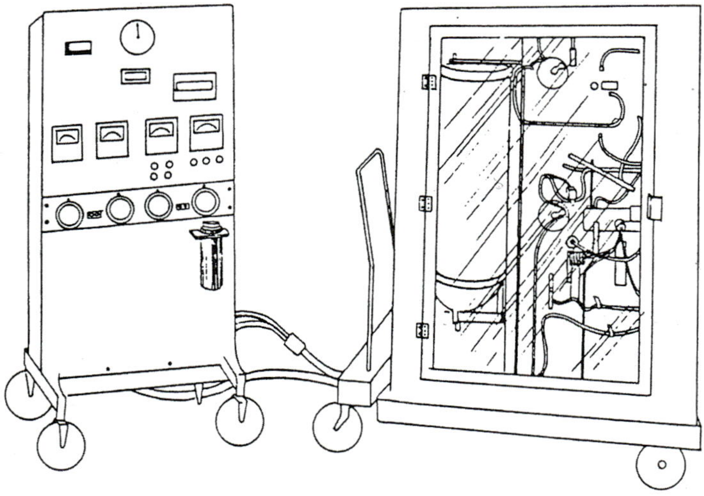

그림 10-24. 최초의 Gibbon-IBM 인공 심폐기의 모식도

수 있을 것이다.〉라는 생각을 하게 되었다. 그들은 이러한 그들의 아이디어에 기초하여 방충망과 비슷한 구조를 가진 미세한 와이어 스크린으로 산화기의 내면을 싸 주었다. 그들이 이를 실험해본 결과 기대하였던 대로 와이어 스크린으로 인해 혈액에서 와류가 형성되면서 산소화의 효율이 약 8배까지 증가될 수 있는 것을 관찰하였다. 산소화 과정에서 혈액 내에 거품이 지나치게 생기는 문제도 없었다. 약한 와류 발생을 통해 효율적인 산소화를 도모하자는 아이디어는 이후 더욱 발전하여 곧이어 수직 다중 스크린으로 이루어진 새로운 산화기들이 개발되었다.

마침내 사람에서의 첫 수술

마침내 사람에서의 사용을 목적으로 한 인공 심폐기가 새롭게 만들어졌다. 1949년 기본은 이 인공 심폐기를 사용하여 개에서 본격적인 동물실험을 하기 시작하였다 (그림 10-25). 초창기의 동물실험에서는 수술 사망률이 무려 80%나

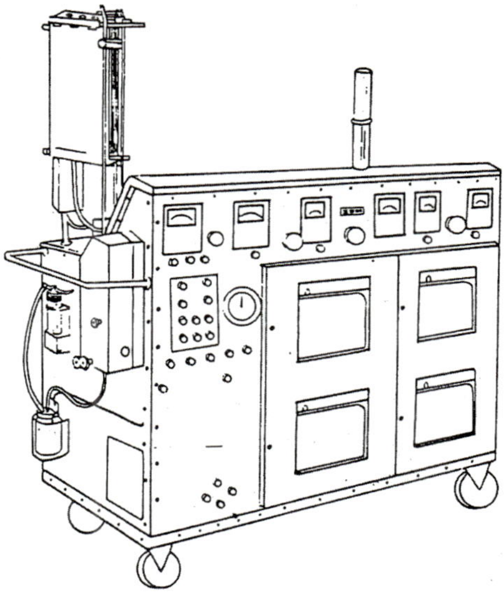

그림 10-25. 새롭게 개발된 Gibbon의 인공 심폐기

되는 실망스러운 결과를 낳았으나, 실험이 진행될수록 점점 개선이 이루어져 3년 후에는 10% 까지 사망률을 낮출 수가 있었다. 이제 동물실험의 성적도 어느 정도 안정된 데다 그의 절친한 친구인 유명한 외과의사 블락록(Alfred Blalock)의 권유에도 힘입어, 기본은 이제 실제 사람에서 인공 심폐기를 사용하여 수술을 시도해 보기로 결심하였다.

기본의 첫 수술은 1952년에 시행되었다. 환자는 15개월 된 여아로 심한 심부전증에 시달리고 있었는데 수술 전 진단은 심방중격결손(ASD)이었다. 환자는 당시 5kg의 체중으로 매우 작은데다 전신 부종으로 인해 사지가 몹시 부어있어 수술 전에 심도자 검사(cardiac catheterization)는 시행하지 않았다. 수술은 계획한 대로 인공 심폐기를 사용하여 환자를 체외순환 하에 두고 우심방을 열었다. 그러나 불행히도 수술 전 진단인 심방중격결손은 없었다. 환자는 수술 후 곧 사망하였으며 부검결과 심방중격결손이 아니라 큰 개방성 동맥관(PDA)이 있는 것으로 판명되었다.

1953년 5월 6일 두 번째 환자를 수술할 기회가 왔다. 환자는 18세 된 여자로 역시 심부전증이 있었으며, 이번에는 심도자검사를 통해 확실히 심방중격결손의 진단을 얻었다. 기본은 환자를 인공 심폐기에 연결시킨 뒤 우심방을 열고 심방중격결손을 실크 봉합사를 사용하여 별 어려움 없이 막아주었다. 환자는 수술 후 잘 회복되었으며 수술 수개월 후에 시행한 심도자 검사 상 심방중격결손은 더 이상 보이지 않았다. 제프슨 의대 부속병원에서 기본에 의해 시행된 이 수술이야말로 바로 사람에서 인공 심폐기에 의한 체외 순환으로 세계에서 처음 성공적으로 시행된 개심술이었다.

이후 기본은 인공 심폐기를 사용하여 심방중격결손이나 심실중격결손을 가진 4명의 환자에서 수술을 더 시도하였으나 이런 저런 이유로 4명의 환자 모두가 사망하고 말았다. 이에 크게 실망한 그는 인공 심폐기를 사람에서는 더 이상 사용하지 않고 그 후 실험에만 몰두하였다.

기본의 수술 성공 이후

인공 심폐기의 연구는 이후에는 주로 미국 미네소타 주 로체스타에 위치한 메이요 크리닉(Mayo Clinic)에서 외과의사 커클린(John W Kirklin; 1917~2004)에 의해 주도되었다. 한 동안 미국의 미네소타 주는 인공 심폐기를 사용하는 로체스타의 커크린 그룹과 교차순환법(cross circulation)을 사용하는 미네아폴리스 미네소타 대학의 릴리아이(C. Walton Lillehei; 1918~1999)그룹이 앞서거니 뒤서거니 개심술을 시행하면서 세계의 심장수술계를 주도해 나갔다. 결국 궁극적으로는 인공 심폐기의 사용이, 다른 사람을 인공 심폐기의 대용으로 사용하는 교차순환법에 비해 안전하고 우수한 것으로 판단되어 1950년대 말에는 본격적인 인공 심폐기의 시대가 열리게 된다.

인공 심폐기에 대한 기본의 업적은 당시에도 물론 어느 정도는 인정을 받았으나 막상 초기의 심장외과 의사들 사이에서는 예상과는 달리 그렇게 큰 반응을 불러일으키지는 못하였다. 그 주된 이유는 인공 심폐기의 초창기에 주로 수술이 시행되었던 심방중격결손증의 경우, 이미 그 당시에도 인공 심폐기의 도움 없이 저체온법만으로도 수술이 가능하였기 때문에 일반적으로 외과의사들은 인공 심폐기의 도움을 그렇게 절실하게 느끼지 못하고 있었던 것이다. 또한 당시 많은 외과의사들은 수술시 체외순환의 개선된 방법보다는 오히려 수술 직후 병든 심장을 보조해 줄 수 있는 기계 장치의 개발이 더 절실하다고 느끼고 있었다. 더구나 당시 여전히 많은 의사들이 인공 심폐기의 궁극적 미래에 회의적이었던 것도 또 다른 큰 요인이었다.

그러나 인공 심폐기에 의한 체외순환 수술법은 그 후 후속 학자들의 꾸준한 노력으로 더욱 보완되고 개선되어 나갔다. 결국 오늘날에는 가장 안전하고 확실한 심장수술 방법으로 전 세계의 심장외과 의사들에 의해 보편적으로 사용되고 있다. 기본의 인공 심폐기에 대한 이러한 업적은 실로 근대적 의미의 심장외과의 새장을 활짝 연 쾌거였다, 인공 심폐기에 관한 22년간에 걸친 끈질긴 그의 연구 성과는 상당수 후세의 학자들에 의해 18년간의 연구 끝에 1796년 종두법을 개발한 제너(Edward Jenner; 1749~1823)의 대장정에 비견될 정도로 크게 평가받고 있다. 기본은 1973년 2월 5일 테니스 게임 도중에 생긴 심장발작(heart attack)으로 사망하였다.

6. 인공 심폐기 개발에 공헌한 다른 학자들

인공 심폐기 개발이라는 큰 흐름 속에는 기본 이외에도 수많은 학자들이 직간접적으로 관여하였고 실제 그들의 공헌이 매우 중요하였다는 사실을 간과하여서는 안 될 것이다. 그들 모두는 초창기의 열악한 심장수술 환경 속에서 불가능을 가능으로 바꾸어 보려고 온갖 노력을 경주하였던 진정한 학문의 개척자들이었다.

유럽에서의 인공 심폐기 개발연구

스웨덴의 수도 스톡홀름에 있는 사바츠버거(Sabbatsberg) 병원의 크라푸드(Clarence Crafoord; 1899~1983)가 이끄는 연구팀도 초창기에 인공 심폐기의 개발에 관심을 가졌던 많은 사람들 중의 하나였다. 크라푸드는 대동맥 교약증(COA) 수술 등 초창기 심혈관수술의 정립에 많은 공헌을 한 외과의사 중의 한 사람이었다(제 7장 선천성 심장질환에 대한 심장주위 수술의 시작 참조).

크라푸드는 1946년 안더슨(Anderson)과 함께 회전 디스크 산화기(rotating disk oxygenator)를 사용한 첫 인공 심폐기를 디자인하였다, 그들이 개발한 산화기는 고정된 실린더 내에서 회전하는 굴대(axle)에 부착된 많은 작은 디스크로 구성되어 있었다(그림 10-26). 이 산화기는 산화기 내의 디스크 테두리가 혈액 속에서 빠르게 회전하면서 디스크 가장자리에 얇은 혈액막이 형성되고, 이로 인하여 혈액의 산소화가 원활히 일어나게 되는 원리 하에 작동되었다. 이렇게 산소화된 혈액은 두개의 박동성 혈액펌프(pulsatile blood pump)에 의하여 몸으

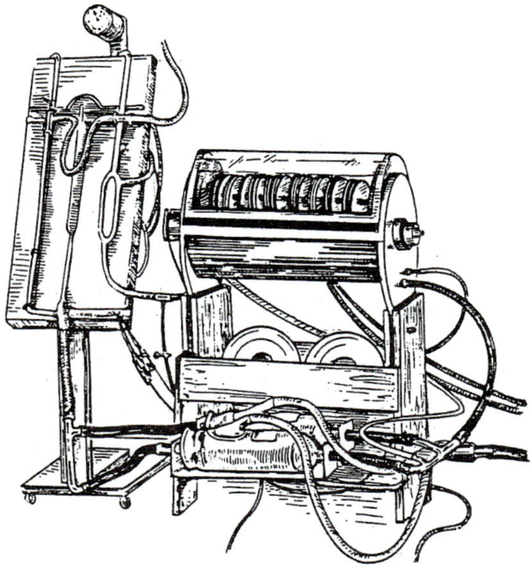

그림 10-26. 크라푸드와 안더슨의 회전 디스크 산화기의 모식도

로 되돌려졌다.

크라푸드 등이 개발한 인공 심폐기를 사용한 동물실험의 대부분은 뒷날 인공 판막의 개발 등에 큰 업적을 남기게 되는 비요르크 (Viking Björk)에 의해 시행되었지만 크라푸드 자신도 직접 많은 실험에 참여하였다. 1947년에 시행된 실험에서는 그는 실험 장면을 절친한 친구였던 기본에게 보여주기도 하였다. 당시 대부분의 동물실험을 시행하였던 비요르크는 그 뒤 수년 동안 크라푸드-안더슨 인공 심폐기를 사용하여 체외순환에 의한 혈액의 생리학적 변화에 관하여 광범위한 연구를 해 나갔다. 그러나 그들이 만든 인공 심폐기가 실험동물에서는 상당히 만족스럽게 작동했음에도 불구하고 사람에서 이를 사용해 보려는 시도는 하지를 못하였다.

한편 1940년대 말 네덜란드 남서부의 도시 유트레크트(Utrecht)에 있는 유트레크트 대학의 종블뢰드(Jongbloed)도 또 다른 형태의 인공 심폐기를 고안하여 만들었다. 그의 산화기는 6개의 천천히 회전하는 나선 모양의 플라스틱 튜브로 구성되어 있었다. 그리고 이 튜브들에 산소를 지속적으로 공급하였다. 그러면 이 튜브들 속으로 혈액이 통과하면서 튜브의 벽측으로 얇은 막을 형성하게 되면서 이를 통해 산소화가 일어났다. 그는 이 인공 심폐기를 사용하여 개를 이용한 동물실험에서 두 시간 동안 심장 혈류를 차단하고도 동물을 생존시킬 수가 있었다. 그러나 그 역시 동물실험 이상의 진전은 보지 못하였다.

산화기를 필요로 하지 않는 도드릴의 "부분 심장 우회법" 수술

그러나 앞서 말한 연구자들을 포함한 많은 학자들의 계속되는 노력에도 불구하고 여전히 효과적인 산화기의 개발이 당시의 큰 난제로 자리 잡고 있었다. 이 때문에 당시의 의료계에서는 인공 심폐기의 임상 적용은 결국 쉽게 이루어질 수 없다는 분위기가 지배적이었다. 따라서 일부 외과의사들 사이에는 산화기가 없어도 되는 부분 심장 우회법(partial heart bypass)의 개발에 관심을 가지기 시작하였다. 부분 심장 우회법의 기본 원리는 환자의 심장을 계속 박동시켜가며 자신의 폐에서의 산소화가 여전히 가능한 상태에서, 단지 부분적으로 수술에 필요한 만큼 기계장치로 혈액의 산소화를 보충시켜 주자는 것이었다.

미국 디트로이트의 하퍼(Harper) 병원의 도드릴(Forest D Dodrill; 1902~1999)의 연구팀은 당시 부분 심장 우회법에 관심을 가지고 있었던 대표적인 그룹이었다. 도드릴은 GM (General Motors) 회사의 실험 연구부의 엔지니어들의 도움을 받아 혈액산화기가 없는 인공심장을 만들었다. 도드릴은 훗날 'Dodrill-GMR mechanical heart' 라고 명명된 이 인공심장을 사용하여 심장의 펌프기능을 대신하게 하면서 가상 심장수술을 해나가는 실험을 개에서 시행하였다(그림 10-27). 실험이 진행되면서 도드릴은 이 방법의 실용성에 확신을 가지기 시작하였다.

1952년 7월 도드릴은 마침내 승모판막 협착증으로 진단받은 41세의 남자 환자

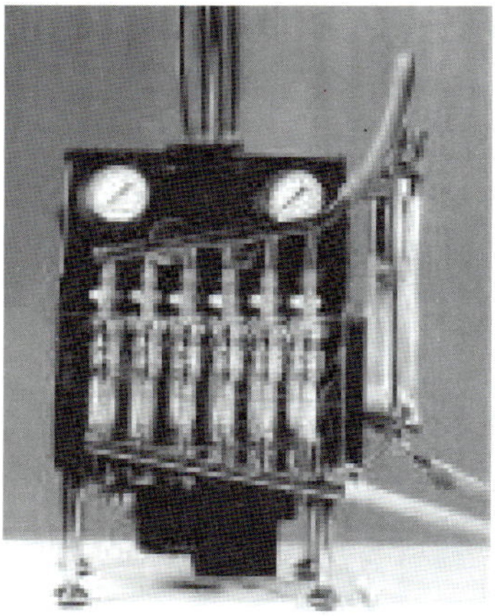

그림 10-27. 도드릴이 제너랄 모터사와 함께 개발한 인공심장 (Dodrill-GMR mechanical heart)

에서 그가 고안한 인공심장을 이용하여 첫 수술을 시행하였다. 인공심장은 좌심실로부터 혈액을 받아들여 이를 효과적으로 우회시킴으로서(left ventricular bypass), 심장에서의 수술 조작을 안전하면서도 매우 쉽게 만들어 주었다. 그러나 그가 좌심방 부속지를 통해 손가락을 넣어 승모판막을 검사한 결과 승모판막에 특별히 심각한 협착은 없는 것으로 판단되었다. 어쨌든 도드릴은 완전한 좌심실 우회법을 50분간 실시하고 수술을 끝냈다. 이 수술은 임상적으로는 비록 환자에게 아무런 도움을 주지는 못하였지만, 심장의 혈류순환을 부분적으로나마 기계펌프에 의존하면서 유지하고 수술 후에는 환자가 여전히 생존한 최초의 수술사례로 기록되게 된다. 다시 말하면 인공심장의 보조에 의한 첫 심장수술이 되는 것이다.

도드릴은 그로부터 얼마 후인 1952년 10월에는 16세 된 남자 환자에서 이번에는 우심실 우회법을 사용하여 선천성 폐동맥판막 협착증 수술을 성공적으로 시행하였다. 도드릴은 이에 고무되어 그 후 좌심실과 우심실 우회법을 동시에 실시하면서 수술을 시행하기도하였다.

한편 이탈리아 토리노(Torino) 대학의 도그리오티(Mario Dogliotti) 등도 초창기의 인공 심폐기 개발에 참여하였던 사람들이었다. 1951년 8월 그가 거대한 종격동 종양(mediastinal tumor)을 가진 49세 된 환자를 수술하는 도중 환자의 갑자기 혈압이 떨어지면서 청색증이 나타나고 정맥압이 올라가는 사태가 발생하였다. 그들은 즉시 그들이 개발한 부분 혈류우회 장치(partial bypass)를 환자에게 적용하였다. 혈류의 속도는 분당 1리터로 조정하였다. 부분 심장우회술을 시행하고 환자의 상태가 안정되자 20분 후에 그들은 성공적으로 종격동 종양을 제거할 수 있었다. 그러나 도그리오티 그룹은 정작 그들의 장치를 심장수술용으로는 사용하지는 않았다.

부분 심장 우회법은 폐동맥이나 승모판막 질환 등에서 일부 성공적인 결과를 기록하기도 하였으나 심장수술 자체에 큰 변화를 불러일으키지는 못하였다. 그 이유는 무엇보다도 폐동맥이나 승모판막 질환 등에 있어서는 굳이 부분 심장 우회법을 이용하지 않더라도 수술할 수 있는 더 간단한 방법들이 이미 사용되고 있었기 때문이었다. 더욱이 부분 심장 우회법의 경우 심실중격결손증 처럼 좌우단락 (left-to-right shunt)을 일으키는 병변이 있을 때에는 사용할 수없는 단점이 있었다. 따라서 비록 부분 혈류 우회법의 개발이 심장수술의 발전에 중요한 공헌을 한 것은 사실이었지만 이 자체가 완전한 인공 심폐기 개발의 필요성을 경감시킬 수는 없었던 것이다.

살아있는 개체를 이용한 생물학적 산소화 방법의 연구

심장수술의 초창기에 효과적인 인공 심폐기의 개발이 생각만큼 여의치 않자 일부 학자들의 관심은 자연스럽게 생체조직 즉 개나 원숭이의 폐를 이용하여 체외에서 혈액을 산소화해 보려는 쪽으로 돌려졌다. 캐나다 토론토의 유명한 소아심장 외과의사 무스타드(William T Mustard; 1914~1987)가 그 중의 선두주자였다(그림 10-28).

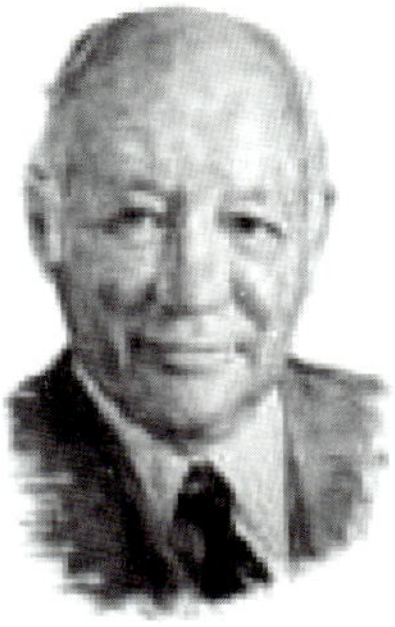

그림 10-28. 무스타드 (William Mustard)

그는 1940년대 말부터 개를 가지고 이른바 생물학적 산화법(biologic oxygenation)의 연구를 해나가고 있었다. 체외 산소화의 방법으로는 같은 종의 다른 개에서 적출한 폐를 사용하였다. 무스타드는 이 방법으로 1949년 3 월경에는 처음으로 실험적으로 성공 사례를 기록하였다. 무스타드는 처음에는 폐 전체를 사용하였으나 실험이 진행됨에 따라 단지 폐의 일 부분만 사용하더라도 이를 100% 산소로 환기시켜 주면 충분하다는 것을 발견하였다. 이런 개념으로 적출된 폐엽(lung lobe)은 적출 후 4~5시간 동안 별 문제없이 효과적으로 산소화에 사용할 수가 있었다.

그때는 1952년 초로 아직 어떤 사람도 제대로 된 인공 심폐기를 개발하지 못하고 있던 때였다. 무스타드는 마침내 아무런 희망 없이 죽음만을 기다리고 있던 상태가 중한 심장병 환자들에서 그의 실험적 방법을 임상적으로 적용해 보기로 결심하였다. 그는 그해 1월 17일부터 11월 18일까지의 기간 동안 생물학적 산소화법을 이용하여 완전 대동맥전위증 (transposition of the great vessels)이란 선천성 심기형을 가진 영아 7명을 수술하였다. 대동맥 전위증은 선천성 심기형 중 가장 상태가 나쁜 병변 중의 하나로 아무런 수술적 치료 없이 그냥 두면 대개 생후 1년 이내에 사망하는 질환이다. 당시에는 이 심장 기형에 대한 효과적인 수술 방법 조차도 제대로 확립되지 않았을 때였다. 무스타드는 짧게는 10분에서 길게는 3시간 동안의 체외순환 기간 중 생물학적 산화기로 원숭이의 폐를 사용하면서 나름대로 최선을 다하며 수술을 해나갔다. 그러나 7명의 환자 모두가 불과 수술 몇 시간 후에 바로 사망하고 말았다. 그러나 부검소견 상 원숭이의 폐를 사용한데서 오는 어떤 특별한 문제는 발견되지 않았다. 지금에 와서 일부 사람들은 만일 그때 무스타드가 수술대상 환자로 대동맥전위증 같이 매우 어려운 상태의 환자 대신에 비교적 수술 교정이 용이한 환자들을 대상으로 선택하였더라면 그 결과가 다르지 않았을까 하는 아쉬움을 표시하기도 한다. 어쨌든 무스타드는 그 이후에도 생물학적 산화기에 대한 미련을 버리지 않고 관련 실험을 계속 하여 나갔다.

한편 당시 미네소타 대학에서 외과 전공의로 있던 캠벨(Gilbert Campbell)과 크리스프(Norman Crisp) 그리고 생리학자 브라운(E B Brown Jr) 등도 또 다른 연구팀을 구성하여 생물학적 산화기 (biologic oxygenator)의 가능성을 연구하고 있었다. 그들은 적출한 개의 폐를 산소화 기관으로 사용하여 그들이 개발한 정교한 체외순환 시스템으로 동물실험에서 좋은 결과를 얻을 수가 있었다. 그들의 방법은 모두 15명의 환자에서 직접 임상적으로 사용되었고 어느 정도의 성적을 기록하였다.

미네소타 대학의 외과의사 데니스의 인공 심폐기를 이용한 수술과 실패

한편 미국 미네소타 대학의 외과의사 데니스(Clarence Dennis; 1909~2005) 역시 1940년대 말부터 완전한 인공 심폐기의 개발에 관심을 가지고 연구를 해 오고 있었다. 그는 칼슨 (Karl Karlson) 등과 함께 여러 종류의 인공 산화기를 개발해가며 동물실험을 시행한 결과 마침내는 천천히 회전하는 여러 개의 디스크 스크린(disk screens)으로 이루어진 산화기를 개발하기에 이르렀다. 이 산화기는 회전하는 디스크가 얇은 혈액막을 형성하는 한편 스크린은 가벼운 와류(turbulence)를 만들어 주는 이중 작용으로, 보다 효과적인 혈액의 산소화를 도모하는 방식으로 만들어졌다(그림 10-29).

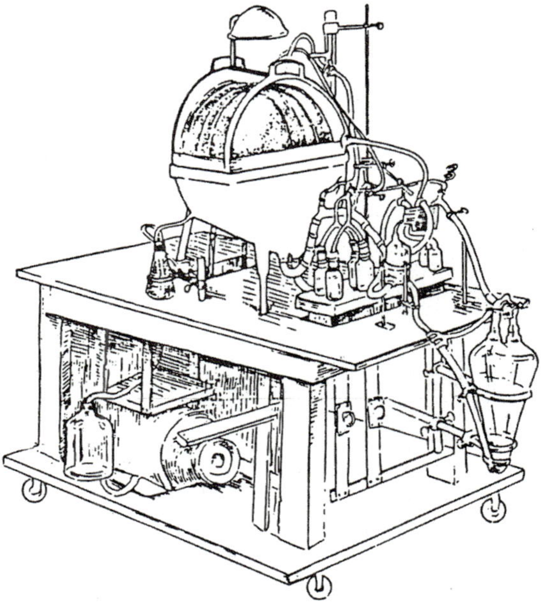

그림 10-29. 데니스의 회전 스크린 디스크 산화기(rotating screen disk oxygenator)의 모식도

데니스는 1951년 4월 5일 심방중격결손증(ASD)을 가진 6세 된 여아에서 첫 수술을 시행하였다. 인공 심폐기를 이용한 완전 체외순환이 40분간 계속되었다. 수술 중 인공 심폐기 자체는 큰 문제없이 작동하였다. 그러나 우심방을 열고 봉합사로 큰 심방중격 결손을 막아나갈 때 삼첨판막 근처에서 수술에 관련된 기술적인 어려움을 겪게 되었다. 게다가 실수에 의해 주위 공기가 혈액 안으로 들어가는 공기색전증(air embolism)까지 발생하였다. 이 때문에 심방중격결손 봉합이 끝난 후 수 시간 동안이나 부분적인 순환보조(circulatory support) 를 해주었지만 환자는 결국 회복되지 못하였다. 어쨌든 이 수술은 완전 심폐우회술(total heart-lung bypass)을 사용하여 심장내 병변의 수술을 시도한 최초의 수술이었으며, 만일 약간의 실수만 없었다면 기본의 명예를 앞서 차지할 수도 있었던 수술로 평가되고 있다.

데니스는 실패로 끝난 첫 수술 2주 이후에 또 다시 비슷한 수술을 시행하였으나 이번에도 인적 실수로 실패하고 말았다. 이후 미네소타를 떠나 뉴욕에 정착한 그는 마침내 1955년 6월 30일 기본에 이어 미국에서는 두 번째로 인공 심폐기에 의한 심장수술 성공 사례를 기록하게 된다.

인공 심폐기의 임상 적용을 정착시킨 커클린

1953년 미국 로체스타에 있는 메이요 클리닉의 유명한 심장외과 의사인 커클린(John W Kirklin; 1917~2004)도 인공 심폐기 개발을 위한 연구팀을 조직하고 실험을 착수하였다(그림 10-30). 당시 커클린 연구팀은 생리학자, 생화학자, 심장내과 의사 그리고 각종 테크니션 등으로 이루어진 방대한 팀이었다. 그들은 전혀 새로운 인공 심폐기 개발을 시도하기 보다는 기존의 IBM-Gibbon 인공 심폐기를 개선시키는 방향으로 연구방향을 정해 나갔다. 연구팀은 1955년 3월에 이르러서는 그들이 개발한 이른바 Mayo-Gibbon 인공 심폐기를 소아의 심장수술에 이용할 수 있게 되었다 당시 환자들은 대부분 심실중격결손에 심한 폐동맥 고혈압을 동반한 상태가 좋지 않은 환자들로, 개심술에 의한 교정수술을 해주지 않고서는 조만간 사망할 수밖에 없는 환자들이었다. 커클린은 이런 환자들을 대상으로 1955년 10월까지 모두 38명을 수술하여 16명의 생존자를 내는 당시로는 괄목할만한 성적을 거두였다. 커클린 팀의 이러한 임상적 성공은 당시 기본의 인공 심폐기 개발이후 개심술에서 인공 심폐기의 이용을 본격적으로 정착시키는데 결정적인 공헌을 하게 되었다. 커클린은 1966년부터는 알라바마 대학으로 옮겨 은퇴 시까지 그 곳에서 활동하였다.

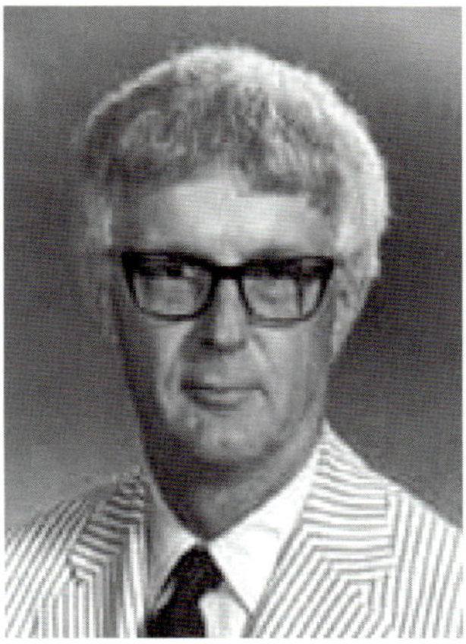

그림 10-30. 커클린 (John W Kirklin)

7. 릴리아이와 교차순환법

젊은 외과의사 릴리아이

인공 심폐기를 실험실의 수준으로부터 실제 임상의학의 중요한 도구로 개발하는 데에 공헌한 사람으로 또 하나 빼놓을 수 없는 사람은 미국 미네소타대학의 릴리아이(C. Walton Lillehei; 1918~1999)였다. 1918년 미네소타 주의 미네아폴리스에서 치과의사의 장남으로 태어난 릴리아이는 미네소타 대학을 졸업하였다. 그때는 세계 제 2차 대전의 와중이어서 그는 약 4년간의 군복무를 하였다. 그 뒤 모교인 미네소타 대학으로 돌아간 릴리아이는 당대의 유명한 외과의사였던 완겐스틴(Owen H. Wangensteen; 1898~1981)의 지도하에 외과 전공의 과정을 시작하였다.

당시 완겐스틴은 젊은 외과의사들에게 기초과학에 대한 지식과 함께 연구의 중요성을 강조하였다. 이런 그의 방침에 따라 그는 전공의들에게 반드시 일정기간 이에 관련된 과정을 거치게 하였다. 릴리아이도 이 지침에 따라 각종 연구를 열심히 해나갔다. 완겐스틴의 연구소에서는 위궤양에 관한 연구를 하기도 하였고 또 생리학 교실에 가서 실험동물을 이용하여 심부전증 실험과 심내막염에 관한 연구 등을 해 나갔다. 릴리아이는 그의 연구 성과에 대한 노력을 인정받아 1951년에는 의학연구에 관한 전국 규모의 상을 수상하기도 하였다.

그러나 릴리아이에게도 평탄한 길만 열려 있었던 것은 아니었다. 수석 전공의 시절이었던 1950년에 좌측 이하선(parotid gland)에 림프육종(lymphosarcoma)

이라는 악성 종양이 발생한 것이 발견되었다. 이 때문에 광범위한 종양 절제수술과 함께 방사선 치료를 받으면서 수개월간 힘든 투병생활을 하는 시련을 겪어야만 하였다. 보통 사람 같으면 이런 힘든 과정은 그로 하여금 힘든 심장수술 분야에서 딴 분야로 방향을 돌리게 하였을 것이다. 그러나 릴리아이는 강한 집념을 가지고 병상에서 회복 후 좌절하지 않고 그의 연구와 임상활동을 계속해 나갔다.

전공의 과정을 마친 릴리아이는 같은 미네소타 병원에서 당시 바르코(Richard Varco)가 책임자로 있던 심장혈관 외과의 젊은 스탭으로 부임하였다(그림 10-31). 그 때는 1950년대 초였기 때문에 본격적인 심장 내 병변에 대한 수술은 이루어지지 못하고 있을 때였다. 당시의 심장수술이라야 대부분 동맥관 개존증(PDA), 대동맥 축착증(COA), 그리고 블렉록-타우식 단락수술 같은 심장주위의 수술 (extracardiac surgery)이 주종을 이루고 있었다. 그리고 간혹 바르코의 혈류유입 차단법 (inflow occlusion)에 의한 폐동맥판막 절개술(open pulmonary valvotomy)이 시행되는 정도였다. 후천성 심장질환 역시 심장을 열지 않고 시행하는 폐쇄적 승모판막 교련절개술 (closed mitral commissurotomy)이 주로 시행되었고 가끔 경심실 판막절개도(transventricular valvulotome)를 사용하여 대동맥판막 절개술을 하는 정도였다. 그러나 당시 점차적으로 많은 외과의사들이 심장의 내부를 직접 보고 수술할 수 있는 가능성에 대해 큰 관심을 기울이기 시작하였다. 더구나 제 2차 세계 대전 중에 심장내에 파편이 박혔던 환자들을 대상으로 130명에서 단 한명의 사망자도 없이 성공적인 수술사례를 발표한 하켄(Dwight Harken)의 보고는 심장도 다른 장기와 마찬가지로 안전하게 수술적으로 다룰 수 있다는 큰 자신감을 외과의사들에게 심어 주고 있었다(제 8장 심

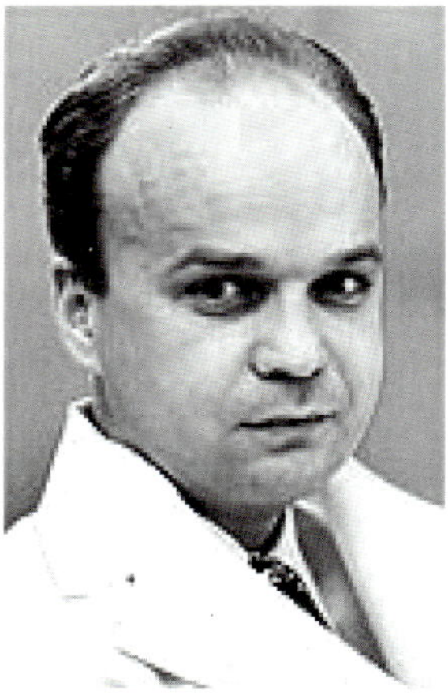

그림 10-31. 젊은시절의 릴리아이 (C Walton Lillehei)

장판막질환 및 판막수술의 발달-2. 승모판막 협착증의 수술 참조).

릴리아이의 인공 심폐기 연구

당시 심장의 내부를 직접 보고 수술하는 방법에는 크게 나누어 저체온을 이용하는 방법과 인공 심폐기에 의한 방법으로 대별되었다. 이 중 심장과 폐의 기능을 일시적으로 기계가 대신하여 주는 동안에 심장 내부를 안전하게 수술해 보자는 시도 즉 인공 심폐기에 대한 개발 연구는 당시 여러 그룹에 의해 진행되었다. 이 중에서 미국 필라델피아의 기본(John Gibbon), 디트로이트의 도드릴(Forest Dodrill), 그리고 미네소타의 데니스(Clarence Dennis) 등이 대표적인 연구자였다. 그러던 중 미네소타 대학의 인공 심폐기 연구를 주도하고 있던 데니스가 그가 개발하고 있던 인공 심폐기를 가지고 딴 연구소로 떠나가게 되었다. 데니스는 미네소타 대학을 떠나면서 인공 심폐기 개발용으로 책정된 수천달러의 연구비를 남겨 놓았다. 외과의 책임자로 있던 완겐스틴은 이 연구비로 인공 심폐기 연구를 계속할 필요성을 느끼고 그 연구 책임을 이제 막 외과부교수로 임명된 릴리아이에게 맡겼다. 릴리아이는 원래는 심장외과를 전공하지는 않았지만 다재다능한 외과 의사로서 전공의 시절에 벌써 여러 종류의 심장수술을 시행한 경험을 갖고 있었다.

인공 심폐기에 대한 연구 책임을 맡게 된 릴리아이는 인공 심폐기의 기본적인 문제점들을 하나하나 점검하여 나갔다. 당면한 첫 문제는 적절한 혈액 펌프의 개발이었다. 다양한 종류의 펌프의 사용 가능성을 연구하던 그는 초기에는 심지어 소의 심장을 혈액 펌프로 사용하면서까지 여러 가능성을 실험해 나갔다. 다양한 분석 끝에 그는 혈액 펌프로 당시 상업적으로 구입이 가능하였던 시그마모터 펌프(Sigmamotor pump)를 사용하기로 결정하였다. 이 펌프는 그림에서와 같이 캠(cam; 회전 운동을 왕복 운동 또는 진동으로 바꾸어 주는 장치)에 의해 움직이는 일련의 수직 막대들이 순차적으로 튜브를 눌러줌으로서 혈액을 이동시키는 원리에 의해 작동되었다(그림 10-32). 당시 시그마모터 펌프는 인공 심폐기 개발의 실험에 널리 사용되고 있었다.

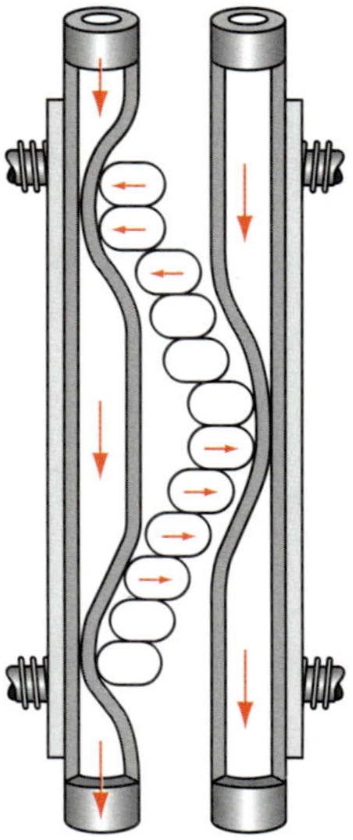

그림 10-32. 시그마모터 펌프의 모식도

기정맥 혈류의 원리와 코헨

그러던 중 1952년 7월 코헨 (Morley Cohen)이 릴리아이의 연구실에 합류하였다. 코헨은 1950년 캐나다의 마니토바 의대를 졸업하고 외과 트레이닝을 위해 미네소타에 온 젊은 외과의사였다. 연구실에 들어 온지 얼마 후인 어느 날 코헨은 그의 우편함에서 영국의 안드레아슨(Andreason)과 왓슨(Watson)이 쓴 논문을 발견하였다. 릴리아이가 보낸 것이었다. 이 논문의 저자들은 개 실험을 통해 상대정맥과 하대정맥을 통한 심장으로의 혈류 유입이 차단되더라도 가정맥(azygos vein)을 통한 혈류만 유지된다면 심장이 상당기간 견딜 수 있다는 사실을 기술하고 있었다. 릴리아이는 논문과 함께 보낸 메모를 통해 이러한 실험에서 실제 기정맥의 혈류량을 측정해 볼 것을 코헨에게 제안하였다

기정맥은 심장에 가까운 상대정맥에 바로 연결되는 정맥으로 흉복부 뒤 벽의 정맥피를 심장에 보내는 통로 역할을 한다. 기정맥(azygos vein)이란 용어는 일반적으로 좌우측 쌍을 이루는 혈관 구조와는 달리 오른쪽에만 존재하기 때문에 짝이 없다(azygos)라는 의미의 그리스어에서 유래하였다.

어쨌든 코헨은 곧 기정맥 혈류를 측정할 효과적인 방법을 고안하였다. 그는 먼저 기정맥이 상대정맥으로 연결되는 지점에 개폐식 캐뉼라를 삽입하였다. 그런 뒤에 하대정맥과 기정맥 연결부 상단부의 상대정맥을 차단시켰다. 이제 심장으로 들어오는 정맥 혈류는 기정맥과 함께 소량의 관상정맥동(coronary sinus) 혈

류만 존재하였다. 이때 기정맥의 혈류량 측정은 기정맥의 상대정맥 연결부 입구에 위치한 캐뉼라를 주기적으로 열어 주면서 그 나오는 양을 일정시간 단위로 계산하여 이루어졌다. 그리고 이렇게 측정된 기정맥 혈류량은 실험동물의 체중에 맞추어 환산하였다. 실험 결과 가정맥 혈류량은 체중(kg) 당 평균 8 ml/min에서 14 ml/min 사이로 측정되었다.

이 실험 결과는 이전에 생각되었던 것보다 훨씬 적은 양의 혈류만으로도 사람에서 인공 심폐기를 운용할 수 있다는 참으로 중요한 정보를 제공해 주었다. 이 원리는 곧 〈기정맥 혈류의 원리(azygos flow principle)〉 라는 이름으로 학계에 널리 알려지기 시작하였다. 이 연구 결과는 인공 심폐기의 궁극적인 임상적용을 실제 가능하게해 준 가장 중요한 관찰 중의 하나로 간주되고 있다(그림 10-33).

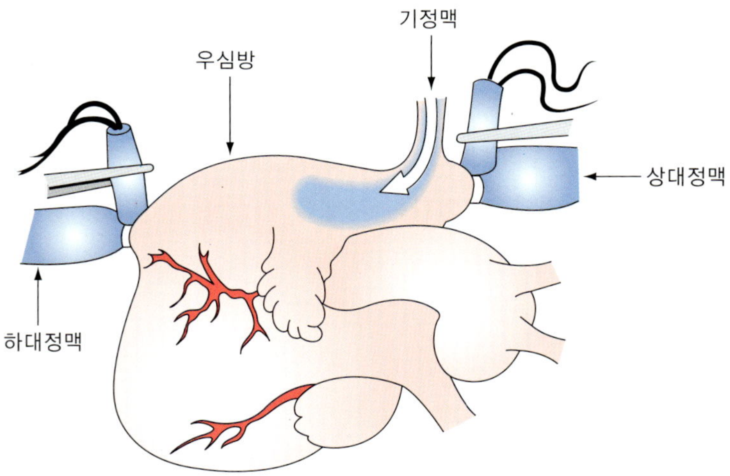

그림 10-33. 기정맥 혈류의 원리. 상대정맥과 하대정맥이 완전히 차단되더라도 그림에서와 같이 기정맥만 개통되어 있으면 심장은 30분 동안 아무런 문제없이 견딜 수 있다는 것이 실험적으로 증명되었다. 기정맥의 혈류는 8~14 ml/kg/분 이고, 참고로 정산 안정시의 심박출량은 100~160 ml/kg/분이다.

우연히 나온 교차순환법의 아이디어

이제 다음 단계는 혈액을 효율적으로 산소화(oxygenation) 시킬 수 있는 장치의 개발이었다. 효과적인 인공 산화기 개발에 상당한 어려움을 겪고 있던 당시로서는 자연스럽게 생체의 입증된(?) 산소화 기관인 폐 쪽으로 연구의 관심이 쏠리게 되었다. 앞서 말한 〈기정맥혈류의 원리(azygos flow principle)〉에 의하면 실험동물의 기초 심박출량(basal cardiac output)의 불과 10% 미만의 혈류량만 유지시켜 주더라도 오래 동안 심장 기능을 유지시켜 주는 것이 가능하였다. 이런 정도의 혈류량을 산소화 시키는데는 실험동물 자신의 폐의 한 엽(one lobe)만으로도 충분하다는 계산이 나왔다.

코헨을 중심으로 한 릴리아이 팀은 실험견에서 플라스틱 튜브로 두개의 체외순환로(extracorporeal circuits), 즉 정맥 회로인 폐순환로(pulmonary circuit)와 동맥 회로인 체순환로(systemic circuit)를 만들었다 그런 뒤에 상대정맥과 하대정맥을 통한 심장 유입 혈류를 완전히 차단하고 이들 두 순환로의 혈액올 캠펌프(cam pump)로 기정맥 혈류 원리에 의해 계산된 속도로 천천히 동일하게 움직이게 하였다. 보다 구체적으로 이 장치의 운용 방법을 설명하면 그림에서와 같다(그림 10-34). 즉 먼저 외측 경정맥에 삽입한 플라스틱 튜브를 통해 정맥혈을 펌프로 보낸다. 그리고 이 정맥혈은 산소화가 일어나게 되는 실험견의 〈심장폐엽 (cardiac lobe)〉의 폐동맥으로 펌프 작용으로 보내진다. 여기에서 폐순환을 통해 산소화가 끝난 혈액은 좌심방 부속지를 통해 해당 폐정맥으로 삽입된 캐뉼라로 다시 펌프로 되돌아온다. 그런 뒤에 이 산소화된 동맥 혈액은 우측 경동맥을 통해 실험견의 체내로 들어가 전신 순환을 하게 되는 것이다.

실험은 90%의 높은 성공률을 보였다. 당시 비록 실험동물에서 심장내 수술에 대한 가상실험을 시도하지는 않았지만 그 가능성만은 모두가 확신하게 되었다. 그러나 이렇게 실험이 대체적으로 순조롭게 진행되는 가운데서도 문제가 전혀 없는 것은 아니었다. 가장 큰 문제는 불완전한 산소화였다. 주된 원인은 대부분

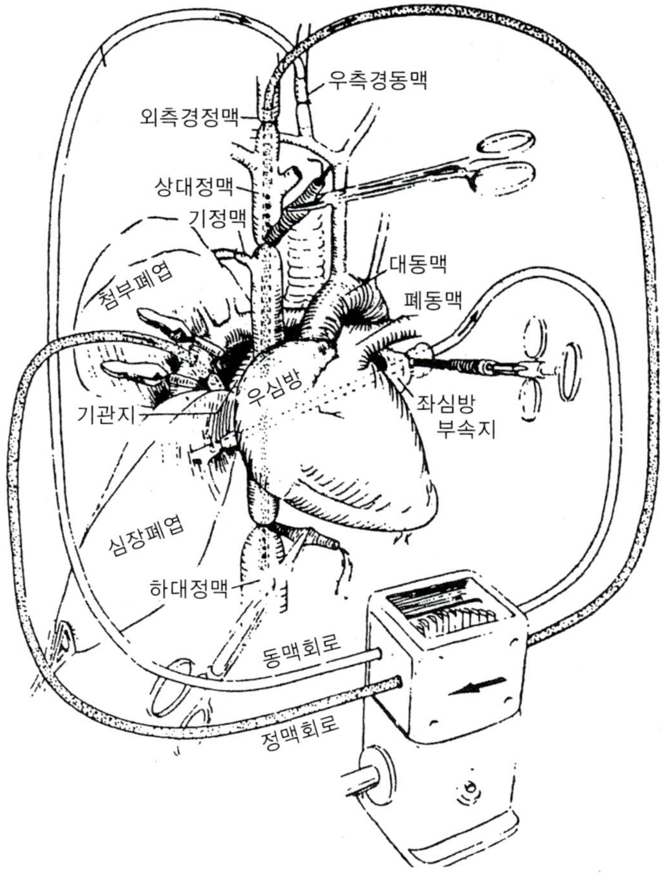

그림 10-34. 자기 자신의 폐엽을 이용하여 산소화를 시키는 방법을 채택한 완전 체외순환법의 모식도

좌심방 부속지를 통해 폐정맥으로 삽관된 캐뉼라가 꼬여서(kinking) 혈류 흐름이 방해를 받아 생기는 현상이었다. 어떨 때는 캐뉼라를 통한 혈류 장애가 심하여 해당 폐엽에서 심한 폐부종이 생기기도 하였다. 이는 실험 중단의 중요한 원인이 되었다. 따라서 보다 확실히 안전하면서도 효율적인 산소화 시스템의 개발은 여전히 풀기 어려운 난제로 남아있었다.

그러던 중 어느 날 코헨과, 역시 같이 일하던 의사였던 그의 부인(Joan

Cohen), 그리고 릴리아이의 연구실에 조금 늦게 합류한 외과 전공의 워덴(Herbert Warden) 등이 이런저런 얘기를 나누고 있었다. 그러던 중에 코헨이 곧 애기 아빠가 될 것이라는 얘기를 하다가 우연히 워덴의 입에서 체외순환 시 혈액의 산소화 장치로 태반(placenta)을 이용할 수 있다면 그럴듯 하겠다는 말이 튀어나왔다. 그리고 그 이튿날이었다. 아침 연구 모임에서 코헨은 갑자기 어제 얘기하였던 태반 문제를 떠올리면서 〈똑 같은 목적으로 실험견 자신의 폐 대신 다른 개의 폐를 사용하는 것은 어떨까?〉 하는 의견을 제시하였다. 그러나 교차순환법 (cross circulation)에 관한 이 전격적인 아이디어는 태반의 이야기에서와 같이 당시 참석자들에게는 일단 현실성이 없는 생각으로 간주되었다. 따라서 잠깐의 토의 끝에 다른 급한 일들에 그만 묻혀 버리고 말았다 그리고 며칠이 지난 후에 이 의견이 우연히 릴리이아의 귀에 들어갔다. 릴리아이는 바로 실험의 진행을 지시하였다.

교차순환법의 실험 연구

이른바 교차순환법으로 불리는 이 파격적인 혈액의 산소화 방법은 사실 그 당시에도 전혀 새로운 것은 아니었다. 이는 이미 19세기부터 여러 생리학적 실험에 사용되어 왔었고, 사람에서도 말기 요독증(uremia) 환자를 치료할 목적으로 시도되기도 하였다. 또 1950년에는 미국 뉴욕에 있는 마운트사이나이 병원의 블룸(Blum)과 메기보우(Megibow)가 교차순환을 이용한 실험적 개심술에 관해 처음 기술한 바도 있었다. 그리고 뒤이어 일부 병원에서도 추가 실험 보고가 산발적으로 발표되기도 하였다.

어쨌든 릴리아이 팀의 교차순환에 관한 첫 동물실험은 1953년 10월 22일 시행되었다. 혈액의 산소화 장치로는 계획한대로 실험견(10.2 kg) 자신의 폐 대신 다른 개(19 kg)의 폐를 사용하였다. 실험견에서의 캐뉼라 삽관 장소는 자기 폐(autogenous lung)를 사용할 이전의 실험 때와 같았으나 정맥 혈류는 펌프를 통해 다른 개의 대퇴정맥(femoral vein)으로 연결되었다. 다른 개의 대퇴정맥으로 들어 간 정맥피는 그 개의 폐를 통해 산소화 과정을 거쳤다. 이렇게 동맥피로 변한 혈액은 이번에는 그 개의 대퇴동맥(femoral artery) 캐뉼라를 통해 펌프로 실험견의 경동맥(carotid artery)으로 보내졌다. 이때의 혈류 속도는 기정맥 혈류 원리에 의해 계산된 대로 분당 110~115 ml 를 유지하였다. 교차순환에 관한 이 첫 실험은 비록 약간의 기술적인 시행착오는 있었지만 실험견은 30분 동안 완전 혈류우회(total cardiac bypass) 상태를 거친 뒤 산소화 역할을 한 개와 함께 순조로운 회복 과정을 거쳤다.

첫 실험의 성공에 크게 고무된 연구팀은 이후 계속 실험을 해나가며 교차순환의 기술적, 이론적 측면을 착실하게 보완하여 나갔다. 그들은 교차순환법에서 단순한 혈류 우회라는 기술적 차원을 넘어서 심장을 절개하고 심실중격결손증 등의 심장내 병변을 수술하기 위해서는 보다 안전한 기준이 필요하다고 판단하였다. 이에 따라 그들은 확실한 안전 보장을 위해서 기정맥 혈류의 3배에서 5.5배 사이의 혈류가 보다 적절할 것이라는 결론을 얻었다. 1954년 초에 이르러서는 많은 실험견에서 가상적인 심실중격결손증 수술을 교차순환법에 의해 성공적으로 시행할 수 있게 되었다.

교차순환법을 이용한 첫 심장수술

거듭된 실험 끝에 그들의 방법에 확신을 가지게 된 연구팀의 모든 참가자들은 이제 교차순환법을 임상에 적용할 때라고 생각하게 되었다(그림 10-35). 그들은 이미 심장외과의 상급자였던 바르코(Richard Varco; 1912~2004)를 실험실로 초대하여 교차순환의 강력한 지지자로 만들어 놓았다. 최종적으로 환자를 보내주어야 할 소아과 의사들도 긍정적으로 그들의 연구과정을 지켜보고 있었다. 이제 교차순환법을 사람의 심장수술에 직접 적용하기 위해 남은 최후의 관문은 당시 외과의 책임자였던 완겐스틴의 승인이었다. 릴리아이는 그때까지 교차순환

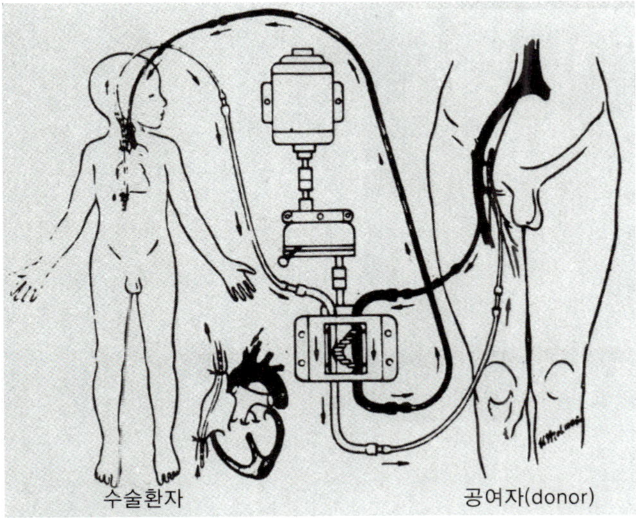

그림 10-35. 교차순환법에서 체외순환의 모식도. 그림에서 하얗게 표시된 혈액 순환로가 환자로부터 나오는 정맥 회로이고, 짙게 표시된 혈액 순환로는 환자로 향하는 동맥 회로이다.

법에 대하여 시행된 실험으로 얻어진 모든 자료를 제출하며 완겐스틴의 수술 승인을 요청하였다. 완겐스틴은 바르코에게 조언을 구했다. 바르코는 교차순환법의 성공을 확신한다며 만일 첫 수술이 이루어진다면 릴리아이의 제일 조수로 기꺼이 참여할 의사가 있음을 밝혔다. 마침내 완겐스틴의 재가가 내려졌다. 그렇지만 수술팀은 새로운 수술법을 처음으로 임상에 적용하는데 따른 위험성과 부담감을 인식하지 않을 수 없었다. 따라서 첫 수술대상으로는 그냥 두면 어차피 곧 사망할 수밖에 없는 한 소아 환자를 선택하기로 하였다.

이렇게 해서 선택된 첫 환자는 체중 6.9 kg 의 생후 1 년 된 남아였다. 환아는 출생 이후 계속된 심한 심부전과 폐렴으로 시달려 온 상태로 검사 결과 큰 심실중격결손을 가지고 있는 것으로 진단되었다. 교차순환의 공여자(donor)로는 혈액형이 맞는 환아의 아버지가 결정되었다. 마침내 1954년 3월 26일 수술이 시행되었다(그림 10-36). 이 수술에서 집도의 릴리아이가 바르코와 함께 환아를 수술하고 코헨과 워덴은 공여자 측에서 수술을 도왔다. 수술은 순조롭게 진행되었으며 릴리아이는 총 19분간의 체외순환 시간 동안 성공적으로 심실중격 결손을

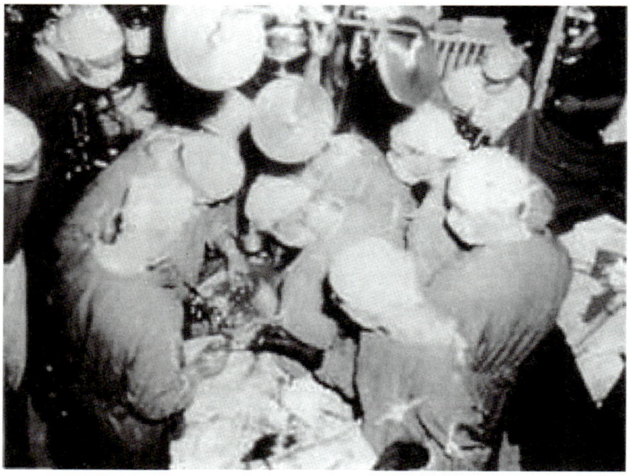

그림 10-36. 교차순환법에 의한 첫 개심수술의 실제 수술 사진. 1954년 3월 26일 시행된 이 수술에서 환자는 심실중격결손을 가진 1세 된 남아였으며 교차순환의 공여자는 환아의 아버지였다. 사진의 우측에 공여자가 위치하고 있다.

봉합하였다. 환자는 수술 직후에는 별 문제없이 회복 과정을 밟았으나 불행히도 수술 후 11일째에 폐렴으로 사망하고 말았다. 환자의 부검 소견상 심실중격결손 자체는 완전히 교정된 것이 발견되었다.

교차순환을 이용한 두 번째 개심술은 같은 해 4월 20일에 시행되었다. 환자는 심실중격결손을 가진 4세 된 남아로 교차순환의 공여자는 역시 환자의 아버지였다. 수술에는 총 26.5분간의 심장유입 혈류 차단시간이 소요되었다. 이 환자는 수술 후 순조롭게 회복되어 교차순환을 이용한 첫 성공적인 개심술 사례로 기록되게 되었다

릴리아이 팀은 이어서 1954년 8월 31일에는 팔로 4징증(tetralogy of Fallot)을 가진 11세 된 남자 환자에서 역시 교차순환법으로 심실중격결손을 폐쇄하고 누두부 협착(infun dibular stenosis)을 해소시키는 교정 수술을 성공적으로 시행하였다. 이 수술은 심장수술 사상 최초로 시행된 팔로 4징증에 대한 완전 교정수술이었다.

이후에도 교차순환법에 의한 개심술은 계속 시행되어 1954년 3월 첫 수술을 시행한 이후 1955년 7월까지 모두 45명의 환자가 수술을 받았다. 대상 환자들은 대부분 상태가 좋지 않은 소아 환자들이였다. 환자들의 병명은 심실중격결손

이 27명 (8명 사망), 팔로 4징증이 10명(5명 사망), 심내막상 결손증(endocardial cushion defect)이 5명(3명 사망), 그리고 기타가 3명(1명 사망)으로 전체적으로는 63%의 수술 생존율을 기록하였다. 이러한 생존율은 당시로서는 실로 획기적인 성적이었다. 교차순환법은 당시 개심술의 진전에 실로 큰 공헌을 하였다. 그리고 이에 대한 공로로 릴리아이, 코헨, 워덴 그리고 바르코 등은 1955년 미국보건협회(the American Public Health Association)의 의학 연구상을 수상하게 된다.

저장관류법

릴리아이의 연구팀은 교차순환법 이후에도 계속 새로운 아이디어를 실험해 나갔다. 그들은 교차순환의 대상 환자 중에서 작은 영아(small infants)에서는 심장내 병변 교정에 필요한 펌프시간이 비교적 짧을 뿐아니라, 필요한 관류 속도도 상대적으로 낮기 때문에 실제 공여자와 환자 사이에 교차 순환되는 혈액의 양이 많지 않다는 점을 간파하였다. 따라서 이러한 작은 환자에서는 굳이 전신 마취를 시킨 공여자를 사용할 필요 없이 용기에 저장한 동맥혈로 그 목적을 달성할 수도 있을 것이라는 이른바 〈저장관류법 (reservoir perfusion)〉의 아이디어가 제시되었다.

릴리아이의 지시에 의해 저장 관류법의 아이디어는 즉시 실험에 옮겨졌다. 먼저 큰 공여견(donor dog)에서 동맥혈을 채혈하여 헤파린을 함유한 저장 용기에 보관해 두었다. 채혈하는 동맥혈의 양은 실험견(recipient dog)의 크기와 함께 예상되는 체외순환 시간 등을 고려하여 계산하였다. 용기에 저장된 동맥혈이 삽관을 통해 실험견으로 관류되는 동안 실험견의 정맥혈류는 통상의 채혈 용기로 모아졌다. 실험은 특별한 문제없이 대체적으로 만족스럽게 진행되었다. 당시 외과 전공의였던 리드(Raymond Read)는 실온에서 저장된 동맥혈의 변성 속도를 연구한 결과 채혈한 뒤 첫 2-3시간 동안에는 PH, 혈색소치, 산소함량, 혈소판

수 등에서 큰 변화가 없는 것을 발견하였다.

저장 관류법을 이용한 첫 개심술은 1955년 3월 29일 시행되었다. 환자는 6개월 된 남아로 심실중격결손증 환자였다. 수술시 총 체외순환 시간은 14분 45초였고 관류 속도는 분당 150 ml(31 ml/kg) 였다. 사용된 동맥혈의 양은 모두 2,225 ml 였다. 환자의 수술 경과는 좋아서 수술 일주일 후 건강하게 퇴원하였다. 저장관류법을 이용한 개심술은 그 후 모두 5명의 환자에서 시행되었다. 저장 관류법의 장점은 말할 것도 없이 교차순환법에서 항상 있을 수 있는 공여자에 대한 위험 부담을 없애주는데 있었다. 그러나 저장 관류법으로는 관류 시간상의 한정이 있기 때문에 외과의사가 시간에 쫓기면서 수술을 해야 하는 단점이 컸다. 이 때문에 더 이상의 진전에는 뚜렷한 한계가 있었다.

8. 미네소타 대학팀의 또 다른 공헌들

드왈의 포말형 산화기

1954년 여름 미네소타대학의 릴리아이의 연구실에 드왈(Richard A. Dewall)이 합류하였다. 미네소타 본토박이인 그는 1953년 미네소타 의대를 졸업하고 당시 외과 레지던트를 지원한 상태였다. 그는 애초에는 승모판막 폐쇄부전증의 수술적 교정 방법에 관심을 가지고 이를 주로 연구하였다. 그러나 얼마 되지 않아 그의 기계학적 재능에 착안한 릴리아이의 지시에 따라 포말형 산화기(bubble oxygenator)의 개발에 주력하기 시작하였다(그림 10-37).

포말형 산화기는 정맥 혈액 속으로 산소 기포를 통과시켜 이를 통한 가스교환을 통해 산소화를 일으키게 하는 목적의 산화기이다. 포말형 산화기는 당시에도 전혀 새로운 것은 아니었다. 이미 19세기 말엽부터 가스 기포를 액체 속으로 통과시키면 대단히 큰 기체-액체 접촉 표면을 얻을 수 있다는 개념이 알려져 왔으며, 실제 산화기의 개발에서도 여러 학자들이 이러한 개념을 응용해보려고 노력해 오고 있었다. 그러나 이러한 산소화 장치의 개발에서 가장 큰 난제는 일단 혈액 안에 형성되어 있는 작은 기포들을 어떻게 효과적으로 제거시키느냐(debubbling) 하는 문제였다. 만일 이 기포들

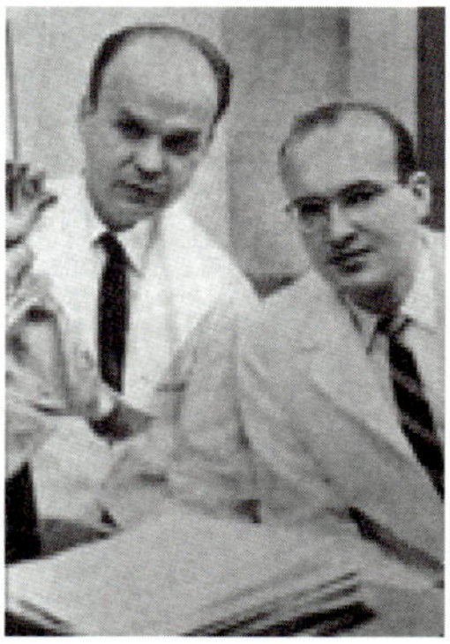

그림 10-37. 릴리아이와 드왈(오른쪽)

이 산소화 과정이 끝나고 나서도 제대로 제거되지 못하고 환자의 혈액 속에서 그대로 남아 있게 되면 마치 혈전과 같이 말초 동맥을 막게 되는 가스 색전증(gas embolism)을 일으켜 결과적으로 치명적인 결과를 낳을 수가 있는 것이다.

가스 색전증의 위험성을 해결하지 못한 채 지지부진하게 진행되던 포말형 산화기의 연구는 1950년 미국 오하이오의 클라크(Leland Clark), 골란(Frank Gollan), 그리고 굽타 (Vishwa Gupta)등에 의해 한 전환점이 만들어졌다. 그들은 산화기에서 혈액과 접촉하는 부분의 내면을 실리콘 수지(silicone resin)로 코팅하여 거품이 생기는 것을 막아주고, 작은 기포들은 큰 기포들로 뭉쳐져 대기로 빠져 나가게 하였다. 그로부터 2년 후에 그들은 똑같은 원리로 이번에는 파이렉스(Pyrex)로 만들어진 대형 인공 심폐기를 제조하였다. 이 인공 심폐기는 신시네티 대학의 헤롬즈워스에 의해 처음으로 임상 적용이 시도되었다. 수술은 심실중격결손을 가진 어린 여자환자에서 시행되었는데 인공 심폐기의 작동에는 큰 문제가 없었으나 환자는 불행히도 수술 16시간 후에 사망하고 말았다.

그 이후에도 포말형 산화기를 개선하여 본격적인 임상 적용이 가능한 산화기로 만들어보려는 노력이 여러 학자들에 의해 다각도로 시도되었다. 산소와 혈액 흐름의 방향을 같은 쪽 혹은 반대쪽으로 바꾸어 보기도 하고 산소 기포의 크기나 거품 제거 표면적(defoaming surface)의 크기를 변형시켜 보기도 하였다.

그러다가 마침내 심장 수술에 안전하고 효과적으로 적용될 수 있는 포말형 산화기의 개발이 미네소타 대학의 릴리아이와 드왈에 의해 이루어졌다. 릴리아이의 지시에 의해 연구를 시작한 드왈은 특유의 부지런함으로 부단히 연구를 계속해 나갔다. 여러 차례의 시도 끝에 그가 처음 만든 포말형 산화기는 혈액 속으로 산소 기포를 주업 하는 장치, 수직으로 된 산소-혈액 혼합튜브, 큰 기포들을 제거하기 위한 기포제거 튜브, 그리고 중앙 혈액 저장소의 4 가지 기본 구조로 구성되었다(그림 10-38). 드왈은 시그마모터(Sigmamotor) 펌프로 저속 관류를 시키면서 동물실험으로 이 산화기의 성능을 검사하였다. 실험 결과 산화기내 튜브간의 연결부위에서 혈액응고가 조장된다던지 산화기 내부의 유리성분(glass

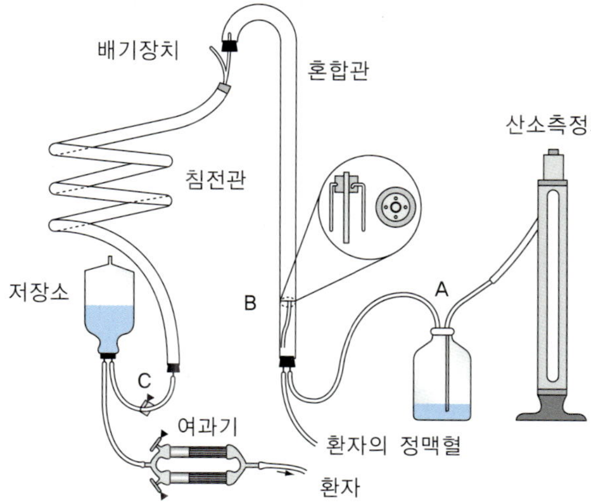

그림 10-38. 드왈의 첫 포말형 산화기의 모식도

parts) 때문에 혈액 내 응고인자가 제거되어 심한 출혈이 생기는 등 여러 가지 문제점들이 발견되었다.

그러나 드왈은 이런 저런 문제점들을 하나하나 해결해 나갔고 마침내 오늘날 Dewall-Lillehei 산화기라고 불리는 효율적인 산화기를 개발해 내었다. 그리고 이 산화기는 1955년 5월 13일 처음으로 환자에 직접 사용하게 되었다. 첫 수술 이후 모두 7명의 영아 또는 작은 소아에서 시행된 수술 결과는 대단히 성공적이었다. 드왈이 처음으로 완성한 이 포말형 산화기는 분당 600ml의 혈액을 안전하게 산화시킬 수 있었다.

드왈은 이후에도 연구를 거듭하여 산화 능력이나 안전성에서 현저히 개선된 여러 가지 모델을 내어놓았다. 그림에서의 모델도 그중의 하나로 분당 3,000 ml의 혈액을 산화시킬 수 있었다(그림 10-39). 이 모델은 대체적으로 첫 번째 모델과 비슷하였으나 기포 주입장치를 새롭게 하였고 중앙 혈액 저장소 대신에 긴 침전튜브(elongated setting tube)를 사용하였다. 그리고 산소 가습기가 없는 점 등이 달랐다. 드왈은 그밖에도 내부 열교환기 (internal heat exchanger)를 산화기내에 장치하여 원하는 대로 체온을 조절할 수 있게 하였다.

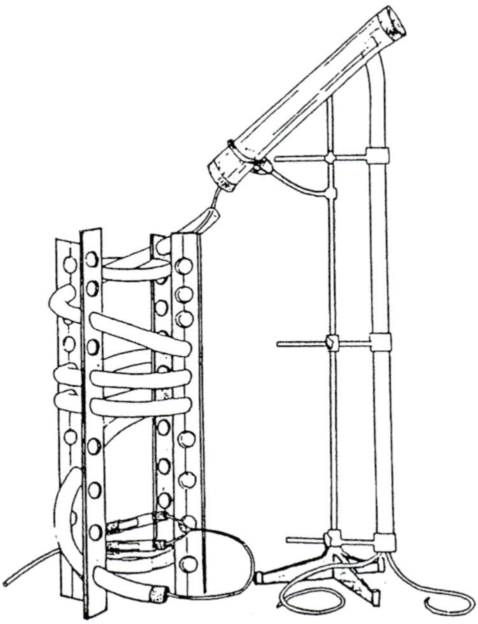

그림 10-39. 드왈의 두 번째 포말형 산화기의 모식도

드왈의 포말형 산화기는 실용적인 측면에서 많은 장점을 가지고 있었다. 우선 비싸지 않을 뿐 아니라 열소독이 가능하였다. 그리고 조립이나 점검이 그렇게 어렵지 않고 움직이는 부위(moving parts)가 없다는 점 등도 큰 장점이었다. 드왈의 산화기는 값싸게 구입할 수 있는 구성 성분들로 부터 조립할 수 있기 때문에 1회용으로 사용할 수가 있었다. 드왈의 산화기는 곧 큰 호응을 받아 1955년 7월 이후로 당시 미네소타 대학에서 개심술을 시행할 때 주된 자리를 차지하였다. 물론 이후에는 전 세계적으로도 보편화되기 시작하였다. 드왈은 그의 연구업적에 대한 공로로 1957년 미국 청년상공회의소가 주는 10명의 훌륭한 젊은이 상을 수상하였으며 오래 동안 그가 확립한 포말형 산화기는 세계적으로 가장 널리 사용되고 있는 산화기로 자리 잡았다.

플라스틱 쉬트 (plastic sheet) 산화기

드왈의 포말형 산화기가 처음 사용되기 시작할 당시에 지적된 문제점으로 산화기의 구성 성분들을 만들 때 여전히 상당한 기술적 과정을 요구한다는 점이었다. 즉 플라스틱 튜브를 자르고 세척한 뒤 실리콘을 입히고 이를 싼 뒤 소독하고 또 수술 직전에 이들 부품들을 무균 상태에서 조립해야 하는 등의 번거러운 절차를 거쳐야 한다는 것이었다.

이 문제는 릴리아이 팀의 또 다른 연구원이었던 고트(Vincent L Gott)가 드왈 등의 도움을 받으면서 상업적으로 생산될 수 있는 1회용의 플라스틱 백 포말형 산화기를 만듬으로서 해결되었다. 이 제품은 기본원리에 있어 드왈의 산화기와 똑 같았으나 챔버와 튜브들을 두개의 플라스틱 쉬트로 열처리하여 폐쇄시킴으로서 훨씬 간단하게 만들었다. 한편 미국 신시네티와 코펜하겐의 연구팀들도 독립적으로 이와 비슷한 제품을 개발하였다.

제11장

심장 이식수술 및 인공심장 이식수술

1. 심장 이식수술

1) 실험적 배경

전설속의 이식수술

심장 이식수술(heart transplantation)이란 다른 방법으로는 아무런 도움도 줄 수없는 말기 심장질환 환자에서 병든 심장을 공여자(donor)의 건강한 심장으로 완전히 바꾸어 주는 수술을 말한다(그림 11-1). 그런데 심장은 우리 몸에서 단 하나 밖에 없는 장기이다. 그리고 심장의 존재는 생명 영위에 필수적이기 때문에 신장(kidney)과 같이 한 쌍이 존재하는 장기와는 달리 살아있는 사람에게서는 공여 받을 수가 없다. 또 사람이 사망하여 심장의 박동이 멈추게 되면 심장 조직에서는 곧 비가역적인 손상이 진행되기 때문에 사체의 심장 역시 이용할 수도 없다. 심장이식 수술에 대한 이러한 난관은 심장의 박동이 정지하는 순간을 사망이라고 정의하는 전통적인 심장사(cardiac death) 개념에서, 비록 심장은 여전히 박동하고 있으나 뇌기능이 완전히 정지된 상태이면 사망으로 인정하는 뇌사(brain

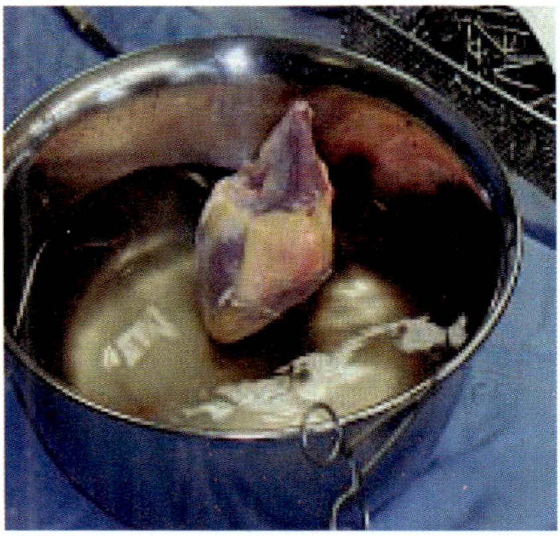

그림 11-1. 이식 직전의 공여자 심장 (donor heart)

death)의 개념이 도입되면서 해결되게 된다. 이에 따라 오늘날 우리나라를 포함한 많은 국가에서 심장 이식수술은 높은 수술 성공률과 함께 보편적인 수술 수기로 자리 잡고 있다.

한 사람의 병든 장기를 완전히 다른 장기로 교환시켜 주는 이식수술은 현대 의학의 발전으로 만들어진 크나큰 개가로 인정되어 오고 있지만, 정작 이식수술에 대한 언급이 문헌에 기록된 것은 현대 의학과는 전혀 관계가 없는 훨씬 이전부터였다.

중국의 한 고대 기록에 의하면 일찍이 기원전 3세기경 당시의 전설적인 명의 편작이 시행한 장기 이식에 관한 이야기가 언급되고 있다. 즉 편작은 당시 병든 두 명의 군인에게 술에 혼절약을 타서 먹인 다음, 수면상태의 그들의 몸을 열어 심장을 포함한 여러 내부 장기를 교환시킨 것으로 기술되어 있다. 그 두 병사들은 그로부터 3일 후에 아무 이상 없이 깨어났다고 한다. 당시 편작이 이 고난도의 수술(?)을 시행할 수 있었던 것은 가까운 사이였던 중국판 요정의 도움이 컸다고 기술되어 있는데, 그는 병사들의 몸을 꿰뚫어 보는 힘으로 그들의 병을 진단하였으며 이식수술을 권유한 것도 바로 그였다고 한다. 그러나 후학들에게는 불행하게도(?), 그들은 이 귀중한 수술 증례에 관한 학술적인 보고는 하지 않은 것으로 되어있다. 물론 이식수술에 관한 이러한 종류의 이야기는 단순한 전설적 수준 그 이상은 아니겠지만, 어쨌든 오랜 기간 동안 장기이식 수술의 개념이 인류와 더불어 함께하고 있었다는 것을 확인하는 데에 그 의의가 있다 하겠다.

실험적으로 심장이식 수술을 처음 성공시킨 카렐과 거트리

심장이식 수술이 오늘날의 모습으로 자리를 잡는 데에는 실로 많은 학자들의 노력이 있어 왔다. 그리고 이에 결정적인 전환점을 만든 것은 1967년 12월 3일 남아공화국의 외과의사 버나드(Christiaan N. Barnard)에 의해 처음으로 사람에서 시행된 심장 이식수술이라는 점에는 이론의 여지가 없다. 그러나 의학사에

빛나는 버나드의 이 성공적인 수술이 있기까지에는 이미 그 이전 약 60여년 간에 걸친 관련 학자들의 꾸준한 실험적 연구 성과가 그 토대를 이루었다는 것을 간과해서는 안 될 것이다.

심장이식 수술의 기초는 혈관 문합술(vascular anastomosis)의 개발에서부터 시작되었다고 할 수 있다. 사실 효율적인 혈관 연결 방법이 없이는 장기이식 수술 자체가 불가능한 것이기 때문에 이는 당연한 과정이었다고 볼 수 있다.

불과 20세기 초반에만 해도 혈관을 묶어 주는 것 이상의 혈관에 대한 시술은 제대로 이루어지지 못하고 있었다. 이를 반영하듯 1902년까지 세계 문헌에 보고된 것을 조사해보면 임상적으로 사람에서 성공적으로 동맥을 봉합(arterial sutures) 해준 경우가 겨우 21례에 지나지 않을 정도였다. 당시 외과의사들은 여전히 항생제가 본격적으로 소개되기 이전 시대의 쓰라린 기억에 큰 영향을 받고 있었다. 항생제가 없던 시절에는 수술 부위의 감염이 워낙 빈발하였다. 이 때문에 수술시 봉합사의 끝을 길게 남겨 두었다가 감염이 생긴 것으로 판단되면 즉시 그 끝을 당겨 봉합사를 제거한 뒤 자연 치유가 일어나는 행운을 기다려 보는 것이 당시의 관행이었다. 그러다가 항생제가 소개되고 무균 수술의 개념이 도입되는 동시에 수술 기법의 향상 등으로, 흡수성 봉합사로 장의 문합(intestinal anastomosis)을 안전하게 시행할 수 있게 되었다. 여기에 어느 정도 자신감을 가지게 된 외과의사들은 혈관 수술이 필요할 때도 장의 문합과 같은 방법으로 문합 수술을 시도하였다. 그러나 아쉽게도 간헐적인 성공 사례를 제외하고는 대부분 실패로 끝나고 말았다.

그러던 중 1905년 당시 미국 시카고 대학에서 근무하던 유명한 카렐(Alexis Carrel; 1873~1944)이 거트리(Charles. C. Guthrie)와 함께 혈관 문합술의 개발에 획기적인 전기를 마련하였다(제 5장 본격적인 심장수술의 시작을 가능하게 해준 발견들-1. 카렐과 혈관외과의 정립 그리고 심장수술에의 공헌 참조). 그들은 실험 연구를 통해 혈관 수술용으로 잘 다듬어진 강철(polished steel)로 만들어진 작으면서도 점차 가늘어지는 형태(tapered)의 수술 바늘을 개발하였다.

또 봉합사로는 가는 명주실(silk)이나 사람의 머리카락을 사용하였다. 그리고 혈관 연결 수술을 할 때는 혈관의 모든 층을 포함하여 봉합해야 한다는 점을 강조하였다. 카렐과 거트리의 이러한 연구들은 일견 단순해 보이기도 하지만 아주 작은 부분까지 세밀한 주의를 기울이는 그들의 연구 태도와 함께 외과 분야의 새로운 장을 여는데 중요한 기초를 마련해 주었다.

역사상 최초의 실험적 심장이식 수술도 카렐과 거트리가 혈관 문합술의 개발과 함께 이를 통한 각종 장기들의 기능을 연구하는 과정에서 자연스럽게 이루어졌다. 당시 그들은 신장, 난소, 갑상선, 부갑상선, 사지(limb) 등 각종 장기를 제거한 뒤 혈관 문합술을 통해 본래의 장소나 또는 다른 장소에 다시 접합시키는 실험을 해나갔다. 이러한 일련의 실험 중에서 1905년 그들은 개에서 처음으로 실험적 심장이식 수술을 시행하게 되었다. 당시의 실험 내용을 발표한 논문을 번역 소개하면 다음과 같다(원전 ; Carrel, A and Guthrie, CC : The transplantation of veins and organs. Am J Med 10 : 1101, 1905).

〈작은 개의 심장을 적출한 뒤 큰 개의 목에 이식하였다. 이때 혈관 연결은 큰 개의 경정맥 (jugular vein)과 경동맥(carotid artery)을 잘라서 그 끝을 작은 개 심장의 대동맥, 폐동맥, 대정맥 중의 하나(one of the vena cava), 그리고 폐정맥 하나에 연결시켰다. 적출된 작은 개 심장의 박동이 멈춘지 약 1시간 15분 후에 혈관 연결을 통한 혈액 순환을 재개시켰다. 혈액순환을 재개시킨지 20분 후에 혈액이 관상동맥으로 활발히 순환되는 것이 보였다. 작은 관상정맥(coronary vein)의 분지 하나에 작은 구멍을 내니 많은 양의 검은 피가 나왔다 그런 뒤 강한 세동성 수축(fibrillar contraction)이 관찰되었다. 수술 후 약 1시간 후에 심방의 수축이 나타나면서 심실의 효과적인 수축이 시작되었다. 정상 심장의 심박수는 분당 100회인데 이식된 심장은 분당 88회의 속도로 박동하였다. 잠시 후 자동 기록장치로 기록이 측정되었다 수술시 무균조작을 하지 않았다. 약 2시간 후에 심장 안에서 혈액응고가 생겼고 이 때문에 실험은 중단 되었다.〉

이 보고만 가지고 카렐과 거트리가 당시에 시행하였던 실험 내용을 세밀한 부분까지 정확하게 파악하기는 어렵지만 그들의 기술을 토대로 실험모식도를 가장 가능성이 있는 쪽으로 추정해보면 다음과 같은 것으로 생각된다(그림 11-2). 그런데 이 실험모델에서는 심방으로 들어오는 혈류가 동맥압에 의해 들어오게 되고 대동맥에서 나가는 혈류는 정맥으로 분출되게 되어 심근 관류의 측면에서는 가장 좋지 않은 환경을 제공하는 결정적인 취약점이 있었다. 그럼에도 불구하고 카렐 등이 시행한 이 실험은 여러 가지 점에서 심장 이식수술의 발전사에 큰 공헌을 하게 되었다. 왜냐하면 그들의 연구는 먼저 기술적으로 어떤 실험 모델을 통해 심장이식 수술의 연구가 가능하다는 것을 제시하였다. 그리고 무엇보다도

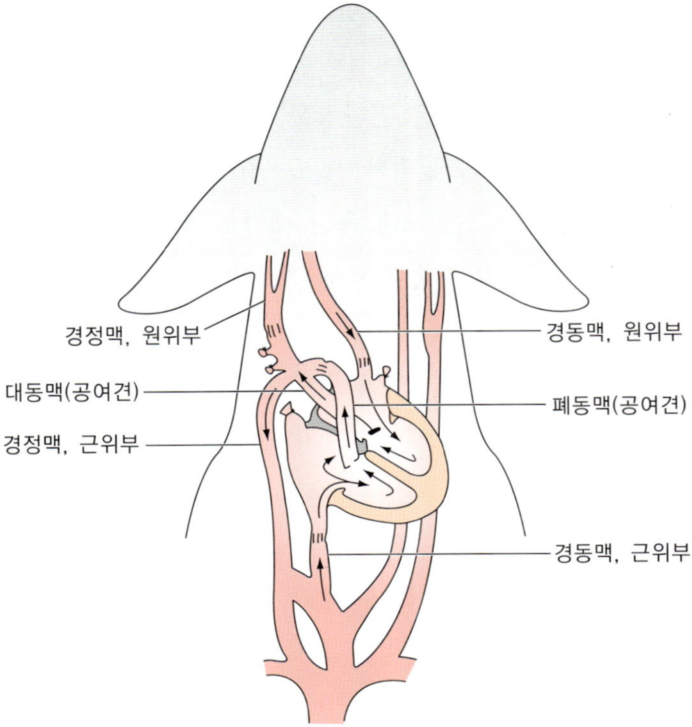

그림 11-2. 카렐과 커트리가 1905년 시행한 심장이식 수술 실험 모델을 해석한 모식도

중요한 것은 심장이 일정 기간의 허혈(ischemic period) 상태에도 불구하고 그 기능을 유지할 수 있다는 사실을 증명하였다는 것이었다. 즉 한 개의 심장을 적출하여 다른 개에 옮겨 심을 때까지의 시간 동안에는 완전히 혈류가 차단된 상태였는데도 이식수술 후 그 기능을 유지할 수 있다는 것을 보여 주였던 것이었다. 그리고 비록 초보적인 수준이었지만 이식된 심장의 생리학적 변화를 관찰하였던 것도 작은 수확이었다.

메이요 클리닉의 만(Mann)의 연구 업적

카렐과 거트리의 실험 이후 장기이식에 관해서는 산발적인 연구 이외에는 오랫동안 이렇다 할 특별한 진전을 보이지 못하고 있었다. 그나마 1920년대 중반 이후부터는 많은 학자들이 장기이식의 실험 결과에 실망한 나머지 연구를 포기하기 시작하였다.

이러한 학문적 정체기에 새로운 전환점을 만든 것은 1933년 미국 미네소타주 로체스타에 있는 메이요 클리닉(Mayo Clinic)의 만(Frank C. Mann; 1887~1962)에 의해서였다. 그는 오래 동안 메이요 클리닉 실험외과의 책임자로 있으면서 심장과 신장 이식수술에 관한 카렐의 연구에 큰 자극을 받고 있었다. 심장이식 수술에 관한 만의 연구는 그의 공동 연구자 중의 한 사람인 마르코위쯔(J. Markowitz)가 어떤 실험을 위해 신경 지배가 제거된 상태의 심장(denervated heart)을 필요로 한 것이 계기가 되었다.

만의 실험 역시 실험동물로 개를 사용하였다. 그리고 공여견(donor)의 심장을 경동맥-경정맥 혈관계를 이용하여 피이식견(recipient)의 목에 이식하는 등 기본적인 실험 방법은 카렐의 기법과 동일하였다. 그러나 구체적인 혈관 연결 방법에는 약간의 차이가 있었다. 즉 만의 경우에는 그림에서와 같이 피이식견의 경동맥의 절단된 끝을 공여견 심장의 대동맥과 연결시켜 관상동맥 혈류를 유지하였으며, 이 혈류가 관상정맥동을 통해 우측 심장으로 배출되면 공여견 심장의 폐동맥과 연결된 피이식견의 경정맥으로 나가도록 고안되었다(그림 11-3). 결론적으로 이식된 심장의 우측 부위만 펌프 기능을 하게끔 한 이 실험모델은 대체적으로 만족할 만한 결과를 낳아 가장 긴 경우에는 8일 까지(평균 4일) 심장 박동을 유지할 수가 있었다.

이 실험을 통해 만은 몇 가지 중요한 점을 파악하였다. 즉 성공적인 심장이식수술을 위해서는 적절한 심근 보호가 필요하고 이를 위해서는 가급적 빨리 관상동맥 혈류를 재개시켜 주어야 한다는 점이었다. 그리고 좋은 결과를 위해서는 수술시 공기 색전증(air embolism)과 심실의 확장을 피해야 한다는 점을 인식하였다. 만은 이식된 심장의 전반적인 상태를 기술하면서, 동종 간에 이식된 심장

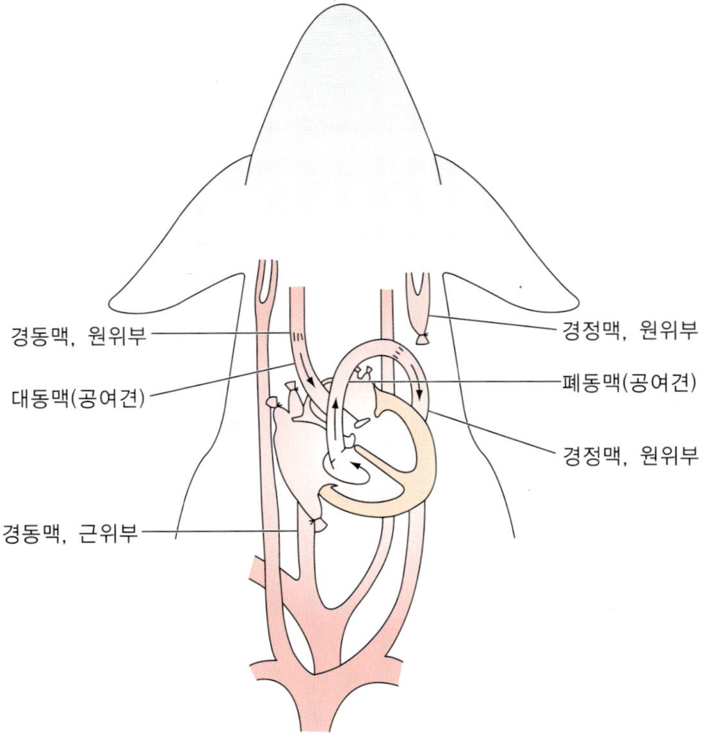

그림 11-3. 1933년 만 등이 시행한 심장이식 수술 실험 모델을 해석한 모식도

(homotransplanted heart)의 생존 여부는 수술 수기 보다는 다른 장기의 이식에서도 볼 수 있는 것과 같이 어떤 생물학적 요인(biologic factor)에 좌우된다고 결론지었다. 그는 또 이식된 심장을 제거한 후 조직학적으로 관찰하면 림프구와 큰 단핵구 또는 다형핵구에 의해 완전히 침윤된 것을 수 있다고 기술하였는데, 이는 동종 심장이식 수술의 거부반응(cardiac allograft rejection)에 관한 첫 기술로 간주되고 있다.

마르쿠스 I, II, III 수술법

1933년 앞서 말한 만의 연구발표 이후 또 다시 오래 동안 심장이식 연구에 관한 흥미가 식어 가고 있었다. 이때 미국 시카고 의대의 마르쿠스(Emanuel Marcus)등은 1951년 한 학술잡지(Surgical Forum)에 심장이식에 관한 그들의 첫 연구 논문을 발표하였다.

마르쿠스 등도 처음에는 만의 실험모델과 거의 같이 우측 심장만을 펌프로 사용하는 방법 (Marcus I 방법)으로 공여견의 심장을 피이식견의 목이나 사타구니 또는 하복부 등에 이식시켰다. 그들은 또 공여견의 심장을 저산소증에서 보호하기 위해 피이식견 이외에 제 3의 개를 또 한 마리 준비하여, 공여견에서 심장을 적출한 후 이식을 기다리기까지 관상동맥 혈류를 유지시키는데 사용하기도 하였다. 그러나 실험 결과는 그렇게 만족스럽지 못하였다. 마르쿠스 등은 이 방법에 의해 모두 22례의 심장 이식수술을 시행하여 그중 10례에서 성공하였으나 한번도 48시간 이상 심장박동을 유지시키지는 못했다. 마르쿠스는 실험을 통해 심장이식 수술의 가장 큰 장애는 생물학적 조직 특이성(biological tissue specificity)의 문제라는 것을 깨닫고 장차 언젠가는 이를 극복할 수 있을 때가 올 것이라고 생각하였다.

1952년에 들어서서 마르쿠스는 두 가지 새로운 심장이식 수술 모델을 개발하는 동시에 이식 거부반응을 줄여볼 목적으로 공여견과 피이식견 사이의 혈액을 교차적합(cross-matching) 시키는 방법을 채택하였다.

마르쿠스 II 방법에서는 마르쿠스 I 방법과는 달리 우측 심장뿐만 아니라 좌측 심장도 펌프 기능을 하게끔 혈관을 연결시켜 주었다. 이 방법으로 수술을 시행한 22례의 실험에서 수술 자체는 모두 성공하였으나 염증성 부종이 생기는 문제로 역시 48시간 이상 심장 박동을 유지시킬 수가 없었다. 그러나 얼마 후에는 경험 축적과 수술기법의 향상 등으로 실험동물을 최장 6일 반까지 생존시킬 수가 있었다.

마르쿠스 III 방법은 보다 과감한 방법으로 공여견의 심장과 폐를 동시에 피이식견의 하복부에 이식하는 수술법이었다. 이 방법에서는 피이식견의 복부에 이식된 공여견의 기관(trachea)을 그림에서와 같이 밖으로 끌어내어 이를 통해 인공호흡을 시행하였다(그림 11-4). 마르쿠스는 이 창의적인 심장이식 수술법으로,

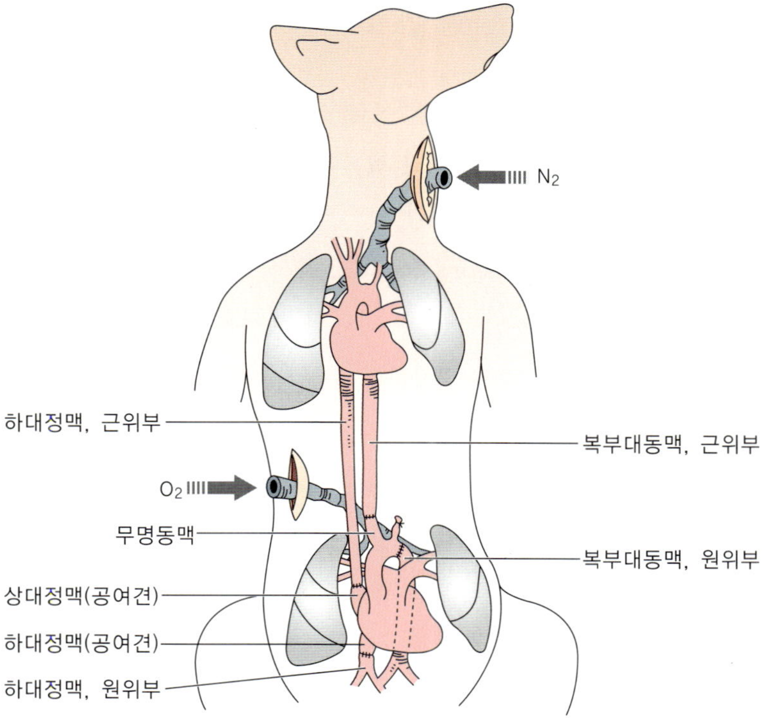

그림 11-4. 1953년 마르쿠스 등에 의해 시행된 심장이식 수술 실험 모델의 모식도

피이식견의 심장과 폐를 자체 순환계에서 배제하고 나서도 한동안 공여견의 심장과 폐만으로 피이식견을 생존시킬 수가 있었다. 이 방법을 이용한 8례의 실험 중 실험견 한 마리는 최장으로 9시간까지 생존하였다. 마르쿠스 III 수술방법은 서구의 문헌에 보고된 최초의 심폐 동시 이식수술이었다는 점과, 이식된 공여견의 심장이 피이식견의 순환을 일정 기간 동안이나마 유지시킨 최초의 증례라는 점에서 큰 의의가 있었다. 마르쿠스는 그의 실험 과정을 통해 이식 거부반응의 중요성을 절감하였으나 그 원인에 관해서는 끝내 알아내지는 못하였다.

한편 1953년 넵춘(Neptune) 등은 마르쿠스의 이소(heterotopic) 심폐 동시 이식법과는 달리 심장과 폐를 장기의 원래 위치에 이식시키는 정위(orthotopic) 심폐 동시 이식수술법을 연구하여 유사한 결과를 보고하였다.

스탠포드대학의 샴웨이와 그밖에 심장이식 수술의 정립에 공헌한 후속 학자들

1952년에 이르러서 당시의 의학계에서는 비록 임상적인 개심술(open heart surgery)과는 거리가 멀지만, 실험적인 필요성에서 심장을 안전하게 열기위한 여러 보조수단들이 개발되기 시작하였다.

미국 필라델피아의 넵춘(Wilford Neptune), 쿡슨(Brian Cookson), 베일리(Charles Bailey) 등도 이들 방법 중의 하나인 저체온법으로 동물의 혈액 순환을 30분 동안 아무런 장애 없이 정지시킬 수 있게 되자 이 방법을 심장이식 수술에 응용해 보기로 하였다. 1953 년에 발표된 그들의 논문 〈완전 동종 심장이식 수술(complete homologous heart transplantation)〉에서 그들은 심장이식 수술의 방법 자체에 많은 관심을 표명하였다. 그들은 공여견 심장의 심근 보호와 함께 이식수술 중 피이식견의 보호를 위해 두 동물을 모두 당시 흔히 쓰던 음료수 냉각기에 넣어 저체온을 유도하였다. 그들은 또 심장이식 수술의 수술 수기를 간편하게 만들 목적으로, 여러 번의 폐정맥 문합(pulmonary vein anastomosis)을 요하는 단독 심장 이식수술 대신에 심장과 폐를 한 묶음으로 동시에 이식하는 방법을 개발하였다. 그러나 이 아이디어는 뒷날 수술 방법의 개선으로 심장 이식수술만으로도 개개의 폐정맥을 문합할 필요가 없어지면서 자연적으로 해결되었다. 어쨌든 넵춘 등은 저체온법을 이용한 그들의 방법으로 3례의 심장 이식수술 실험을 시행하여 6시간까지의 생존을 기록하였다.

심장이식에 관한 서구에서의 다음 업적은 중미의 푸에르토리코에 있는 베일리(Charles Bailey) 연구소의 책임자로 있던 블랑코(Gumersindo Blanco) 등에 의해 이루어졌다. 1958년 한 외과잡지(Archives of Surgery)에 보고된 그들의 실험은 기본적으로는 전술한 넵춘 등의 방법과 비슷하였다. 그러나 공여견의 심장을 적출하자마자 구연산칼륨(potassium citrate)으로 심장을 정지시켜 심근의 보호를 도모했던 것과 펌프 산화기를 사용했다는 점에서 다소간의 차이가 있었다. 이렇게 시행한 8차례의 실험 중 6차례에서 수술은 성공하였으나 이식된 심장의 박동은 30분에서 4시간 반 정도밖에 유지시킬 수가 없었다. 심장이 장기간 생존하지 못하였던 원인에 관해서 블랑코는 큰 의문을 가졌으나 당시로는 그 이유를 알 길이 없었다.

1950년대 후반부터는 심장이식에 관한 관심이 점점 고조되기 시작하였다. 심장 이식을 여러 가지 측면에서 연구한 논문들이 각종 학술지에서 나타나는 빈도가 점차 증가하였다. 같은 종의 동물 사이에서의 심장이식(동종이식) 뿐만 아니라 자가 이식된 심장(한 동물에서 일단 심장을 제거했다가 다시 이식하는 수술)에 관한 연구도 활발히 이루어졌다. 자가이식에 의한 심장이식 연구의 장점은 조직 거부반응의 두려움이 없이, 심장이식 후에 생기는 심장의 대사 작용, 약물이나 운동에 대한 반응, 현미경학적 변화 등을 연구할 수 있다는 점이였다, 그러나 자가이식에 관한 1960년대 초의 실험 결과에는 상반되는 결론들이 도출되기도 하여 혼란을 낳기도 하였다. 당시 여러 연구자들에 의해 실험적으로 자가 이식된 심장 중에는 상당수에서 조기에 이식이 실패하거나 생존하였을 때라도 심장리듬의 장애가 생기는 경우가 발생하였다. 학자들은 이의 원인으로 심장을 절제할 때 자율신경이나 또는 림프선의 연결이 단절되는데서 기인할 것이라고 추론하였다. 그러나 결론적으로는 다행스럽게도 미국 스탠포드 대학의 샴웨이(Norman Shumway)를 중심으로 한 다른 실험에서는 이러한 점들이 관찰되지 않았다. 특히 샴웨이의 실험견들에서 이식된 심장은 정상적인 가능을 보이면서 1년, 2년, 심지어 5년까지 생존하였다. 지금에 와서 왜 당시 초기의 실험결과에 그러한 큰 차이가 있었는가에 대해서는 만족할 만한 해석이 없는 상태이다.

심장이식에 관한 수술 수기상의 문제도 꾸준히 변형되면서 보완되고 있었다. 수술 수기 중 가장 중요한 것은 역시 정맥환류와 심방을 다루는 문제였다. 러시아의 데미코프(Demikhov)는 벌써부터 모든 폐정맥을 따로따로 문합하는 방법의 문제점을 인식하고 문합의 수를 줄이기 위해 심장이식 수여자의 좌심방 본체를 남겨놓았다. 1957년 미국 볼티모어의 골버거(Maurico Golberg)와 버만(Edgar Berman)도 비록 남겨놓은 심방 부분은 다소간 적지만 기본적으로는 같은 생각을 가지고 심장이식 수술에 이 기법을 이용하였다. 그들은 앞서 말한 블랑코와 마찬가지로 공여견의 심장을 구연산 칼륨으로 정지시키고 펌프 산화기를 사용하였다. 그들의 방법이 블랑코나 그 이전의 넵츈 등의 방법과 다른 점은 심장과 폐를 동시에 이식하지 않고 심장만을 이식시켰다는 점이었다. 그러나 그들의 실험은 순조롭지가 않았다. 실험수술 후 실험견들에서 치명적인 부정맥인 심실세동이 반복해 생기면서 2시간 이상 실험견을 생존시킬 수가 없었다.

여기서 한걸음 더 나아간 연구는 1959년 영국의 가이 병원의 브록(Russel Brock)과 카스(Henry Cass)에 의해서 이루어졌다, 그들은 폐정맥 뿐만 아니라 대정맥(venae cavae) 에 있어서도 개개의 문합을 피하기 위해 양쪽 심방 모두를 남겨놓을 것을 주장하였다. 그러나 이러한 개선된 수술기법의 소개와는 관계없이 심장이식에 관한 그들의 수술 결과는 좋지 않았다.

한편 미국 캘리포니아주에 있는 스탠포드 대학의 샴웨이(Norman Shumway; 1923~2006)와 로우어(Richard Lower)도 1960년 영국의 브록과 카스 등의 연구와는 독립적으로 그들과 똑같은 결론에 도달하였다. 샴웨이를 중심으로 한 스탠포드 그룹은 이에 관하여 꾸준한 연구를 해나갔다(그림 11-5). 그들의 연구

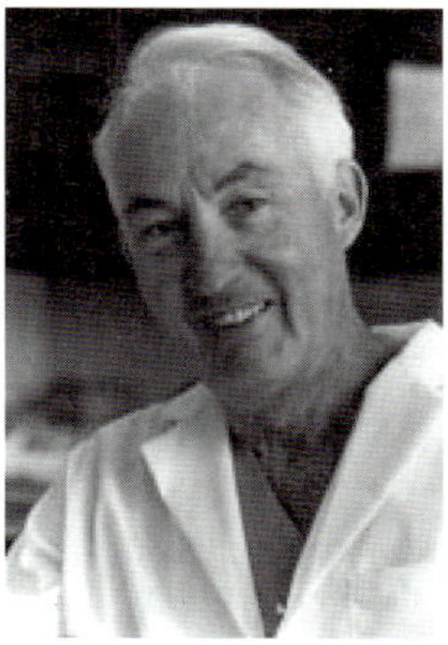

그림 11-5. 샴웨이
(Norman Shumway)

결과는 오늘날 심장 이식수술시 개개의 폐정맥과 대정맥들을 따로따로 문합하는 번거러운 과정대신 〈두개의 심방 커프 만으로 간단히 문합시키는 방법(two atrial cuff anastomiosis)〉을 정립시키는데 결정적인 공헌을 하였다. 비록 브록이나 카스, 그리고 그 밖의 다른 학자들의 공헌이 없었던 것은 아니지만 오늘날 심장 수술 기법의 정립에는 샴웨이 그룹의 꾸준한 노력과 그에 비례한 우수한 연구 성적이 결정적인 뒷받침이 되었던 것이다. 샴웨이의 스탠포드 그룹은 당시 실험견의 종류를 선택하는데는 특별한 주의를 기울이지 않았고 그들의 면역학적 상태를 변화시키려는 노력도 하지 않았다. 그들은 단지 공여견의 심장을 적출하여 섭씨 4도의 생리 식염수내에 약 5분 동안 보존하였다. 보존하는 동안 심근의 온도는 12-15도로 떨어졌다. 스탠포드 대학 연구팀이 실험을 처음 시작할 당시만 해도 실험견의 생존 기간은 수 시간에 지나지 않았다. 그러나 이 기간이 점차 수일로 늘어나면서 1960년 어떤 실험개에서는 21일의 생존기간을 기록하게 되었다. 당시 실험개들은 사망하기 전까지 대부분 정상적인 활동을 보이면서 운동 능력에도 특별한 이상이 없었으나 통상 24시간 내에 순식간에 상태가 나빠지면서 사망하였다. 스탠포드 팀은 1960년 한 외과잡지(Surgical Forum)에서 기술하기를 〈만일 심장이식의 면역학적 기전만 해결된다면 개의 정상 수명 동안 이식된 심장이 그 기능을 유지할 가능성이 크다〉라고 의견을 피력하였다.

면역 억제제의 사용

심장이식 수술 뿐만 아니라 모든 장기이식 수술에서는 공여 장기에 대한 피이식 개체의 면역 거부반응을 억제시켜 주어야 한다. 심장이식수술 시 면역 억제제의 사용에 관해서는 1962년 당시 미국 튜레인(Tulane) 의대에 있던 림츠마(Keith

Reemtsma; 1925~2000)가 메토트렉세이트 (methotrexate)를 사용하여 이식된 심장의 생존율을 높였다는 보고를 하였다. 그는 실험동물의 목에 심장이식을 하고 메토트렉세이트로 처리한 실험군과 그렇지 않은 대조군과 비교를 하여 평균 생존 기간을 10일에서 21일로 연장시킬 수가 있었다. 조직 거부반응이 처음 시작되는 것은 보통 7~10일 이기 때문에 이 실험결과는 의의가 있었다. 그로부터 2년 후인 1964년, 림츠마는 이번에는 피이식견의 심장을 제거하지 않고 공여견의 심장을 피이식견의 심장 옆에 나란히 이식시킨 뒤 면역 억제제로 아자티오프린(Azathioprine) 을 사용하여 실험을 하였다. 실험 결과 대조군에서는 최고 10일까지 밖에 생존하지 못하던 것을 아자티오프린 사용 그룹에서는 32일 까지 실험동물의 생존 기간을 연장시킬 수가 있었다. 한국전쟁에도 참전한바 있는 림츠마는 1964년 침팬지의 콩팥을 사용하여 첫 이종 장기이식을 시행하기도 하였다. 당시 침팬지의 콩팥을 이식받은 여자 환자는 그 후 9개월간 생존하였다.

1963년 미국 뉴욕의 블루멘스톡(David Blumenstock) 등도 동물실험을 통해 심장이식 수술 후 메토트렉세이트를 사용하여 42일까지 생존을 연장시켰다는 보고를 하였다. 그러나 그들의 보고는 대조군에 관한 언급이 없었으며 실험동물 50마리 중 42마리가 24시간 내에 사망하였다.

한편 같은 해인 1964년 역시 뉴욕에 있는 마이모니데스(Maimonides) 병원의 칸트로위츠(Adrian Kantrowitz)와 곤도(Kondo) 등은 면역 억제제를 사용하지 않고 37례의 심장이식 실험을 시행하였다. 이 중 18례에서는 일주일 이상의 생존이 그리고 그 중 12례는 2주 이상의 생존이 기록되었다. 또 한 실험견에서는 그때까지 실험상으로로는 가장 오랜 기록인 213일의 생존기간을 기록하였다. 그들이 면역 억제제를 사용하지도 않고 그 당시로는 획기적인 실험 결과를 얻게 된 이유에 대해서는 설명이 쉽지가 않다. 지금 추정하기로는 그들이 실험견으로 3개월 정도 된 강아지를 사용하였기 때문에 다 큰 개에 비해서 면역 반응이 약하지 않았나하는 것과 또 공여견과 피이식견 사이의 조직 적합성이 우연히 잘 맞았든가 하는 등의 원인이 거론되고 있다. 어쨌든 어린 강아지를 사용한 심장이식 수술 실험에서 얻어진 좋은 결과는 칸트로위츠를 크게 고무하여 뒷날 남아공화국에서 버나드의 첫 심장 이식수술이 이루어진 직후 미국에서 그가 영아를 대상으로 심장 이식수술을 시도하는 계기가 되었다.

그러나 칸트로위츠 팀의 실험 이후 여러 연구팀들이 그들의 방법대로 심장이식을 시행하였으나 어떤 그룹도 그들에 비견할만한 좋은 결과는 얻지 못하였다. 따라서 곧 다시 관련 학자들의 관심은 면역 억제제의 사용으로 모아졌다. 그러나 면역 억제제에 대한 연구의 진전은 느리게 이루어져 갔다. 그런 중에서도 가장 좋은 결과는 당시 스탠포드 대학에서 버지니아 대학으로 자리를 옮겨간 로우어(Richard Lower)에 의해서 만들어졌다. 1967년 가을 그는 미국 외과의사 학회에서 심장이식 후 면역 억제제로 15개월을 생존하고 있는 실험견에 관해 보고하였다. 암컷인 이 개는 수술 후 12개월 째에는 역시 심장이식 수술을 받은 수캐와의 사이에서 건강한 새끼까지 낳을 수가 있었다.

전반적으로 효과적인 면역 억제제의 개발이 침체되어 있을 때에도 그러나 심장 이식수술에 관한 기술적인 측면은 준비가 무러익어 가고 있었다. 1964년 샴웨이와 로우어가 한 학술잡지(Annals of the New York Academy of Sciences)에서 기술한대로 그때까지 신장 이식수술에서 거둔 명백한 생존률 향상에 비쳐 볼 때 성공적인 심장이식 수술 역시 그 시점이 임박하고 있었던 것이었다.

뒤늦게 알려진 러시아의 의학자 데미코프의 업적

심장이식수술의 실험적 토대를 이루는데 업적을 남긴 사람 중에서 빼놓을 수 없는 사람이 바로 러시아의 의학자 데미코프(Vladimir Demikhov; 1916~1998)이다. 데미코프가 심장이식에 관한 연구를 시작한 것은 일찍이 1940년도 부터였다. 그러나 당시 서구 사회와의 교류 한계 때문에 정작 그의 연구 결과가 세계적으로 알려지기 시작한 것은 훨씬 뒷날에서였다.

심장이식에 관한 그의 뛰어난 업적들이 서구 사회에 본격적으로 알려진 것은 그가 1960년에 발간한 책자가 그로부터 2년 후인 1962년 〈생체 장기의 실험적 이식수술 (Experimental Transplantation of Vital Organs)〉 이란 제목으로 영역이 되면서 부터였다. 데미코프의 연구는 기본적으로는 카렐과 거트리가 시행하였던 이식실험을 반복한 것이었다. 그러나 이러한 사실도 사람에서의 심장 이식 수술을 염두에 둔 그의 끈질긴 노력과 함께 남다른 재능으로 만들어낸 그의 큰 연구업적을 퇴색시킬 수는 없었다.

그가 당시 이식수술의 연구를 위해 시행하였던 수술의 종류는 믿기 어려울 정도로 다양하였다. 그는 신장은 말할 것도 없고 부신, 췌장, 간장, 전체 위장관의 이식수술을 실험적으로 시행하였다. 심지어 이러한 장기들을 한꺼번에 이식시킬 목적으로 동물의 하반신 전체의 이식수술을 시도하기도 하였다. 그는 또한 한 개의 앞다리를 다른 개에 이식시킨 뒤 최장 29일까지 다리를 생존시켰다. 이식된 다리는 간혹 뛰어가는 동작을 취하는 것이 관찰되기도 하였다. 그는 심지어 큰 개의 목에 강아지의 머리를 이식시키기도 하였는데, 이렇게 이식된 머리들은 주위 환경에 정상적으로 반응했을 뿐만 아니라 갈증이 날 때 물까지 먹은 것으로 기록되었다(그림 11-6). 그의 이 실험은 뒷날 1963년에 미국 클리브랜드의 화이트(Robert J White)가 원숭이에서 머리 이식(head transplant) 실험을 성공적으로 시행하는 계기가 되기도 하였다.

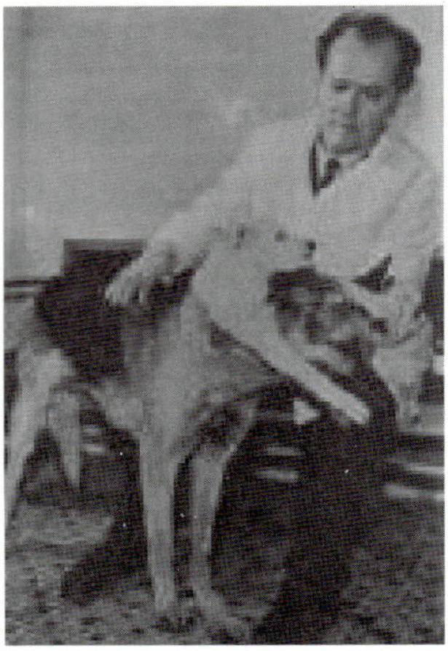

그림 11-6. 데미코프가 그가 이식 실험한 유명한(?)두 머리의 실험견(two-head dogs)과 함께 하고 있는 모습

그러나 이러한 다양한 이식 실험에도 불구하고 데미코프의 주된 관심은 심장이식 수술에 있었다. 심장이식에 관한 그의 실험은 앞서 말한대로 1940년 모스코바 주립대학에서 처음 시작되었다. 그는 처음에는 카렐의 방법을 사용하여 공여견의 심장을 피이식견의 사타구니에 이식시키는 실험을 하였다. 그러던 중 제 2차 세

계대전으로 일시 연구가 중단되었다가 1946년에 다시 실험을 재개하였다. 데미코프는 이번에는 공여견의 심장을 흉곽 내에서 피이식견의 심장 바로 옆에 이식시키기로 하였다. 그 이유는 공여견의 심장을 피이식견의 폐와 연결시켜 줌으로서 보조 순환펌프로서의 역할을 하게끔 하는데에 있었다.

데미코프는 이 실험모델의 타당성을 실험하기 위하여 1946년 2월 24일부터 1958년 7월 31일까지 여러 가지 변형을 해가며 무려 250차례에 걸친 개 실험을 시행하였다(그림 11-7). 실험 초기에는 경험 및 기술의 부족으로 실험동물들이 수술대 위에서 그대로 사망하였다. 그러나 데미코프는 실험을 거듭하면서 꾸준히 수술 기법상의 문제점들을 보완해 나갔다. 그 결과 마침내는 사망률을 완전히 없앨 수가 있었다. 이러한 성적은 당시 그의 실험들이 모두 인공 심폐기 또는 그 밖의 다른 보조 수단의 도움 없이 시행되었다는 것을 감안할 때 실로 놀랄만한 업적이었다. 이 일련의 실험을 통해 당시 실험견에서 기록된 최장 생존 기록

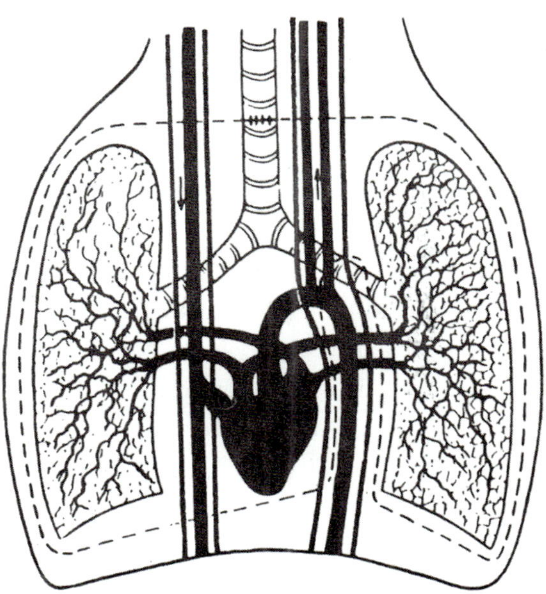

그림 11-7. 데미코프에 의해 1940년대 후반에 시행된 심폐이식 수술의 모식도. 심장과 폐를 절제한 후 다시 연결시키는 위치를 표시하고 있다.

은 32일이었다. 데미코프는 그의 실험이 좋은 결과를 낳게 된 원인으로 인공호흡 및 마취기법의 개선을 손꼽았다. 그리고 수술 중에 적절한 수혈과 함께 필요시 대동맥을 일시적으로 압박해 주면서 혈압을 잘 유지시킨 것도 원인으로 지적하였다. 데미코프는 이러한 실험 연구의 결과를 보고 〈미래의 어느 날 심장이식 수술에 수반되는 합병증이나 수술 실패의 원인 등이 규명되고 난 뒤에는 회복이 불가능한 심폐 부전증 환자를 심장이식 수술이라는 외과적 방법으로 치료할 날이 올 것이다.〉 라고 예언하였다.

실제 1967년 세계에서 처음으로 사람에서 심장이식 수술을 시행하게 되는 남아공화국의 버나드(Christiaan Bernard)도 1960년, 1963년 두 차례에 걸쳐 데미코프의 연구실을 방문하여 그의 지도를 받았다. 이후 버나드는 평생 데미코프를 그의 스승 중의 한사람으로 생각하였다.

2) 임상에의 적용

앞서 말한 여러 학자들의 실험연구 성과에 힘입어 1960년대 중반에 이르러서는 심장이식 수술에 연관된 여러 가지 중요한 문제들이 해결되게 되었다. 심장이식 수술 연구에 관한 공헌으로 유명한 스탠포드 대학의 샴웨이(Norman Shumway)는 1964년 〈이제 실제적으로 충분한 연구가 이루어졌기 때문에 앞으로 본격적인 심장이식 수술 시대의 도래까지에는 면역학적 문제의 해결만이 남아 있다고 이야기할 수 있다〉라고 언급하였다. 실제 당시에는 이미 심장이식의 수술 기법과 심근 보호의 방법에 관해서는 상당 수준 실험적으로 정립 되어 있었다. 그리고 이식된 심장의 기능에 관한 구체적인 연구 결과도 많이 나와 있었다. 또한 이식된 심장의 거부 반응에 대한 기본적인 진단 방법과 그에 대한 어느 정도의 치료도 가능한 상태였다. 다시 말해서 심장이식 수술의 임상적용은 수술 그 자체로는 실험적으로 충분한 준비가 되어있는 상태였다. 단지 유일한 당시의 현실적인 장애는 어떻게 공여심장을 얻느냐는 법적 윤리적 차원의 문제였다.

원숭이 심장을 이용한 하디의 첫 심장이식 수술

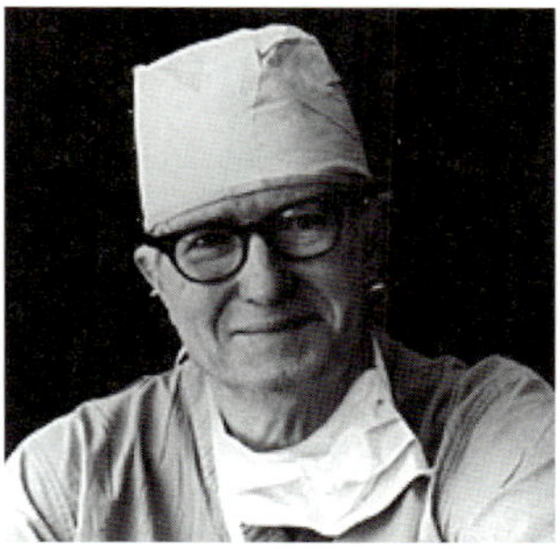

그림 11-8. 하디 (James hardy)

그러던 중 마침내 1964년 사람에서 실제적인 첫 심장이식 수술이 미국 미시시피 대학병원에서 하디(James M Hardy; 1918~2003)에 의해 시행되었다(그림 11-8). 이 수술을 집도하였던 하디는 1956년 이래로 200례 이상의 동물 실험을 통하여 심장이식 수술을 준비하여 왔으며 1963년 6월 11일에는 세계 최초로 폐이식 수술(lung transplantation)을 시행하기도 하였다. 폐이식 수술을 받은 환자는 수술 직후에는 큰 문제없이 잘 회복 되었다가 수술 후 18일째에 수술 전부터 있던 신장병으로 인해 사망하고 말았다. 환자의 사후 부검 결과, 이식된 폐에서는 거부 반응이 일어난 증거가 발견되지 않았다. 이러한 사실은 하디로서는 차후에 심장이식 수술을 준비하는데 있어 대단히 고무적인 일이었다.

1964년 1월 18일 하디는 처음으로 한 환자에서 실제 심장이식 수술을 시도할 것을 고려하였다. 환자는 36세 된 남자로 지금의 기준에서 보면 심장이식 수술의 이상적인 대상자는 아니었다. 1년 전에 심장 좌심실의 자상(stab wound)으로 응급 봉합수술을 받은 바 있던 그 환자는 당시 반복된 색전증(embolism)의 후유증으로 우측 반신불수가 있었으며 그 밖에도 심한 정신장애, 대소변 실금증이 있었다. 게다가 괴저증(gangrene)으로 인해 양쪽 하지를 절단 받았으며 비록 호전되고 있다고는 하나 얼마 전 심한 복부 병변을 일으킨 적도 있었다. 이 환자는 심장이식을 받기위해 수술장까지 들어갔으나 심장의 제거가 불필요한 것으로 판단되어 다행히 실제 수술을 받지는 않았다. 당시에는 미국에서도 뇌사의 개념이 정립되지 않은 상태여서 수술에 필요한 심장을 얻으려면 공여자가 때를 맞추어 사망해 주어야만 수술이 가능한 상태였다. 비록 이날 수술은 하지 못하였지만 마침 예상된 심장 공여자가 제때에 사망하였고 또 만일의 경우 심장의 공급원으로 사용하려 했던 침팬지도 항상 준비되어 있었다. 따라서 이 날의 경험을 통해 하디는 언젠가 다시 기회가 있으면 성공적으로 수술을 진행시킬 수 있으리라는 확신에 차게 되었다.

곧이어 며칠 후에 하디에게 두 번째 기회가 주어졌다 환자는 68세 된 남자로 고혈압과 함께 심한 관상동맥 경화증(coronary atherosclerosis)이 있었다. 당시 그 환자는 현저한 혈압하강과 의식혼수 상태로 입원하였다. 환자는 심장을 근본적으로 치환시켜 주지 않는 한 특별한 치료 방법이 없는 말기 심장질환 환자로 진단되었다. 마침 같은 병원에서 비가역성 뇌손상으로 죽음 일보 직전에 있는 한 젊은이가 있었다. 드디어 1964년 1월 23일 환자의 심장이 더 이상 어쩔 수 없는 상태가 되자 심장이식 수술을 시행하기로 결심한 하디는 환자를 수술실로 옮기고 인공 심폐기를 부착시켜 일시적으로 혈액순환을 유지시켰다. 그러나 기대와는 달리(?) 심장 공여자로 예정되었던 뇌사 상태의 그 젊은이는 시간에 맞추어 사망해 주질 않았다. 무한정 기다릴 수는 없게 된 하디는 절박한 심정으로 만일의 경우를 대비하여 대기시켜 놓았던 침팬지의 심장을 공여 심장으로 사용하기로 결정하였다. 그는 이런 경우를 대비하여 수술 전에 이미 필요한 경우 침팬지의 심장을 사용하여도 좋다는 환자의 승인을 받아 놓은 상태였다. 드디어 침팬지의 심장이 제거되고 이의 보존을 위해 차가운 산소화 혈액(cold oxygenated blood)으로 관상정맥동(coronary sinus)을 관류해 주면서 이식수술이 시작되었다. 수술 직후 사람의 몸에 들어간 원숭이의 심장은 처음에는 순조롭게 박동을 유지하는 것처럼 보였다. 그러나 불행히도 심장 공급원으로 사용되었던 침팬지의 체중은 불과 43.2 kg에 지나지 않았다. 따라서 그 침팬지에서 적출된 작은 심장으로는 체중이 훨씬 더 나갔던 환자의 몸을 지탱하지를 못하였다. 하디는 모자라는 심박출량을 보충시킬 목적으로 이식된 심장의 심박수를 올리기 위해 인공 심장박동기를 이용하는 등 온갖 노력을 다 하였다. 그러나 결과는 모두 허사로 환자는 수 시간 후에 사망하고 말았다.

수술 결과에 관계없이 하디가 시행하였던 사람에서의 심장이식 수술 시도는 당시 획기적인 사실로 평가되어 수많은 사람들의 관심을 집중시켰다. 하디는 뒤에 미국 의사회지(JAMA)에서 〈수술이 끝나자 거의 25명이나 되는 사람이 수술장으로 몰려 들였다〉라고 기술하였다. 1월 18일의 일차 수술 시도에서부터 신문사의 관심을 끌기 시작한 심장이식 수술은 이제 하디의 이름과 함께 순식간에 세상에 알려지기 시작하였다. 당시 처음의 뉴스에는 침팬지의 심장이 사용되었다는 내용이 포함되지 않았다. 따라서 심장이식 수술의 소식이 멀리 퍼져갈 무렵 그 내용을 정정하기 위한 새로운 뉴스가 전달되고 곧 윤리적 문제 등이 제기되면서 여론은 더 이상 흥미를 잃고 말았다. 흔히들 〈역사에는 가정이 있을 수 없다.〉라고 하지만 〈만일 하디의 수술 당시 예정된 심장공여자가 제 시간에만 사망하였다면 오늘날의 심장이식 수술사는 "1964년 하디에 의해 최초로 시행된 심장이식수술은" 하고 시작되었을 수도 있었다.〉 라고 상상하면 한낱 부질없는 생각일까?

로우어의 실험

심장이식 수술사에서 널리 알려져 있지 않은 또 한 가지 흥미 있는 사실은 1966년 미국 스탠포드대학으로 부터 버지니아 의대로 옮겨온 로우어(Richard Lower)가 앞서 말한 하디(James Hardy)가 시행한 수술과는 어떤 의미에서 정반대의 실험을 한 사실이었다. 당시 그는 뇌사 상태의 환자에서 이식용 콩팥을 채취한 후에 따로 심장을 제거하여 이를 효과적으로 보존하는 방법에 관하여 연구를 하고 있었다. 그는 그 중의 한 실험에서 제거한 사람의 심장을 비비 원숭이(baboon)에게 이식시켰다. 사람의 심장은 비비 원숭이의 흉곽을 가득 채웠지만 기능은 잘 유지되어 계획된 실험을 끝낼 때까지 수 시간 동안 비비의 혈액순환을 잘 유지시켜 주었다. 이러한 실험 내용은 당시 의학 논문으로 발표되지 않았음에도 불구하고 그 결과는 심장이식 수술에 관심을 가진 여러 외과의사들에게 널리 알려졌다 이 실험 결과는 당시 외과의사들에게 심장이 일단 박동을 멈춘 상태에서 생체에서 제거된 뒤에도 적절한 보존법에 의해 보존되면 다른 개체의 몸에 성공적으로 이식될 수 있다는 사실을 재확인 시켜 주었다.

크리스찬 버나드의 역사적인 심장이식 수술 성공

미국의 하디가 사람에서 심장이식 수술을 시도한지 3년 후인 1967년 마침내 세계 최초의 성공적인 심장이식 수술의 기사가 전 세계 신문의 일면을 크게 장식하였다. 사실 1967년에 이르러 봄부터 미국 스탠포드 대학의 샴웨이(Norman Shumway)가 사람에서의 심장 이식 수술이 조기에 실현될지 모른다고 예견 하였고 실제 몇몇 병원들은 구체적으로 준비를 하고 있었으나 막상 심장이식 수술의 성공 뉴스가 들려오자 모든 사람들은 놀랄 수밖에 없었다.

당시 의학사의 한 페이지를 화려하게 장식한 화제의 주인공은 바로 버나드(Christiaan Bernard; 1922~2001)라는 남아공화국의 외과의사였다. 네델란드 출신 선교사의 아들로 태어난 버나드는 1946년 남아공화국의 케이프타운 의과대학을 졸업하였다. 졸업 후 일반 개업 의사로서 잠시 일한 그는 외과의사로서의 길을 걷게 되면서 1954년에서 1956년에 걸쳐 미국 미네소타 대학에서 유명한 릴리아이(C. Walton Lillehei) 문하에서 수학을 하게 되었다. 미국에서의 공부를 마치고 남아공화국으로 돌아온 그는 케이프타운 의과대학의 외과 연구소의 책임자가 되면서 심장수술에 관한 다양한 실험 연구를 통해 많은 업적을 쌓아 나갔다(그림 11-9).

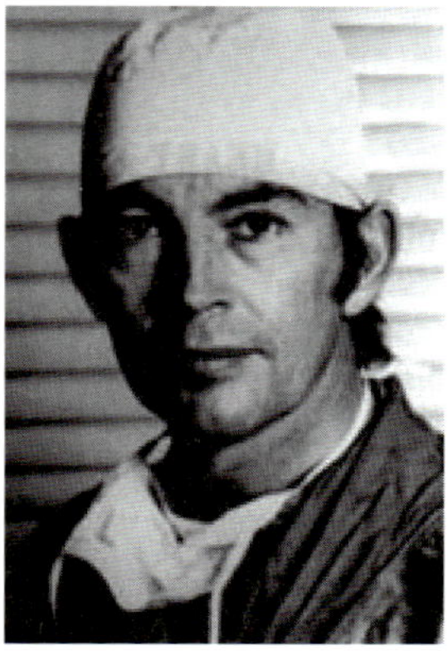
그림 11-9. 버나드(Christiaan Bernard)

버나드가 심장이식 수술에 관한 연구를 시작한 것은 1964년부터였다. 동생 마리우스 버나드와 함께 개를 사용하여 심장이식 실험을 꾸준히 해나가던 그는 수술 기법에서 피이식견에서 가능한 한 심방을 많이 남기도록 하는 등 샴웨이의 기법을 따랐다. 공여견은 얼음물 속에 5~10분 정도 담구어 온도를 30~32도 정도로 떨어뜨렸고 피이식견에서는 체외순환법으로 체온을 26~28도 정도로 낮추어 주었다. 실험결과는 대체로 만족스러워 실험동물 중 약 90%에서 실험 종료 후 이식된 심장만으로 제대로 혈액순환을 유지할 수가 있었다. 당시 버나드의 실험은 수술 기술상의 문제에만 치중하는 한계는 있었지만 어쨌든 그로서는 심장이식 수술의 임상적용에 대한 만반의 준비가 되어가고 있었다.

1967년 버나드가 근무하던 남아공화국의 케이프타운에 있는 그루테슈르(Groote Schuur) 병원에는 와쉬칸스키(Louis Washkansky)라는 54세 된 한 환자가 있었다. 그는 당뇨병과 함께 말기 상태의 허혈성 심장질환 (ischemic heart disease)으로 별다른 대책 없이 죽음만을 기다리고 있는 상태였다. 이미 과거 1959년, 1960년, 1965년 세 차례에 걸쳐 관상동맥 혈전증으로 인한 심장발작(heart attack)을 경험한바 있었던 그는 더 이상 회복될 가능성이 없는 심한 심부전증에 시달리면서 병원 측에서 제의한 심장이식 수술의 가능성에 대해 쉽게 동의를 한 상태였다. 그러던 중 1967년 12월 2일 오후 4시가 되기 직전 차에 부딪혀 심한 두부손상을 입은 24세 된 여자환자가 의식혼수 상태에서 입원하였다. 병원의 외상 환자 치료팀은 그녀를 소생시켜 보려고 여러 가지 노력을 다했지만 오후 9시 경에는 이미 회복이 불가능한 상태로 판단되었다. 그리고 오후 10시 경에는 인공호흡기로 호흡 보조를 해주어야만 하였다. 신경외과 의사에 의해 환자의 뇌손상은 회복 불가능한 상태로 더 이상의 치료방법이 없다는 판정을 받았다. 버나드는 최종적으로 이 환자의 심장을 앞서 말한 환자 와쉬칸스키의 공여 심장으로 사용하기로 결정하였다. 그 젊은 여자는 마침 와쉬칸스키와 합당한 혈액형을 가지고 있었으며 검사 결과 백혈구 항원 양상도 유사하였다. 이제 심장 이식 수술을 위한 모든 제반 여건은 갖추어진 상태였다.

마침내 1967년 12월 3일 0시 50분 환자 와쉬칸스키는 수술장으로 옮겨졌다. 버나드를 위시한 수술 팀은 환자의 가슴을 열고 심장을 직접 검사하면서 심장이식 수술 이외에 환자를 도울 방법이 없다는 사실을 재확인하였다. 한편 두부 손상을 입었던 그 여자 환자는 더 이상 다른 방법이 없다는 신경외과 의사의 재판정이 있고난 후에 바로 옆의 수술장으로 같은 날 0시 45분에 옮겨졌다. 이윽고 공식적인 사망 판정과 동시에 수술 팀은 그 여자 환자의 가슴을 열고 인공 심폐기에 연결시켜 체온을 섭씨 26도까지 낮추었다. 그런 뒤에 환자의 대동맥을 차단하여 심장만이 냉각되게끔 하였다. 이러한 조작은 온도가 섭씨 16도로 떨어질 때까지 계속되었다. 그리고나서 2분 내에 심장을 제거하여 10℃의 생리 용액(physiolgical solution)에 담구어 옆의 심장이식 수술장으로 옮긴 뒤 다시 혈액으로 심장을 관류시켰다.

이때 버나드는 환자 와쉬칸스키에게 릴리아이-드왈(Lillehei-DeWall) 형 인공 심폐기를 부착시키고 체외순환을 시작하였다. 환자의 식도 온도가 섭씨 30도로 떨어졌을 때 심장을 절제하였다. 버나드는 샴웨이의 기법을 따라서 가능한 한 심실에 가깝게 심방중격을 자르고 정맥이 들어가는 주위의 심방조직(atrial cuff)을 남겨 놓았다. 버나드는 공여 심장을 다듬은 후에 좌심방, 우심방, 폐동맥의 순서대로 문합을 해 나갔다. 그런 뒤에 공여 심장의 관류를 중단시키고 대동맥을 연결하였다. 연결 과정을 끝내고 환자의 체온을 올리기 위해 재가온(rewarming)을 시행하였다. 환자의 식도 온도가 섭씨 36도에 도달했을 때 심실세동(ventricular fibrillation) 상태의 심장을 정상 리듬으로 전환시키기 위해 세동제거기 (defibrillator)를 이용하여 전기쇽을 주었다. 심장은 분당 120회의 심박수를 유지하면서 양호한 수축 상태를 보였다. 추가로 15분 동안 재가온을 시키고 혈압이 잘 유지되는 것을 확인하고 인공 심폐기의 작동을 중단시켰다. 공여 심장이 환자의 수술장에 옮겨진 것이 3일 새벽 3시 1분이였고 수술이 끝난 것은 6시 13분 이었다. 수술이 끝나고 차를 마시던 수술팀 중의 어느 하나가 물었다. 〈이제 어떻게 하지 ?〉. 잠시 침묵이 흐른 후에 버나드는 병원장에게 연락하라고 답하였다. 곧 전화 통화가 이루어졌으며 인류 최초의 성공적인 심장 이식 수술의 소식은 짤막하게 전해졌다. 〈병원장님, 방금 심장이식 수술을 시행하였

습니다. 환자의 상태는 좋습니다.〉

비록 수술장에서의 수술은 성공적으로 마쳤지만 이후의 수술 후 환자관리 역시 많은 주의를 요하였다 우선 수액과 전해질의 균형을 맞추어야 하고 적절한 심장 기능을 유지하기 위해 많은 약제들의 세심한 투여가 필요하였다. 그리고 이식된 심장의 거부 반응을 없애기 위해 수술 후 첫날부터 스테로이드(corticosteroid)와 아자티오프린(azathioprine)을 투여하였으며 수술 후 5일, 7일, 9일 째에는 이식된 심장에다 국소적으로 코발트 조사(cobalt irradiation)를 시행하였다. 이러한 면역억제 치료 때문에 환자의 감염에 대한 저항력이 많이 떨어져 환자는 주위와 격리된 방에서 치료를 받아야 하였다. 이렇게 수술 후 과정을 거치는 동안 환자의 상태는 현저하게 좋아지기 시작하였다. 수술 전 있었던 극심한 심부전증은 거의 기적처럼 사라져 갔다. 부어있던 다리도 정상적으로 돌아왔으며 간비대증도 소실되었다. 당뇨병도 조절하기가 쉬워졌다.

그러나 비교적 순조로운 과정을 거치는 도중에 환자는 불행히도 수술 후 13일째에 녹농균(pseudomonas)에 의한 폐렴 증상이 생기기 시작하였다. 환자는 치료에도 불구하고 점점 상태가 악화되다가 결국 12월 21일 사망하고 말았다. 이식된 심장은 사망 시까지 양호하게 혈액순환을 유지하였다. 환자 사망 후 이식된 심장에서 거부반응의 증거가 있었느냐의 여부에는 얼마간의 혼동이 있었다. 이 견해에 대한 이해를 돕고자 당시 케이프타운 대학의 병리학 교수이면서 환자의 부검을 담당했던 토마스(James Thomas)가 영국의학잡지 (British Medical Journal)에 게재하였던 논문의 요약을 옮긴다.

〈사람에서 최초의 심장이식 수술 사례에 대한 부검 결과, 환자의 사망 원인은 이식된 심장의 거부반응 때문이 아니라 광범위한 양측성 폐렴 때문인 것으로 확인되었다. 하지만 조직학적으로는 거부반응이 일어난 증거가 관찰되었는데 개실험에서 보는 바와는 달리 그 정도가 약했다. 거부반응의 정도가 가벼웠던 것이 종의 차이에 기인하는 것인지 또는 면역 억제제의 사용이나 수술 후 안정, 수술 후 관리, 적합한 백혈구 항원의 선택 등에 기인하는지는 현재로서는 알 길이 없다.〉

버나드에 의한 첫 심장이식 수술이 시행된 지 불과 3일 후인 12월 6일 미국에서도 첫 번째 심장 이식수술이 시도되었다. 뉴욕의 브루크린에 있는 마이모니데스 병원의 칸트로위츠(Adrian Kantrowitz)는 엡스타인 심기형 (Ebstein's anomaly)을 가진 18일 된 영아에서 무뇌증(anencephalia)으로 태어난 이틀 된 애기의 심장을 이식시켰다. 수술은 초저체온법과 심정지법(deep hypothermia and circulatory arrest) 하에서 진행되었다. 수술 자체는 기술적으로 만족스럽게 끝났지만 환자는 심한 산증(acidosis)을 보이면서 수술 후 6시간 반 만에 사망하고 말았다.

한편 남아공화국에서는 1968년 1월 2일 버나드가 두 번째 심장이식 수술을 시행하였다. 환자는 58세 된 치과의사로 블레이버거(Philip Blaiberg)란 사람이었다. 그는 뇌출혈로 갑자기 사망한 24세 된 한 흑인의 심장을 공여 받았다. 블레이버거의 수술 후 결과는 당시로는 놀랄만한 것이었다. 그는 수술 전 심한 호흡곤란으로 제대로 움직이지도 못하던 상태에서 수술 후에는 가벼운 일상생활뿐만 아니라 차도 몰고 해수욕장에서 수영을 하기도 하였다. 블레이버거의 성공사례는 당시 심장이식 수술을 계획하던 병원이나 환자에게 큰 희망을 불러 일으켜 주었다. 그러나 블레이버거는 1969년 6월 스테로이드의 장기복용으로 인한 부작용으로 상태가 나빠지면서 두 달 후인 8월 17일 만성 거부반응(chronic rejection)으로 사망하였다. 당시 블레이버거는 수술 후 593일을 생존하였는데 생존 시 여러 차례의 거부반응의 위기와 엄청난 양의 약물 복용에도 불구하고 비교적 양호한 건강상태를 유지하였다. 처음 심장이식 수술로 버나드는 일약 세계적인 명사가 되었다(그림 11-10). 따라서 블레이버거의 수술 당시에는 이미 수술팀으로서는 통제가 불가능할 정도로 매스콤에 시달리게 되었다. 수술 전 병원측의 어느 누구가 무의식중에 다음 심장이식 수술의 대상 환자는 치과의사라고 말하였다. 이 이야기가 기자의 귀에 들어가자마자 신문사에서는 케이프 타운에 있는 모든 치과의사들에게 전화를 걸어 결국 환자 블레이버거를 찾아낼 정도였다. 수술 후에도 그 결과를 의학잡지에 발표하기 전에 수술팀은 공개적인 기자회

견으로 일반 대중을 먼저 상대하지 않을 수 없었다. 심장이식 수술은 바야흐로 현대의학의 기술적 정수로 평가를 받으면서 매스콤의 화려한 각광을 받기 시작하였던 것이다.

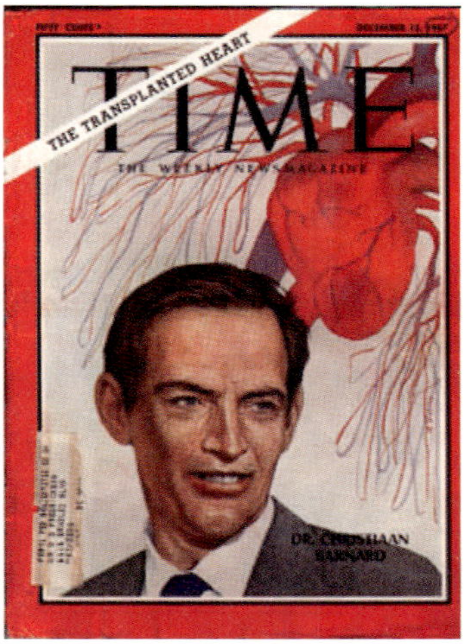

그림 11-10. 1967년 12월 타임(Time)지의 표지모델로 등장한 버나드

크리스찬 버나드 이후

1968년 1월 6일에는 세계적으로 네 번째 심장이식 수술이 스탠포드 대학의 샴웨이(Norman Shumway; 1923~2006) 팀에 의해 이루어졌다. 환자는 캐스퍼라크(Michael Kasperak) 라는 54세 된 남자로 만성적인 바이러스성 심근염으로 대책 없이 죽음을 기다리고 있던 환자였다. 샴웨이는 43세 된 여자 환자의 심장을 공여 심장으로 사용하여 이식수술을 시행하였다. 수술은 성공적으로 시행되고 이 수술은 미국에서 처음 성공적으로 시행된 수술로 기록되게 되었다. 그러나 장기 생존에는 성공하지 못하여, 환자는 수술 후 간부전과 신부전이 생기면서 1월 21일 사망하고 말았다. 비록 샴웨이의 스탠포드 팀으로서는 그다지 만족스럽지 못한 결과였지만 이 수술이야말로 과거 10년간 스탠포드 대학이 쌓아온 실험적 연구결과를 본격적으로 임상에 적용하기 시작한 시발점이 되였다.

한편 1968년 9월 15일에는 미국 텍사스의 탁월한 심장외과의사 쿨리(Denton Cooley)에 의해 처음으로 사람에서 심폐이식수술(heart-lung transplantation)이 동시에 시도되었다. 환자는 심한 상태의 선천성 심기형을 가진 2개월 된 여아로 심장에 대한 직접적인 수술 방법으로는 치료가 불가능하다는 판정을 받고 있었다. 쿨리는 환아의 심장과 폐를 동시에 제거하고 무뇌증 영아(anencephalic infant)에서 적출한 심장과 폐로 치환시켜 주였다. 그러나 환아는 수술후 14시간 후에 폐부전증(pulmonary insufficiency)으로 사망하고 말았다. 이 수술을 집도한 쿨리는 그의 현란한 수술테크닉으로 당대의 외과계에서 이미 명성이 높았던 외과의사였다. 그는 죤스홉킨스 의대를 나와 유명한 블락록(Alfred Blalock) 밑에서 외과 전공의를 지냈다. 그는 1968년 5월 3일 그의 개인적으로는 첫 심장이식 수술을 시행한 뒤 곧이어 5월 5일과 7일에 심장이식 수술을 연이어 시행하는 등 심장이식 수술에 왕성한 열정을 보였다. 실제 그는 그 당시에 가장 활동적인 심장이식 집도의 중의 하나였다. 그는 또한 심장이식 수술 후 면역 억제제로 항임파구 글로불린(antilymphocyte globulin)을 사용한 최초의 의사이기도 하였다.

1967년 12월 남아공화국의 버나드가 시행한 첫 심장이식 수술 성공 이후 심장이식 수술은 순식간에 전 세계적으로 심장외과의사들의 열광적인 관심을 끌게 되었다. 이러한 관심을 반영하듯 버나드가 첫 수술을 성공한 바로 그 이듬해인 1968년에는 연말까지 무려 17개 국가의 52개 심장센타에서 모두 102례의 심장이식 수술이 시행되기에 이르렀다(그림 11-11). 그러나 초기의 수술 성적은 대단히 실망스러운 것이어서 심장이식 수술을 받은 첫 100례의 평균 수명이 29일에 지나지 않았다. 마침 사회적으로도 심장이식 수술이라는 수술방법의 현실적인 실체를 인식하기 시작하면서, 그에 따른 여러 가지 윤리적, 도덕적, 종교적, 그리고 사회적 문제 등을 제기하기 시작하였다. 여기에다 초기의 수술 성적에 실

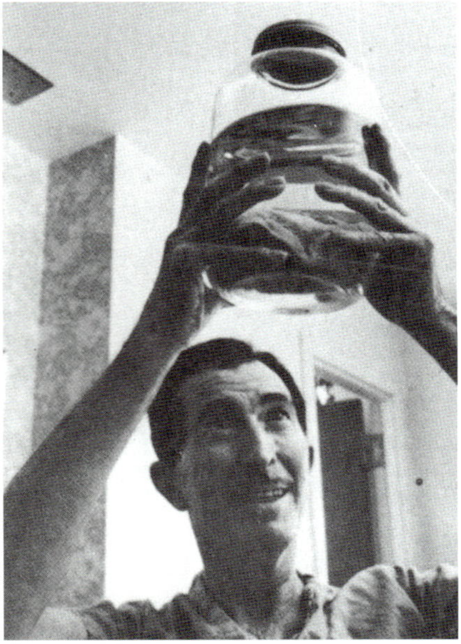

그림 11-11. 1968년 심장이식 수술을 받은 한 환자가 수술 후 그의 원래 심장을 들여다보고 있는 모습.

망한 많은 병원들이 심장이식 수술의 한계를 인식하고 이를 포기하게 되면서 1969년에는 세계적으로 50례 미만, 그리고 1970년에는 20례 미만의 수술만이 이루어졌다.

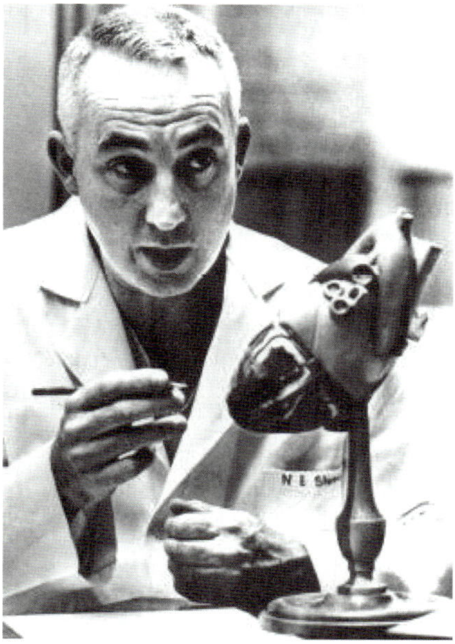

그림 11-12. 1968년 당시의 샴웨이. 샴웨이는 성공적인 심장이식 수술법의 정립에 실질적으로 가장 크게 기여한 사람으로 인정받고 있다.

이런 때이른 심장이식 수술의 침체 기속에서도 1970년대에 걸쳐 꾸준히 심장이식 수술의 성적을 올리기 위해 노력했던 팀이 바로 샴웨이를 중심으로 한 스탠포드 대학팀이었다. 비록 세계 최초의 성공적인 심장이식 수술의 집도의로서의 영광은 남아공화국의 외과의사 버나드에게 돌아갔지만 실제 심장 이식수술을 임상적으로 가능하게 하고 또 그 후에도 이를 본격적인 궤도에 올리는데에 가장 큰 공헌을 한 사람으로 샴웨이(Norman Shumway; 1923~2006)를 꼽지 않을 수 없다(그림 11-12).

버나드와는 릴리아이 문하의 같은 제자였던 샴웨이는 로우어(Richard Lower)와 함께 일찍이 1958년부터 개를 이용한 동물실험을 통해 심장이식 수술 연구를 하기 시작하였다. 그는 이러한 연구 과정을 통하여 심장이식 수술 시 심장을 적절하게 절제하는 방법이나 약제의 선택법, 그리고 공여심장의 심근보호법 등을 정확하게 규명해 나갔다. 실제 버나드를 포함하여 초기에 시행된 모든 심장이식 수술은 근본적으로는 샴웨이의 수술기법을 사용한 것이었다. 그리고 많은 외과의사들이 심장이식 수술을 포기한 1970년대에 시행된 대부분의 심장이식 수술은 샴웨이가 시행한 것이었다. 수술 성적도 점진적으로 향상되어 당시 다른 병원들과 비교하여 월등히 우수한 결과를 기록하였다. 즉 스탠포드 대학에서는 1968년에는 22%에 불과하던 수술 후 1년 생존율을 1978년에 이르러서는 65%까지 끌어올릴 수가 있었다. 그리고 환자 중 약 반은 5년 이상 생존 하였다. 당시 스탠포드팀의 수술 성공은 단순한 수술 테크닉의 우수성 때문은 아니었다. 그들은 부단한 연구를 통해 수술에 적합한 환자를 선택할 수 있었고, 수술 후에도 적절한 면역 억제제의 사용으로 수술성적을 향상시켰다. 그리고 심장이식 수술 후에 케이브스 (Philip Caves)에 의해 개발된 심장 생검법 (endomyocardial biopsy)을 정기적으로 사용함으로서 이식된 심장의 거부반응을 조기에 진단하여 이를 치료할 수 있었던 것도 결정적인 진전 중의 하나였다.

1980년대 들어서는 스탠포드 대학에서 시작한 사이클로스포린(cyclosporine) 면역억제요법의 소개와 함께 심장이식 수술이 세계적으로 완전히 정립되는 시기에 이르렀다. 1981년부터는 심장이식 수술이 연간 100례를 넘기 시작하였다. 그런 가운데 1982년 미국 볼티모어의 존스홉킨스 병원의 라이츠(Bruce A. Reitz)는 사람에서는 최초로 성공적인 심폐 이식수술을 시행하기도 하였다. 21세기를 맞이한 이제는 우리나라를 포함한 많은 나라들에서 심장이식 수술은 더 이상 실험적이면서 문제점들로 가득 찬 수술법이 아니라 말기 심장질환 환자에게는 유일하면서 가장 보편적인 치료 방법으로 자리를 잡기에 이르렀다.

2. 인공심장 이식수술

다른 방법으로는 치료가 불가능한 말기 심장질환 환자에서 현재까지 개발된 최선의 치료 방법은 다른 사람의 심장을 이식시켜 주는 것이다. 심장이식 수술은 그간 꾸준한 발전을 통해 이미 세계적으로 높은 수술 성공률과 함께 장기 예후도 매우 만족할만한 수준에 도달해 있다. 그러나 심장이식 수술의 결정적인 한계점은 수술의 핵심이라고 할 공여 심장(donor heart)의 부족에 있다. 뇌사 상태의 비교적 젊은 환자를 대상으로 하는 공여 심장의 공급원은 그 본질상 제한적일 수밖에 없다. 따라서 오래 동안 관련 학자들은 심장이식 수술을 대신할 방법의 개발에 골몰해 왔다.

이 중 하나가 인공심장의 개발이다. 심장이 혈액펌프 기능이라는 비교적 간단한(?) 기전의 역할을 하고 있는 것을 감안할 때 인공심장에 대한 개발 욕구는 일찍이 제기되어 왔다. 물론 개발 초기부터 만만치 않은 난제들이 계속 나타났지만 몸 안으로 완전 이식이 가능한 인공심장의 필요성에 대한 갈망은 더해갔다. 학자들은 인공심장이 설사 생물학적 심장을 완벽히 대체할 수는 없어도 적어도 공여 심장이 나타날 때 까지 환자의 생명을 연장시켜 주는 역할은 할 수 있으리라 믿었다. 그러나 어쨌든 개발의 최종 목표는 영구히 자연 심장을 안전하게 대체시킬 수 있는 완전 인공심장이었다.

1) 세계 최초의 인공심장 이식수술 (total artificial heart implantation)

1982년 11월 29일 월요일 오후 5시경 미국 시애틀의 치과의사인 61세의 클라크(Barney Clark)는 공항에서 헬리콥터 편으로 유타(Utah) 주의 주도 솔트레이크시티에 있는 유타 대학병원에 도착하였다. 그는 이미 수개월 전부터 유타 대학병원에서 심장내과 의사인 앤더슨(Jeffrey Anderson)과 흉부외과 의사 드브리(William DeVries; 1943~)의 진찰을 받고 인공심장 이식수술의 첫 대상자로 강력히 고려되어 오고 있었다. 그동안 환자 클라크는 드브리와 함께 인공심장 이식수술의 가능성과 그에 따른 문제점에 대해 깊게 이야기를 나누었다. 또 의료진과 함께 인공심장 연구소를 방문하여 인공심장의 제조 과정과 인공심장 이식수술을 받은 송아지나 양 등을 직접 관찰하기도 하였다. 그리고는 드브리에게서 받은 한 장의 수술 동의서를 가지고 시애틀로 돌아갔다. 시애틀에서 클라크는 그의 가족과 현지의 심장 내과의사 블록(Terence Block)과 상의를 하였으나 결국 최종 결정은 그 자신만이 내릴 수밖에 없다는 결론을 내렸다.

시애틀로 돌아간 후 클라크의 심장 상태는 점점 나빠졌다. 이제 침대에 꼼짝없이 누워서 산소 공급을 받아야 했으며 심지어 가만히 쉬고 있을 때에도 호흡곤란을 느끼게 되었다. 그는 드브리에게 전화를 걸어 인공심장 이식수술을 받고 싶다는 의사를 표명하였다.

클라크의 입원 시 진단명은 특발성 심근증(idiopathic cardiomyopathy)으로 말기의 심한 심부전증 증세를 보이고 있었다. 그의 심장의 심박출량(cardiac output)은 분당 1 리터에 지나지 않았다(정상 범위는 분당 6~7 리터). 또 복수와 함께 사지가 심하게 부어 있었는데 이뇨제를 사용해도 별 효과가 없었다. 한마디로 그는 이미 죽음의 문턱에 들어서 있었다.

클라크가 입원한 다음 날인 11월 30일 유타 대학의 Institutional Review Board(IRB)의 심장 특별 소위원회에 속해 있는 6명의 위원들은 클라크를 면접하고 만장일치로 그를 인공심장 이식수술의 적절한 후보자로 인정하였다. 한편 클라크도 11월 29일 오후 8시 30분 주치의 드브리와 당시 IRB의 부위원장이던 울리(Ross Woolley)와 함께 무려 11페이지나 되는 수술 동의서를 면밀히 검토한 뒤 일차 서명하였으며, 11월 30일 오후 9시 52분 이차로 재확인 서명하였다.

클라크에게 예정된 수술은 영구치환 목적의 완전 인공심장 이식수술이었다. 즉 이전에 시행되었던 일시적 사용 목적의 인공심장이 아니라 환자의 여생과 함께 할 장기 사용 목표의 인공심장이었다. 이런 목적의 수술은 그때까지 한 번도 시행된바가 없었다. 따라서 인공심장 자체의 안전성에서부터 시작하여 여러 가지 위험성이 당연히 예상되었다. 유타대학은 당시 미국 유수의 인공심장 개발 센터 중의 하나였지만 전인미답의 수술에 대한 기대감과 함께 불안감도 컸다.

수술은 12월 2일 오전으로 예정되었다. 그러나 전날인 12월 1일 클라크의 상태는 더욱 나빠졌다. 그날 밤을 넘길 수 없을지도 모른다는 불안감으로 수술팀은 12월 1일 수요일 밤 11시 그를 앞당겨 수술장으로 옮겼다. 집도의는 당시 38세의 젊은 흉부외과 의사 드브리였고, 제 1 조수는 미네소타에서 레지던트를 마치고 2년 전에 유타에 온 죠이스(Lyle Joyce)였다. 당시 인공심장 연구소의 동물수술 책임자였던 수의사 출신인 올슨(Donald Olsen)은 수술장 안에 계속 머물면서 자문 역할을 받았다. 클라크에게 삽입된 인공심장의 모델을 제작하였던 엔지니어 자빅(Robert Jarvik)은 인공심장 삽입 시 잠시 수술을 도왔다. 수술은 다음날인 12월 2일 아침 7시 5분에 끝났다. 수술 후 클라크는 중환자실로 옮겨졌다.

클라크의 수술 직후 경과는 순탄하지 않았다. 가슴에서는 염발음(crepitation)이 계속 들렸으며 12월 4일에는 폐포의 파열로 인한 기흉(pneumothorax)으로 수술을 받았다. 수술 후 6일 째인 12월 7일에는 전신 및 국소 발작이 나타났다. 그의 정신 상태는 이후 3주 동안 몽롱하다가 그 후에는 그나마 조금씩 호전되어 갔다. 12월 14일에는 인공심장의 승모판막에 문제가 생겨 인공심장의 좌심실을 바꾸어주는 수술을 받아야 했다. 해를 넘겨 1983년 1월 초에는 혈전 발생을 방지하기 위해 사용한 항혈전제(anticoagulant)의 합병증으로 코에서 출혈이 계속되어 1월 18일 이에 대한 수술을 받기도 하였다.

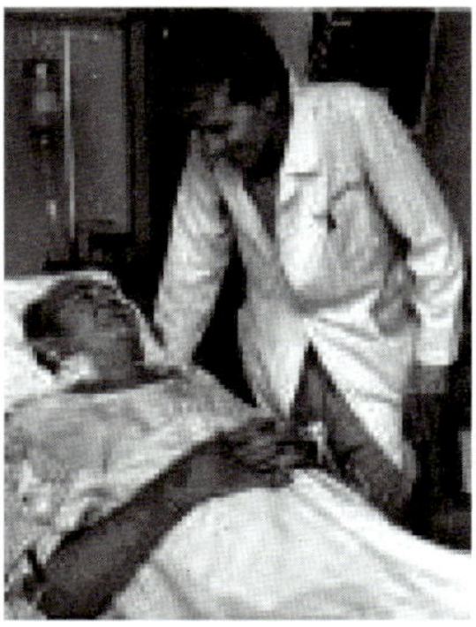

그림 11-13. 세계 최초의 영구삽입 목적 인공심장 이식수술의 집도의였던 드브리와 환자 클라크

이러한 각종 어려움에도 불구하고 클라크의 상태는 다행히 조금씩 호전되어 1983년 2월 14일 중환자실에서부터 개인병실로 옮겨졌다. 그러나 바로 다음 날 인공호흡기의 필요성으로 다시 중환자실로 옮겨졌다. 그리고 2월 24일 그는 다시 상태가 호전되어 개인 병실로 옮겨졌다(그림 11-13).

이제 클라크는 가벼운 운동치료를 병행하며 기운을 차려 나갔으며 휠체어를 타고 병원 내를 돌아다니거나 문병객을 받기도 하였다. 이제 의료진은 본격적인 일상생활 복귀를 위한 전 단계로 클라크를 유타대학병원이 위치한 솔트레이크시티 시내의 한 주택에 옮기는 문제를 고려하기 시작하였다. 집에는 특별히 고안된 인공심장 감시 장치를 설치할 계획을 세웠다.

그러나 3월 3일 흡인성 폐염(aspiration pneumonia)이 생기면서 잠시 상태가 나빠졌다가 3월 21일에는 신장의 기능이 떨어지고 발열이 나타나면서 상태가 급격히 나빠지기 시작하였다. 마침내 그로부터 이틀 후인 3월 23일 밤 10시 2분 클라크는 다발성 장기부전으로 인한 순환허탈(circulatory collapse)로 사망하고 말았다.

그 후 클라크는 영구거치 목적으로 인공심장 이식수술을 받은 세계 최초의 사람으로 기록되었다. 클라크는 비록 선택의 폭이 넓지 않았던 환자였지만 가능성이 불확실한 미지의 시술을 받기로 스스로의 의지로 결정한 용기를 보인 환자로 기억된다. 그는 인공심장 수술을 받은 후 112일을 살았으며 그의 몸에 삽입된 인공심장인 자빅-7(Jarvik-7)은 그가 사망할 때까지 모두 12,912,499 번을 뛰었다.

드브리의 이 수술은 당시 그야말로 세계 모든 매스콤의 관심의 표적이 되었다. 환자 클라크의 상태 뿐 아니라 의사 드브리의 일거수 일투족도 하나하나 취재의 대상이 되었다. 그러나 환자 사망 후 여론은 그렇게 호의적인 것은 아니었다. 각종 윤리적, 의학적 문제 제기에 실망한 그는 캔터키 주 루이빌에 있는 휴마나 심장병원(Human Human Heart Institute)으로 자리를 옮겼다. 여기서 그는 쟈빅-7 인공심장 이식수술을 계속하였다. 그러나 혈전색전증(thromboembolism)에 관련된 치명적 합병증이 계속되어 수술 성적은 만족스럽지 못했다. 마침내 1990년 1월 미국 식약청(FDA)에 의해 영구 치환 목적으로 쟈빅-7 인공심장의 임상 사용은 공식적으로 금지되었다.

인공심장 수술로 1984년 12월 10일자 Time 지에 표지 모델로까지 소개되었던 드브리이지만 1990년 이후로는 어쩔 수 없이 일반 심장수술에 전념하였다. 그러던 중 1999년 가지고 있던 부정맥 때문에 불편할 정도의 현기증이 생겼다. 이 때문에 56세의 비교적 젊은 나이에 외과의사 생활을 포기한 그는 2000년부터는 미국에서도 매우 드문 늙은 나이로 소정의 군사 훈련을 마친 뒤 미육군병원(Walter Reed Army Medical Center)에 적을 두고 주로 후학들의 교육에 힘쓰고 있다.

한편 인공심장은 그 후 에너지 공급원을 포함하여 인공심장의 모든 부분을 채내에 완전 삽입할 수 있는 제품의 개발에 초점이 맞추어졌다. 자빅-7 인공심장으로 대표되는 종전의 인공심장은 모두 인공심장을 움직이는 동력으로서 외부에 설치된 공기 구동 장치를 이용하였다. 이 형태는 인공심장의 작동 방법을 비교적 간단하면서도 편리하게 해 주는 장점은 있었으나 시술 환자가 필연적으로 외부 동력원에 굵은 선으로 연결되어있어야 하기 때문에 설사 수술이 성공하더라도 장기적인 삶의 질이 최악일 수밖에 없었다. 이런 측면 때문에 자연히 개발의 초점은 전기로 작동되는 인체 완전 삽입형 인공심장의 개발로 모아졌다. 이 형태에서는 새로운 방법의 개발로 피부를 굳이 관통하지 않더라도 외부의 전기 동력을 몸 안에 있는 인공심장에 전달할 수 있게 되었다.

오랜 개발 노력 끝에 마침내 사람에서의 임상 시험까지 가능하게 된 제품은 미국 마스츄세츠 주에 본부를 두고 있는 의료기기 회사 Abiomed 사에서 만든 Abiocor 라는 인공심장이다. 모든 부품이 완전히 인체 내에 삽입될 수 있는 이

제품은 2001년 7월 2일 환자에서 처음으로 삽입된 이후 매우 까다로운 조건하의 중독한 상태의 말기 심장병 환자들을 대상으로 시술되었다. 결과 분석 결과 일정 범위의 환자군에서 도움을 줄 수 있다고 판단되어 2006년 9월 마침내 미국식약청(FDA)의 승인을 받기에 이르렀다.

2) 인공심장의 이름 붙이기

1982년 12월 초에 전 세계 매스콤을 통해 전달된 미국 유타 주 솔트레이크시티에서의 첫 인공심장 이식수술은 당시 실로 엄청난 반향을 불러 일으켰다. 당시 38세의 젊은 흉부외과의사였던 드브리(William DeVries)에 의해 집도된 이 수술은 그와 환자인 바니 클라크(Barney Clark) 그리고 유타대학병원과 함께 자빅-7(Jarvik-7)이라는 인공심장의 이름을 순식간에 전 세계에 널리 알렸다.

자빅-7 이라는 인공심장의 이름은 당시 인공심장 연구소에 근무하던 자빅(Robert Jarvik; 1946~)의 이름을 딴 것이었다(그림 11-14). 자빅은 일찍이 어릴 적부터 기계공학적 재능을 보였으나 대동맥류(aneurysm)가 생겨 수술까지 받았던 부친의 일이 계기가 되어 의학으로의 꿈을 품게 되었다. 그러나 1968년 시라큐스 대학에서 동물학사 학위를 취득한 후 의과대학에 지원을 하였으나 제대로 자격을 인정받지 못하여 무려 25개 의대에서 거절을 당했다. 그럼에도 불구하고 자빅은 나름대로 좌절하지 않고 이태리로 건너가 볼로냐(Bologna) 의대에 등록을 하였다. 2년 후 다시 미국으로 돌아 온 그는 이번에는 뉴욕대학에서 1971년 바이오메카닉스(biomechanics) 석사 학위를 취득하였다.

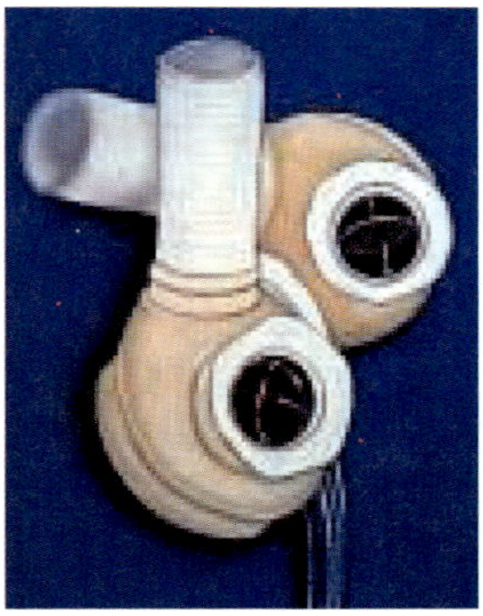
그림 11-14. 자빅-7 인공심장

석사 학위 취득 직후 자빅은 당시 유타 대학의 인공심장 연구소를 이끌던 인공장기학의 대부 콜프(Willem Kolff) 밑에서 인공심장의 디자인을 담당하는 엔지니어로 일하기 시작하였다. 그는 이듬해인 1972년 오래 동안 소망하던 의대 진학을 위해 유타대학 의과대학에 들어가게 된다. 1976년 졸업 후 그는 뜻한 바 있어 다시 인공심장 연구팀에 본격적으로 합류하였다. 그의 이름을 붙인 자빅-7 인공심장은 당시 인공심장 연구소에서 개발하고 있던 최신 모델로서 1978년 4월 이래 꾸준히 실험이 되어오고 있었다. 그러던 중 1982년 마침내 세계 최초의 인공심장 수술인 클라크의 수술에 사용되어 일약 유명세를 떨치게 된다.

그런데 여기에서 작은 문제가 발생하였다. 클라크의 수술 직후 같은 연구소의 콴게트(Clifford S. Kwan-Gett)라는 연구원이 클라크에게 이식된 인공심장의 개발에 자기의 공헌도가 무척 컸음에도 불구하고 자빅의 이름만이 붙여져 자기의 노력이 부당하게 취급받고 있다고 주장하고 나선 것이다. 콴게트는 1967년에서 1971년 사이 유타대학 인공심장 연구소에서 콜프의 팀 멤버로서 일하면서 동물실험 및 인공심장의 기계학적 연구를 주도했던 사람이었다. 그는 특히 공기구동형(pneumatically powered) 인공심장의 개발 및 기초 연구에 큰 공헌을 하였다. 실제 자빅 인공심장은 본질적으로 콴게트가 디자인해서 그의 이름이 붙여진 콴게트 인공심장(Kwan-Gett heart)에 기초를 둔 것으로 몇 가지 개선점(우수한 인체 삽입성, 더 큰 일회 심박출량, 여러 겹의 횡격막 구조 등)을 첨가한 형태로 볼 수 있었다.

그러나 장기간에 걸친 대규모의 연구 프로젝트에서 흔히 볼 수 있듯이, 당시 유타대학 인공심장의 연구에 있어서도 오랜 기간에 걸쳐 많은 사람들이 다방면에서 다양하게 관여하였기 때문에 개개인의 구체적인 공헌을 구별하여 평가하는 것은 참으로 어려운 문제였다. 이에 대해 당시 유타대학 인공심장 연구소의 책임자로 있었으며 세계 최초로 인공신장 (artificial kidney)을 개발하기도 하였던 콜프(Willem J. Kolff; 1911~)는 1983년 유타대학 졸업식장에서의 연설을 통해 다음과 같은 뜻 깊은 말을 하였다.

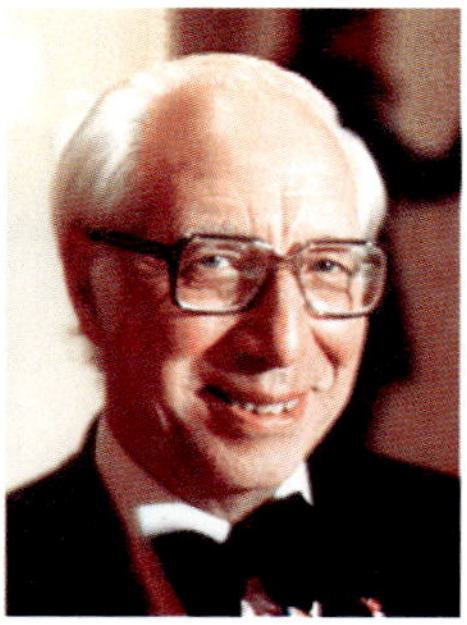

그림 11-15. 콜프 (Willem J Kolff)

〈이것은 바니 클라크에게 사용된 쟈빅 인공심장이다.……(중략) 26년 전인 1957년 12월 나는 닥터 아쿠쮸(Akutsu)와 함께 서방 세계에서는 처음으로 개에서 인공심장 실험에 성공하였다.……(중략) 그간 무려 247명이나 되는 많은 사람들이 나와 함께 인공심장의 연구에 참여하였기 때문에 이 자리에서 그들의 헌신적인 공헌에 일일이 감사드릴 수가 없다. 여기서 나는 단지 우리들이라고 말할 수 있을 뿐이다. 어떤 연구자가 특정 모델의 인공심장을 연구하게 되면 우리들은 구별의 편리상 그 인공심장에 그 사람의 이름을 붙여주었다. 이 결과 Akutsu heart, Nose heart, Wertzheimer heart, Donovan heart, Kwan-Gett heart 그리고 Jarvik heart 등이 생기게 되었다. 우리들이 아직 갖고 있지 못한 인공심장 이름이 있다면 그것은 바로 Kolff heart 이다.〉

콜프는 네델란드 출신으로 1938년 라이덴 의대를 졸업한 후 1941년에는 세계 최초의 인공신장(artificial kidney)을 개발하였다. 그 후 1950년 미국으로 이민 온 콜프는 클리브란드 클리닉에서 인공장기 연구소 책임자를 맡으면서 본격적으로 인공심장 연구를 시작하였다. 당시에는 1967년부터 유타대학으로 옮겨와 인공심장 연구를 계속하고 있었다(그림 11-15).

물론 어떤 연구자가 노력의 대가로 자신의 이름을 어떤 식으로든 후세에 남기고 싶어 하는 것은 결코 나무랄 수가 없다. 그러나 세상의 이치란 그렇게 단순하지만은 않은 것이다. 어쨌든 그 후 유타대학 인공심장 연구소에서는 새롭게 개발된 모델에 일체 사람의 이름을 붙이지 않았다. 예를 들어 1983년 10월부터 연구가 시작한 새로운 형태의 인공심장에는 유타라는 지명과 함께 100cc 라는 일회 심박출량을 나타내는 '유타 100 인공심장' 으로 명명하였다.

자빅은 유타를 떠난 이후에도 인공심장 관련 연구를 계속하여 1998년에는 그의 이름을 딴 또 하나의 제품인 자빅 2000(Jarvik 2000)을 개발하였다. 이 제품은 축성 혈류(axial flow)에 기초를 둔 초소형 심실보조 장치로 환자 자신의 심장을 그대로 둔 채 바로 옆에 삽입되어 병든 심장의 기능을 보조해 주는 역할을 한다. 소형이고 인공판막을 사용하지 않아도 되기 때문에 인체 삽입이 편리하면서 인공판막에 따른 부작용을 줄일 수 있는 장점이 부각되고 있다.

주요참고문헌

1. Johnson, S. L. : The History of Cardiac Surgery 1896-1955. Baltimore, The Johns Hopkins Press, 1970.
2. Richardson, R. G. : The Scalpel and the Heart. New York, Charles Scribner's Sons, 1970.
3. Meade, R. H. : A History of Thoracic surgery. Springfield, III., Charles C. Thomas, 1960.
4. Barrett, W., et al. : The Heart-The Living pump. New York, Torstar Books Inc., 1984.
5. Baldry, P. E. : The battle against heart disease. Cambridge, at the University Press, 1971.
6. Shaw, M. W. : After barney Clark-reflection on the Utah artificial heart program. Texas, University of Texas Press, 1984.
7. Obermann, H. A. : The History of Transfusion Medicine. on Clinical Practice of Tansfusion Medicine ed by Petz, L. D. and Swisher, S. N.(2nd ed.), 9-30p, Churchill Livingstone, New York, 1989.
8. Calverly, R. K. : Anesthesia as a Specialty : Past Present, and Future. in Clinical Anesthesia ed by Barash, P. G., Cullen, B. F., Stoelting, R. K., 3-33p, J. B. Lippincott Company Philadelphia, 1989
9. Brieger, G. H. : The development of surgery. in Textbook of Surgery ed by Sabiston, D. C.(14TH ED), 1-18P, W. B. Saunders Company, Philadelphia, 1991.
10. Hurst, J. W., Schlant, R. C. : The Heart (seventh edition). New York, McGraw-Hill Information Services Company, 1990.
11. Sabiston, D. C., Spencer, F. C. : Surgery of the Chest,4th ed, Philadelphia, W. B. Saunders Company, 1990.
12. Kirklin, J. W., Barratt-Boyes, B.G. :Cardiac Surgery. New York, A Wiley Medical Publication, 1986.
13. Adams, F. H., Emmanouilides, G. C., Riemenschneider. T. A. : Heart Diseases in Infants, Children, and Adolescents., 4th ed, Williams & Wilkins, Baltimore, 1989.
14. McCabe, K. : A Partnership of the Heart., Baltimore Magazine, June, 1989.
15. Reitz, B. A. : The History of Heart and Heart-Lung Transplantation. in Heart and Heart-Lung Transplantation, ed by Baumgatner, W. A., Reitz, B. A., Achuff, S. C.,

Philadelphia, W. B. Saunders Company, 1990

16. Lansman, S. L., Ergin, M. A., Griepp, R. B. : The History of Heart and Heart-Lung Transplantation. in Cardiac Transplantation, ed by Thompson, M. E., Philadelphia, F. A. Davis Company, 1990
17. Starr, A., Edwards, M. L. : Mitral Replacement : Clinical Experience wlth a Ball-Valve Prosthesis. Ann Surg, 154;726-740, 1961.
18. Debard, M. L. : The History of Cardiopulmonary Resuscitation, Ann Emerg Med, 9:273-275, 1980.
19. Gibbon, J. H. : The Development of the Heart-Lung Apparatus. Am J Surg, 135:608-619, 1978.
20. Connolly, J. E.: The history of coronary artery surgery, J Thorac Cardiovasc Surg, 76:733-744, 1978.
21. Wood, P. : The Eisenmenger Syndrome. Br Med J, September, 701-709, 1958.
22. McGregor, C. G. A., et al: Combined heart-lung transplantation for end-stage Eisenmenger Syndrome. J Thorac Cardiovasc Surg, 91:443-450, 1986.
23. Baird, R. J. : Give us the tools...-The story of heparin. J Vasc Surg, 11:4-17, 1990.
24. Spencer, F. C. : Intellectual creativity in thoracic surgeons. J Thorac Cardiovasc Surg, 86:163-179, 1983.
25. Bjrk, V. O. : Development of an Artifical Heart Valve. Ann Thorac Surg, 50:151-154, 1990.
26. Hufnagel, C. A. : In the Beginning. Ann Thorac Surg, 47:475-476, 1989.
27. Edwards, W. S. : Alexis Carrel's Contributions to Thoracic Surgery. Ann Thorac Surg, 35:111-114, 1983.
28. Sabiston, D. C. : Trendelenburg's Classic Work on the Operative Treatment of Pulmonary Embolism. Ann Thorac Surg, 35:570-574, 1983.
29. Olearchyk, A. S. : Vasilii I. Kolesov; A pioneer of coronary revascularization by internal mammary-coronary artery grafting. J Thorac Cardiovasc Surg, 96:13-18, 1988.
30. Green, G. E. : Use of the Internal Mammary Artery in Myocardial Revascularization. Ann Thorac Surg, 45:453-454, 1988.
31. Billing, S. F. : The introduction of Closed Chest Cardiac Massage. Ann Thorac Surg, 49:154-156, 1990.
32. Meyer, J. A. : Claude Beck and Cardiac Resuscitation, Ann Thorac Surg, 45:103-105, 1988.
33. Kirklin, J. W. : Th middle 1950s and C. Walton Lillehei. J Thorac Cardiovasc Surg, 98(supplement):822-824, 1989.
34. Warden, H. E. : Walton Lillehei : Pioneer cardiac surgeon. J Thorac Cardiovasc Surg, 98(supplement):833-845, 1989.
35. McGoon, D. C. : Prologue : From Whence. in Cardiac Surgery ed by McGoon, D. C., 1-8p

Philadelphia, F. A. Davis Company, 1982.

36. Gilman, A. G., Rall, T. W., Nies, A. S., Taylor, P. : Pharmacologic Basis of Therapeutice(eighth edition). New York, Pergamon Press, 1991

37. Harken, D. E. : The emergence of cardiac surgery. I. Personal collection of the 1940s and 1950s J Thorac Cardiovasc Surg, 98(supplement):805-813, 1989.

38. Blalock, A., Taussing, H. B. : The surgical treatment of malformations of the heart in which there is pulmonary stenosis or pulmonary atresia. JAMA, 128;189, 1945.

39. McKusick, V. A. : The history of methods for the diagnosis of heart disease. Bull Hist Med, 34:16, 1960.

40. Delp M. H., Manning, R. T. : Physical Diagnosis(ninth edition). Philadelphia, W. B. Saunders Company, 1981.

41. Coolry, D. A. : Recollections of early development and later trends in cardiac surgery. J Thorac Cardiovasc Surg, 98(supplement):817-821, 1989.

42. Senning, A. : Developments in rdiac surgery in Stockholm during the mid and late 1950s. J Thorac Cardiovasc Surg, 98(supplement): 825-832, 1989.

43. Konstantinov IE, Alexi-Meskishvili VV. Sergei S Brukhonenko: The development of the first heart-lung machine for total body perfusion. Ann Thorac Surg 2000;69:962-6

44. Carrel, A and Guthrie, CC : The transplantation of veins and organs. Am J Med 1905;10:101.

45. Carrel A: On the experimental surgery of the thoracic aorta and the heart. Ann Surg 1910; 52:83

46. Green JHS. William Charles Wells, FRC (1757-1817). Nature 1957:179;997-999

47. Lillehei CW. Controlled cross circulation for direct-vision intracardiac surgery: correction of ventricular septal defects, atrioventricularis communis and tetralogy od Fallot. Post Grad med 1955:17:388-396

48. Stephenson LW. History of Cardiac Surgery. In: Cohn LH, Edmunds LH Jr, eds. Cardiac Surgery in the Adult. New York: McGraw-Hill, 2003:329.

49. Starr A, Edwards WL, McCord MD, et al: Aortic replacement. Circulation 1963; 27:779.

50. DeVries WC, Anderson JL, Joyce LD, et al: Clinical use of total artificial heart. N Engl J Med 1984

51. Harken DE: Presentation at the meeting of the International College of Cardiology, Brussels, 1958.

52. Favalaro RG: Saphenous vein autograft replacement of severe segmental coronary artery occlusion. Ann Thorac Surg 1968; 5:334

53. Sones FM, Shirey EK: Cine coronary arteriography. Mod Concepts Cardiovasc Dis 1962;

31:735

54. Beck CS: The development of a new blood supply to the heart by operation. Ann Surg 1935; 102:805.
55. Beck CS: Coronary sclerosis and angina pectoris: treatment by grafting a new blood supply upon the myocardium. Surg Gynecol Obstet 1937; 64:270.
56. Vineberg AM: Development of an anastomosis between the coronary vessels and a transplanted internal mammary artery. Can Med Assoc J 1946; 55:117.
57. Vineberg AM: Medical news section. JAMA 1975; 234:693.
58. Kirklin JW: The middle 1950s and C. Walton Lillehei. J Thorac Cardiovasc Surg 1989; 98:822.
59. Spencer FC: Intellectual creativity in thoracic surgeons. J Thorac Cardiovasc Surg 1983; 86:167.
60. Shumaker HB Jr: The Evolution of Cardiac Surgery. Bloomington, Indiana University Press, 1992; p 116.
61. Suttar HS: Surgical treatment of mitral stenosis. Br Med J 1925; 2:603.
62. Acierno LJ: The History of Cardiology. New York, Parthenon Publishing Group, 1994; p 633.
63. Bailey CP: The surgical treatment of mitral stenosis. Dis Chest 1949; 15:377.
64. Hufnagel CA: Aortic plastic valvular prostheses. Bull Georgetown Med Cent 1951; 4:128
65. Gross RE, Hubbard JH: Surgical ligation of a patent ductus arteriosus: report of first successful case. JAMA 1939; 112:729.
66. Crafoord C, Nylin G: Congenital coarctation of the aorta and its surgical treatment. J Thorac Cardiovasc Surg 1945; 14:347.
67. Gross RE: Surgical correction for coarctation of the aorta. Surgery 1945; 18:673.
68. McLean J: The discovery of heparin. Circulation 1959; 19:78.
69. Letter from Jay McLean to Charles H. Best on November 14, 1940; quoted from Best CH: Preparation of heparin and its use in the first clinical case. Circulation 1959; 19:79.[Medline]
70. Howell WH, Holt E: Two new factors in blood coagulation: heparin and pro-antithrombin. Am J Physiol 1918; 47:328.[Free Full Text]
71. Best C: Preparation of heparin and its use in the first clinical cases. Circulation 1959; 19:81.
72. Dodrill FD, Hill E, Gerisch RA: Temporary mechanical substitute for the left ventricle in man. JAMA 1952; 150:642.
73. Hardy JD, Chavez CM, Hurrus FD, et al: Heart transplantation in man and report of a case. JAMA 1964; 188:1132.
74. 지제근 의학용어사전. 아카데미아, 2006

INDEX

ㄱ

ㄴ

ㄷ

ㅇ

ㅈ

ㅊ

ㅋ

ㅌ

ㅍ

김 원 곤

서울대 의과대학 흉부외과 교수

흥미있는 심장병 치료의 역사(제2판)
[생명의 불꽃]

1992년 11월 15일 1판 1쇄 발행
2008년 3월 5일 2판 1쇄 인쇄
2008년 3월 10일 2판 1쇄 발행

저　자 | 김 원 곤
발행인 | 최 병 진
발행처 | 도서출판 고려의학
주　소 | 서울시 종로구 명륜동 4가 91
전　화 | 02-765-0333, 0337
팩　스 | 02-743-2288
등록번호 | 제1-519호 1978. 6. 29

정가 15,000원
ISBN 978-89-7043-624-1
※ 잘못된 책은 구입하신 서점에서 바꾸어 드립니다.